全国中医药行业高等教育“十四五”创新教材

金匮要略

（供中医学、中西医临床医学、针灸推拿学等专业用）

主　　编　贾春华　钟相根

副 主 编　王雪茜　赵　琰　李成卫

编　　委　（按姓氏笔画排序）

王雪茜　刘丹彤　李成卫　李鹏英

赵　琰　钟相根　贾春华　蔡向红

学术秘书　李鹏英　刘丹彤

主　　审　王新佩　尉中民

全国百佳图书出版单位

中国中医药出版社

·北　京·

图书在版编目（CIP）数据

金匮要略 / 贾春华，钟相根主编 . — 北京：中国中医药出版社，2021.7（2022.1 重印）

全国中医药行业高等教育“十四五”创新教材

ISBN 978-7-5132-6637-6

Ⅰ . ①金… Ⅱ . ①贾… ②钟… Ⅲ . ①《金匮要略方论》- 中医学院 - 教材 Ⅳ . ① R222.3

中国版本图书馆 CIP 数据核字（2020）第 268342 号

中国中医药出版社出版

北京经济技术开发区科创十三街 31 号院二区 8 号楼

邮政编码 100176

传真 010-64405721

三河市同力彩印有限公司印刷

各地新华书店经销

开本 787×1092 1/16 印张 23.5 字数 553 千字

2021 年 7 月第 1 版 2022 年 1 月第 2 次印刷

书号 ISBN 978-7-5132-6637-6

定价 84.00 元

网址 www.cptcm.com

服务热线 010-64405510

购书热线 010-89535836

维权打假 010-64405753

微信服务号 zgzyycbs

微商城网址 https://kdt.im/LIdUGr

官方微博 http://e.weibo.com/cptcm

天猫旗舰店网址 https://zgzyycbs.tmall.com

如有印装质量问题请与本社出版部联系（010-64405510）

编写说明

《金匮要略》乃中医四大经典之一，是我国现存最早的一部融理、法、方、药于一体的杂病诊疗专著，千百年来一直指导着中医临床实践，引领着中医临床学的发展。历代医家莫不奉《金匮要略》为圭臬，誉其为方书之祖，治疗杂病的典范。是以研究此书者代有其人，自明赵以德开启注解《金匮要略》之门，阐释发挥《金匮要略》的专著不胜枚举。中医院校成立迄今，《金匮要略》统编教材就已更新至第10版，足证教材编写这一系统工程的漫长与艰巨，需要一代代人的薪火相传。

北京中医药大学《金匮要略》教研室，由陈慎吾、穆伯涛、祝谌予、刘渡舟等著名中医学家创建。建校伊始，《金匮要略》即为骨干必修课程，今为国家中医药管理局"十二五"中医药重点学科。为传承北京中医药大学研究《金匮要略》之衣钵，展现重点中医药大学经典教学之风采，金匮要略教研室全体教师秉承继往开来的理念，在既往第一版、第二版创新教材的基础上，续写了本《金匮要略》讲义。

本书以元代邓珍本《新编金匮方论》为蓝本，并参照明赵开美校刻的《金匮要略方论》编写。为保持邓珍本原貌，整理时仅个别文字有所调整，各篇名称和条文顺序基本保持不变，以便从整体上把握原著的编纂思路与学术思想。各篇之首均述以简介，每条原文下均有释义，并根据需要列有校注、应用或讨论项目，书末附加"方剂索引"，以便检阅。

1. 概述不出条目，于篇名下简要介绍各篇的主要内容，简述病证的病因、病机及其主要证候；对数病合为一篇者，诠释合篇的意义；病证名古今所指不一者，指出病证含义之变迁。

2. 原文下所列各项撰写内容。

【校注】本节包括校勘和注解两部分。之所以合并在一起，是因为校勘非为本书编写之重点，出校原则是必需出校时方出校，如此使得校勘内容很少，故合并。注解是解释条文中难解的字词或术语，力求准确、精炼。

【释义】首先提炼出条文之大义纲要，而后依据条文顺序诠释其医理。诠释的方法是：遵循仲景“辨病脉证并治”之逐级分类、循证推理的临床诊疗决策模式，先引原文所言症状体征，而后分析该症状体征的病因病机，而不是先言病因病机再言条文中给出的症状体征。原因是先言病因病机再言症状体征的写作方法，既不符合诠释的原则，又不符合张仲景本义及临床诊疗实际。

【应用】①针对有方有证的条文，撰写主症病机，指出应用该方的主症和病机。②医案举隅，精选名家医案，宁缺而勿滥，对所选第一手资料的医案注明文献原始出处，加简要按语，突出临床诊疗决策思维，以期画龙点睛之效。③对没有方药但含有治法、治则的条文，选择性地介绍该治疗原则或治法对临床的指导作用。

【讨论】围绕原文进行讨论，讨论的范围限定为：①选择有争议的条文，包括字词含义文理之争，理、法、方、药医理之争等，遴选后世注家不同见解进行评说。②条文与条文的比较，方与方的比较，经方的配伍特点。③选择已成为现代研究热点的病证、方药进行述评。

3.“小结”是为全篇的总结，力求简明扼要，凸显条文与条文之间的联系。

4.“思考题”尽量涵盖全篇各病证内容，凸显仲景对该病临床诊疗的动态性及整体性。

本书由北京中医药大学金匮要略教研室教师集体编写，其中绪言、奔豚气病脉证治第八、痰饮咳嗽病脉证并治第十二，由贾春华撰写；脏腑经络先后病脉证第一、痉湿暍病脉证治第二、百合狐蜮阴阳毒病脉证治第三，由钟相根撰写；疟病脉证并治第四、水气病脉证并治第十四、惊悸吐衄下血胸满瘀血病脉证治第十六，由王雪茜撰写；中风历节病脉证并治第五、五脏风寒积聚病脉证并治第十一、黄疸病脉证并治第十五，由李鹏英撰写；血痹虚劳病脉证并治第六、肺痿肺痈咳嗽上气病脉证治第七，由蔡向红撰写；胸痹心痛短气病脉证治第九、腹满寒疝宿食病脉证治第十、消渴小便不利淋病脉证并治第十三，由李成卫撰写；呕吐哕下利病脉证治第十七、疮痈肠痈浸淫病脉证并治第十八、妇人妊娠病脉证并治第二十，由刘丹彤撰写；趺蹶手指臂肿转筋阴狐疝蛔虫病脉证治第十九、妇人产后病脉证治第二十一、妇人杂病脉证并治第二十二，由赵琰撰写。

编写过程中，我们参考了以往诸多优秀教材和著作，借鉴了众多专家学者的编写思路与方法，力求突出仲景的学术思想和论治杂病特色。虽有如此宏愿，但因学识所限，讹错疏漏，在所难免，敬祈读者多提宝贵意见，以便今后修订提高。

《金匮要略》编委会

2021 年 1 月于北京

金匱要略方論序

張仲景爲《傷寒雜病論》合十六卷，今世但傳《傷寒論》十卷，雜病未見其書，或於諸家方中載其一二矣。

翰林學士王洙在館閣日，於蠹簡中得仲景《金匱玉函要略方》三卷：上則辨傷寒，中則論雜病，下則載其方，並療婦人，乃錄而傳之士流，才數家耳。嘗以對方證對者，施之於人，其效若神。然而或有證而無方，或有方而無證，救疾治病其有未備。國家詔儒臣校正醫書，臣奇先校定《傷寒論》，次校定《金匱玉函經》，今又校成此書，仍以逐方次於證候之下，使倉卒之際，便於檢用也。又採散在諸家之方，附於逐篇之末，以廣其法。以其傷寒文多節略，故斷自雜病以下，終於飲食禁忌，凡二十五篇，除重複合二百六十二方，勒成上、中、下三卷，依舊名曰:《金匱方論》。臣奇嘗讀《魏志·華佗傳》云：出書一卷曰"此書可以活人"。每觀華佗凡所療病，多尚奇怪，不合聖人之經。臣奇謂活人者，必仲景之書也。

大哉！炎農聖法，屬我盛旦，恭惟主上，丕承大統，撫育元元，頒行方書，拯濟疾苦，使和氣盈溢，而萬物莫不盡和矣。

太子右贊善大夫臣　高保衡

尚書都官員外郎臣　孫　奇

尚書司封郎中充秘閣校理臣　林　億

等傳上

目录

水气病脉证并治第十四

黄疸病脉证并治第十五

惊悸吐衄下血胸满瘀血病脉证治第十六

呕吐哕下利病脉证治第十七

疮痈肠痈浸淫病脉证并治第十八

趺蹶手指臂肿转筋阴狐疝蛔虫病脉证治第十九

妇人妊娠病脉证并治第二十

妇人产后病脉证治第二十一

妇人杂病脉证并治第二十二

附录

方剂索引

绪　言

《金匮要略》是我国东汉时期著名医学家张仲景所著《伤寒杂病论》的杂病部分，是我国现存最早的一部论治杂病的专著，被后世公认为中医学的“四大经典”著作之一。其融理论与临床为一体，创立理、法、方、药悉备的辨病与辨证相结合的理论体系，为中医临床学的发展奠定了坚实的基础。古今医家对此书推崇备至，誉为方书之祖，医方之经，治疗杂病的典范。

一、《金匮要略》的前世与今生

张机，字仲景，东汉南阳郡南阳（今河南南阳）人，约生活于2世纪中至3世纪。世传汉灵帝时举孝廉，官至长沙太守。仲景自幼聪睿好学，博通群经，宿尚方术，始从学于同郡名医张伯祖，尽得其传。然生平事绩不见于正史经传，仅散见于一些医学著述中。仲景生活的东汉末年，连年战乱，疾疫流行。据《伤寒杂病论》自序言“余宗族素多，向余二百，建安纪年以来，犹未十稔，其死亡者，三分有二，伤寒十居其七。感往昔之沦丧，伤横夭之莫救”，乃“勤求古训，博采众方”，于205年左右完成《伤寒杂病论》，创立了六经辨证和脏腑经络辨证的理论体系。《伤寒杂病论》共为十六卷，包括“伤寒”和“杂病”两部分。《伤寒杂病论》问世未久，因战乱而散佚。虽经西晋王叔和的搜集和整理，世人仅见到《伤寒论》十卷的流行，而杂病部分未见其书。部分资料散见于《脉经》《备急千金要方》《外台秘要》《诸病源候论》等医书中。

北宋仁宗时，翰林学士王洙于蠹简中发现三卷本《金匮玉函要略方》，上卷论伤寒，中卷论杂病，下卷记载方剂和妇科疾病诊治内容。王洙乃“录而传之士流”，“尝以对方证对者，施之于人，其效若神”，但由于该书残缺，其文“或有证而无方，或有方而无证”。故北宋王朝召集林亿、孙奇等校订，删除该书之《伤寒论》部分，调整重编中卷、下卷，将原载于下卷的方剂列于原文病证之下，“使仓卒之际，便于检用”，另又采集各家方书中转载仲景治疗杂病的方剂，分类附于每篇之末“以广其法”，除重复合二百六十二方，书成仍为上、中、下三卷，“依旧名曰《金匮方论》”，此即后世通行《金匮要略》之祖本。

（一）《金匮要略》书名释义

从《汉书·高帝纪》“与功臣剖符作书，丹书铁契，金匮石室，藏之宗庙”的记载看，“金匮”是指藏放古代帝王圣训和极其重要珍贵实物的保险柜。古人为了彰显某种文献的珍贵和重要，每以“金匮”或“石室”命名，如《素问·金匮真言论》，清陈士铎《石室秘录》均是其意。本书名为“金匮”，即言其重要珍贵之意，使人珍之宝之。

从《淮南要略训》“鸿烈二十篇，略数其要，明其所指，序其微妙，论其大体也”可以看出，“要略”有简明扼要之意。清人陈念祖认为：“书之所以名为要略者，盖以握要之韬略在此也。”其将医家治病比作兵家作战，战有战略战术，治有治略治法，握其大要，明其治略，方能诊治不误。

（二）《金匮要略》名实考辨

今本《金匮要略》历史上曾有许多称谓，为避免混淆，有必要对《金匮要略》一书的名称，作一简单的考察。《金匮要略》的底本是王洙于蠹简中所得《金匮玉函要略方》三卷，经孙奇、林亿等人校正后名曰《金匮方论》。

宋元为《金匮要略》最初刻印流传时期，时间约从宋治平三年到明洪武一年。据现有资料，宋元时期书名共有《金匮方论》《金匮要略方》《金匮要略》《金匮》四种，并没有《金匮要略方论》。《金匮方论》乃宋臣校订时所命名，是此书最早的名称。

明代是《金匮要略》流传史上复杂的阶段，此时期书名有九种。除沿用了宋元时期的四种书名外，复有《金匮要略方论》《金匮玉函要略方论》《金匮论》《金匮方》《金匮略》等名称。于此九种书名当中，《金匮要略方论》很可能是在《金匮要略》《金匮方论》两名基础上衍变而成，并非宋臣校订印行之初名，并不是人们将《金匮要略方论》简称为《金匮要略》或《金匮方论》。吴勉学刊本《金匮玉函要略方论》，因与母本《金匮玉函要略方》仅一字之差，且一同流传，易引发混乱，当须明辨。

清代《金匮要略》名称较明代又有变化。沿用明代《金匮要略》《金匮方论》《金匮要略方论》《金匮》书名四种之外，新增《金匮玉函》《金匮玉函要略》《金匮玉函经》《杂病论》《金匮要略杂病论》五种。《金匮玉函》和《金匮玉函要略》在明代用于指称《金匮玉函要略方》，《金匮玉函经》本是《伤寒论》的别本，而清代《金匮玉函》《金匮玉函要略》又被当作《金匮要略》的代称而使用，故此时期书的“名实”关系需要分辨。

民国时期，只用《金匮要略》《金匮》《杂病论》《金匮要略方论》四个名称来指称《金匮要略》。

（三）《金匮要略》版本概述

宋本《金匮要略》是指林亿等所校之《金匮方论》，为后世版本的源头。其原版明时尚存，今已不可窥。现仅存邓珍、赵开美、俞桥、徐镕等复刻本，这些复刻本亦弥足珍贵。

邓珍本刊行于元朝惠宗至元庚辰，约 1340 年。依邓序可窥邓珍本之一斑。序言曰：“林亿等奉旨校正，并板行于世。今之传者，复失三卷。仆幼嗜医书，旁索群隐，乃获于盱之丘氏，遂得与前十卷表里相资……故不敢秘，特勒诸梓，与四方共之。”由此可知邓本系直接复刻宋版而刊行。“至元”为元朝惠宗年号，“庚辰”当在 1340 年。北京大学图书馆有元刻本，内有杨守敬跋，是现存最早的《金匮要略》版本。

赵开美本，即于明万历二十七年（1599 年）刊行《仲景全书》中的《金匮要略方论》三卷。赵氏所刻之《金匮要略方论》是径用宋本，抑或他人校刻本，有两种推测：一为赵氏家藏之宋本，依据是赵开美写在《仲景全书》前面的“刻仲景全书序”；二为家藏之邓珍本。赵本被认为是诸本中的善本。

俞桥为明代名医，累官太医院判。桥于方书无所不晰，著有《医学大原》，“搜辑《枢》《素》以下诸名家……皆有考证”，搜集古代名家之言进行刊刻。上海中医药大学图书馆有日本仿明俞桥本，称日本皮纸本，前加有两篇日本人的序，后有俞桥序。

徐镕业医数十年，惟推崇仲景书，于《伤寒论》《金匮要略》研究颇深。徐氏有感《金匮要略》与《伤寒论》睽离孤处，遂与新安古史文学家吴勉学商议校梓《金匮要略》。后收入《古今医统正脉全书》，于明万历二十六年（1589 年）刊行。世称徐镕本或医统正脉本。现有明万历二十九年辛丑（1601 年）吴勉学校刻本。

（四）《金匮要略》注家述要

明代赵以德首开注解《金匮要略》之先河。据曹炳章《历代伤寒书目考》所载：“注伤寒，宋有五十七家，金二十家，元三十家，明九十一家，共计一百九十八家。而《金匮》，惟明赵以德《金匮玉函要略衍义》一家而已。”以德为丹溪弟子，承丹溪之学而作《衍义》，因其只是抄本，故流传不广。

清代兴考据训诂之风，注《金匮要略》者达十余家。周扬俊认为赵氏之《衍义》“理明学博，意用虑审，本轩岐诸论，相为映照，合体用应变，互为参酌”，又采喻氏之说，加以“补注”融合，而为《金匮玉函经二注》，于康熙二十六年（1687 年）付梓。徐忠可依徐镕本之次第注释而成《金匮要略论注》，于康熙十年（1671 年）刊行。康熙十二年（1673 年）程林作《金匮要略直解》。李彣（珥臣）《金匮要略广注》，刊行于康熙二十年（1682 年）。其后又有沈明宗的《金匮要略编注》（1692 年），魏荔彤的《金匮要略本义》（1720 年），尤怡的《金匮要略心典》（1729 年），吴谦的《医宗金鉴·订正仲景全书金匮要略注》（1742 年），黄坤载的《金匮要略悬解》（1754 年），陈修园的《金匮要略浅注》（1830 年），高学山的《高注金匮要略》（1872 年），唐容川的《金匮要略浅注补正》（1896 年）。日本丹波氏父子的《金匮玉函要略辑义》（1806 年）、《金匮玉函要略述义》（1842 年）二书，也较有代表性，阐发多有新意。

民国期间，中西汇通，治“金匮”之学，以中医之理研究者有之，亦不乏结合西说进行阐发者。代表性的著作有曹家达的《金匮发微》，黄竹斋的《金匮要略集注》，陆渊雷的《金匮今释》，余无言的《金匮要略新义》，朱光被的《金匮要略正义》等。

新中国成立后，中医古籍得到了系统全面的研究。这一时期的代表作有任应秋的《金匮要略语译》，陶葆荪的《金匮要略易解》，谭日强的《金匮要略浅述》，杨百茀的《金匮集解》，刘渡舟的《金匮要略诠解》，何任的《金匮要略校注》等。

（五）《金匮要略》研究特点

宋金元时期，百家争鸣。这一时期，唯朱肱在《南阳活人书》中采用了《金匮要略》的方剂；陈无择据《金匮要略》理论发展了三因说；张元素谓“仲景药为万世法，号群方之祖，治杂病若神”；李东垣受《金匮要略》治虚劳当甘温扶中思想的影响，发挥脾胃学说；朱丹溪的《局方发挥》常以《金匮要略》的理论与方药为依据，详述“局方”之弊。此时期医家，虽从不同方面对《金匮要略》的某个理论或某些病证作出专题阐发，然终无一专著问世。今依据医家研究方法及侧重点区分如次。

1. 尊旨医经，阐发仲景。此类学者崇尚经典古籍，尊经思想占据学术主流，着重于挖掘阐释经典本义，研究方法也注重以经释经，即以《黄帝内经》《难经》之旨阐发求证，间疏以个人或前人见解，使经义明晰。如赵以德《金匮方论衍义》“本轩岐诸论，相为映照”。徐忠可、魏念庭、尤怡为这一派的代表，他们均按原文编排次序，结合自己的心得，逐条解释，探求病机，阐述方义，最大程度保持《金匮要略》的风貌，是注释《金匮要略》的主要形式。

2. 重新编次，厘定讹误。因《金匮要略》年代久远，又经后人传抄整理，已非仲景原貌，错谬并误，在所难免。所以厘定讹误，恢复仲景原貌，是一项重要而艰巨的任务。故此类医家阐释经义时，注重考究仲景原文，或重新编次，或纠误订正。吴谦认为《金匮要略》词精义奥，篇次又繁，加之历代注释多随文附会，难以传信，于是决定订正此书，“其失次者序之，残缺者补之”，凡认为经文有缺误的，以按语加辩论的形式列于经文之下，并在第二十五卷专列“正误存疑篇”，以备参考。

3. 辨证论治，重在实用。此类学者注重《金匮要略》理、法、方、药的临证运用，着眼实用的医理和论治疗效。如喻昌注述《金匮要略》，论病立足临床，所论病证皆临床常见多发，加之以个人心得，突出重点和实用，论述发挥不拘于原文，重在领会原旨，将自己独特的见解与仲景原旨有机地结合起来，互有发明。张璐不拘泥于注解仲景原文，亦着眼于临床，以病为纲，汇集前贤的临床经验以阐明疾病的病因、病机、证治，主次分明，重点突出，使仲景之学更加明晰。徐灵胎等亦注重辨证论治的研究。

4. 中西汇通，衷中参西。由于近代西方医学的冲击，《金匮要略》注家亦试图以西医之理来论解中医，以谋求传统医学的发展，代表医家有唐宗海、陆渊雷、王秉钧、曹家达等。这种汇通中西的解释，在当时也是一种进步，在维护中医方面可谓异军突起，其学术观点与治学方法可谓现代中西医结合者之滥觞。

二、《金匮要略》的基本内容与编写体例

（一）基本内容

原书共二十五篇。

第一篇为总纲，论述杂病辨证论治的总原则和一般规律。对疾病的病因、病机、诊断、治疗、预防等方面都以举例的形式作了原则性的论述。

第二至十七篇主要论述内科疾病。如痉、湿、暍、百合病、狐蜮、阴阳毒、疟、中风、历节、血痹、虚劳、肺痿、肺痈、咳嗽上气、奔豚气、胸痹、心痛、腹满、寒疝、宿食、积聚、痰饮、消渴、小便不利、淋、水气、黄疸、惊悸、吐衄、下血、胸满、瘀

血、呕吐、哕、下利等。

第十八篇论外科疾病。如疮痈、肠痈、浸淫病。

第十九篇论述一些不便归类的病证。如趺蹶、手指臂肿、转筋、阴狐疝、蛔虫病。

第二十至二十二篇论妇科病证。如恶阻、妊娠腹痛、下血、妊娠小便难、产后痉、产后郁冒、产后大便难、产后腹痛、产后中风、产后下利、产后烦乱、热入血室、经水不利、带下、漏下、转胞、梅核气、脏躁、前阴疾病等。

第二十三至二十五篇论述杂疗方和饮食禁忌。

（二）编写体例

原著的编写以病分篇，内容以条文形式论述。

所分篇章，有数病合为一篇者，大致可分三类：一是病机相仿、证候近似或病位相近者合篇论述，如痉、湿、暍病，都与外邪有关，初起多有恶寒发热的表证，故合篇论述；消渴、小便不利、淋病，与肾或膀胱有关，病位相近，故合为一篇。二是将不便归纳的疾病合篇论述，如第十九篇的趺蹶、手指臂肿、转筋、阴狐疝、蛔虫病。三是分科合篇，如疮痈、肠痈、浸淫病皆属外科疾病，故合为一篇。这种数病合篇的方法，便于学习时对比鉴别和掌握。此外，亦有一病独立成篇者，如奔豚气、黄疸病等。书中《金匮要略·五脏风寒积聚病脉证并治》篇风格独特，主论五脏证候、治法等，与其他各篇有所不同，示人脏腑经络辨证在杂病辨证中的主导地位。

在条文的叙述上，仲景常以问答的形式论述疾病的脉因证治。写作笔法可谓丰富多彩，言简意赅，发人深思；有时开门见山，给疾病以明确定义；有时借宾定主，托出疾病特点。条文与条文间，有合并同类者，有类比异同者，或详于此而略于彼，或详于方而略于证，或详于证而略于方，上下联贯，前后呼应，形成有机的组合。

从以上内容可以看出，《金匮要略》是一部以内科学为主，涵盖妇科学、外科学、儿科学、预防医学等方面内容的古代临床医学大全。

三、《金匮要略》的主要学术成就及贡献

《金匮要略》创立了理、法、方、药一体的独具特色的辨证论治理论体系，非但为中医临床学的发展奠定了坚实的基础，且为中医方剂学和中药学的发展带来新的契机。

（一）创立“病脉证并治”逐级分类循证推理之诊疗模式

《伤寒杂病论》每篇以“病脉证并治”冠名，可见辨“病脉证并治”是仲景独特之临床诊疗模式。该诊疗模式，提示临床诊疗首先区分“病”，在辨清“病”分类的基础上，平“脉”辨“脉”，再依据“证”进行细分类，最后诊疗决策，即定治。

“病脉证并治”诊疗模式是临床诊疗过程的高度概括，其不仅强调了临床诊疗的全过程，即辨病→平脉→析证→定治，而且体现了中医临床诊疗决策的复杂性，即在观其脉证的前提下，知其病证所在，确立治疗原则。

“病脉证并治”重视疾病分类中的等级概念，正是这种逐级分类、循证推理的诊疗

模式，体现了仲景在诊疗上的大局观和精准度。“病脉证并治”之诊疗决策思维为“病→脉→证→治”，而且每个环节都是基于证据之循证推理。

（二）建立杂病脏腑辨证方法

脏腑辨证是根据脏腑的生理功能和病理特点，辨别脏腑病位及表里、寒热、气血水，为治疗提供依据的辨证方法，尤其适用于内伤杂病的辨证。

脏腑辨证首先应辨明疾病所在脏腑部位。《金匮要略·痰饮咳嗽病脉证并治》篇对水在心、水在肺、水在脾、水在肝、水在肾的辨析，《金匮要略·水气病脉证并治》篇对五脏水——心水、肺水、脾水、肝水、肾水的诊断，可见脏腑辨证首当辨其所在脏腑部位。

脏腑辨证亦当辨病证性质。确立脏腑所在部位后，当再辨病证性质。《金匮要略·五脏风寒积聚病脉证并治》篇的五脏中风、中寒，为后世作出示范。

脏腑辨证当明辨脏腑之间的关系，唯此才可为治疗提供证据。《金匮要略·脏腑经络先后病脉证》篇“见肝之病，知肝传脾，当先实脾”这一主张的提出，非洞悉五脏之间的相互资生、相互制约而不能；疾病在脏在腑，轻重不一，转归不同，《金匮要略》多次发出“血气入脏即死，入腑即愈”警示。继《伤寒论》六经辨证之后，《金匮要略》确立了脏腑经络辨证在杂病诊疗中的主导地位。

（三）倡导寸口趺阳少阴三部诊脉法

辨证论治必须将望、闻、问、切四诊所得的材料进行全面综合地分析，唯此才能明辨疾病的病因病机，实施精准的临床治疗。仲景注重四诊合参，反对“按寸不及尺，握手不及足，人迎趺阳，三部不参”，“明堂阙庭，尽不见察”的片面诊断方法。仲景论脉甚为丰富，常常以脉诊断疾病、推测病因、确定病位、阐述病机、指导治疗、判断预后等，形成了独具特色的仲景脉法。全书涉脉条文有 145 条，占总条文的三分之一以上。诊脉方法除寸口诊法外，尚有趺阳诊法和少阴诊法，简化了《黄帝内经》的遍身诊法，趺阳诊法与少阴诊法又弥补了单以寸口诊法之不足，从而指导着中医临床实践至今。

（四）确立杂病治略原则

《金匮要略》创立了诸多丰富多彩、法活机圆的治略大法，为临床实践奠定了良好基础。

1. 治未病。治未病是中医之一大特色，中医学所说的治未病，是指未病先防、既病防变、已病防复。医学模式在不断转变，医学关注的重点亦出现前移，即从以治疗疾病为重心转移到预防疾病或疾病未成时的提前干预。中医治未病思想符合当下之医学思潮。

2. 以通为和。“若五脏元真通畅，人即安和”是一个重要的命题。元真是最基本的概念，是言人之真气。只要元真通畅，人体则健康；若元真不畅，人体则得病。从这个基本命题出发可以构建《金匮要略》的理论体系，此理论体系“以通为和”，“通”是该理论体系的逻辑起点。它由以下命题构成：①健康——若元真通畅，则人体安和。②疾病——若元真不畅，则人体患病。③治法——治疗疾病，使不通为通。④方剂——组方用药，以通为总则。

3. 治疗先后。《金匮要略·脏腑经络先后病脉证》“病有急当救里救表者”，论疾病表里先后的治疗原则；“夫病痼疾加以卒病，当先治其卒病，后乃治其痼疾也”，论痼疾与卒病同存时的先后治疗次序。《金匮要略》确立的表里同病、新旧疾病共见时的治疗原则，为后世复杂疾病的论治，提供了有益的参考。

（五）传承创新本草方剂学

徐忠可在《金匮要略论注》中称《金匮要略》为“后世杂症方书之祖，乃有药味、有方论之《灵》《素》也”。仲景对药物的功效特性、炮制、煎煮方法以及用药后反应，都有细致的观察和精准的论述。如附子的应用，若回阳救逆则生用，并配以干姜，用于止痛者多炮用；若属发作性疝痛，或历节疼痛不可屈伸则用乌头，因为乌头止痛作用较附子为强，但须与白蜜同煎，这样既能缓和乌头毒性，且可延长药效。服用乌头后当有一定反应，如乌头桂枝汤有“其知者，如醉状，得吐者，为中病”；为防止乌头中毒，要求先煎、久煎以减其毒性，在服时要求因人制宜“强人服七合，弱人服五合，不差，明日更服，不可一日再服”。若无对药物特性与药后反应的细致的观察，断不能有如此详尽的论述。

麻黄的应用，解表要求“去节”，煎煮时需“先煮麻黄，去上沫”；大黄之制有酒洗者、有蒸用者，煎煮时有同煮者，有后下者。皂荚刮去皮用酥炙、葶苈熬令黄色、云母烧二日夜、牡丹去心、桃仁去皮尖熬等，皆反映出仲景对药物炮制、煎煮法的研究。

《神农本草经》载柴胡：“味苦，平。主心腹肠胃结气，饮食积聚，寒热邪气，推陈致新。”仲景应用柴胡和解少阳，创大柴胡汤、小柴胡汤及其加减系列方剂，所治病证已远超出《神农本草经》所载范围。《伤寒杂病论》的用药，无疑丰富了《神农本草经》的药物种类，并拓展了原有药物的应用。

《金匮要略》前二十二篇，共有 205 首方剂，其中 4 首（杏子汤、黄连粉、藜芦甘草汤、附子汤）只列方名未见药味。所制方剂，汗、吐、下、和、温、清、补、消等八法悉备，且“八法之中，百法备焉”。如麻黄汤之汗，瓜蒂散之吐，大、小承气汤之下，小柴胡汤之和，大乌头煎之温，泻心汤之清，黄芪建中之补，鳖甲煎丸、枳术汤之消等；另有表里双解法、除湿法、润燥法、理血法、固涩法等。所立方剂历经千余年临床实践，仍被广泛应用。如栝楼薤白白酒汤治胸痹心痛，大黄牡丹汤治肠痈，茵陈蒿汤治黄疸，乌梅丸治蛔虫病，半夏厚朴汤治梅核气，甘麦大枣汤治脏躁，甘草泻心汤治狐蟚病等。在剂型的应用上，有汤剂、丸剂、散剂、酒剂、膏剂、舌下含剂等内服剂，又有栓剂、外洗剂、熏剂、滴耳剂等外用剂。可见仲景用方，丰富多彩，剂型多样，内外兼备。故朱丹溪说：“仲景诸方，实万世医门之规矩准绳也。”

（六）奠基中医妇产科学

从现存文献看，《金匮要略》中所论的妇人三篇，可谓现存最早的专篇论述妇科的著作。在三篇妇科专论中，将妇科常见病证作了精辟论述，确立的治则治法，至今有效地指导着妇科疾病辨证论治。

《金匮要略·妇人妊娠病脉证并治》对妊娠呕吐的调理，妊娠腹痛的论治，妊娠下血、妊娠小便不利和妊娠有水气的诊治等，体现了安胎、养胎，是治疗妊娠疾病总的原则。胎动不安，去其疾病则胞胎自安；妊娠而有癥病者，化癥保胎，体现了《黄帝内经》"有故无殒，亦无殒"的妇人妊娠用药法则。

《金匮要略·妇人产后病脉证治》在产后病的论治方面，指出妇人产后多虚，以亡血伤津为特点，但产后多瘀，又以虚中夹实为常见，所以既有温补，又有破血逐瘀之方药。对于产后中风，妇人乳中虚等病证，强调祛邪扶正，体现了治疗产后病证，既勿忘于产后，亦勿拘泥于产后。

《金匮要略·妇人杂病脉证并治》在妇科杂病的治疗上，更是理详法众。文中概括地指出了妇人杂病的病因病机，相关证候和论治原则。对热入血室、经水不调、经闭、漏下与带下，以及梅核气、脏躁、转胞、阴吹等疑难病证，均有详细论述，至今仍指导着临床实践。

（七）开创中医外科治疗学

《金匮要略·疮痈肠痈浸淫病脉证并治》专论外科病证。篇中通过脉症判断痈肿，并运用触诊从有热或无热鉴别有脓无脓，对后世痈肿的辨证有很大启发。从少腹肿痞的硬与软，发热与无热，脉象的迟紧与洪数，判断肠痈是否成脓。如未成脓或已成脓属于急性里实热证者，主张用大黄牡丹汤清热解毒、消痈排毒、逐瘀攻下；脓已成而属慢性体虚邪恋者，用薏苡附子败酱散排脓消痈、利湿解毒、振奋阳气。在论述金创出血脉症的基础上，创制了王不留行散消瘀止血镇痛，外敷或内服，是治疗金刃创伤的有效方剂，为后世伤科的发展奠定了基础。浸淫疮的论述，从预后揭示一切疾病转归的一般规律，体现了中医学的整体观。《金匮要略·杂疗方》载有行瘀止血、舒经止痛的"治马坠及一切筋骨损伤方"，对后世骨伤科的论治有着积极的促进作用。

四、结语

《金匮要略》内容丰富，不愧是3世纪前集临床医学之大成者。清代医家徐洄溪在《医学源流论》中指出："其论皆本于《内经》而神明变化之，其用药悉本于神农本草而融会贯通之，其方则皆上古圣人历代相传之经方，仲景间有随证加减之法，其脉法亦皆《内经》及历代相传之真诀，其治病无不精切周到，无一毫游移参错之处，实能洞见本源，审察毫末……真乃医方之经也。"迄今，《金匮要略》一书，仍有效地指导临床，其理法方药已融入中医学术体系的方方面面，成为中医理论的根基和临床各科的纲领，引领着中医学术的不断发展和进步。

思考题

1. 简述《金匮要略》的版本流传。
2. 医家研究《金匮要略》的特点。
3. 简述王洙发现《金匮玉函要略方》和林亿校订后的《金匮方论》有何异同?
4.《金匮要略》创立的“脏腑辨证”主要体现在哪些篇章?
5.《金匮要略》的诊脉特点是什么?
6. 试论形成医家研究《伤寒论》多而研究《金匮要略》少的局面的原因。

脏腑经络先后病脉证第一

本篇类似全书概论，其以“脏腑经络先后病脉证”名篇，一则与篇中“经络受邪，入脏腑，为内所因也”相合，提示杂病的形成与传变，有着络经腑脏先后不同的问题；二则与《伤寒论》六经辨证相呼应，即本书论治杂病，以脏腑经络辨证为主。但伤寒杂病原本合一，《金匮要略》所论杂病是以伤寒病为前提，伤寒病是《金匮要略》杂病产生的临床背景，有别于后世所论杂病范畴。本书对伤寒热病所涉杂病的病因、病机、诊断、治疗、调护、预后以及疾病防控等方面，予以举例说明，作出了原则性的论述，在全书中具有纲领性的意义。

一、治未病

（一）已病防变，注重整体

問曰：上工[①]治未病[②]，何也？師曰：夫治未病者，見肝之病，知肝傳脾，當先實脾[③]，四季脾王[④]不受邪，即勿補之；中工不曉相傳，見肝之病，不解實脾，惟治肝也。

夫肝之病，補用酸，助用焦苦，益用甘味之藥調之。酸入肝，焦苦入心，甘入脾。脾能傷[⑤]腎，腎氣微弱[⑥]，則水不行；水不行，則心火氣盛，則傷肺；肺被傷，則金氣不行；金氣不行，則肝氣盛，則肝自愈。此治肝補脾之要妙也。肝虛則用此法，實則不在用之。

經曰：“虛虛實實[⑦]，補不足，損有餘”，是其義也。餘藏準此。（一）

【校注】

①上工：工指医生，古时把医生分为上、中、下三级，技术高超、治愈率最高的医生称为上工。《周礼·医师章》：“十全为上，十失一次之，十失二次之，十失三次之，十失四为下。”《灵枢·邪气脏腑病形》：“故善调尺者，不待于寸。善调脉者，不待于色。能参合而行之者，可以为上工，上工十全九，行二者为中工，中工十全七……”

②治未病：具体地讲分为两种。其一，指未发病之前进行预防，《素问·四气调神大论》“不治已病治未病”。其二，指治疗未病的脏腑，以防止疾病传变。

③实脾：即调补脾脏。

④四季脾王：王，音义通“旺”。脾属土，土寄旺于四季，故云四季脾旺。《素

问·太阴阳明论》:“脾者土也，治中央，常以四时长四脏，各十八日寄治，不得独主于时也。”即三、六、九、十二各月之末十八天，为脾土当旺之时。

⑤伤:《三因极一病证方论》作“制”，可从。

⑥肾气微弱：指肾中水气不亢而为害。此处“肾气”，与《金匮要略·水气病脉证并治》篇第二十一条“肾气上冲”，意同。

⑦虚虚实实：据王冰引《灵枢》为“无实实，无虚虚”，告诫治虚证不可用泻法，治实证不可用补法，以免犯虚其虚、实其实的错误。

【释义】

用问答形式，以五行相制、举肝病为例来阐述治未病的医学观。本条首先以五行相制、举肝病传脾为例，来说明一脏有病，可以影响他脏，提示在治疗时应着眼于治未病，治其未病的脏腑，以防止疾病的传变。如见肝之病，应该认识到肝病最易传脾，在治肝的同时，当先调补脾脏，就是治未病。其目的在使脾脏正气充实，不受邪侵，防止肝病蔓延。如脾脏本气旺盛，则可不必实脾。反之，见肝之病，不解实脾，惟治其肝，这是未着眼于治未病的治疗方法，自然非上工所为。仲景基于《难经·七十七难》“经言‘上工治未病，中工治已病’者，何谓也？然：所谓治未病者，见肝之病，则知肝当传之与脾，故先实其脾气，无令得受肝之邪，故曰治未病焉。中工治已病者，见肝之病，不晓相传，但一心治肝，故曰治已病也”之精神，以阐发性论述作为篇首，提出杂病应重视治未病的医学观。

其次，指出治病当分虚实，仍举肝病为例说明。肝病，“补用酸，助用焦苦，益用甘味之药调之”，这是肝虚的正治法。《素问·阴阳应象大论》:“酸生肝。”《难经·十四难》:“喜酸者肝也。”酸入肝，肝虚当补之以本味，故补用酸；焦苦入心，助心火以制约肺金，故助用焦苦；甘味之药调和中气，《难经·十四难》“损其肝者缓其中”，故益用甘味之药。肝木既虚，肺金必然会侮其所胜，故须用酸味药补肝之本体，用焦苦味药以助心火，用甘味药调补脾土。补土制水，肾的阴寒水气不亢而为害，则水不凌心，心的少火之气旺盛，则能制约肺金，肺金不致乘侮肝木，则肝气自盛。至于肝实病证，便须泻肝实脾，上法就不适用，即《素问·阴阳应象大论》“其实者散而泻之”。《金匮要略心典》有“故治肝实者，先实脾土，以杜滋蔓之祸，治肝虚者，直补本宫，以防外侮之端，此仲景虚实并举之要旨也”。

“酸入肝……此治肝补脾之要妙也”一段文字简称“十七句”，历来注家多有歧义。争论焦点有二：其一，“伤”字的解读；其二，以五行相制，而非以五行相生来阐释肝虚病用酸甘焦苦治法的意义。《说文解字注》云“《山海经》谓木束为伤”，乃管束、制约之意。《三因极一病证方论》引《金匮要略》本条原文“伤”皆作“制”可从，此是以当时盛行的五行相制来阐述治未病。

最后引用经文，对虚实异治作出结论。“虚虚实实，补不足，损有余”源自《素问·五常政大论》，原文为“无盛盛，无虚虚”。虚证如用泻药，则虚者更虚；实证如用补法，则实者愈实。必须虚则补之，实则泻之，补其不足，损其有余，才是正治。肝病如此，心、肺、脾、肾等脏，可以类推，故云“余脏准此”。

【讨论】

（1）为何独举肝病为例阐述治未病？夫天布五行，以运万类；人禀五常，以有五脏，因风气而生长。五常者，仁义礼智信，五行之常理也。木性仁，风气通于肝。肝脏为病较为常见，被历代医家重视。故仲景独举肝病为例阐述治未病的医学观。

（2）本条所论治未病之临床指导意义。临床上遇到肝病往往先见头昏、胁痛、胸闷、脉弦，以后饮食减少、乏力、便溏、舌苔白腻等脾脏症状相继出现。这些症状与肝、脾有关。对于肝实证，脾虚时固然应该实脾，即使脾不虚，在泻肝时也应照顾脾脏。如后世舒肝解郁的逍遥散，方中所用白术、茯苓、炙甘草等，即是泻肝顾脾之法。对于肝虚证，尤需顾脾，培土可以荣木。肝虚用酸甘焦苦之法，已为后世医家所习用，如酸入肝之白芍、五味子、山萸肉、酸枣仁等品，焦苦入心之丹参、生地黄、当归等品，甘入脾之炙甘草、大枣、白术、浮小麦等品，治疗头目眩晕、视力减退、失眠多梦、舌光红、脉弦细等肝虚证，确有良效，此即补肝顾脾之法。

（3）肝病之虚实异治。肝病无论虚实，总与脾脏有关，故治肝实证，当先实脾以防传变；治肝虚益用甘味，培土荣木。肝病虚实虽当异治，但兼脾脏则一，即治未病的医学观应贯穿始终。

（4）脏腑虚实苦欲补泻理论。有关脏腑虚实补泻理论，《素问·脏气法时论》有“肝苦急，急食甘以缓之”，“肝欲散，急食辛以散之，以辛补之，以酸泻之”等。后世医家对此多有发挥，如《中藏经》《备急千金要方》《医学启源》都对脏腑虚实、寒热补泻等作了详细论述。明代李中梓以为“夫五脏之苦欲补泻，乃用药第一义也。不明乎此，不足以言医”，可见脏腑虚实苦欲补泻理论，在临床实践中有着重要的指导意义。

（5）各家对“夫肝之病，补用酸，助用焦苦，益用甘味之药调之……”的认识。各家对本节的认识是不一致的。关于“夫肝之病，补用酸，助用焦苦，益用甘味之药调之”，《医宗金鉴》认为是隔二隔三之治。“酸入肝”以下十五句，尤在泾认为非仲景原文，似后人注脚，颇有见地。从本节内容看来，主要是以五行相制的道理来阐述治未病的医学观。因为人体脏腑之间是相互联系、相互制约的。

（二）未病先防，重在早治

夫人稟五常[①]，因風氣[②]而生長，風氣雖能生萬物，亦能害萬物，如水能浮舟，亦能覆舟。若五臟元真[③]通暢，人即安和。客氣邪風[④]，中人多死。千般疢難[⑤]，不越三條：一者，經絡受邪，入臟腑，爲内所因[⑥]也；二者，四肢九竅，血脉相傳，壅塞不通，爲外皮膚所中也；三者，房室、金刃、蟲獸所傷。以此詳之，病由都盡。

若人能養慎[⑦]，不令邪風干忤[⑧]經絡；適中經絡，未流傳臟腑，即醫治之。四肢才覺重滯，即導引[⑨]、吐納[⑩]、鍼灸、膏摩[⑪]，勿令九竅閉塞；更能無犯王法、禽獸、災傷，房室勿令竭乏，服食[⑫]節其冷、熱、苦、酸、辛、甘，不遺形體有衰，病則無由入其腠理[⑬]。腠者，是三焦通會元真之處，爲血氣所注；理者，是皮膚臟腑之文理也。（二）

【校注】

①人禀五常：禀，受的意思。五常，即五行，谓五行政令之常。《礼记》："合生气之和，道五常之行。"

②风气：指自然界的气候。

③元真：指元气或真气。

④客气邪风：外至曰客，不正曰邪，指能够致病的不正常的气候。

⑤疢（chèn 衬）难：《广雅·释诂》曰："疢，病也。"疢难即疾病。

⑥因：依，顺着，沿袭。《广韵·真韵》："因，仍也。"《论语·为政》："殷因于夏礼，所损益可知也"。

⑦养慎：即慎养，养生之意。慎于饮食起居，勿汗出当风或贪凉饮冷等。

⑧干忤（wǔ 午）：干，《说文解字·干部》曰："干，犯也。"忤本作"啎"，《说文解字·午部》曰："啎，逆也。"干忤，即侵犯、侵袭之意。

⑨导引：导指导气，导气令和；引指引体，引体令柔。《一切经音义》云："凡人自摩自捏，伸缩手足，除劳去烦，名为导引；若使别人握搦身体，或摩或捏，即名按摩也。"

⑩吐纳：吐故纳新，即吐出浊气、呼入清气，古代道家的养生之术。《庄子·刻意》："吹呴呼吸，吐故纳新。"嵇康《养生论》："呼吸吐纳，服食养生。"

⑪膏摩：膏，药膏。摩，按摩。膏摩，一指用膏药敷贴和按摩体表，二指涂以药膏加以按摩。

⑫服食：即衣服、饮食。《灵枢·师传》："食饮衣服，亦欲适寒温。"

⑬腠理：王冰注，"腠，为津液渗泄之所；理，谓文理逢会之中"，"腠理，皆谓皮空及纹理也"。

【释义】

本条从人与自然密切相关出发，论述了疾病发生的途径，提出预防疾病及早期治疗等治未病的重要性。

"夫人禀五常"至"客气邪风，中人多死"为本条第一层，说明人与自然关系密切。自然界正常的气候，能生长万物；反常的气候，却伤害万物。譬如"水能浮舟，亦能覆舟"。人在气交之中，如不能适应反常气候，就会发病。如果五脏元真之气充实，出入有序，升降相因，形体不衰，则人能精神内守，安和无病。亦如《素问·上古天真论》所言："恬淡虚无，真气从之，精神内守，病安从来。"

自"千般疢难"至"以此详之，病由都尽"为本条第二层，阐述病邪侵袭人体，其传变一般是由表入里，由经络传入脏腑。在五脏元真之气不足时，邪气就会乘虚而入，导致疾病的发生，由浅入深，病情危急。尽管有"千般疢难"，但其发病或传变，归纳起来，不外三条：其一是脏腑正气不足，邪气乘虚侵袭人体，由经络传入脏腑，邪气沿袭脏腑空疏亏虚之处侵入，故称"内所因也"。其二，四肢九窍，肌表受邪，邪气仅在血脉传注，气血流通不畅，甚至壅滞闭塞，四肢九窍不利，故称"为外皮肤所中也"。其三是房劳太过，不知节欲；或与人斗殴，伤于兵刃；或被虫兽咬伤等。

自“若人能养慎”至“病则无由入其腠理”为第三层，论述了预防疾病及早期治疗等治未病思想，并提出了具体措施。若人能谨慎养生，未病先防，则邪气就不致侵犯经络；如一时不慎，外邪入中经络，即应在邪气未传入脏腑之前，及早施治，因为病浅易治，病深难除。如邪气中于四肢，四肢刚刚觉得有些沉重不适，即用导引、吐纳、针灸、膏摩等方法疏通气血，祛除邪气，勿使传注血脉，而令九窍闭塞不通。如果又能做到遵纪守法，避开禽兽攻击、严防灾伤危害，房室有节，食饮有度、起居有常，衣着适体，寒温得宜，五味调和，酸咸适度等，这样人体形气俱盛，邪气就不会侵入人体腠理。腠理为三焦所主，与皮肤、脏腑关系密切，它既是元真相会之处，又是血气流注的地方，若人体正气衰退，抗病能力不足，它又是外邪侵入的门户。

【讨论】

上条以五行相制阐述治未病，本条从人禀五常，因风气而生长，人与自然密切相关，阐述“五脏元真通畅，人即安和”的医学哲学、疾病的表里传变规律以及治未病的医学观。

（1）“五脏元真通畅，人即安和”为仲景医学的哲学观，即仲景医学是以“通”为“和”的医学体系。元真之气的充实、出入有序、升降相因、形体不衰，则人能精神内守，安和无病，这是仲景医学的起点与归宿。

（2）“千般疢难，不越三条”，注家多认为本条是对疾病病因的分类，然除“千般疢难，不越三条”之三，房室、金刃、虫兽可作为病因外，所论一、二条并未言病因，更多的是对疾病的病位和病势的论述，由经络入脏腑，由皮肤传注血脉，病势由浅入深，由表入里。相对而言，脏腑属内属里属阴，经络属外属表属阳。结合本篇第九条平脉辨表里、第十三条疾病分为阳病、阴病两大类等，可见仲景诊治伤寒热病之杂病首要辨表里。从全书来看，所论疾病自“痉湿暍”至“血痹”，凡十病皆“为皮肤所中”，病在表，属阳病；而“虚劳”则为“房室”所致；自“肺痿肺痈咳嗽上气”至“妇人杂病”，凡二十余病皆“为内所因”，病在里，属阴病。故仲景所论是从疾病的形成和病势的发展对疾病的分类，而这种分类正是从伤寒热病及杂病本身的发病和传变特点着眼的，与篇名脏腑经络先后病相应，故为全书论治杂病的纲领。

对疾病病因的分类，后世陈无择的“三因学说”，即以六淫外感为外因，情志所伤为内因，房室金刃等为不内外因，简单明了，为此后医家推崇。但本条以脏腑经络分内外、辨表里，立论不同，不可混淆。

（3）仲景有关“腠理”“三焦”的认识应结合《伤寒论》97条“血弱气尽，腠理开，邪气因入”，230条“上焦得通，津液得下，胃气因和，身濈然汗出而解”，《金匮要略·五脏风寒积聚病脉证并治》篇三焦病证等相关论述来综合认识。

二、诊法

（一）望诊

問曰：病人有氣色見[①]於面部，願聞其說。師曰：鼻頭色青，腹中痛，苦冷

者死一云腹中冷，苦痛者死。**鼻頭色微黑者，有水氣；色黄者，胸上有寒；色白者，亡血也，設微赤非時**[②]**者死；其目正圓者痙，不治。又色青爲痛，色黑爲勞，色赤爲風，色黄者便難，色鮮明者有留飲。（三）**

【校注】

①见：通“现”，显露之意。

②非时：时，指四时。非时，即所现面色与时不符。如亡血者其色当白而反赤，又非夏季之色，故曰色赤非时。

【释义】

论面部望诊在临床上的应用。人体脏腑之精气，藏于内为气，露于外为色，因此观察面部气色在诊断上有重要意义。望诊辨色，是以五行学说为基础，即五脏所主五色及五行相制为依据。肝属木，其色青；心属火，其色赤；脾属土，其色黄；肺属金，其色白；肾属水，其色黑。以鼻为例，鼻为“面王”，内应于脾，故首先以鼻阐述面部的望诊。鼻部其色当黄，如出现青色，青为肝之色，症又见腹中痛，为肝乘脾；如再见极度怕冷，则属阳气衰败，为难治。如鼻部色现微黑，黑为水之色，土克水，此属肾水反侮脾土之象，所以主有水气。

色黄是指面色黄，不单指鼻部。黄为脾之色，多系脾病不能散精四布，因而水饮停于胸膈之间，所以“色黄者，胸上有寒”，寒指水饮而言。后云“色鲜明者，有留饮”，此处当色黄而鲜明。

面色白是血色不能上荣于面，失血过多之征，即“色白者，亡血也”。亡血之人面色当白，若反现微赤，又非气候炎热之时，此为血去阴伤，阴不涵阳，虚阳上浮之象，为难治。五脏六腑之精气皆上注于目。目正圆，指两眼圆睁，目睛直视不能转动，此为热邪伤阴，脏腑精气竭绝，不能上注，多见于痉病，病情危急难治。

“色青为痛”以下一段，仍论面部望诊。青为血脉凝滞之色，所以主痛。黑为肾之色，虚劳则肾精不藏，其色外露，所以主劳。风为阳邪，多从火化，火色赤，所以面赤主风。黄为脾之色，若色黄不泽，多为脾气不足，湿阻气滞，胃失通降，故大便不爽。面色鲜明为体内水饮停积，上泛于面，可见面目浮肿，所以反见明亮光润之色。

【讨论】

五脏六腑之精气，皆上注于目而荣于面。故病人有气色见于面部，而望色可知脏腑的盛衰，气血的有余不足。本条举鼻为例并结合面部望色，提示医者在望色时应注意分部，分部不同，主病亦不同。有关面部望诊分部，《素问·刺热》和《灵枢·五色》中论述较详，望诊的内容远比条文中所论丰富，这里仅举例而言，读者当举一反三，灵活应用。

条文中望色诊病，既要考虑到局部，又要考虑整体，还需结合四时五脏阴阳消长，以及其他具体病情，全面观察，认真分析，才能辨证确切，诊断无误。

師曰：吸而微數，其病在中焦，實也，當下之即愈；虚者不治。在上焦者，其吸促[①]**，在下焦者，其吸遠**[②]**，此皆難治。呼吸動摇振振者，不治。（六）**

【校注】

①吸促：指吸气浅短急促。

②吸远：指吸气深长而困难。

【释义】

论望呼吸浅深以辨别病位之上下，并判断其预后。吸而微数，即吸气浅而短促。如病由中焦有形之邪壅塞，即实也，影响肺气肃降，治当下其有形之实，实去之后，气机通利，肺气得降，呼吸自能恢复正常，故云“当下之即愈”。若中焦无有形之邪，而出现吸气短促，为难治，即“虚者不治”，如《金匮要略心典》所说“为无根失守之气，顷将自散”。在上焦主要指病在胸肺，气入而随即外出，故吸气短促，是肺气大虚、吸气乏力所致。在下焦，主要指病在肾，病在下焦，气欲下达而不能骤至，故吸气深长而困难是元气衰竭，肾不纳气，吸气无权所致。如呼吸时全身振振动摇，是虚弱已甚，形气不能相保的危重证候。从条文中的“实”“虚”字来看，凡没有有形之邪而见呼吸病变者，不论病变在上、在中、在下，多属难治。

【讨论】

前条望鼻及面色，本条望呼吸之浅深快慢，从而辨别证候的虚实。大抵实者易治，而虚者难治，故云：“实也，当下之即愈，虚者不治。”中焦实证运用下法又当分别寒热，若为热实，从承气汤类，若为寒实内结，则可用大黄附子汤加减。

（二）闻诊

師曰：病人語聲寂然[①]喜驚呼者，骨節間病；語聲喑喑然不徹[②]者，心膈間病；語聲啾啾然[③]細而長者，頭中病一作痛。**（四）**

【校注】

①语声寂然：寂，与静同意，指病人安静无语。

②喑（yīn音）喑然不彻：喑，《说文解字》：“宋齐谓儿泣不止曰喑。”喑喑指不能语言的发声。汉应劭《风俗通·十反》“然无声响，徒喑喑而已”，指声音低微而不清澈。

③啾（jiū纠）啾然：啾，《说文解字》训“小儿声也”。啾啾然，形容声音细小而长。

【释义】

论闻诊在临床的具体应用。骨节间病，指关节疼痛一类的病证，如风湿历节、关节损伤等。由于病在关节，屈伸不利，动则作痛，故病人常喜安静，但偶一转动，其痛甚剧，故突然惊呼。心膈间病，指结胸、心下痞、膈间支饮等病证。由于邪气阻滞，气道不畅，所以声音低微而不清澈。头中病，指头痛一类的病证。痛在头中，如作大声则震动头部，其痛愈甚，故声不敢扬，但胸膈气道正常，所以声音虽细小而能清长。

（三）望闻结合

師曰：息摇肩[①]者，心中堅[②]；息引胸中上氣者，欬；息張口短氣者，肺痿[③]

唾沫。（五）

【校注】

①息摇肩：一呼一吸为一息。息摇肩，即呼吸时两肩耸动，亦即“抬肩”。

②心中坚：心中，指胸中。心中坚，即胸中坚满，多由实邪阻滞所致。

③肺痿：病名，见《金匮要略·肺痿肺痈咳嗽上气病脉证治》。

【释义】

论述察呼吸、望形态以诊知疾病的方法。息，指呼吸。息摇肩，是指呼吸困难，两肩上耸的状态，在病情上有虚实之别。条文所言“心中坚”当是实证。由于实邪壅塞在胸，阻塞气道，而致呼吸困难，常伴有鼻翼扇动、胸闷咳喘等症，多属痰热内蕴、肺气不能宣降所致，故曰“心中坚”。但因肾不纳气，元气耗散于上所导致的“息摇肩”，则不一定有“心中坚”，往往伴有肢冷汗出、气短胸闷等，治疗较为困难。

“息引胸中上气者”，为胸中有邪气，阻塞气道，以致肺失肃降，呼吸时气上逆而为咳，多见于感冒咳嗽的病例。

“息张口短气者，肺痿唾沫”，是肺脏萎弱，不能司正常呼吸，故不得不张口呼吸，尽管如此，但吸气仍感不足，所以形成张口短气状态。咳吐涎沫是肺痿主症。由于肺气萎虚不振，不能敷布津液，津液停聚而为涎沫，涎沫阻塞气道，故肺气上逆咳而沫出，可与《金匮要略·肺痿肺痈咳嗽上气病脉证治》互参。

（四）切诊

1.色脉合参，四时相应

師曰：寸口①脉動者，因其王時②而動，假令肝王色青，四時各隨其色③。肝色青而反色白，非其時色脉，皆當病。（七）

【校注】

①寸口：一名气口，又名脉口。本书脉法，一是独取寸口法，分寸口、关上、尺中；二是三部诊法，分寸口（手太阴动脉处）、趺阳（足阳明冲阳穴处）、少阴（足少阴太溪穴处）。凡条文中寸口与关上、尺中并举的，此寸口仅指两手寸脉；如单举寸口，或寸口与趺阳、少阴对举的，则此寸口包括两手的寸、关、尺三部（有时也需视内容而定）。本条的寸口，则包括两手的六部脉。

②王时：即当令之时，如肝旺于春。

③四时各随其色：指春青、夏赤、秋白、冬黑。

【释义】

论述脉象与四时五色相参合的诊病方法。四时季节改变，脉象和色泽也随之发生变动。但有正常与异常之不同。如春时肝旺，脉弦、色青是为正常。假如此时色反白、脉反毛（秋脉），是为非其时而有其色脉，即属异常。所以色脉皆当与四时相应，若不应，则当病，故云：“非其时色脉，皆当病。”

【讨论】

本条从天人相应的整体观角度，论述四时气候的变化可以影响人体的生理功能，表现于色脉，当慎察细辨，学者须领会其精神而不可拘泥。凡是不符合四时变化的色脉，都是疾病的外在表现，当谨守病机，求其根本。

本条色脉并举，是根据《素问·五脏生成》“能合脉色，可以万全”，提示医生在临床时应做到色脉相参。四时色脉及其所当病可参阅《素问·平人气象论》等篇。

2.时令气候，法于阴阳

問曰：有未至而至[①]，有至而不至，有至而不去，有至而太過，何謂也？師曰：冬至之後，甲子[②]夜半少陽[③]起，少陽之時陽始生，天得温和。以未得甲子，天因温和，此爲未至而至也；以得甲子，而天未温和，此爲至而不至也；以得甲子，而天大寒不解，此爲至而不去也；以得甲子，而天温如盛夏五六月時，此爲至而太過也。（八）

【校注】

①未至而至：前一个“至”是指时令到，后一个“至”是指相应时令的气候到。下同。

②甲子：是古代用天干、地支配合起来计算年月日的方法。天干十个（即甲、乙、丙、丁、戊、己、庚、辛、壬、癸），地支十二个（即子、丑、寅、卯、辰、巳、午、未、申、酉、戌、亥），相互配合，始于甲子，终于癸亥，共六十对。“甲子”是其中的第一对。此处甲子夜半是指冬至之后六十日第一个甲子夜半，此时正当雨水节气，非指甲子日。

③少阳：指阳气初生。这里代指阳气初生的时令。

【释义】

论述节令与气候不适应，或太过，或不及的情况。节令与气候变化，本当相应，如春温、夏热、秋凉、冬寒，是正常的自然规律，有利于万物生长。本条所说“冬至之后，甲子夜半”，实际即是冬至之后六十天的雨水时节，此时阳气开始从地面生发，故称“少阳之时，阳始生”，气候逐渐转为温和，这是正常的规律。若未到雨水，而气候提早变暖，这是时令未到，气候已到，称为“未至而至”；若已到雨水，天气还未温和，这是时令已到，而气候未到，属“至而未至”；若已到雨水，气候仍然很冷，这是时令已到，而严寒气候还在，属“至而不去”；若已到雨水，气候却象盛夏那样炎热，这是“至而太过”。总之，凡未至而至、至而不至、至而不去、至而太过，都属异常气候，都能使人发生疾病，必须注意调摄。治病用药时也必须看到这点，因时制宜。

【讨论】

有关气候与时令的变迁，古人在长期的医疗实践和天文观察中总结出了一系列的变化规律，形成了一套相应的理论知识。《黄帝内经》中就有七篇大论专门论述运气学说，指导着中医的临床实践。所以上工须了解和掌握时令与气候之关系，即所谓治病“必先岁气”。

3.诊脉知部，脉证合参

師曰：病人脉浮者在前①，其病在表；浮者在後②，其病在裏，腰痛背强不能行，必短氣而極③也。（九）

【校注】

①前：指关前寸脉。

②后：指关后尺脉。

③极：指困惫。《史记·屈原贾生列传》："故劳苦倦极，未尝不呼天也。"本书余篇之"极"，多解作此意。

【释义】

本条论述平脉辨表里。关前寸脉，属阳主表，故寸脉浮，是病邪在表的反映；关后尺部，属阴主里，浮脉见于尺部，是病在于里，多为肾阴不足，虚阳外浮之象。尺脉候肾，肾藏精主骨，腰为肾之外府，其脉贯脊。肾虚精髓不充，腰脊失养，故腰痛、背强、骨痿不能行走，甚则不能纳气归源，呼吸短促，疲惫困乏，属濒于危笃之候。

【讨论】

伤寒病脉浮主表，当须解表散邪，而杂病则不尽然。有里虚阳浮者，也可见浮脉，须益阴涵阳，万不可解表，否则，虚实异治，后果严重。本条举一浮脉之在前在后，以辨病之在表在里，有虚有实，提示医者切不可见浮脉即断为表病，更重要的是要结合病人全身症状，四诊合参，不可偏执一端。

4.气血阴阳，平和为要

問曰：經云①"厥②陽獨行"，何謂也？師曰：此爲有陽無陰，故稱厥陽。（十）

【校注】

①经云：经，指古代医经，未详。

②厥：上逆之意。

【释义】

本条论厥阳病机。人体阴阳，相互资生，相互消长，处于相对平衡协调的状态，而且阳是以阴为依附的。假如阴气虚衰，不能涵养阳气，则阳失所藏，阳性主升主动，独行于上，故称"厥阳独行"。所以"厥阳独行"，说明阴气虚衰，阳失所附，阴虚阳亢。如临床上肝肾阴虚，肝阳上亢，症见面赤、眩晕、耳鸣，甚至跌仆等，即属这类病证。

【讨论】

"有阳无阴"与"阴阳离绝""孤阴不生，独阳不长"等完全不同。仲景论"有阳无阴"是指阴气不足、阳气偏亢、阴阳不协调的状态而已，非"阴阳离绝"之危急状态。

5.四诊合参，预后吉凶

問曰：寸脉沉大而滑，沉則爲實，滑則爲氣，實氣①相搏，血氣入臟即死，

入府即愈，此爲卒厥[2]，何謂也？師曰：唇口青，身冷，爲入臟即死；如身和[3]，汗自出，爲入府即愈。（十一）

【校注】

①实气：实指血实，气指气实。实气，是指邪气实于气血，而非正常之气血充实。

②卒厥：卒同“猝”。卒厥，是突然昏倒的一种病证。

③身和：身体温和。

【释义】

本条论卒厥的病机及预后。“寸脉沉大而滑，沉则为实，滑则为气，实气相搏”四句，是从脉象阐述卒厥的病机。脉沉为血实，脉滑为气实，脉大为邪盛。邪在于血则血实，邪在于气则气实。故寸脉沉大而滑，说明邪气充斥，气血俱病。“实气相搏”，指血实与气实相并，可以引起血气并走于上的“卒厥”。这与《素问·调经论》云“血之与气并走于上，则为大厥，厥则暴死，气复反则生，不反则死”的意义相同。

但入脏入腑，预后不同。五脏藏而不泻，六腑泻而不藏。病邪入腑尚有出路，故云“即愈”；入脏则病邪无从外泄，故云“即死”。病人卒然昏倒之后，如伴有唇口青，身冷，是血行凝滞，阳气涣散之内闭外脱的证候，此为入脏，病情严重；如伴有身温和，汗自出，是营卫运行，阳气外达，邪气有外泄之机，此为入腑，病情好转。故云：“血气入脏即死，入腑即愈。”

【讨论】

入脏、入腑属假设之词，犹言在外、在里。即死、即愈也是相对而言。本条从脉象推测病机，并结合入脏、入腑来判断疾病的轻重和预后，这是脉证合参运用于诊断方面的具体例子。后一条所论与本条大致相同。

問曰：脉脱[1]入臟即死，入府即愈，何謂也？師曰：非爲一病，百病皆然。譬如浸淫瘡[2]，從口起流向四肢者可治，從四肢流來入口者不可治。病在外者可治，入裏者即死。（十二）

【校注】

①脉脱：指脉沉伏不见，是因邪实阻遏，气血一时不通所致。

②浸淫疮：皮肤病之一种，如今之湿疹，初起表现为局部湿疹疮疡，疮面渗流黄水，蔓延成片，甚至可遍及全身。

【释义】

本条举脉略症，是承上条卒厥一病而言。卒厥，其脉有见沉大而滑者，亦有脉乍伏而不见者，但入脏即死、入腑即愈的病机则相同，故设为问答以明之。

本条重申，病在脏，病情重；病在腑，病情轻。病由外传内者难治；由内出外者易治。这是一般规律，所以说“非为一病，百病皆然”。如浸淫疮，如果疮疡从四肢逐渐向躯干中心蔓延，则病情加重而难治，经过治疗，疮疡由内向外，由胸腹向四肢，逐渐减少，则为病邪向外，有外出之机，其病可治。此与《素问·阳明脉解》“厥逆连脏则死，连经则生”及《难经·五十四难》“脏病难治，腑病易治”的精神是一致的，是指导临床判断预后转归的基本原则。其中的“脏”与“腑”，只是表明疾病位置的浅深，并非指某一脏腑的实质病变。

【讨论】

以上两条从脉证判断预后吉凶。同一疾病，可以出现不同脉象；同一脉象，可以见于不同疾病。即使皮肤疾病，也不能掉以轻心，轻病可以转重，病浅可能入深。因此，在临床实践中，“四诊合参”尤为重要。全书以脉象解释病机、概括证候、判断预后的论述较多，这是仲景脉法的特点，认识和掌握这一特点，对于学习本书有一定帮助。

三、病证分类与邪中规律

問曰：陽病①十八，何謂也？師曰：頭痛，項、腰、脊、臂、脚掣痛。陰病②十八，何謂也？師曰：欬、上氣、喘、噦、咽③、腸鳴、脹滿、心痛、拘急。五臟病各有十八，合爲九十病。人又有六微，微有十八病，合爲一百八病。五勞④、七傷⑤、六極⑥、婦人三十六病⑦，不在其中。

清邪居上，濁邪居下，大邪中表，小邪中裏，槃飪⑧之邪，從口入者，宿食也。五邪⑨中人，各有法度，風中於前⑩，寒中於暮，濕傷於下，霧傷於上，風令脉浮，寒令脉急，霧傷皮腠，濕流關節，食傷脾胃，極寒傷經，極熱傷絡。（十三）

【校注】

①阳病：指在上、在体表、在四肢、在经络的病证。

②阴病：指在下、在内、在脏腑的病证。

③咽：咽同“噎”，指咽中梗塞。《广韵·屑韵》：“噎，食塞。又作咽。”

④五劳：即久视伤血，久卧伤气，久坐伤肉，久立伤骨，久行伤筋。见《素问·宣明五气》及《灵枢·九针论》。

⑤七伤：《金匮要略·血痹虚劳病脉证并治》篇有“食伤、忧伤、饮伤、房室伤、饥伤、劳伤、经络营卫气伤”。《诸病源候论》以大饱伤脾，大怒气逆伤肝，强力举重、久坐湿地伤肾，形寒寒饮伤肺，忧愁思虑伤心，风雨寒暑伤形，大恐惧不节伤志为七伤。

⑥六极：《备急千金要方》有气极、脉极、筋极、肉极、骨极、精极为六极。《诸病源候论》有气极、血极、筋极、骨极、肌极、精极。极是极度劳损的意思。

⑦妇人三十六病：《诸病源候论·带下三十六病候》指十二瘕、九痛、七害、五伤、三痼。《金匮要略简释》列有妊娠篇十病、产后病篇九病、妇人杂病篇十七病，可参。

⑧槃（gǔ 谷）饪（rèn 认）：槃音义同“谷”。饪，熟食也。槃饪，泛指饮食，饮食太过，则为病邪。

⑨五邪：指风、寒、湿、雾、饮食五种病邪。

⑩前：指午前。

【释义】

本条论述病证的分类方法，以及五邪中人的一般规律。“问曰：阳病十八，何谓也……妇人三十六病，不在其中”一段，是古代医家对疾病的一种分类方法。头、项、腰、脊、臂、脚痛等六者，病兼上下而在外，如项、腰脊痛皆为筋骨肌肉间病，故谓之阳病。咳、上气、喘、哕、咽、肠鸣、胀满、心痛、拘急等九者，病兼脏腑而在内，如咳喘上气属肺病，故谓之为阴病。阳病在表，有营病、卫病、营卫交病的不同，此一病而有三,三六得一十八，故曰阳病十八。阴病在里，有虚与实的区别，此一病而有二，二九得一十八，故曰阴病十八。五脏病各有十八，谓五脏受风、寒、暑、湿、燥、火等六淫之邪而为病，病有在气、在血、气血兼病三者之别，三六合为十八。因此，五脏病各有十八,五个十八，即为九十病。六微指邪中于六腑，腑病较脏病为轻，所以称为六微。六微亦有气分、血分以及气血兼病之别，三六合为十八,六个十八，合为一百零八病。至于五劳、七伤、六极以及妇人三十六病，多非六淫外感所致，故“不在其中”。

五邪中人的一般规律，大抵是以类相从。从伤人的部位而论，雾露之邪轻清属阳，悬浮空中，中人则多伤于头面而见头痛、鼻塞等；水湿之邪属阴，重浊而流于下，中人则多伤于腰膝以下。大邪谓风邪，其性泛散，多中肤表；小邪谓寒邪，其性紧束，常中经络之里。谷饪之邪即宿食，从口而入，损伤脾胃。五邪中人各有一定规律可循。如风为阳邪，午前属阳，故多中于午前，而令脉浮缓；寒为阴邪，午后属阴，故多中于日暮，而脉见紧急。湿为重浊之邪，故伤于下而流入关节；雾为轻清之邪，故伤于上而留连皮腠。脾主运化，故饮食不节，则伤脾胃。经脉在里为阴，络脉在外为阳。寒气归阴，所以“极寒伤经”；热气归阳，所以“极热伤络”。

【讨论】

本条是古人对五邪中人的一般规律的认识，高度概括了阴邪伤阴、阳邪伤阳之法度，对杂病的预防和治疗有着重要的指导意义。

四、缓急治则

問曰：病有急當救裏救表者，何謂也？師曰：病，醫下之，續得下利清穀[①]不止，身體疼痛者，急當救裏；後身體疼痛，清便自調[②]者，急當救表也。（十四）

【校注】

①清谷：指大便完谷不化。

②清便自调：指大小便已恢复正常。

【释义】

本条论表里同病时的先后缓急治则。在表里证同时存在时，应分别证情的轻重缓急，急者先治，缓者后治。如病在表，不可下而误下之，伤其脾胃，以致表证之身体疼痛未除，而下利清谷不止之里证又起。权衡表里轻重，此时以里证为急，故应先救其里。因下利清谷不止，正气已经虚弱，进一步且将亡阳虚脱。若因表证未解，而先用汗法，汗出伤阳，表阳亦虚，表里阳气俱虚，病情更加危笃。所以表里同病，里虚寒者，应以里证为急，先温阳止泻以救其里，里阳恢复，泻利得止，身体疼痛的表证仍然存在时，再予解表祛邪。

【讨论】

本条亦见于《伤寒论》，但彼为具体治疗，故列有方治，救里用四逆汤，救表用桂枝汤；此为论述治疗原则，故未出方。一般而言，表里同病，里实者，先解表，表解后方可治里；若先攻其里，外邪易乘势内陷，造成变证。如辨证确切，把握时机，表里同治也是符合临床实际的。若表里同病，里虚寒者，又须先温其里，后攻其表。若先解其表，里阳未复，表阳亦衰，导致表里阳气皆虚。所以，表里证同时出现的时候，有先表后里、先里后表、表里同治三种不同治法，须根据表里双方病情的缓急轻重采取相应的治疗方法。

夫病痼疾①加以卒病②，當先治其卒病，後乃治其痼疾也。（十五）

【校注】

①痼疾：指旧病、久病。

②卒病：指新病、急病。

【释义】

本条论痼疾加以卒病的先后治则。在痼疾和卒病同时存在时，当先治其卒病，后治其痼疾。因为痼疾日久势缓，根深难拔，不容急治，必须缓图，欲速则不达；而卒病新感势急，邪浅易除，不容缓图，必须急治，若迟则生变。先治卒病，后治痼疾，还能避免卒病深入与痼疾纠合，使病加重或变生他病，则更为复杂难治。

【讨论】

（1）本条举痼疾加以卒病为例，阐释了仲景处理复杂疾病的分步治疗原则、新旧同病的一般治则。尤在泾《金匮要略心典》：“卒病易除，故当先治；痼疾难拔，故宜缓图，且勿使新邪得助旧疾也。读二条，可以知治病缓急先后之序。”但在临床应用时，也应根据具体证情灵活掌握。如在痼疾与新病互相影响的情况下，治新病又必须照顾到痼疾，如《伤寒论》“喘家作，桂枝汤加厚朴杏子佳”。治疗痼疾时，也需严防新的病邪侵入与久病纠合，如《金匮要略》“虚劳诸不足，风气百疾，薯蓣丸主之”。所以临证时，要根据新病、久病的证情，以及病人的年龄、体质等，细审轻重缓急，邪正虚实，以定先后之治疗原则。

（2）痼疾叠加卒病之复杂疾病处理原则为分先后，但难点是如何辨别痼疾基础上叠加的卒病。因临床实践中往往卒病表现不典型，需谨慎辨别是单纯痼疾加重，还是痼疾叠加了卒病，进而采取不同处理办法。

五、因人制宜

師曰：五臟病各有所得①者愈，五臟病各有所惡②，各隨其所不喜者爲病。病者素不應食，而反暴思之，必發熱也。（十六）

【校注】

①所得：指适合病人病情的饮食、居处等。

②所恶：指病人所厌恶的饮食、居处等。

【释义】

本条论述临证应根据五脏喜恶进行治疗和护理。由于五脏的生理特性不同，故当五脏发生疾病的时候，病人所表现的喜恶也不同，因而各有其适宜的治法。如肝体阴用阳，肝病阴虚则欲酸收；肝病气郁则欲辛散。又如脾恶湿，胃恶燥，脾为湿困则恶肥甘而喜辛开；胃阴不足则恶苦燥而喜凉润。在病人饮食居处等护理方面，也应如此。如心主血，心病血热，则禁热衣热食；肺主气，肺病气虚，禁寒食寒衣。所以要根据五脏特性和其病情性质，近其所喜，远其所恶，适当选用药味，补偏救弊，恰当给予护理，调理饮食寒热，才能使疾病获得痊愈。故本条云"五脏病各有所得者愈"。

"病者素不应食，而反暴思之，必发热也"，注家有不同看法。一是认为病人突然想吃平素不爱吃的东西时，是因为邪气改变了脏气所致，食之足以伤正气而助邪气，故令发热。结合《伤寒论》厥阴病篇"伤寒始发热六日，厥反九日而利。凡厥利者，当不能食。今反能食者，恐为除中"，说明久病之人胃气虚弱，本不能食，突然暴思之，可能是胃气将脱，脏气为邪气所改变，故令发热。二是向愈之兆，认为病邪渐退，胃气初复，也可喜食平素不喜之物，然食后可见汗出发热，胃气恢复，发热自止。

【讨论】

本条主要说明治病用药固然要适合病情的需要，而病人的食服居处等护理工作也是十分重要的。如果不注意饮食禁忌、衣着的寒温以及病人的饮食生活习惯和疾病的特点等进行针对性的护理，纵然用药适宜，也难收到应有疗效。这点在杂病的治疗中尤为重要，因为杂病病程较长而呈慢性者多。故临床上在药物治疗的同时，一定要重视护理工作。

六、辨证举例

夫諸病在臟[①]，欲攻[②]之，當隨其所得[③]而攻之，如渴者，與豬苓湯。餘皆仿此。（十七）

【校注】

①在脏：泛指在里。

②攻：作"治"字解。

③所得：一指得事之宜，即通过四诊合参，辨证所得；二指病邪与有形之邪如痰、血、水、食等相合。

【释义】

本条举例说明治疗杂病应掌握随其所得的原则。诸病在脏，是泛指一切在里的疾病。病邪在里痼结不解，往往与体内病理产物如痰湿、水饮、瘀血、宿食等相结合，医者当随其所得予以恰当的治疗。如渴而小便不利的病人，审其原因，若为热与水结而伤阴者，当与猪苓汤利水育阴，水去则热除，渴亦随之而解。其他病证依此类推，如热与食结用大、小承气汤，热与血结用桃核承气汤，故曰“余皆仿此”。

小结

本篇以整体观念为指导思想，以脏腑经络学说为理论依据，对疾病的预防、病因、病机、诊断、治疗等各方面，都做了概括性的论述。首先提出内养正气，外慎风邪，可以预防疾病。举例说明各种疾病有一定的发展规律，可以根据脏腑互相影响、互相制约的关系，先治其未病之脏腑，以预防疾病的传变。未病时重视预防，已病后争取早期治疗，是本篇的一大特色。列“上工治未病”于首条，有临床指导意义。

在病因、病机方面，本篇主要从正邪两方面来阐述。人与自然息息相关，不正常的气候，常为邪气侵袭人体的诱因，但主要还取决于正气的强弱，若五脏元真通畅，人即安和，病则无由入其腠理。而经络受邪，深入脏腑的疾病，必有内在因素。其对于“千般疢难，不越三条”的归纳，为后世病因学说奠定了基础。

关于诊断方面，对望色泽、闻语声、视呼气、问病情、察脉象，都作了示范性的介绍，主张临床运用时，必须四诊合参。指出病在表为浅，入里为深；在腑易治，入脏难愈；四时气候的变动，可以影响色脉。其主要精神在于启发后学者重视客观的诊断，以探求疾病的本质，判断预后的吉凶；治疗上必须针对病情，因人因时制宜。

在治疗方面，指出虚实必须异治，表里当分缓急，新久宜有先后，攻邪当随其所得，这些都通过具体病例做出了原则性的指示。此外，又提出对病人的饮食居处，也必须加以注意。

本篇条文不多，但从预防到治疗，从原则到具体，无不具备，全面而又简明，充分体现了祖国医学的辨证施治特点，是全书的总纲。学好本篇，对于学习以下各篇，会有很大的启发和帮助。

思考题

1. 如何理解仲景“治未病”的医学观？在杂病辨“病脉证并治”过程中如何体现？
2. 如何理解仲景“若五脏元真通畅，人即安和”？在杂病辨“病脉证并治”过程中如何体现？
3. 如何理解仲景“当随其所得而攻之”？
4. 仲景于本篇中提出哪些杂病诊治原则？
5. 仲景处理复杂疾病的基本原则有哪些？
6. 如何理解仲景有关“腠理”“三焦”的认识？
7. 如何理解猪苓汤在杂病诊治中的示范意义？
8. 五邪伤人各有什么特点？
9. “入脏即死”“入腑即愈”如何理解？

痉湿暍病脉证治第二

本篇论述了痉、湿、暍病的病因病机、证候、治疗及其预后。痉、湿、暍病均因外邪诱发，起病多有太阳表证，与伤寒病相似，故合为一篇。

痉病为邪在筋脉，经气不利，以项背强急、口噤不开、甚至角弓反张为主症。外感、内伤均可致痉，但本篇所论以外感风寒所致者为主，与温病热盛伤津及内伤引起的痉证有所不同。

湿病邪在肌肉关节，以发热身重、骨节疼烦为主症。湿有外湿、内湿之分，湿邪为病，多有夹风、夹寒、夹热等区别。本篇所论以外湿及其兼证为主。

暍病即伤暑，以发热身重、汗出烦渴、少气脉虚为主症，与后世所谓烈日下远行，猝然昏倒之中暑有所不同。

痉、湿、暍三病的论述具有伤寒与杂病过渡性质，故该篇作为论述杂病具体证治的开端，寓意深刻。

痉病

一、概念与分类

太陽病，發熱無汗，反[1]恶寒者，名曰剛痙。（一）

太陽病，發熱汗出，而不恶寒[2]，名曰柔痙。（二）

【校注】

①反：《针灸甲乙经·卷七》无“反”字，古本“反”作“及”。

②而不恶寒：《诸病源候论·伤寒痉候》无“不”字。《脉经·卷八》“不恶寒”下细注“一云恶寒”四字。

【释义】

本条辨刚痉与柔痉。外邪致痉，必始于太阳，故有太阳病见症。发热恶寒无汗，兼痉病主症，即为刚痉。发热汗出恶风，兼痉病主症，名曰柔痉。既称为痉，必有项背强急、口噤不开、角弓反张等症，条文中未言，是省文法，“痉”字，即已概括主症。

【讨论】

（1）痉，原书作“痓”，《金匮玉函要略辑义》云“案成无己曰：痓当作痉，传写之误也”。考痓，恶也；痉，强急也。《备急千金要方》《金匮玉函经二注》《金匮要略心典》均作“痉”，故从之。

（2）痉病的辨病与分类。痉病辨病依据为：项背强急、口噤不开、角弓反张等症。《医宗金鉴·伤寒心法要诀》：“痉证反张摇头噤，项背拘急转侧难，身热足寒面目赤，须审刚柔治法全。”刚痉、柔痉鉴别要点为：无汗恶寒为刚痉，汗出恶风为柔痉。《医宗金鉴·杂病心法要诀》：“痉病项强背反张，有汗为柔无汗刚，生产血多过汗后，溃疮犬咬破风伤。”

二、论误治成痉

太陽病，發汗太多，因致痓。（四）

夫風病[1]，下之則痓，復發汗，必拘急。（五）

瘡家[2]雖身疼痛，不可發汗，汗出則痓。（六）

【校注】

①风病：一说太阳中风病证，一说风温病，并通。

②疮家：患疮疡或金刃创伤不愈的病人。

【释义】

此三条论述误治伤津致痉。太阳病，其病在表，理应汗解，但须微汗，不可大汗，令如水流漓。因汗为津液所化，汗出太多，伤津耗液，筋脉失其濡养而挛急，便成为痉病。

风之为病，治当疏散，如误用攻下，使津液下夺，筋脉失濡，易致痉病。如见风邪未解，再发其汗，津液重伤，筋脉失养，必致筋脉拘挛紧急。

患疮疡者，经常流脓，必然津血亏损；金刃所伤，失血过多，亦必阴血亏耗。虽见身体疼痛之表病，不可径予发汗，必须照顾到疮家的特点，否则必重伤津液而致痉。

三、脉证与汗法

病者身熱足寒，頸項強急，惡寒，時頭熱，面赤目赤，獨頭動摇，卒口噤[1]，背反張[2]者，痓病也。若發其汗者，寒濕相得，其表益虚，即惡寒甚；發其汗已，其脉如蛇[3]一云其脉浛。**（七）**

暴腹脹大者，爲欲解，脉如故，反伏弦者，痓。（八）

【校注】

①口噤：牙关紧闭。

②背反张：背部筋脉拘急，出现角弓反张的症状。

③若发其汗者……其脉如蛇：二十五字，成本《伤寒论》及《脉经》均无。《金匮玉函要略述义》谓前十七字为湿病中之文，错在此。

【释义】

本条论刚痉主症。外邪侵犯太阳之表，卫气与邪相争，故身热恶寒。营卫郁遏，表气不宣，里气夹津液而上冲，气不下达故足寒，上冲头部则头热、面赤、目赤，湿热熏蒸于上，筋脉失养，则可见颈项强急、头摇口噤，背反张等。

“若发其汗者，寒湿相得，其表益虚，即恶寒甚”一句，《伤寒论》《金匮玉函经》中俱未载，为衍文。

若发汗得法，脉紧而弦转为缓曲如蛇。表邪已解，冲气已去，津液当下，下则暴腹胀大，为欲解。若脉紧弦如故，而又沉伏不出者，其痉更重。

【讨论】

（1）有关痉病的认识。颈项强急与西医学的“脑膜刺激征”相类似。牙关紧急，口噤不开，角弓反张，都是中枢神经系统受到损害的临床表现。痉病包括西医多种疾病，如流行性脑脊髓膜炎、流行性乙型脑炎、各种不同病因引起的脑膜炎和高热惊厥，以及脑血管意外、脑肿瘤、脑寄生虫病等引起的抽搐等。有学者认为流行性肌张力障碍综合征的临床表现，及其病前多有恶寒、发热、头痛、流涕等上感症状，与《金匮要略》对刚痉、柔痉的论述基本吻合。本篇所论以外感痉病为主。

（2）据脉辨病及推断疾病预后是张仲景诊疗思想的一个重要方面。正确推断疾病的发展趋势，对于把握疾病全过程，选择适宜的治法都具有重要作用。原文第三条是据脉推断预后，此处是据脉推论发展趋势。一般而言凡正胜邪退，由里出表的，预后较好；反之，邪盛正衰，由表入里的，预后较差。

夫痙脉，按之緊如[1]弦，直上下[2]行。一作築築而弦。《脉經》云：痙家其脉伏堅，直上下。（九）

【校注】

①如：犹“而”也。古“如”与“而”可互相通用。

②上下：指关脉之上下，即自寸脉至尺脉之谓。

【释义】

本条论刚痉主脉。刚痉发热无汗恶寒，津液充斥脉道，肌肉痉挛，筋脉强急失柔，故刚痉主脉为强直弦劲。“按之”之“按”乃“举按寻”之按，表明其部位沉而不浮。“紧”是强劲有力，“弦”为端直之象，“直上下行”是形容脉象自寸至尺，上下三部，皆见强直而弦。简言之，刚痉的主脉为沉紧弦。

四、痉病难治证

太陽病，發熱，脉沉而細者，名曰痙，爲難治[1]。（三）

【校注】

①为难治：《伤寒论》《金匮玉函经》《脉经》并无“为难治”三字。

【释义】

本条论柔痉的主脉。外邪致痉，为病在表，是属阳病。今脉沉而细，乃阴脉，是发热汗出，耗伤津液，筋脉失养，拘急抽搐，发为柔痉。“阳病见阴脉者死”，故曰难治，但并非不治。

痙病有灸瘡[1]，難治。（十）

【校注】

①灸疮：因火灸（包括艾灸等）而形成的疮疡。

【释义】

本条论痉病有灸疮的预后。痉病伴有灸疮，因脓液久渍，津血本亏，两病相合，势必血枯津伤，病情较重，故曰难治。

五、证治

（一）太阳痉病

太陽病，其證備，身體強，几几然[①]，脉反沉遲，此爲痙，栝蔞桂枝湯主之。（十一）

栝蔞桂枝湯方

栝蔞根二兩　桂枝三兩　芍藥三兩　甘草二兩　生薑三兩　大棗十二枚

上六味，以水九升，煮取三升，分温三服，取微汗。汗不出，食頃[②]，啜熱粥發之。

【校注】

①几（shū 舒）几然：本指小鸟羽毛未丰，伸颈欲飞而不能飞之态。此指病身体强直，俯仰转侧不能自如。《素问·刺腰痛》："腰痛侠脊而痛至头，几几然。"张志聪《黄帝内经素问集注》："几几，短羽之鸟，背强欲舒之象。"

②食顷：指大约吃一顿饭的时间。

【释义】

本条论痉病的证治。太阳病，其证备，是指头项强痛、恶寒等太阳病主症俱备。身体强，几几然，是外邪痹阻太阳筋脉，筋脉挛急所致。太阳之为病，其脉当浮，今反沉迟，提示内在津液不足，不能濡养筋脉。太阳病有汗出与无汗之别。太阳病汗出恶风，治当以桂枝汤疏散风邪，调和营卫。太阳病无汗，治当以麻黄汤发其汗，但其脉沉迟，兼有津液不足，为防止麻黄汤发汗太过而致痉更重，权宜之下，着眼于治未病，只能选用桂枝汤发汗以解外邪所致之太阳病，加栝蒌根清热生津、柔润筋脉。

【应用】

（1）本方可用于外感病，出现头痛项强、发热恶风、汗出、咽干口渴等外有表邪而兼内伤津液者。亦有用于小儿抽搐症、小儿急慢惊风、席汉综合征等病证的报道。

（2）医案举隅

丁某，男，半岁。1931年初夏，身热，汗出，口渴，目斜，项强，角弓反张，手足搐搦，指尖发冷。指纹浮紫，舌苔薄黄。诊断：伤湿兼风，袭人太阳卫分，表虚液竭，筋脉失荣。拟用调和阴阳、滋养营液法，以栝蒌桂枝汤主之。处方：栝蒌根6g，桂枝3g，白芍3g，甘草2.4g，生姜2片，红枣2枚，水煎服。3剂，各证减轻。改投：当归、川贝、秦艽各3g，生地黄、白芍、栝蒌根、忍冬藤各6g，水煎服，4剂而愈。

按：半岁幼儿，身热汗出，伤津劫液，以致目斜项强，角弓反张，手足搐搦，治以栝蒌桂枝汤后，诸证悉减，再用养血生津清热通络之品以善后。（何任，张志民，连建伟.金匮方百家医案评议.杭州：浙江科学技术出版社，1991：1-3.）

【讨论】

（1）正确地掌握服药方法并根据服药后的反应采取相应的措施是取得疗效的一个重要方面。本条痉病，只有使患者微微汗出，才能祛除风邪，调和营卫，故服药要求“温服”。若服药后，汗不出，可以“啜热粥”助其发汗。

（2）本条证与《伤寒论》太阳病桂枝加葛根汤证，颇为类似，但有轻重之别。彼为项背强几几，邪盛于表，故加葛根，重在解肌；此则身体强几几，津伤于里，故加栝楼根，重在生津柔筋。

（二）欲作刚痉

太陽病，無汗而小便反少，氣上衝胸，口噤不得語，欲作剛痙，葛根湯主之。（十二）

葛根湯方

葛根四兩　麻黄三兩（去節）　桂枝三兩（去皮）　芍藥二兩　甘草二兩（炙）　生薑三兩　大棗十二枚

上七味，㕮咀[1]，以水七升，先煮麻黄、葛根，減二升，去沫，內[2]諸藥，煮取三升，去滓，温服一升，覆取微似汗，不須啜粥，餘如桂枝湯法將息[3]及禁忌。

【校注】

①㕮咀（fǔ jǔ 府举）：㕮咀，意为咀嚼。《抱朴子·登涉》有：“㕮咀，赤苋汁饮之。”现引申为将药物切片、捣碎或锉末。

②内：音义同“纳”，放入。

③将息：养息、调养，指服药后护理之法。

【释义】

本条论欲作刚痉的证治。太阳病无汗为外邪束表，卫气闭塞所致。一般而言，有汗则小便少，无汗则小便多，今无汗而小便反少，是外邪郁闭，表气不宣，肺失宣发肃降，不能通调水道，下输膀胱所致。表气不宣，则里气不和，必逆而上冲，故见气上冲胸之症，如本篇第七条“身热足寒，颈项强急，恶寒，时头热，面赤目赤”所述。湿热熏蒸于上，筋脉挛急故口噤不得语。此时虽未出现颈项强急、背反张等典型痉症，但已是发痉之先兆，故云“欲作刚痉”。太阳病无汗当用麻黄汤以发汗解表，但此已“欲作刚痉”，为防止麻黄汤发汗太过而致痉更重，权宜之下，着眼于治未病，只能选用桂枝汤发汗以解外邪所致太阳病，但因无汗又确需发汗，恐桂枝汤发汗力不足，故加麻黄加强辛温发散作用，以开泄太阳之邪；加葛根以升津舒筋，兼解阳明经热。

【应用】

（1）葛根汤可用于肩背痛、风湿病、肩关节周围炎、外伤性滑膜炎等病证而见发热无汗、恶风、身痛、项背强几几、口噤不得语、小便少、苔薄白、脉浮紧者。有用此方加全蝎、白芷治疗颈椎病者。有用此方重用葛根、白芍至60g，甘草30g治疗咀嚼肌痉挛症者。有用此方加白附子、全蝎、僵蚕、钩藤、菊花治疗周围性面神经麻痹者。亦有用此方加味治疗心动过缓、血管神经性头痛及肩周炎者。近年来，葛根已广泛用于心血管系统疾病，尤其对高血压病人改善项背疼痛症状效果明显。

（2）医案举隅

张女，13岁。1977年9月13日初诊：起病偶有外感症状，身体不适，2天后猝然抽搐，先口噤，继而项背强急，角弓反张，无汗，神清，自觉憋气，困倦酸重。检查：体温37.5℃，血压110/70mmHg，生理反射正常，无病理反射。化验血象：白细胞15.2×10^9/L。症见：舌苔薄白，脉紧数。诊断：刚痉，由风寒壅阻脉络，气血阻滞，故筋脉挛急，项背强直。治以祛风散寒，解肌和营。处方：葛根10g，麻黄3g，桂枝5g，白芍12g，天花粉12g，甘草3g，生姜3片，大枣4枚（擘），送服解痉散（全蝎、蜈蚣等分，共研细末）3g，覆被取汗。

复诊：服药1剂，遍身絷絷微似有汗，痉止，嘱其再进1剂而愈。

按：刚痉起于风寒两感。盖非风不能生燥，非风窜经输不能成痉。尤在泾云："痉病多在太阳阳明之交，身体强，口噤不得语，皆其验也。故加麻黄以发太阳之邪，加葛根兼疏阳明之经，而阳明外主肌肉，内主津液。用葛根者，所以通隧谷而逐风湿；加栝蒌者，所以生津液而濡经脉也。"本案处方即据此而来。并配合解痉散，取其善于搜风镇痉、驱逐风毒之邪。（何任，张志民，连建伟.金匮方百家医案评议.杭州：浙江科学技术出版社，1991：5-6.）

【讨论】

（1）太阳表实证当用麻黄汤，但杂病痉证与伤寒不同，此条为太阳表实欲作刚痉，故在解表的同时必须照顾津液，所以不用麻黄汤而用桂枝汤加麻黄、葛根，既能祛散风寒，又能柔筋解痉。

（2）以上两条论述痉病有表证的证治，可谓太阳痉病，表邪不解，痉病不愈，故治疗以解表为主。然而解表又不可损伤津液，故无论柔痉、刚痉均以桂枝汤加味，意在既能驱散表邪，又能养阴生津。

（三）痉病急症

痓爲病一本痓字上有刚字**，胸滿口噤，臥不着席[①]，脚攣急[②]，必齘齒[③]，可與大承氣湯。（十三）**

大承氣湯方

大黃四兩（酒洗）　厚朴半斤（炙，去皮）　枳實五枚（炙）　芒硝三合

上四味，以水一斗，先煮二物，取五升；去滓，内大黃，煮取二升；去滓，内芒硝，更上火微一二沸，分温再服，得下止服。

【校注】

①卧不着席：指手足向后伸仰，卧时腰背不能着席，亦即角弓反张的意思。

②脚挛急：脚，《说文解字》"胫也"。脚挛急指小腿肌肉痉挛的症状。

③齘（xiè谢）齿：齘，《说文解字》"齿相切也"。齘齿指上下牙紧咬，甚或切齿有声。

【释义】

本条论里热致痉危急重症的救治。病邪在表失治，化热入里，热盛灼筋，而致痉病。热壅气滞，故胸满。足阳明胃经起于鼻旁，环口绕唇，入齿中，上至头，下达足。邪热壅盛，耗伤津液，筋脉失于濡养而拘挛，故口噤、卧不着席、脚挛急、龂齿。治当急泄里热以救其阴，故用大承气汤釜底抽薪，急下存阴。

此条虽未见阳明腑实证，而选用大承气汤，乃着眼于热炽阴伤筋急，“反张离席一掌亡”，选用取效迅速之大承气汤急下存阴，留人治病。

【应用】

（1）本方广泛用于高热惊厥、急性单纯性肠梗阻、粘连性肠梗阻等病证。只要抓住痞、满、燥、实、坚这一特征性病机，无论何种急性热病，均可选用本方治疗。有报道本方加蝉衣煎汤，再加灭滴灵灌肠，用治破伤风；加丹参、牡丹皮、红花、石菖蒲、木通，用治颅脑损伤；加胆星、桃仁、红花，用治狂躁证。

（2）医案举隅

某医院一破伤风患儿，病起迄4日，曾用驱风镇痉之玉真散，不效，邀余会诊。热不退，便不通，痉不止，舌燥苔黄，脉见数实。证属热结阳明，热极生风，法当下。即予大承气汤：大黄15g（后下），芒硝12g（冲），厚朴24g，枳实12g。越日再诊，证情未减。硝黄当显效，何迟迟未下？心疑不解！询知乃病家恐前方过峻，自行减半以进。由于病重药轻，服后便结如故。当此风热正盛，燥结如石，非借将军之力下之不为功。遂照方急煎叠进，药后四五个小时，肠中漉漉，先排出石硬色黑如鸡卵大粪块，随下秽物半便盆，如鼓之腹得平。再剂又畅行3次，痉止身凉，病痊。继用养血舒肝剂调理巩固。

按：患儿因风热内束，伤津耗液，燥结于里，津亏血少，经脉失养，加之肠道痉挛，更增排便困难，医者又每随病情发展而过用镇静药，遂致腹胀、便秘日甚，加剧内热之蕴积，导致倒果为因，因果互为影响。若腑气不通，邪无去路，旋即诱发患儿痉搐，故应先疏其通道，解其热结，急下存津，以通腑泄实。[麦冠民.承气可以治痉.新中医，1981（6）：47.]

【讨论】

痉病危急重症。《医宗金鉴·杂病心法要诀》：“痉病死证：痉证脉散多应死，反张离席一掌亡，眼小目瞪昏不语，额汗如珠命必伤。【注】反张离席一掌，谓离席四五指许也。眼小，谓目睫紧小也。目瞪，谓眼珠不转也。”

湿 病

一、证候与治则

（一）证候与误治

溼家[①]之爲病，一身盡疼一云疼煩，發熱，身色如熏黄[②]也。（十五）

【校注】

①湿家：湿病患者。

②熏黄：指黄如烟熏而不明润。

【释义】

本条论湿病主症。湿病之人，湿邪阻滞肌表，营卫气血郁而不通，故一身尽疼痛。湿为阴邪，本不发热，湿阻阳郁，日久郁而化热，湿热郁蒸不解，故“身色如熏黄”。色如“熏黄”，是黄而晦滞，如烟熏之状，属湿重于热的现象。

【讨论】

从临床实际看，凡湿邪停留体内，流注肌肉关节，多见身体沉重、疼痛、低热缠绵以及面色萎黄等症，故本条所述属湿病常见证候。黄树曾《金匮要略释义》：“治此证宜表里双解，茵陈五苓散最妙。”

濕家，其人但頭汗出，背强，欲得被覆向火。若下之早則噦，或胸滿，小便不利一云利**，舌上如胎①者，以丹田有熱，胸上有寒，渴欲得飲而不能飲，則口燥煩也。（十六）**

【校注】

①如胎：胎，同“苔”。如胎，指舌上湿润白滑，似苔非苔。

【释义】

本条论湿病禁下。湿病之人，湿邪在表，阻遏阳气，卫阳不得外达，肌表失于温煦，故病人欲得被覆向火；阳气被郁，不得外达遂逆而上越，故但头汗出；湿邪痹阻太阳经脉，筋脉失柔，故背强拘急。此时应温散寒湿，宣通阳气。若因湿阻气机而误用攻下，损伤中阳，胃气虚逆，则呃逆；表湿内陷，气化不行，在上则见胸满，在下则小便不利。所谓“丹田有热，胸上有寒”，就是指湿病误下后出现的一种寒热错杂、下热上寒的变证。下焦郁热熏蒸上焦寒湿，所以舌上湿润白滑，似苔非苔。由于此为上焦有寒，水津失布，而非津液不足，所以病人虽觉口渴欲饮水却又难以饮下，故感觉口燥尤甚。

【讨论】

对此条的变证，钱天来氏主张用桂枝附子汤或甘草附子汤救治，可供参考。

濕家下之，額上汗出，微喘，小便利一云不利**者死；若下利不止者，亦死。（十七）**

【释义】

本条论湿病误下后的坏证。湿邪在表，法当微汗；湿邪在里，当利小便。若非化燥成实，切不可使用下法。且湿为阴邪，最易损伤阳气，若误下之，则里阳更伤，虚阳上越，则额上汗出，息微气喘；肾阳衰惫，阴寒内盛，小便清长而不固，此为虚阳上越而阴液下脱之征，病情危重，故曰“死”。假如误下而出现下利不止，亦属真阳失守，阴脱于下，故亦主“死”。

【讨论】

上述两条原文均有头汗出，但病机不一。第十六条但头汗出，是湿郁于表，阳气逆而上出，症见于初病，与误下无关，属邪郁之证；第十七条汗出仅见于额上，为虚阳上越，属误下后所致，当属于虚证。

（二）治则

太陽病，關節疼痛而煩，脉沉而細一作缓**者，此名濕痹**《玉函》云中濕。**濕痹之候，小便不利，大便反快，但當利其小便。（十四）**

【释义】

本条论湿痹主症和利小便治则。湿为六淫之一，湿从外入，首犯太阳，流注关节，湿邪痹着，阻遏阳气，故关节疼痛而烦。湿为阴邪，其性濡滞重浊，影响营卫气血的运行，故脉沉而细。湿邪内阻，影响膀胱气化则小便不利，湿趋大肠而濡，则大便反快。若内湿不去则阳气难以外达，外湿也难以祛除，故其治法，但当利其小便，小便得利则内湿去，阳气通，外湿方得以尽除。

【讨论】

（1）尤怡《金匮要略心典》云："中湿者，亦必先有内湿而后感外湿，故其人平日土德不及而湿动于中，由是气化不速而湿侵于外，外内合邪，为关节疼烦，为小便不利，大便反快。治之者必先逐内湿，而后可以除外湿，故曰当利其小便。东垣亦云：治湿不利小便，非其治也。"

（2）"但当利其小便"涵义深刻。一是应用利尿药物以开水道沟渠。二是恢复膀胱气化以使小便通利，故健脾、温肾诸法皆寓于其中，如王履《医经溯洄集》就有"五苓散及甘草附子汤之类，当意在言表"。三是湿兼表里，当以恢复里阳之气为先。

風濕相摶①，一身盡疼痛，法當汗出而解，值天陰雨不止，醫云此可發汗。汗之病不愈者，何也？蓋發其汗，汗大出者，但風氣去，濕氣在，是故不愈也。若治風濕者，發其汗，但微微似欲出汗者，風濕俱去也。（十八）

【校注】

①相摶：摶，当作"摶"（tuán 抟），集聚也。相抟，指相互聚合、相互反应。邓本、俞本作"摶"，赵本、徐本、吴迁本作"摶"。后世《金匮要略》作"搏"字者皆作"摶"字形讹，当正之。

【释义】

本条论风湿在表的微汗治则。风湿袭表，痹着于全身筋骨关节肌肉之间，阻遏阳气，故一身尽疼痛。此时治疗当发汗解表，使邪从外出。如值天阴雨不止，外湿尤甚，疼痛加剧，更须发汗，以助体内湿气蒸发，但汗之而病仍不愈，这是汗不得法的缘故。因风为阳邪，其性轻扬善行，易于表散。湿为阴邪，其性黏滞重浊，难以速去；若大汗出，则风气虽去而湿邪仍在。加之连日阴雨，空气中湿度较大，则妨碍体内湿邪的排出；汗出肌腠空疏，外湿又易乘虚而入，所以病不能愈。因此，风湿在表，使用汗法，必须掌握其要点，就是“微微似欲出汗”，才能使阳气内蒸而不随大汗而骤泄，在肌肉关节之间充满流行，而湿邪自无地可容，即可风湿俱去。

【讨论】

（1）治疗风湿在表的要领是微微发汗，禁用大汗。若发汗太过，不仅不能治愈风湿，反而徒伤阳气。《金匮要略心典》：“故欲湿之去者，但使阳气内蒸而不骤泄，肌肉关节之间充满流行，而湿邪自无地可容矣。”

（2）利小便是偏重治内湿的基本方法，发汗是偏重治疗外湿的方法。若外湿内湿相合之证，则应根据外湿、内湿的孰轻孰重来决定发汗、利小便的先后缓急。利小便既可单独使用，也可同时并用发汗法，所谓“提壶揭盖”正是二者相互结合的具体应用。

二、证治

（一）头部寒湿

濕家病，身疼發熱，面黄而喘，頭痛，鼻塞而煩，其脉大，自能飲食，腹中和無病，病在頭中寒濕，故鼻塞，内藥鼻中則愈。《脉經》云：病人喘，而無“濕家病”以下至“而喘”十一字。**（十九）**

【释义】

本条论寒湿伤于头部的证治。外受寒湿，湿邪滞留筋骨关节肌肉，则身疼；湿阻阳郁则发热；湿邪郁久不去则面黄；湿郁肌表，肺气失宣，故气喘；寒湿在上，清阳不升，故头痛、鼻塞而烦。此乃寒湿伤于上部，清窍不利，其病在表，但肠胃调畅，里和无病，所以其脉大，饮食正常。症以头痛鼻塞为主，治疗宜宣泄在上之邪，可将辛香之药纳入鼻中，使寒湿宣散，肺气通利，清阳上达，诸症遂除。

【讨论】

纳药鼻中，治其外以通其内，对后世启迪深远。原文未出方，后世注家有主张用瓜蒂散搐鼻，或以棉裹塞鼻中，令出黄水以宣泄寒湿。有人用鹅不食草塞鼻，亦有疗效。在本条证治启发下，后世多采用辛香药物作嗅剂，如《证治准绳》辛夷散（辛夷、细辛、藁本、白芷、川芎、升麻、防风、甘草、木通、苍耳子）一类方剂，亦多有效。内服可选用选奇汤、羌活胜湿汤、九味羌活汤等。

（二）寒湿在表

濕家身煩疼，可與麻黄加术湯發其汗爲宜，慎不可以火攻之。（二十）

麻黄加术湯方

麻黄三兩（去節）　桂枝二兩（去皮）　甘草一兩（炙）　杏仁七十個（去皮尖）　白术四兩

上五味，以水九升，先煮麻黄，減二升，去上沫，内諸藥，煮取二升半，去滓，温服八合，覆取微似汗。

【释义】

本条论湿家身烦疼的证治。湿病之人，湿犯肌表，留滞筋骨关节，湿阻阳遏，营卫运行不利，所以身体疼痛剧烈。身体疼烦，乃属体表病证之阳病，当从汗解，故选用发汗峻剂麻黄汤发汗解表止痛。而湿邪又不宜过汗，故加术除湿解痹并防止大汗。方中麻黄得白术，虽发汗而不致过汗，白术得麻黄，能并行表里之湿邪，如此配伍，是湿病微汗法的具体体现。如用火攻发汗，则大汗流漓，病必不除。且火热内攻，与湿相合，可引起发黄或衄血等病变，故湿病禁用火攻。

【应用】

（1）麻黄加术汤多用于风寒湿杂至且寒湿偏盛的痹证。湿重者加茯苓、薏苡仁；风邪偏胜加防风、羌活；寒邪偏胜加细辛、附子或乌头。此方亦可治疗寒湿在表，肺气不宣，营卫不和，水道不利的肺炎、荨麻疹等。还有以麻黄加术汤为基本方治疗慢性肾功能衰竭氮质血症者，气虚加黄芪，血虚加当归。

（2）医案举隅

黄君，年三十余，住本乡。素因体肥多湿，现因受寒而发，医药杂投无效，改延余诊。症见手脚迟重，遍身酸痛，口中淡，不欲食，懒言语，终日危坐。诊脉右缓左紧，舌苔白腻。病属伤湿兼寒，此《金匮》所谓“湿家身烦疼，可与麻黄加术汤”。故遵经方以表达之，使寒湿悉从微汗而解。处方：带节麻黄八分，川桂枝七分，光杏仁钱半，炙甘草五分，杜苍术一钱。连投两剂，诸症悉平而愈。

按：此为湿之属表无汗者而设，盖麻黄得术，虽发汗而不为多汗，术得麻黄，行里湿而并可行表湿，止此一味加入，所谓方外之神方，法中之良法也，宜其一方即愈。（何廉臣．全国名医验案类编．福州：福建科学技术出版社，2003：188.）

【讨论】

（1）关于麻黄去节的认识。一种认为“节”指麻黄根；一种认为“节”指茎间之节，与根同功，能止汗，故宜去之。

（2）关于术的认识。《神农本草经》：“术，味苦温。主风寒湿痹，死肌，痉疸，止汗，除热，消食，作煎饵。”丹波元简及陆渊雷均认为当用苍术，始合祛湿从汗解之意。此说似有一定道理，不过，如果结合本篇第十八条所论表湿汗法要点，“但微微似欲出汗者，风湿俱去也”之意，则恐致大汗，故仍以白术为宜。

（三）风湿在表

病者一身盡疼，發熱，日晡所[①]劇者，名風濕。此病傷於汗出當風，或久傷取冷所致也，可與麻黄杏仁薏苡甘草湯。（二十一）

麻黄杏仁薏苡甘草湯方

麻黄（去節）半兩（湯泡）　甘草一兩（炙）　薏苡仁半兩　杏仁十個（去皮尖，炒）

上剉麻豆大[②]，每服四錢匕，水盞半，煮八分，去滓，温服。有微汗，避風。

【校注】

①日晡（bū 逋）所：晡，申时（下午三时至五时）。所，大约。日晡所指下午三时至五时左右。

②剉麻豆大：剉，即锉，代表工具。麻豆大，约麻子仁大小。剉麻豆大，指借助工具，将药物加工成小块，为古代的制剂法，与《伤寒论》桂枝汤方后注㕮咀之意相近。

【释义】

本条论述风湿在表的成因与证治。本条所述“风湿”为病，其成因在于“伤于汗出当风”或“久伤取冷”，导致肌腠受邪，风湿在表，经脉痹阻，故表现为“一身尽疼，发热”。日晡属阳明，风与湿合，有郁而化热之势，故其发热有“日晡所剧”的表现。治宜轻清宣化，解表祛湿，方用麻黄杏仁薏苡甘草汤。

方中麻黄配伍炙甘草、薏苡仁，使其发汗而不致太过，以达微汗之目的；杏仁宣肺利气；薏苡仁、炙甘草健脾祛湿除痹。四味相合，微微汗出，湿祛风解，营卫畅行，诸症自除。

【应用】

（1）麻杏薏甘汤在现代临床上，应用于风湿性感冒、急性风湿热、风湿性关节炎、类风湿性关节炎、急性肾小球肾炎、结节红斑、银屑病、扁平疣等病证。急性风湿热，本方加老鹳草、秦艽、威灵仙等，以增强祛除风湿、强筋骨之力。急性肾小球肾炎，见日晡发热、水肿不甚者合小柴胡汤，以清化湿热。风湿痹证初起，若颈项强者加葛根、桂枝，足膝肿痛者加防己、细辛、桑枝等。

（2）医案举隅

李某，男，36岁。1975年因汗出风吹，以致汗郁皮下成湿，湿郁化热。今发热已十余日不解，每日下午热势增重，全身痛重，伴有咽痛而红肿，咳嗽痰白而黏稠，无汗，自用辛凉解表药，更增恶寒，舌苔白腻，脉濡缓略浮，遂议为风湿性感冒病，因风湿郁闭，湿阻气机，气机不畅而出现各症，劝其试服麻杏薏甘汤。麻黄10g，杏仁10g，薏苡仁30g，甘草7g；更加秦艽10g，白豆蔻7g。

仅服一剂，果然热退身安，咽已不痛，咳嗽亦舒，劝其更服二剂，以巩固疗效。

按：本案发热、咽痛，颇似风热外感，但全身疼重，苔腻脉濡，又非风热之征，实为风湿外袭、郁而化热之象，故徒用辛凉而不能解也，当服麻杏薏甘汤，加秦艽、白豆蔻，在于增强祛风除湿之力。本方为风湿感冒之良方。（陈明．金匮名医验案精选．北京：学苑出版社，1999：10.）

【讨论】

（1）麻黄加术汤与麻杏薏甘汤，虽同是治疗外湿表实证的方剂，但二者有显著差异。前者麻黄三两、桂枝二两，后者无桂枝，而麻黄仅半两，可知前者表证较后者为重。《神农本草经》记载：“薏苡仁，味甘，微寒。主风湿痹，筋急拘挛不可屈伸。”可知前者是身痛重着，不能转侧；而后者是身痛轻微，屈伸不利。再从药物与配伍方面看，麻黄配桂枝偏于温散，配薏苡仁则偏于凉散，前者适用于寒湿在表，后者适用于风湿在表。日晡时为阳明所主，阳明气旺，与湿邪抗争，故疼痛、发热加重，此外风湿之邪易于燥化，所以用薏苡仁清化，而不用桂枝之温化。

（2）对发热日晡时加剧，历代医家有不同看法。赵以德从阳明之气主乎申酉而论。徐忠可从肺金旺于申酉而言。曹颖甫则从“日晡为地中蒸气上腾之时，属太阴湿土……湿与湿相感，故风湿之证，当日晡所剧”阐发。各有一定道理，可供研究时参考。

（3）有关本方剂量、煎服法的认识。丹波元简谓：“此方剂小，而煎法与诸方异。盖后人所改定，《外台秘要·脚气门》所载却是原方。”据《外台秘要·脚气门》载：“疗湿家始得病时，可与薏苡麻黄汤方，用薏苡半升，麻黄去节四两，甘草炙、杏仁各二两。上四味，㕮咀，以水五升，煮取二升，分再服，汗出即愈。”

（四）风湿兼气虚

風濕，脉浮，身重，汗出，惡風者，防己黄耆湯主之。（二十二）

防己黄耆湯方

防己一兩　甘草半兩（炒）　白术七錢半　黄耆一兩一分（去蘆）

上剉麻豆大，每抄五錢匕，生薑四片，大棗一枚，水盞半，煎八分，去滓，温服，良久再服。喘者，加麻黄半兩；胃中不和者，加芍藥三分；氣上衝者，加桂枝三分；下有陳寒者，加細辛三分。服後當如蟲行皮中，從腰下如冰，後坐被上，又以一被繞腰以下，温，令微汗，差。

【释义】

本条论风湿表气虚的证治。脉浮主表，身重主湿，脉浮与身重并见，说明风湿伤于肌表。汗出恶风，一是表虚不固，汗出卫阳更伤，二是风性疏泄，风易行而湿黏滞，故汗出湿不解。此乃风湿在表，表虚不固，治宜益气固表除湿，方用防己黄芪汤。

方中黄芪益气固表除湿，防己、白术祛风除湿解痹，甘草、生姜、大枣调和营卫以助微汗。如兼见气喘者加麻黄以宣肺平喘，兼胃中不和者加芍药以柔肝和胃，兼气上冲者加桂枝以平冲逆，兼腰冷肢凉、陈寒凝滞者加细辛以散寒通阳。“服后当如虫行皮中”，是卫阳振奋、风湿欲解之征。服药的同时要注意护理，强调“坐被上”“又以一被绕腰以下”，旨在外助以温，远之以寒，配合药物使微微汗出而风湿俱除。

【应用】

本方加减可用于治疗风湿性关节炎、类风湿性关节炎、慢性活动性肝炎等病症，其应用要点为水湿停滞、卫气不固。

【讨论】

（1）本方中病反应及调护。重视患者服药后的反应和护理，是张仲景诊治疾病的重要学术思想之一。本条“坐被上”“以一被绕腰以下”的护理法，旨在内外兼顾，助之以温，远之以寒，促进疗效的提高。

（2）“防己黄芪汤”，《金匮玉函经》《脉经·卷八》名“防己汤”，《备急千金要方·卷八》风痹载“治风湿脉浮身重，汗出恶风方”为“汉防己四两，甘草二两，黄芪五两，生姜、白术各三两，大枣十二枚。上六味，㕮咀，以水六升，煮三升，分三服，服了，坐被中，欲解，如虫行皮中，卧取汗”，唯方后无加减法，当是《金匮要略》原方。

（五）风湿兼阳虚

傷寒八九日，風濕相搏，身體疼煩，不能自轉側，不嘔不渴，脉浮虚而濇者，桂枝附子湯主之；若大便堅，小便自利者，去桂加白术湯主之。（二十三）

桂枝附子湯方

桂枝四兩（去皮）　生薑三兩（切）　附子三枚（炮，去皮，破八片）　甘草二兩（炙）　大棗十二枚（擘）

上五味，以水六升，煮取二升，去滓，分温三服。

白术附子湯方

白术二兩　附子一枚半（炮，去皮）　甘草一兩（炙）　生薑一兩半（切）　大棗六枚

上五味，以水三升，煮取一升，去滓，分温三服。一服覺身痹[①]，半日許再服，三服都盡，其人如冒狀[②]，勿怪，即是术、附並走皮中逐水氣，未得除故耳。

【校注】

①身痹：指服药后虽有汗出而不畅，肌肤有麻木之感。

②冒状：指瞑眩、头目晕花。乃形容服药后的反应。

【释义】

本条论风湿相抟身体疼烦的证治。伤寒八九日，表邪不解，是由于风、寒、湿三气合邪，互相结聚，痹着肌表，经脉不利，故见身体疼烦，不能自转侧等症。不呕不渴，表明湿邪并未传里犯胃，亦未郁而化热。脉浮虚，指脉象浮而无力，涩为湿滞。用桂枝附子汤祛风除湿止痛。

桂枝附子汤是由桂枝汤去芍药，加附子三枚，加重桂枝一两而成。风湿相抟，身体疼烦，乃属体表病证之阳病，法当汗解，宜麻黄汤或桂枝汤以解其外。但脉见浮虚，不宜用发汗峻剂之麻黄汤，只能用桂枝汤发汗解表。因身体疼痛剧烈，不能自转侧，故加重止痛之品，加重桂枝一两以治身痛，同时加炮附子三枚以止痛，桂枝配附子，兼祛表里之湿。恐发汗不足，故去芍药。“不呕不渴”提示胃无不和且无热邪，故宜加附子，去芍药。

“小便不利，大便反快”，为里虚湿阻。“大便坚，小便自利”，说明里湿得减，气化得行。如果服桂枝附子汤后，由服药前的小便不利、大便溏泄转为大便成形、小便自利，说明里气调和，里湿得去，但表湿未尽，仍有余邪滞留于肌表，需进一步温化。故在原方基础上去桂枝加白术，用白术、附子逐皮间湿邪，甘草、生姜、大枣调和营卫。此时寒湿之邪已较前减轻，故将原方用量减半应用。方后注云：“一服觉身痹，半日许再服，三服都尽，其人如冒状，勿怪，即是术、附并走皮中，逐水气，未得除故耳。”

说明本方仍为助阳逐湿，微取发汗之剂，从皮肤肌肉驱散湿邪，通行阳气。

【应用】

（1）桂枝附子汤除常用治湿病、痹证外，由于该方具有助阳和温通血脉的作用，故还可用于治疗寒湿阻滞血脉，影响气血运行的心动过缓、低血压、雷诺病等。

（2）医案举隅

杨某，女，60岁，四川省温江县永宁乡，农民。病史：既往有风湿痛史。1974年8月初，身觉不适，畏寒，头昏，身痛。某日正弯腰时，忽感腰部剧烈疼痛，不能伸直，头上直冒冷汗，遂倒床不起，邀范老诊治，按太阳证风湿论治，10余日痊愈。诊治：腰痛如割，不能转侧，身觉阵阵畏寒发热，手脚麻木。面色青暗，唇乌。舌质微红，苔白滑腻，触双手背微凉，脉浮虚。此为太阳证，风湿相搏，卫阳已虚。法宜温经散寒，祛风除湿。以桂枝附子汤主之。

处方：桂枝15g，制附片60g（煎1小时30分钟），生姜30g，炙甘草10g，红枣30g。4剂。上方连服4剂后，诸证悉减。再服1剂，基本痊愈。从此行走、劳动如常。1979年6月追访，患者谈及5年前病愈以后，未再复发。

按:《伤寒论》指出:"伤寒八九日，风湿相搏，身体疼烦，不能自转侧，不呕不渴，脉浮虚而涩者，桂枝附子汤主之。"本例诸证与上条基本吻合，故按原方投之，仅药量斟酌变化。加重桂枝，发散在表之风寒，通阳化气；配以生姜，使风邪从皮毛而出；加重附子，温经逐寒止痛，助肾阳，而立卫阳之基；佐以草、枣，益中州、和营卫，则三气除而搏自解。（范中林医案整理小组.范中林六经辨证医案选.沈阳：辽宁科学技术出版社，1984：19.）

【讨论】

（1）《伤寒论》"白术附子汤方"作"去桂加白术汤方"，其用量皆倍于《金匮要略》白术附子汤。《伤寒论》去桂加白术汤方后云："上五味，以水六升，煮取二升，去滓，分温三服。初一服，其人身如痹，半日许复服之，三服都尽，其人如冒状，勿怪。此以附子、术并走皮内，逐水气未得除，故使之耳，法当加桂四两。此本一方二法：以大便硬，小便自利，去桂也；以大便不硬，小便不利，当加桂。附子三枚，恐多也。虚弱家及产妇，宜减服之。"

（2）本条争议焦点在于"去桂加白术"的意义，有认为是风邪去，湿邪尚在者；有认为是气化已行，阳通湿减者；有认为是津液不充故去桂枝之走津液，加白术以滋大便之干也。

風濕相搏，骨節疼煩，掣痛不得屈伸，近之則痛劇，汗出短氣，小便不利，惡風不欲去衣，或身微腫者，甘草附子湯主之。（二十四）

甘草附子湯方

甘草二兩（炙）　附子二枚（炮，去皮）　白术二兩　桂枝四兩（去皮）

上四味，以水六升，煮取三升，去滓，温服一升，日三服。初服得微汗則解，能食，汗出復煩者，服五合，恐一升多者，服六七合爲妙。

【释义】

本条论风湿相抟骨节疼烦的证治。“风湿相搏，骨节疼烦，掣痛不得屈伸，近之则痛剧”说明风湿并重，已由肌表侵入关节筋脉，症状比上条明显加剧。汗出，恶风不欲去衣，提示病久体虚。短气、小便不利，提示膀胱气化不利，里有水湿内停。身微肿，提示表有湿阻，皮中有水气。治用甘草附子汤祛风除湿止痛。

方中附子、白术相伍，逐皮中水气；桂枝、附子相伍，兼走表里，走表则发汗祛表湿止痛，走里则助气化利小便祛里湿；以甘草名方，意在缓急，重症缓治，此外甘草可“坚筋骨，长肌肉，倍力”，改善病久体虚。

【应用】

（1）甘草附子汤为治风湿病风寒湿邪在表，心肾阳虚的常用方。证候表现为肢体关节疼痛，胸闷心悸，小便少，下肢浮肿，脉结代，舌紫苔腻等。如瘀血内阻，加川芎、桃仁、郁金。如痰饮内阻，加薤白、枳实。如心血不足，加当归、丹参、熟地黄。慢性肾炎属脾肾阳虚，症见肢体浮肿，小便不利，脉沉细，舌淡苔白者，亦可用本方治疗。有人用此方治疗活动性风湿病，急性期重用桂枝，慢性期重用熟附子，合并全身浮肿者，重用白术、附子，甘草减量，取得较好疗效。

（2）医案举隅

高某，得风湿病，遍身骨节疼痛，手不可触，近之则痛甚，微汗自出，小水不利。时当初夏，自汉返舟求治。见其身面手足俱有微肿，且天气颇热，尚重裘不脱，脉象颇大，而气不相续。其戚友满座，问是何症？曰：此风湿为病。渠曰：凡驱风利湿之药，服之多矣，不惟无益，而反增重。答曰：夫风本外邪，当从表治，但尊体表虚，何敢发汗？又湿本内邪，须从里治，而尊体里虚，岂敢利水乎？遵仲景法处甘草附子汤，1 服如神，服至 3 剂，诸款悉愈。可见古人之法，用之得当，灵应若此，学者可不求诸古哉！

按：甘草附子汤乃助阳散湿之法，专治湿胜阳微之证。方中甘草补益正气，附子温壮元阳，使阳气充足，则风湿易于外泄，又佐以桂枝祛风，白术燥湿，扶正祛邪，表里兼治。本方主症为“骨节疼烦，掣痛不得屈伸，近之则痛剧”，故以甘草为君，取其缓急止痛，并能调和诸药，使全方缓和而持久地发挥药效。若不用甘草，祛邪太急，则风气去而湿不去，庸有济乎！案中风湿相搏，其症状与《金匮要略》条文所载基本相符，故亦用甘草附子汤取效。（何任，张志民，连建伟.金匮方百家医案评议.杭州：浙江科学技术出版社，1991：22.）

【讨论】

关于本方以甘草为主药，《金匮玉函经二注》曰：“君甘草者，欲其缓也，和中之力短，恋药之用长也。”该方服法更体现出因人制宜，中病即止的辨证观点。其中“恐一升多者，服六七合为妙”似接在“温服一升，日三服”后理解更顺。

暍　病

一、脉证

太陽中暍①，發熱惡寒，身重而疼痛，其脉弦細芤遲。小便已，洒洒然毛聳，手足逆冷，小有勞，身即熱，口開②，前板齒燥。若發其汗，則惡寒甚；加温鍼，則發熱甚；數下之，則淋甚。（二十五）

【校注】

①暍（yē 椰）：《说文解字》“伤暑也”；《玉篇》“中热也”。

②口开：此指暑热内扰，气逆张口作喘之状。

【释义】

本条论中暍的脉症及误治后的变症。暑为六淫之一，暑邪伤人，亦始于肌表而见恶寒发热等太阳症状。暑多夹湿，湿郁肌腠，故身重而疼痛。暑为夏季炎热之气，其性开泄，易致汗出，汗多则耗伤气阴，故其脉或见弦细，或见芤迟，乃气阴两伤之象。太阳内合膀胱，外应皮毛，小便之后，一时阳气虚馁，所以感洒淅形寒而毛耸。阳气被郁，不能达于四肢则手足逆冷，但与四逆汤证不同。里气已虚，稍劳动，则阳气外浮而身热，口开气喘。阴津内耗，口齿失润，则前板齿燥。此证虽属外感，但虚实夹杂，治应兼顾。如因见有表证，而贸然发汗，必更伤阳气而恶寒加重；如以为表寒而误用温针法，则更助暑邪，使发热加剧；如误认为口开、齿燥是内有燥热而数用攻下法，则更伤其阴，津液内竭，热邪内陷，致使小便由黄赤而转为淋涩。凡此诸症，皆属误治之变。

【讨论】

本条未出治法，临证当仔细分析。后世医家多主张偏寒湿者，用李东垣清暑益气汤，重在升阳益气除湿；偏暑热者，宜用王孟英清暑益气汤，重在益气养阴生津。

二、证治

（一）伤暑热盛

太陽中熱者，暍是也。汗出惡寒，身熱而渴，白虎加人參湯主之。（二十六）

白虎加人參湯方

知母六兩　石膏一斤（碎）　甘草二兩　粳米六合　人參三兩

上五味，以水一斗，煮米熟湯成，去滓，温服一升，日三服。

【释义】

本条论暍病热盛伤津的证治。“太阳中热”是暑热邪气侵犯太阳肌表。暑为阳邪，暑热熏蒸，迫津外泄，故见汗出；汗出腠理空疏，故汗出恶寒，此乃汗出在先，因汗出而恶寒，与外寒束表，卫阳被郁，或里阳不足，失于温煦而致的恶寒（畏寒）均不同。暑热炽盛，耗伤阴津，故见身热而渴，此渴的特征为“渴欲饮水数升”。临床还可见心烦、溺赤、口舌干燥、倦怠少气、脉虚等症。病属暑热内盛，气阴两虚，故用白虎加人参汤清热解暑，益气生津，这是暑病的正治法。方中以石膏之辛寒，清内蕴之热；知母之苦寒，滋内耗之阴；加人参益气生津，阴阳兼顾；甘草、粳米补中和胃。诸药合用，共奏清热祛暑，生津益气之效。

【讨论】

中风、伤寒、温病、中暍，均有太阳表证。恶风汗出，身热而不渴者为中风；恶寒无汗，身热而不渴者为伤寒；汗出身热而渴，不恶寒者为温病；汗出恶寒，身热而渴者为中暍。注家对此作出鉴别，有助于辨证论治。

【应用】

（1）本方用治伤暑热盛津伤，临床常用于热性病、中暑等引起的高热、烦渴；糖尿病、甲状腺机能亢进症等引起烦渴、脉洪大等也可应用此方治疗。《医学衷中参西录》用此方以山药代粳米，既能补脾阴，又能防石膏过寒而伤中气。此处加人参当用生晒参为宜，亦可用西洋参益气养阴、清热生津。

（2）医案举隅

林某，女，38岁。夏月午睡后，昏不知人，身热肢厥，汗多，气粗如喘，不声不语，牙关微紧。舌苔黄燥，脉象洪大而芤。症属暑厥。暑为大热之邪，燔灼阳明，故见身热炽盛；暑热内蒸，迫津外泄，则多汗而气粗如喘；热郁气机，所以四肢反见厥冷；邪热内迫，扰于心神，正又不能胜邪，故神昏不语，脉见洪大而芤。治以清暑泻热，益气生津，投白虎加人参汤：朝鲜白参、知母、粳米各15g，石膏30g，甘草9g。服1剂后，脉静汗止，手足转温，神识清爽，频呼口渴，且欲冷饮，再投1剂而愈。

按：暑热伤阴属暍证，乃夏至以后之病。《素问·刺志论》曰，“气虚身热，得之伤暑”，故投白虎加人参汤而获愈。唯暑厥病重，用朝鲜白参，暑热伤阴病轻，用党参、北沙参、太子参之类便可。（何任，张志民，连建伟．金匮方百家医案评议．杭州：浙江科学技术出版社，1991：24，26.）

（二）伤暑湿盛

太陽中暍，身熱疼重而脉微弱，此以夏月傷冷水，水行皮中所致也，一物瓜蒂湯主之。（二十七）

一物瓜蒂湯方

瓜蒂二十箇

上剉，以水一升，煮取五合，去滓，頓服。

【释义】

本条论暍病夹湿的证治。暑邪伤人，自表而入，故称“太阳中暍”。暑热郁蒸肌表，所以身热；伤暑夹湿，湿郁肌腠，阻遏卫阳，故身体疼痛且沉重；湿盛遏阳，故脉微弱。以上脉症，多由夏月贪凉饮冷，或汗出入冷水，水湿邪气侵入肌腠，郁遏阳气所致。治疗用一物瓜蒂汤去湿散水清热。

瓜蒂性苦寒，《神农本草经》载其“主大水，身面四肢浮肿，下水”。本证以身体疼重为主，疼重是由于水湿偏盛，用瓜蒂逐散皮肤水气，水气去则暑无所依，而暍病自解。

【应用】

（1）瓜蒂味苦，性升催吐，对痰涎宿食、填塞上脘、胸中痞硬、烦躁不安等症，用之得当，有立竿见影之效。痰湿重者，可加白矾；痰涎壅塞者，酌加石菖蒲、郁金、半夏；风痰盛者，可加防风、藜芦。据临床观察，久用瓜蒂散搐鼻，常引起鼻炎，用时当谨慎。

（2）医案举隅

仲师于《金匮》出一物瓜蒂汤，历来注家，不知其效用，予治新北门永兴隆板箱店顾五郎亲试之。时甲子六月也，予甫临病者卧榻，病者默默不语，身重不能自转侧，诊其脉则微弱，证情略同太阳中暍，独多一呕吐。考其病因，始则饮高粱酒大醉，醉后口渴，继以井水浸香瓜五六枚，卒然晕倒。因念酒性外发，遏以凉水浸瓜，凉气内薄，湿乃并入肌腠，此与伤冷水，水行皮中正复相似，予乃使店友向市中取香瓜蒂40余枚进，煎汤进之，入口不吐。须臾尽一瓯，再索再进，病者即沉沉睡，遍身微汗，迨醒而诸恙悉愈矣。

按：患者身重不能自转侧，脉微弱，符合一物瓜蒂汤之主症，对证下药，须臾，得微汗而愈。（曹颖甫．伤寒发微．上海：上海科学技术出版社，1959：80-81.）

【讨论】

（1）因瓜蒂苦寒有毒，目前临床上用一物瓜蒂汤治疗暑病者较少，《医宗金鉴》认为此时可用大顺散（甘草、干姜、杏仁、肉桂）或香薷饮（香薷、厚朴、扁豆）治疗。

（2）关于本方是否能治暑夹湿邪之中暍，有些注家提出疑义，如陆渊雷《金匮要略今释》认为“主一物瓜蒂汤，药不对症”，丹波元简《金匮要略辑义》亦谓“此方与证不对，恐是错出”。但据仲景原文，本病以身热疼重为主症，“夏月伤冷水”为病因，“水行皮中”为病机，显然属于暑病夹湿，湿遏暑伏。此用瓜蒂宣泄湿邪，实为暑热夹湿之证立一治法。唐宗海《金匮要略浅注补正》云：“其瓜蒂汤则又单利湿一法，玩仲景言外之旨，明明示人清热利湿之两端，从此两法推广，而暑之变证、兼证，皆可识矣。”

小结

本篇所论痉、湿、暍三病，均由感受外邪所致，病情变化又均从太阳表证开始，与伤寒有相似之处，但又各有特点，故此三种病证，除见于《伤寒论》外，又列于此，作为论述杂病的开始。

痉病病在筋脉，其脉弦，以颈项强急，口噤不开，甚至角弓反张为主症。致病原因，多由外感风寒，阻滞经脉，加之误汗误下等因素津液内伤，筋脉失养，挛急成痉。故本病初起，具有发热恶寒等表证。根据汗之有无，可分为刚痉和柔痉。发热恶寒无汗发痉者，为刚痉，用葛根汤发汗解表，升津舒脉；发热有汗发痉者，为柔痉，用栝楼桂枝汤滋养津液，解肌祛邪。如病情进一步发展，成为邪入阳明、热伤津液的阳明痉病，症见胸满口噤、卧不着席、脚挛急、齘齿等，当用大承气汤泻热存阴以止痉。总之，治疗痉病，在发表清里时，必须兼顾津液，这是治疗痉病的重要原则。痉病预后以津液盛衰有无为转移，如津气未亏，无论发表清里，邪解热退，其病可迅即向愈。如病起而脉见沉细，或有灸疮不敛者，气血津液暗伤，预后多不良。

湿病有外湿、内湿之分。本篇所论，重在外湿，以发热身重、骨节疼烦为主症。湿病治疗原则是发汗、利小便，但发汗不能大汗，必微微似欲汗出，方使风湿邪气缓缓蒸发，营卫通利，风与湿邪俱去，否则，汗出太骤，风去湿存，徒伤阳气，病必不愈。因此，风湿病过汗、误下都会导致阳气大伤，出现不良后果。湿病辨证，如湿邪偏重者，以身体重着疼痛为主症；偏于寒湿，则其痛较甚；偏于风湿，则多游走性疼痛。湿从外袭，导致人体发病，首先出现表证，寒湿在上，头重疼，鼻塞而烦者，用辛夷散或瓜蒂散纳药鼻中则愈；寒湿在表，身体疼烦，恶寒无汗者，用麻黄加术汤发汗解表，散寒除湿；风湿在表一身尽疼，发热，日晡所剧者，用麻杏薏甘汤宣散风邪，清热祛湿；风湿表气亏虚，脉浮身重，汗出恶风者，用防己黄芪汤益气固表，祛风除湿；风湿表阳虚，身体疼烦，不能自转侧，脉浮虚而涩者，可根据其风与湿的偏胜分别选用桂枝附子汤或白术附子汤。若风湿较重者，用桂枝附子汤温经助阳，祛风化湿；若服了桂枝附子汤后，二便正常，里气调和，但表湿未尽病轻者，用白术附子汤，温经助阳，祛肌表湿邪；如风湿表里阳气俱虚，风湿并重，出现骨节疼烦掣痛，不得屈伸，近之则痛剧，汗出短气，小便不利，恶风不欲去衣，或身微肿者，用甘草附子汤振奋表里之阳，祛风除湿止痛。以上诸方，都属于微发汗之剂，无论表实表虚，都以温服取微汗为佳。

中暍即伤暑，是因夏月感受暑热之气，或贪凉饮冷，汗出入冷水所致。病变初起，每见发热恶寒等太阳表证。暑为阳邪，易耗气伤津，其病多呈气阴两伤，阴阳不足的脉症，故汗、下、温针等伤阳劫阴治法，皆所当禁。如暑热偏重，则汗出恶寒，身热口渴，用白虎加人参汤清热益气生津；如暑湿偏盛，身热疼重，脉象微弱，用一物瓜蒂汤祛除暑湿邪气，亦可用后世香薷饮或大顺散治疗。

思考题

1. 何谓痉病、湿病、暍病？
2. 试述痉、湿、暍三病合篇的含义。
3. 刚痉与柔痉有什么不同，如何治疗？其诊治过程中如何体现治未病？
4. 如何辨湿病的“病脉证治”？试述湿病的发生发展。
5. 如何理解湿病的治则及其机理？
6. 从中病反应看仲景湿病诸方临床应用异同为何？
7. 白虎加人参汤适用暍病的哪种证候？加人参的依据是什么？
8. 一物瓜蒂汤用于暍病的哪种证候？

百合狐蜜阴阳毒病脉证治第三

本篇论述百合、狐蜜、阴阳毒三种疾病的辨证与治疗。这三种疾病虽然在病因、主症、治疗等方面各有特点，但其发病都与外感邪气、热伤血脉有关。如百合病多发生于伤寒热病之后，余热未尽；狐蜜病多是因感受湿热虫毒；阴阳毒则是感染疫毒。这三种病都不同程度地表现有“热伤血脉”所致变幻无常的神志方面的症状，所以合为一篇论述。

百合病既可发生在伤寒热病之后，由余热未尽，热伤血脉，耗伤心肺阴液而引起；亦可由于情志不遂，郁而化火，热伤血脉所形成。其临床表现，以精神恍惚不定，及口苦、小便赤、脉微数为其特征。

狐蜜病，原作“狐惑”，蜜字篆文似惑，《公羊传》谓“蜜之犹言惑也”。《金匮要略浅注补正》曰：“狐惑二字对举，狐字着实，惑字托空……虫蚀咽喉，何惑之有？盖是蜜字之误耳。”今从之，改“惑”为“蜜”。狐蜜病是由于感受湿热虫毒、热伤血脉所致，其临床表现以目赤、咽喉及前后二阴之蚀烂为特征。

阴阳毒是阴毒病和阳毒病的总称，一般认为是受染疫毒、热伤血脉所引起，其临床表现以发斑、咽喉痛为主症，属急性热病范畴。

百合病

一、脉证、病机与预后

論曰：百合病者，百脉一宗[①]，悉致其病也。意欲食復不能食，常默默[②]，欲臥不能臥，欲行不能行，飲食或有美時，或有不用聞食臭[③]時，如寒無寒，如熱無熱，口苦，小便赤，諸藥不能治，得藥則劇吐利，如有神靈者，身形如和，其脉微數。

每溺時頭痛者，六十日乃愈；若溺時頭不痛，淅然[④]者，四十日愈；若溺快然[⑤]，但頭眩者，二十日愈。

其證或未病而預見，或病四五日而出，或病二十日，或一月微見者，各隨證治之[⑥]。（一）

【校注】

①百脉一宗：百脉，泛指全身的血脉；“宗”，《广雅·释诂》卷三下曰“聚也”“本

也”，即归聚、本源之意。百脉一宗，谓全身的血脉分之为众，合之则同出一源，皆归心肺所主。

②常默默：默，静也，寂也。谓病人精神不振，寂然不语。

③臭（xiù 绣）：气味也。

④淅（xī 息）然：怕风，寒栗之状。

⑤快然：意为排尿通利，无任何不适。

⑥随证治之：证，指症状或证据。随证治之，即对症治疗。

【释义】

本条论百合病的脉症、预后和治则。百合病是一种用百合治疗发于伤寒热病之后、热伤血脉的疾病。心主血脉，肺主治节而朝百脉，故心肺正常，则气血调和而全身血脉皆得其养。如心肺一病，则全身血脉皆病，症状百出，变幻不定，故称“百脉一宗，悉致其病”。

百合病的脉证可归纳为两个方面。其一是热伤血脉之神志恍惚、变幻无常的表现，即全身血脉失养所致的心神不安、饮食行为失调等症状。如意欲食复不能食，欲卧不能卧，欲行不能行，如寒无寒，如热无热等。虽然使用了多种药物治疗（如汗吐下），效果均不理想，甚至服药后病情加剧。病人出现呕吐下利，如有神灵所作，但从形体上观察则似乎一如常人。其二是阴虚内热的表现，如口苦、小便赤、脉微数。

判断百合病的预后，原文以小便是否畅利以及解小便时伴随的头部、全身感觉为依据。本病为心肺阴虚内热，肺主通调水道，能将津液下输膀胱，膀胱属足太阳经，其经脉循行于背部，上行至头，入络脑，外达皮毛。其所记载的六十日、四十日的愈期，仅说明病情有轻重之分，愈期有先后之别，不可拘泥。此段原文提示两点：其一，百合病的预后与虚热的多少、津伤的轻重有关。其二，虚热与津伤的变化可体现在小便的畅利与否及小便时是否伴随头痛、恶风、头眩。

百合病多发于热病之后，热伤血脉，心肺阴液被热耗损，或余热未尽所致；有些因情志不遂，日久郁结化火消铄阴液而成。百合病若始于情志不遂，郁火伤阴的，可在伤寒热病之前出现百合病诸症；若继发于伤寒热病之后，余热伤阴者，则“病四五日而出，或病二十日或一月”才表现出来，应“随证治之”。

【讨论】

（1）关于百合病的命名，有三种解释。其一，认为百合能治愈本病，故以之命名。如《王氏谈录》记载《金匮玉函要略方》的发现者王洙论及医药，“公言医药治病，或以意取。至如百合治百合病，似取其名”，魏荔彤“百合病用百合，盖古有百合病之名，即因百合一味而疗此疾，因得名也”。其二，认为是以病位命名。因人体百脉同出一源，源病则百脉皆病，如徐彬《金匮要略论注》曰“百合病，谓周身百脉皆病”，黄树曾云“百脉一宗，悉致其病，故命曰百合病”。其三，以百合之形态比喻百脉的源流，如吴谦。于理皆通，可资参考。

（2）有关“得药则剧吐利，如有神灵者”的句读。通过对《伤寒论》《金匮要略》《黄帝内经》及其他非医上古汉语文献的考证，发现了“剧”字在东汉时期的用法和含义。其中，“严重”或“加重”为其常用含义，但用法多为单用或“某某+剧”，而非“剧+某某”，因此“得药则剧吐利”句读应改为“诸药不能治，得药则剧，吐利如有神灵者”，可能更接近仲景原意。

二、证治

（一）误汗救治

百合病發汗後者，百合知母湯主之。（二）

百合知母湯方

百合七枚（擘）　知母三兩（切）

上先以水洗百合，漬一宿，當白沫出，去其水，更以泉水二升，煎取一升，去滓；别以泉水二升煎知母，取一升，去滓，後合和煎，取一升五合，分温再服①。

【校注】

①分温再服：《备急千金要方》在“服”后，有“不差，更依法合服”七字。

【释义】

论百合病误汗后的治疗。百合病本来心肺阴虚，内有燥热，不应使用汗法。若将“如寒无寒，如热无热”误认为表证而用汗法，则汗后阴津更伤，燥热尤甚，可出现心烦、口燥等症，宜补虚清热、养阴润燥，用百合知母汤。

方以百合为君，百合甘平，润肺清热，养心安神；以知母为臣，养阴清热，除烦润燥；以甘凉之泉水煎药助其养阴清热之功，且利小便引热下行。共奏补虚、清热、养阴、润燥之功。

【应用】

（1）谨守病机，百合知母汤常用于治疗情志异常引起的疾病。心阴不足的失眠可合用甘麦大枣汤，若长期心情抑郁不畅而导致肝失疏泄加用疏肝药，若气郁化火则加用疏肝清热药，若痰核内生则加化痰散结之品；对于不明原因的长期发热若辨为少阳枢机不利，肝胆郁热，在郁热伤阴时也可考虑合用此方。本方常用于治疗抑郁症、神经衰弱、神经症、围绝经期综合征、失眠、糖尿病、干燥综合征、口腔溃疡、乳腺疾病、低热、支气管哮喘、心动过速等。

（2）医案举隅

王某，女，13岁，学生。1960年4月15日在看解剖尸体时受惊吓，随后因要大便跌倒在厕所内，经扶起抬到医院治疗。据代诉查无病，到家后颈项不能竖起，头向左右转动，不能说话，问其痛苦，亦不知答。曾用镇静剂两日无效，转来中医诊治。患者脉浮数，舌赤无苔，无其他病状，当即从“百合病”处理。用百合七枚，知母一钱五分。服药一包后，颈项已能竖起十分之七，问她痛苦亦稍知道一些，左右转动也减少，但仍不能说话。再服一剂，颈项已能竖起，不向左右转动，自称口干燥大渴。改用栝蒌牡蛎散（栝蒌、牡蛎各三钱），服一剂痊愈。

按：本病起于惊吓，证如鬼神所作，故断为百合病。心阴不足，虚热内扰，故选百合知母汤以滋阴清热。后口干燥大渴，改投栝蒌牡蛎散，即“百合病，渴不差者，栝蒌牡蛎散主之”。[吴才纶．百合病治验．江西中医药，1960（12）：14.]

（二）误下救治

百合病下之後者，滑石代赭湯主之。（三）

滑石代赭湯方

百合七枚（擘）　滑石三兩（碎，綿裹）　代赭石如彈丸大一枚（碎，綿裹）

上先以水洗百合，漬一宿，當白沫出，去其水，更以泉水二升，煎取一升，去滓；另以泉水二升煎滑石、代赭，取一升，去滓，後合和重煎，取一升五合，分温服。

【释义】

论百合病误下后的治疗。百合病本为阴虚内热，治宜清润，不可妄施攻下。若将“意欲食，复不能食”误作邪热入里的实证，予以攻下，势必徒伤正气，导致如下后果：其一是阴液下夺，加重阴虚内热，出现小便短赤不利；其二是损伤胃气，致胃失和降而上逆，出现呕吐、呕逆。故治当养阴泻热，和胃降逆，用滑石代赭石汤。

方中百合为君润养心肺顾其本；滑石清热利尿，引热下行；代赭石重镇降逆和胃；仍取泉水煎药，助百合清润心肺，协滑石清热利小便。如此，则心肺得以清润，胃气得以和降，小便清，大便调，呕恶自除。

【应用】

（1）本方治疗泌尿系疾病，如肾盂肾炎、尿道炎，出现尿频、尿急、小腹作胀，甚至尿道涩痛者，酌加淡竹叶、通草、猪苓等。也有用于慢性萎缩性胃炎、慢性胆囊炎、心律不齐、支气管扩张、支气管哮喘、梅尼埃病等见有本方证者。

（2）医案举隅

1973年我和夫人刘宝玲由甘肃返京探亲，其间有小记一则：6月29日，二人去吕炳奎司长家赴宴。吕且邀魏老、胡（熙明）、张（志坤）及医政司张科长等人。因人俱饮酒，故笑谈格外风生。食后，魏老询问刘宝玲：“看病有何收获？”刘即答曾治一便秘且屎细之人，用“苓桂术甘汤”愈。魏老点头称许，并告此病名曰“笔管屎”，采自《何廉臣医案》。刘并叙一解放军团长，年四旬以上，病小溲后眩厥，用补法及升提法均未获效，魏则兴奋非常，言其也曾治斯病也，用药即愈，且可引经据典。故引我二人至其家，旋即翻其医案及治愈患者之感谢信，令观之，并令刘宝玲翻阅《金匮》查“百合病篇”条下，念其语云：其人头痛，小便后淅然，头眩者，用百合滑石代赭石汤。其记载与今人所患之症，丝毫没有两样，故用百合汤投之，无不中的。我们惊讶不已，然惊定思之，深怪自己于经典学习中，大欠学问矣！

按：溺后眩厥，详细说是平常人小便排空后，当站起或者抬头时，突然感到头部眩晕，一片空白，身体失去控制，猛然栽倒，随即清醒，爬起后一如常人。这样的“阴阳气不相顺接”的一时性眩厥，其病机是阴虚阳燥、动静乖违的“百合病”病机的继续演化。在治疗上用主药百合润燥安神，用滑石利尿泻热，通下窍之阳以复阴气，用代赭石镇敛上逆，下潜浮动之气，以助百合完成滋阴镇逆通神之功，打乱了病态的气血逆乱，也就恢复了分之为百脉、合之为一宗的原有生理性的经络循环协调作用，眩厥即可停止发作而向愈。（李俊龙．中国百年百名中医临床家丛书·魏龙骧．北京：中国中医药出版社，2001：71-72.）

【讨论】

曹颖甫《金匮发微》“下后水液下出大肠，由腑病累及腑阴，湿热逗留为病”。有学者认为滑石代赭汤证为“下伤中气，湿动胃逆，肺郁生热，阴虚与湿热并见之证”。本方取滑石利水泻湿而兼分利湿热，百合养阴，代赭降逆，与临床精神抑郁，久遏情怀，胃失和降，阴虚与湿热并见之胃癌病机近似。

（三）误吐救治

百合病，吐之後者，用百合雞子湯主之。（四）

百合雞子湯方

百合七枚（擘）　雞子黄一枚

上先以水洗百合，漬一宿，當白沫出，去其水，更以泉水二升，煎取一升，去滓，内雞子黄[1]，攪勻，煎五分[2]，温服。

【校注】

①内鸡子黄：鸡子黄即新鲜鸡蛋的卵黄。内鸡子黄指在煎好的百合汁中加入新鲜鸡蛋的卵黄。

②煎五分：分，成数，如《管子·乘马数》：“人君之守高下，岁藏三分，十年必有三年之余。”三分，即三成，五分，即五成。煎五分，意为鸡子黄煎五成熟即可，方有滋阴清热、养血安神之功。

【释义】

论百合病误吐后的治疗。百合病本属阴虚内热，不能用吐法。若将“饮食或有美时，或有不用闻食臭时”误认为是痰涎壅滞或宿食在上而用吐法，以实治虚，必然重亡津液，更伤脾胃之阴，使燥热愈重，可见心悸、虚烦难寐。吐逆之后，胃气失和，尚可出现胃脘嘈杂、干呕等症。治宜滋养阴液、安神和胃，方用百合鸡子汤。方中百合养阴清热；鸡子黄养阴润燥、安神和胃。如此，则阴复胃和，虚烦之证自除。

【应用】

（1）本方治百合病误吐不能食者，可加玉竹、石斛、粳米；若惊悸不宁，心烦失眠、盗汗者，可加龙骨、牡蛎、珍珠母、酸枣仁、柏子仁等；若肢体震颤，虚风内动，可加龟甲、鳖甲、生地黄等；对于热病阴伤，或久病精亏，肺胃阴虚者，可合用生脉散等。亦有将此方用于心脏神经症、心动过速、自主神经紊乱、高热性疾病、脱水等见于本方证者。

（2）医案举隅

患者王某，男，44岁。因肝炎后肝硬变合并克鲍二氏征，第二次出现腹水已9个月，于1970年9月4日入院。入院后经综合治疗，腹水消退，腹围减到71cm。1971年1月15日因食冷餐引起急性胃炎，予禁食、输液治疗。1月21日患者性格改变，一反平日谨慎寡言而为多言，渐渐啼哭不宁，不能辨认手指数目，精神错乱。考虑肝昏迷Ⅰ度。因心电图上有V波出现，血钾3.26mmol/L，补钾后，心电图恢复正常，血钾升到4.3mmol/L。同时用麸氨酸钠，每日23～46g，达12天之久，并用清营开窍、清热镇静之方。患者症状无改变，清晨好转，午后狂乱，用安定剂常不效，需耳尖放血，始能平静入眠，而精神错乱如故。考虑其舌红脉虚，神魂颠倒，乃从百合病论治。从2月1日起加用百合鸡子黄汤。百合30g，鸡子黄1枚，日1剂，煎服。2月2日患者意识有明显进步，因多次输入钠盐，腹水出现，加用氨苯喋啶每日200mg，并继用百合鸡子黄汤。2月3日患者神智完全恢复正常，继用百合鸡子黄汤2剂后改服百合地黄汤（百合30g，生地黄15g），患者病情保持稳定。1971年3月21日出院时，精神良好，如常人行动，腹水征（–），肝功能试验基本正常。1972年6月与患者联系，情况保持良好。

按：肝昏迷Ⅰ度患者往往表现为神不守舍，神魂颠倒，欲卧不能卧，欲行不能行，犹如《金匮》描述之百合病。试用百合鸡子黄汤治疗肝昏迷，效果尚明显。[山西中医研究所肝病科医案．新医药学杂志，1974（2）：13.]

【讨论】

以上三条，均论述百合病误治后的变证治法。先以本病为主，兼顾变证，所以均以百合为主药，均用泉水煎诸药，再加入救误之品以应变。如百合知母汤治误汗后伤津化燥；滑石代赭汤治误下后呃逆泄泻；百合鸡子汤治误吐后肺胃阴伤。虽各有侧重，但又谨守滋阴原则，仍以百合为君治其本，正是“百脉一宗”而“知犯何逆，随证治之”的体现。

（四）正治主方

百合病，不經吐、下、發汗，病形①如初者，百合地黄湯主之。（五）

百合地黄湯方

百合七枚（擘）　生地黄汁一升

上以水洗百合，漬②一宿，當白沫出，去其水，更以泉水二升，煎取一升，去滓，内地黄汁，煎取一升五合，分温再服。中病，勿更服。大便當如漆③。

【校注】

①病形：指病状。

②渍：药物炮制方法之一，即将药物浸入水中。

③大便当如漆：指大便色黑，如同黑漆一样。

【释义】

论百合病的正治法。百合病未经吐、下、发汗等误治，日虽久而病情如初，仍如首条所述症状，应用百合地黄汤润养心肺、凉血清热。方中百合甘寒，清气分之热，能润肺清心，益气安神。地黄汁甘润，能益心营，清泄血分之热。泉水凉润，清虚热，利小便，用以煎百合增强其清热之效。

【应用】

（1）本方常与酸枣仁汤、甘麦大枣汤、柴胡加龙骨牡蛎汤、半夏厚朴汤等合用，加柏子仁、合欢花、龙骨、牡蛎、磁石等，常用于治疗抑郁症、神经症、癔病、围绝经期综合征、失眠等心肺系疾病等而见本方证者。

（2）医案举隅

曾某，男性，56岁，农民。患者神志恍惚多年，中西医治疗不效。现心慌不宁，劳动中情绪不定，欲动不能动，欲行不能行，心神涣散，情绪低落，烦躁易怒，寝寐不安，不耐劳力，遂整日钓鱼养病。唯口苦口渴，小便黄，舌质红赤少苔，脉弦略数。同时，遍身痦瘮，甚似杨梅疮毒。问其故，乃偶遇打鱼人，吸其烟具后，遂遍身生疮，顽固不愈。据证审因，乃心肺阴伤，里热偏盛。为百合病之典型者。

方用：百合、生地黄、知母、滑石等味。服10剂后，诸证略减，唯疮瘮如故。于原方加金银花以解疮毒。但1剂未已，反胃呕吐，腹泻如水，再次来诊。审其所由，恐系金银花伤其胃气，非百合病所宜，故再投原方，吐利即止，守方20多剂，疮瘮隐没，诸证若失，恢复劳力，从事生产。

按：百合病，投仲景百合病方加金银花而致吐利甚剧，即去金银花，吐利止而诸证愈，说明仲景所云“得药则剧吐利”，确有其临床实践的根据，亦说明了辨证论治与专方专药相结合，疗效更会大大提高。（何任，张志民，连建伟．金匮方百家医案评议．杭州：浙江科学技术出版社，1991：34-35.）

【讨论】

（1）“大便当如漆”，一云热除之验，一云地黄汁所致。

（2）对方后注“中病，勿更服”，有两种看法：其一，认为服本方获效后，不要更换方药，宜守方续服。其二，认为服该方取效后，则剩下之药不必再服。据仲景“更”字的习惯用法，此处的“勿更服”以后说更符合仲景原意。

（五）变渴治法

百合病一月不解，變成渴者，百合洗方主之。（六）

百合洗方

上以百合一升，以水一斗，漬之一宿，以洗身。洗已，食煮餅①，勿以鹽豉②也。

【校注】

①煮饼：饼，古代面食的通称。煮饼，庞氏《伤寒总病论》谓：“煮饼是切面条汤，煮水淘过，热汤渍食之。”

②盐豉：即咸的豆豉。

【释义】

本条论百合病经久变渴的外治法。百合病本无口渴之症，但经一月之久而不愈，增加口渴的变症，说明阴虚内热较甚，此时单纯用百合地黄汤内服则药力不够，若过用清解，又会损伤脾胃，故在内服的同时，兼以外洗。因皮毛与肺相通，百合浸汤外洗，可“洗其外，所以通其内”，达到清热生津补液的作用。“洗已，食煮饼”，意在借小麦益胃生津，咸味能伤津增渴，故“勿以盐豉”。

【讨论】

（1）煮饼，《备急千金要方》作“白汤饼”；庞氏《伤寒总病论》谓：“煮饼是切面条汤，煮水淘过，热汤渍食之。”丹波元简《金匮玉函要略辑义》引张师正《倦游杂录》云“凡以面食煮之，皆谓汤饼”。此处所谓煮饼系指淡面条之类。

（2）临床治病要获得好的疗效，不仅要辨证准确，选择合适的治疗手段，注意饮食的宜忌也是非常重要的。本条“洗外治内”的协同治疗，洗后“食煮饼”益胃生津，“勿以盐豉”的告诫，均体现这点。

（六）渴不差治法

百合病，渴不差者，用栝蔞牡蠣散主之。（七）

栝蔞牡蠣散方

栝蔞根　牡蠣（熬[①]）等分

上爲細末，飲服方寸匕，日三服。

【校注】

①熬：《说文解字》：“熬，干煎也。”《方言》：“熬，火干也。以火而干五谷之类。”

【释义】

论百合病渴不差的治疗。本条应与上条合参，如用内服外洗两法治疗后，口渴仍不解者，说明热盛津伤，药不胜病，需在前法基础上，再加用栝蒌牡蛎散治疗。方中栝蒌根清肺胃之热，生津止渴；牡蛎咸寒镇潜，引热下行，使热不上炎，热降津生。如此，则津液得生，虚热得清，口渴自解。

【应用】

栝蒌牡蛎是仲景治疗“渴不差”的经典药对。本方加味，可用于治疗糖尿病、干燥综合征、甲亢、肺胃阴伤口渴喜冷饮者。

【讨论】

上述六、七两条，《备急千金要方》《外台秘要》均合为一条，故当前后连贯合参。论“变成渴”与“渴不差”，选百合洗方与栝蒌牡蛎散，均是与百合地黄汤主方的配合治疗，如此才符合临床实际。否则，百合病产生口渴变证，仅以百合外洗，或只用栝蒌牡蛎散内服，病增而药减，于理不合。

（七）变发热治法

百合病變發熱者一作發寒熱**，百合滑石散主之。（八）**

百合滑石散方

百合一兩（炙）　滑石三兩

上爲散，飲服方寸匕，日三服。當微利①者，止服，熱則除。

【校注】

①微利：指小便通利，尿量适度。

【释义】

本条论百合病变发热的治疗。百合病可见“如寒无寒，如热无热”的疑似症状，热象并不明显；今变明显发热者，乃因病久不愈，热盛于里，外达肌肤所致。治用百合滑石散。以百合为君滋养肺阴，清其上源，以润其燥；配以滑石清里热而利小便，使热从小便而出，则肌肤之热自解。

【应用】

本方原为百合病变发热而设，结合现代临证，热病后期，复发热，而见本方证者，可加减用之，如发热重者，可酌加玄参、太子参、麦冬、地骨皮、白薇等。也有用于中暑、肾盂肾炎、膀胱炎、支气管扩张症等见本方证者。

【讨论】

《张氏医通》释本条“若变发热，乃肺郁而成热”，亦有学者认为本证是百合病兼湿热者，故用滑石清热利湿，可为参考。方后云“当微利者，止服”，一是说明临床表现除见明显发热外，应伴有小便短涩不利。二是说明本为心肺阴虚的百合病，不可过用清利，过则阴伤，燥热不除；故药后小便畅利，其热外泄，则应停药。

三、基本治则

百合病見於陰者，以陽法救之；見於陽者，以陰法救之。見陽攻陰，復發其汗，此爲逆，見陰攻陽，乃復下之，此亦爲逆。（九）

【释义】

本条论述百合病的治疗原则。百合病的病机，主要是阴虚内热，治当补其阴之不足，以调整阳之偏胜，即所谓“见于阳者，以阴法救之”。本篇治疗百合病诸方，即为此而设，但阴阳互根，阴虚之甚者，阴中之阳亦受损害，往往兼见怯寒、神疲等症，在治疗上又当酌用养阳之法，即所谓“见于阴者，以阳法救之”。本篇对于此种证治，虽未具体论述，但意寓其中，学者自当隅反，后世常用温柔养阳之法，临证时可以参考应用。若见阴虚内热之证，不予养阴清热，而误作实热攻其里，则阴更伤，其证不愈，复用汗法，伤阴耗阳，“此为逆”；若阴损及阳而见阳虚之证，不予扶阳以和阴，反用汗法散其寒，则阳更伤，乃复下之，阴阳并受其害，“此亦为逆”。故临床当谨守病机，慎调阴阳，随证治之。

狐蜮病

一、证候及内服方

狐蜮之爲病，狀如傷寒，默默欲眠，目不得閉，臥起不安，蝕①於喉爲蜮，

蝕于陰②爲狐，不欲飲食，惡聞食臭，其面目③乍④赤、乍黑、乍白。蝕於上部則聲喝⑤一作嗄，甘草瀉心湯主之。（十）

甘草瀉心湯方

甘草四兩　黄芩　人參　乾薑各三兩　黄連一兩　大棗十二枚　半夏半升

上七味，水一斗，煮取六升，去滓，再煎，温服一升，日三服。

【校注】

①蚀（shí 食）：虫蛀之谓。这里是腐蚀的意思。

②阴：指生殖器、肛门前后二阴。

③面目：偏义复词，此处言目。

④乍（zhà 榨）：忽然之意；一说“或”。二说并通。

⑤声喝（yè 夜）：说话声音嘶哑。

【释义】

论狐蜮病的证治。狐蜮病是由于湿热内蕴，导致气机壅滞，血肉腐败，以咽喉部及前后二阴溃烂为特征的一种疾病。因湿热郁蒸，营卫壅滞，化腐成脓，故见“状如伤寒”的寒热之症。湿热蕴郁，扰及心神，则默默欲眠，但又目不得闭，卧起不安。湿热中阻，胃气失和，则不欲饮食，恶闻食臭。湿热虫毒蚀于目，酿脓则目赤、目黑、目白。湿热虫毒上蚀咽喉，下蚀前后二阴，则见咽喉、前后二阴黏膜溃烂。上部咽喉被蚀，伤及声门，声音嘶哑，名曰“蜮”，治以甘草泻心汤。方中生甘草为君，清热解毒利咽，配以黄芩、黄连苦寒清热，燥湿解毒；干姜、半夏辛燥化湿；人参、大枣和胃扶正，健中化湿。诸药合用，共奏清热燥湿，和中解毒之功。

【应用】

（1）本病与西医学的“白塞病（亦称白塞综合征、口眼生殖器综合征）”颇相类似。主要症状为眼、口、舌、咽及前后二阴黏膜溃烂。狐蜮病虽本于湿热，但病有新久不同，人有体质差异，故临证应根据不同情况，随证施治。病属湿热内蕴者，用甘草泻心汤化裁治疗，方中甘草用量宜重。若前阴溃疡加地肤子；肛门蚀烂加炒槐角；眼部损害加密蒙花、草决明；口腔溃疡可外用冰硼散、锡类散等。若肝经湿热明显，症见口苦、溲赤、心中懊侬、胸胁胀满、失眠者，可加龙胆泻肝汤。

（2）本方除治狐蜮病外，对胃、十二指肠溃疡及慢性胃肠炎等，证属寒热错杂者，亦有良效。如中焦痞满重者，可加枳实、厚朴；心下痞满、呕利明显者，重用炙甘草、半夏、生姜；治萎缩性胃炎，可酌加白芍、乌梅、百合、乌药。此外，本方加减尚可治疗复发性口疮，神经衰弱，产后下利，以及磺胺类、解热止痛类药物过敏导致的咽喉、龟头糜烂等。

（3）医案举隅

文君，1940 年 3 月 12 日初诊。病已经年，肛门作痒，喉间不舒，声嘶，此《金匮》所谓狐蜮病也。宜甘草泻心汤，外用雄黄熏之。

生甘草 12g，黄连 9g，黄芩 9g，潞党参 12g，干姜 9g，姜半夏 12g，红枣 1 枚（擘）。

二诊：1940年3月17日。服甘草泻心汤，诸证松减，肛门之痒大退，睡眠甚佳，胃纳亦好，下粪为黑色，此为内毒去路，可与原方继进。

生甘草12g，黄连9g，黄芩9g，潞党参12g，干姜9g，姜半夏12g，红枣12枚，生苡仁15g，桃仁12g，大小蓟各12g。

按：患者热淫于上故声嘶，热淫于下则肛痒，故内服甘草泻心汤原方，配合外用雄黄熏法，从而使邪毒有所出路，亦说明内外兼治方法古已有之，今人不过再作进一步的验证加以发扬罢了。（何任，张志民，连建伟.金匮方百家医案评议.杭州：浙江科学技术出版社，1991：39-40.）

【讨论】

狐𧏾病之命名与成因。《医宗金鉴》：“狐惑，牙疳、下疳等疮之古名也。近时惟以疳呼之。下疳即狐也，蚀烂肛阴；牙疳即惑也，蚀咽腐龈，脱牙穿腮破唇。”关于狐𧏾病的成因，后世一致认为与湿热有关。但对本病是否因虫蚀而溃烂则有分歧。一是持肯定态度，如赵以德《金匮玉函经二注》云：“狐惑病，谓虫蚀上下也。”一是持否定态度，如高学山《高注金匮要略》指出：“蚀者，非真有虫食之义，谓淫热败物，有湿朽霉烂之象，如虫之食物者然也。”

二、外治方

蝕於下部[①]則咽乾，苦參湯洗之。（十一）

苦參湯方[②]

苦參一升

以水一斗，煎取七升，去滓，熏洗，日三服。

【校注】

①下部：指前阴。

②苦参汤方：原本缺“苦参汤方”，现据《四部备要》本补。《金匮悬解》“苦参”作一斤，《医宗金鉴》《金匮要略心典》无“服”字。

【释义】

本条论狐𧏾病前阴蚀烂的外洗治疗。狐𧏾病由湿热内蕴所致。前阴乃足厥阴肝经所过之处，其经脉上循喉咙。湿热之邪浸淫肝经，流注于下，导致血肉腐败，则前阴溃烂；湿热邪气循经上冲，阻遏津液，则咽喉干燥。故前阴蚀烂者，可用甘草泻心汤内服，同时配苦参汤熏洗前阴患处。苦参能清热燥湿、解毒杀虫。湿热虫毒得清，溃烂腐蚀之患得敛，咽干之症亦随之得愈。

蝕於肛者，雄黃熏之。（十二）

雄黃

上一味爲末，筒瓦二枚合之，燒，向肛熏之。《脉經》云：病人或從呼吸上蝕其咽，或從下焦蝕其肛陰，蝕上为𧏾，蝕下为狐。狐𧏾病者，猪苓散主之。

【释义】

本条论狐蜮病后阴蚀烂的外熏治疗。二阴皆为肾所主，肝脉所过，幽阴之处多潮湿，易化热生虫，蚀烂肌肤，导致肛门溃烂。此证可在内服甘草泻心汤的同时，配雄黄外熏患处。雄黄能杀虫解毒燥湿。

【应用】

（1）苦参汤和雄黄熏方虽分别是虫毒腐蚀前阴、后阴的外治方，但临床要配合甘草泻心汤内服。内外合治，相得益彰，收效明显。

（2）狐蜮病虽有内治、外治之法，但以内治为主。其外治方中，苦参汤现代常用于湿疹、疥疮或会阴肛门瘙痒、肿痛及白塞综合征，外洗或漱口均宜。治赤白带下、阴道滴虫之阴部瘙痒可加黄柏、龙胆草、蛇床子；治周身风痒、疥疮顽癣，可加生地黄、赤芍、白鲜皮。

（3）雄黄可用于治疗白塞综合征、慢性支气管炎、支气管哮喘、流行性腮腺炎、热带性嗜伊红细胞增多症、细菌性痢疾、结肠炎、霉菌性阴道炎、滴虫性阴道炎、带状疱疹、皮肤诸疮或疥癣等多种病证。《肘后备急方》用作辟诸蛇毒;《十便良方》用于“百虫入耳，雄黄烧燃，熏之自出”。《丹溪心法》雄黄解毒丸治急喉风、双蛾肿痛汤药难下者。

（4）医案举隅

焦某，女，41岁，干部。1962年6月初诊。患者于20年前因在狱中居处潮湿得病，发冷发烧，关节疼痛，目赤，视物不清，皮肤起有大小不等之硬斑，口腔、前阴、肛门均见溃疡。20年来，时轻时重，缠绵不愈。近来月经先期，色紫有块，有黄白带，五心烦热，失眠，咽干、声嗄，手足指趾硬斑，日久已呈角化。肛门周围及直肠溃疡严重，不能正坐，口腔黏膜及舌面也有溃疡，满舌白如粉霜，大便干结，小溲短黄，脉滑数。诊断为狐惑病，即予治惑丸、甘草泻心汤加减内服，苦参煎水熏洗前阴，并以雄黄粉熏肛。肛门熏后，见有蕈状物突出肛外，奇痒难忍，用苦参汤洗涤后，渐即收回。服药期间，大便排出恶臭黏液多量，阴道也有多量带状浊液排出，病情日有起色，四肢角化硬斑亦渐消失。治疗4个月后，诸证消失，经停药观察1年余，未见复发。（王子和医案）

按：雄黄熏肛时，一般不易燃着，须用艾叶一团，撒雄黄粉于上，待其燃着后，用一铁筒将火罩住，令患者蹲坐其上，对准肛门溃疡处熏之。熏前须洗净肛门，熏后亦需保持肛门清洁，每日熏3次。

本案中所用“治惑丸”，为作者自拟方，其组成：槐实、苦参各60g，芦荟30g，干漆（炒令烟尽）0.18g，广木香、桃仁（炒微黄）各60g，青葙子、明雄黄（飞）、广犀角各30g。上9味，共研极细末，水泛为小丸，滑石为衣，每服3～6g，每日2～3次。（陈明．金匮名医验案精选．北京：学苑出版社，1999：34-35.）

三、酿脓证治

病者脉數，無熱，微煩，默默但欲臥，汗出，初得之三四日，目赤如鳩[1]

眼；七八日，目四眥[②]一本此有黄字**黑。若能食者，膿已成也，赤豆當歸散主之。（十三）**

赤豆當歸散方

赤小豆三升（浸令芽出，曝乾）　當歸三两

上二味，杵[③]爲散，漿水[④]服方寸匕，日三服。

【校注】

①鸠（jiū 究）：鸟名，即斑鸠，其目色赤。

②目四眦（zì 自）：眦，眼角。目四眦，即两眼的内角、外角。

③杵（chǔ 楚）：药物炮制的方法之一，用一头粗一头细的圆木棒（或金属棒），在臼里捣碎药物。

④浆水：浆，酢也。《本草纲目》称浆水又名酸浆。嘉谟云："浆，酢也，炊粟米熟，投冷水中，浸五六日；味酸，生白花，色类浆，故名。"

【释义】

本条论狐蜮酿脓的证治。病人脉数、微烦、默默但欲卧，是里热盛之象；无热汗出，说明病不在表，血分有热；目赤如鸠眼，乃血分之热，随肝经上注于目；蓄热不解，湿毒不化，将腐败气血，酿成痈脓；若目四眦暗黑，为热毒壅滞已久，热瘀血腐，痈脓已成。此时热毒蕴结于血分，对脾胃气机的影响相对减轻，故"能食"。治宜利湿清热、解毒排脓。方用赤豆当归散。

方中赤小豆利湿清热，解毒排脓；当归祛瘀生新；浆水服药以增强清热解毒作用。尤怡称此方为"排脓血除湿之良剂也"。

【应用】

（1）赤豆当归散主要针对湿热壅滞导致的血败肉腐成脓之证，临床常用于治疗肠痈、痢疾、带下病、痔疮等。此方既能渗利湿毒又能活血祛瘀。本方在临床中多在辨证基础上与其他药物联合使用。如治疗痔疮出血、便血等多加用侧柏炭、地榆炭等凉血止血之品；而用于风湿痹证多与桑枝，藤类药材等祛湿通络止痛之品合用；而对湿热带下则加用清热利湿之品。

（2）有报道用本方加味，内服外洗治疗渗液性皮肤病、传染性湿疹样皮炎、接触性皮炎、前阴溃疡、尖锐湿疣、脓疱疮等。症见灼热潮红者，加金银花、连翘、牡丹皮；疼痛甚者，加皂角刺；瘙痒甚者，加荆芥、蝉蜕；渗液较多者加苍术、黄连。亦有加赤白芍、桃仁、穿山甲、牛膝等治疗多发性寻常疣；加败酱草、大黄治疗前列腺肥大；加丹参、薏苡仁、桑枝、忍冬藤等治疗湿热痹；加金银花、败酱草、薏苡仁、贯众、冬瓜仁治疗赤白带。

【讨论】

（1）"赤豆当归散"，医统本作"赤小豆当归散"。"当归"后，《备急千金要方·卷十》《外台秘要·卷二》《小品方·卷四》均作"三两"。

（2）本条所论之"脓"究竟在何处？根据条文精神，应在眼部。据临床观察，本病初起即见眼部症状的比较少，往往经过两三年反复发作后才出现。故对"初得之三四日”、“七八日”之语，应活看。其眼部症状，最初表现红赤，并可兼见畏光肿痛，进一步发展可形成前房积脓，此时两目由红赤色转为暗黑，若不进行治疗，最后可能致盲；再结合《金匮要略·惊悸吐衄下血胸满瘀血病脉证治》篇“下血，先血后便……赤小豆当归散主之”的论述，脓亦可在大肠下端的肛门处。其成脓部位虽有上、下之异，而机理则同。故均以此方渗湿清热，活血解毒排脓。

阴阳毒病

陽毒之爲病，面赤斑斑如錦文[①]，咽喉痛，唾膿血。五日可治，七日不可治，升麻鱉甲湯主之。（十四）

陰毒之爲病，面目青，身痛如被杖[②]，咽喉痛。五日可治，七日不可治，升麻鱉甲湯去雄黄、蜀椒主之。（十五）

升麻鱉甲湯方

升麻二兩　當歸一兩　蜀椒（炒去汗[③]）一兩　甘草二兩　鱉甲手指大一片（炙）　雄黄半兩（研）

上六味，以水四升，煮取一升，頓服之，老小再服，取汗。《肘後》《千金方》：陽毒用升麻湯，無鱉甲，有桂；陰毒用甘草湯，無雄黄。

【校注】

①锦文：文，通纹。锦文，丝织品上的彩色花纹或条纹，此处指病人的脸部有赤色的斑纹，如同锦纹一样。

②身痛如被杖：杖，泛指棍。古有杖刑，是一种用荆条、大竹板或棍棒拷打臀、腿或背的刑罚。身痛如被杖意为身体疼痛，如同受过杖刑一样疼痛难忍。

③去汗：即去水、去油之谓。

【释义】

以上两条论述阳毒、阴毒的证治及预后。阴阳毒均系感染疫毒所致，由于体质不同，感邪后表现不同。阳毒者，热毒壅盛，邪热上攻，故见面赤斑斑，状如锦纹；热结咽喉，灼伤脉络，则咽喉痛甚；热壅腐灼，肉腐成脓，故吐脓血。治疗用升麻鳖甲汤。方中用升麻、甘草清热解毒；鳖甲、当归滋阴散瘀；雄黄、蜀椒，其性辛散，以引疫毒之邪外透。诸药合用清热解毒，活血散瘀。

阴毒者，疫毒侵犯血脉，瘀血凝滞，阻塞不通，故见面色青暗；经脉阻滞，血行不畅，故遍身疼痛如被杖刑一般；疫毒壅结咽喉，则咽喉痛。主方仍用升麻鳖甲汤解毒散瘀，因部位偏里，疫毒之邪已非辛散所能透达，故去雄黄、蜀椒不用，以免辛散耗血，伤及阴血。

“五日可治，七日不可治”既是阴阳毒的预后判断，又指出了早期治疗的重要意义。早期虽邪毒已盛，但正气未衰，故易于治愈；日久则毒盛正衰，治疗困难。

【应用】

（1）本方加减可治疗猩红热、红斑狼疮、荨麻疹、血小板减少性紫癜、再生障碍性贫血、毒血症、白血病、银屑病、慢性肝炎等属热毒血瘀者。其血热较重者，加犀角、生地黄、大青叶、金银花等；血瘀较重者，加牡丹皮、赤芍、丹参、䗪虫；吐血衄血者，加白茅根、生地黄、大黄等；偏气虚者，加人参、黄芪、白术等。

（2）医案举隅

王某，男，14岁。1987年5月3日初诊。主诉双侧扁桃体肿大，感冒后加剧已5年。经多方诊治疗效不佳。现症见双侧扁桃体红肿似球状，右侧为甚，咽喉疼痛，舌红无苔，脉细数。此系外感疫毒，毒蕴血络所致。宜解毒散瘀，滋阴活血。用升麻鳖甲汤加减：升麻9g，当归12g，蜀椒、甘草各6g，炙鳖甲、连翘、贝母各15g，生牡蛎、玄参各30g。日1剂，水煎服。服药4剂，红肿消退近一半，疼痛消除；续服原方5剂，加食适量白醋，调治半月而愈。

按：此证乃外感疫毒，血分被侵所致。《金匮要略心典》云："毒者，邪气蕴结不解之谓。"故用升麻鳖甲汤辛温升散之品，以发其蕴蓄不解之邪；多配伍甘润咸寒之味，可安其邪气所扰之阴。如此组合，可使邪除毒解，结散病愈。[谢新阳.升麻鳖甲汤临床验案集录.国医论坛，1991（05）：15.]

【讨论】

（1）关于阴阳毒究竟为何病，主症为何，历代医家的认识各有分歧。一是以宋代的医家为代表，他们认为阴毒为寒毒，阳毒为热毒，病势急重，而症状与《脉经》及《备急千金要方》中的记载相一致。代表医家为朱肱、郭雍等人。如郭雍在《伤寒补亡论》中论阴毒与阳毒"二疾，冰炭也，用药正相反"。二是明清时期的医家认为阴毒与阳毒均由外感疫毒所致，病性均属热。区别在于阴毒为热毒入于阴分，阳毒为热毒入于阳分。其对阴阳毒的主症，多沿用仲景原文的描述。阴毒治法为辛散透邪解毒，治疗方剂如升麻鳖甲汤去雄黄蜀椒方、升降散等清热解毒一类的方药。阳毒在辛散透邪解毒的基础上强调"以阳从阳，欲其速散"，治疗方剂为升麻鳖甲汤。代表医家如李中梓、陈修园、尤怡等人。

（2）阴毒、阳毒之"阴阳"二字，既非指寒热，亦非指表里。此乃疫疠邪毒侵犯人体阳分，显而在上，面赤、咽痛、唾脓血者为阳毒；侵犯阴分，凝滞血脉，面目青、身痛者为阴毒。从临床表现看，二者均有发斑和咽喉疼痛；不同者，阳毒证症状较为明显，阴毒证症状较为隐晦。二者均属疫疠之邪，故只用一方加减。从方义看，有因势利导之意。

（3）历代医家对阴毒、阳毒的认识各有不同，至今仍有争议。魏荔彤等认为是邪毒所在的深浅不同而分阴毒、阳毒；赵良仁等认为阴阳毒是邪毒在阳经和阴经之不同；尤怡认为是邪著而在表者为阳，邪隐而在表之里者为阴；曹家达则以寒热分阴阳。临床实践当合参为是。

（4）多数学者认为升麻鳖甲汤是后世治疗温毒疫疠的祖方。对阴阳毒的中西医结合研究方面，提出阴阳毒类似斑疹伤寒、猩红热、咽部化脓性感染继发败血症、红斑狼疮、流行性出血热、肺结核、登革热，或某些免疫系统疾病在其发病的某一阶段、急性播散性血管内凝血（DIC）的部分表现等。研究表明升麻鳖甲汤有类似免疫调节剂的作用，具有抗组胺药物的作用，以及类似皮质激素的作用等。所以又用于治疗系统性红斑狼疮、流行性出血热、多发性肌炎、皮肌炎、银屑病、血小板无力症、血小板减少性紫癜、幽门梗阻、慢性扁桃体肿大、子宫肌瘤等疾病。

小结

本篇论述百合、狐蜮、阴阳毒三种疾病的证治。

百合病多是热病之后，余热未尽或情志不遂，郁热化火，热伤血脉，导致心肺阴虚内热，百脉失和。临床可见精神恍惚，语言、行动、饮食、感觉异常，口苦，小便赤，脉微数等病证。治疗以养阴清热，润养心肺为原则，以百合地黄汤为主方。若误用汗法，治以百合知母汤；误下者，治以滑石代赭汤；误吐后，治以百合鸡子黄汤。未经误治，日久变渴者，配合百合洗方或栝蒌牡蛎散；变发热者，用百合滑石散。总之，应从具体病情出发而随证论治。若因情志所伤者，在应用上法治疗的同时，还应佐以舒肝解郁，配合心理开导，解除心中忧虑，方能彻底治愈。

狐蜮病是湿热虫毒、伤及血脉所致的疾患。狐蜮病以咽喉及前后二阴溃烂或“目赤如鸠眼”为特征，以清热除湿、解毒杀虫为原则，可内外兼治，内服甘草泻心汤、赤小豆当归散，外用苦参汤洗或雄黄熏，相互配合，疗效更好。

阴阳毒是感受疫毒、伤及血脉所致的疾患，以发斑、咽喉痛为主症。因病人体质不同，感邪后病理反应不一而有阴毒、阳毒之分。阴阳毒均以清热解毒，活血化瘀为大法，故均可用升麻鳖甲汤随症加减。

思考题

1. 为何百合、狐蜮、阴阳毒合篇论述?

2. 试从“百脉一宗，悉致其病”论述百合病的主要病机。

3. 百合病命名之由来是什么？如何辨百合病?

4. 如何理解百合地黄汤煎服法?

5. 百合地黄汤、甘麦大枣汤、半夏厚朴汤、柴胡加龙骨牡蛎汤、温胆汤临床治疗情志疾病之异同是什么?

6. 狐蜮病临床上有何特征，应该怎样治疗?

7. 遵循狐蜮病之“病脉证治”诊疗决策思维模式，解析甘草泻心汤处方实践。

8. 何谓阴阳毒？病因是什么？试论述阴毒与阳毒的临床症状。

9. 遵循阴阳毒“病脉证治”诊疗决策思维模式，解析升麻鳖甲汤处方实践。

疟病脉证并治第四

本篇专论疟病。在《黄帝内经》论疟的理论基础上，本篇论述了疟病的脉象、症状、病机、分类与治法等，为后世疟病的辨证论治奠定了坚实基础。

疟病以寒战壮热、休作有时为临床特征。篇中根据疟病的脉证、寒热的状况等将疟病分为瘅疟、温疟、牝疟，同时指出疟病日久不愈，结为癥瘕，成为疟母。

本篇所论疟病应包含现代因感染疟原虫引起的疟疾，但范围更为广泛。

一、疟病主脉与治则

師曰：瘧脉自弦，弦數者多熱，弦遲者多寒，弦小緊者下之差，弦遲者可温之，弦緊者可發汗、針灸也，浮大者可吐之，弦數者風發[①]也，以飲食消息止之[②]。（一）

【校注】

①风发：风，泛指邪气。风发，指感受风邪而发热。

②以饮食消息止之：指以适当的饮食调理。

【释义】

本条从脉象论述疟病的病机和治则。疟病以寒战壮热，休作有时为特征，其病机为邪搏少阳，弦脉主痰饮，亦主少阳，故曰“疟脉自弦”，以示弦为疟病之主脉。但疟邪伤人往往兼夹不同病邪，且人的体质有差异，故证候表现有寒多热少、热多寒少和但热不寒的区别。脉象也不单纯为弦脉，亦可出现兼夹脉。如热重者多见弦数脉，如寒盛者多见弦迟脉。如脉弦小而紧，是病偏于里，多兼有食滞，可酌用下法。脉弦迟者，为里寒，可用温热药物以祛寒。如脉弦紧而兼表证者，为风寒在表，可用汗法或针灸治疗。如脉浮而大，为阳，病偏于上，可酌用吐法。若脉弦而兼数者，属里热炽盛，多是感受风邪而发热，可用清法；热盛易伤胃津，故可酌情配合甘寒饮食，如蔗汁、梨汁等适当调理，以助药力，使热退津复而愈。

【讨论】

从本条所论，说明疟病治法有汗、吐、下、温、清等法，但在临床实践中需结合证候辨证论治，脉证相符者方可用之。如脉浮大者，病在上，必兼有宿食痰涎停胃，泛泛欲吐之证方可吐之。若脉仅见浮大，而无可吐之证，则不可吐之。所以当脉证合参，辨证施治。此外，疟有汗、吐、下诸法，说明“疟”不尽在少阳。

治疟除针刺、服药以外，还可辅以导引治之。

二、证治

（一）疟母

病瘧以月一日發，當以十五日愈，設不差，當月盡解[①]；如其不差，當云何？師曰：此結爲癥瘕[②]，名曰瘧母[③]，急治之，宜鱉甲煎丸。（二）

鱉甲煎丸方

鱉甲十二分（炙） 烏扇三分（燒） 黄芩三分 柴胡六分 鼠婦三分（熬） 乾薑三分 大黄三分 芍藥五分 桂枝三分 葶藶一分（熬） 石韋三分（去毛） 厚朴三分 牡丹五分（去心） 瞿麥二分 紫葳三分 半夏一分 人參一分 䗪蟲五分（熬） 阿膠三分（炙） 蜂窠四分（炙） 赤消十二分 蜣蜋六分（熬） 桃仁二分

上二十三味，爲末，取鍛竈下灰一斗，清酒一斛五斗，浸灰，候酒盡一半，着鱉甲於中，煮令泛爛如膠漆，絞取汁，内諸藥，煎爲丸，如梧子大，空心服七丸，日三服。《千金方》用鱉甲十二片，又有海藻三分，大戟一分，䗪蟲五分，無鼠婦，赤消二味，以鱉甲煎和諸藥爲丸。

【校注】

①当月尽解：尽，完全，终了。当月尽解，指疟病十五日不愈，要再过十五日（下一个旺气），共三十日病解。

②癥瘕：是腹中积聚结块的统称。癥指腹中有痞块，坚硬不移；瘕言腹中痞块，时聚时散。这里指胁下有结块。

③疟母：指日久不愈的疟疾，因顽痰夹瘀，结于胁下而形成痞块。

【释义】

本条论述疟母的形成和证治。“病疟以月一日发，当以十五日愈，设不差，当月尽解”，说明人与自然相通应，天气变化对疾病的转归，有一定的影响。疟病患者若素体强盛，经过正确治疗和清心养体，节食避风，则可正复邪衰，而病渐愈。如疟病在月初而患者，经过正确治疗和调养，十五日后应当全愈；如未全愈，再过十五天，也即一个月当尽解。因为古人认为五日为一候，三候为一节气。人与自然息息相关，节气的变更，人身之气亦随之更移，正气旺盛，则祛邪外出，疟病得除，故曰“当以十五日愈”。

假如病者素体虚弱，或失治误治，疟病反复发作，疟邪假血依痰，聚于胁下，结成痞块，名曰疟母。癥瘕结于胁下不消，气血运行受阻，则疟病难解，寒热难除；痰瘀结聚，气血不足，虚实夹杂，更易他变。故宜“急治之”，投以鳖甲煎丸，破瘀化痰，扶正消癥，正如《金匮要略方论本义》所云：“鳖甲煎丸，缓以治之。”

方中鳖甲软坚散结消癥瘕，滋阴潜阳为君；乌扇、桃仁、牡丹皮、芍药、紫葳、大黄、赤硝，活血祛瘀；鼠妇、䗪虫、蜂窠、蜣螂，消坚杀虫治疟；葶苈、石苇、瞿麦，通利水道、除湿热；柴胡、黄芩、桂枝、半夏、厚朴、干姜，调寒热、理气机；疟病日久必耗伤气血，故用人参、阿胶益气养血，扶正以祛邪。煅灶下灰、清酒为使药，引经入血分，加强活血消积之功。全方寒热并用，攻补兼施，具有破瘀消癥，杀虫止疟之功，为治疟母的主方。

【应用】

（1）鳖甲煎丸具有活血化瘀、软坚散结之功。不独专治疟母一病，由其他原因引起的癥瘕，如肝硬化、血吸虫病引起的肝脾肿大、卵巢肿瘤等，凡属于痰瘀结成的癥瘕，正气不甚虚者皆可用之。但本方虽有扶正之药，仍以驱邪为主，久病体弱者，宜与补益之剂合用。

（2）医案举隅

张某，以“早期肝硬化”来诊。患者面色黧黑，左右两胁肝脾痛如锥刺，日轻夜重，小便色黄，大便尚可，惟饮食不馨，食后每见腹中夯胀为甚。切其脉弦而责责，舌质紫暗，苔则白润。余辨此证为肝脾血络瘀滞。肝不疏泄，脾不运化，而气血凝滞，则三焦为之不利。疏方：柴胡12克，黄芩6克，半夏10克，生姜10克，党参6克，炙甘草6克，大枣7枚，桂枝10克，赤芍10克，鳖甲30克，生牡蛎30克，红花10克，茜草10克，䗪虫10克，蜣螂10克，射干10克，紫葳10克，石韦12克，瞿麦12克。患者问余服药见效的时间，余曰：服此方15剂为一疗程，而汝之病证已入血分，大约在服60剂后（为4个疗程），可望病减而肝脾之痛得瘳。患者按所嘱服药，两月后，面色变白精神有增，肝脾之痛消失，而且胃开能食，腹胀不发，体力转佳。再三向余道谢。[刘渡舟.使用“经方”应灵活变通.光明中医，1989（2）：9.]

按：患者面色黧黑，两胁刺痛，昼轻夜重，舌质紫暗，为肝络瘀滞，结为癥瘕。肝病及脾，纳谷不馨，三焦不利。病机与疟母形成相似，故应而取效。

（二）瘅疟

師曰：陰氣孤絶，陽氣獨發，則熱而少氣煩冤①，手足熱而欲嘔，名曰癉瘧②。若但熱不寒者，邪氣内藏於心，外舍分肉之間，令人消鑠脫肉。（三）

【校注】

①烦冤：心中烦闷不舒的感觉。

②瘅（dān 丹）疟：瘅，热也。瘅疟是但热不寒的一种疟病，也有人认为是温疟的一种。

【释义】

本条论述瘅疟的病机和症状。瘅疟是指里热炽盛，但热不寒的疟病。此条原文源出《素问·疟论》：“其但热而不寒者，阴气先绝，阳气独发，则少气烦冤，手足热而欲呕，名曰瘅疟。”“阴气先绝，阳气独发”意指阴虚阳盛；“邪气内藏于心，外舍分肉之间”，意指阳热充斥表里内外，此为瘅疟的基本病机。由于阴液不足，阳热亢盛，故症状表现为但热不寒，因为手足为诸阳之本，故手足发热更为明显；热盛耗气伤阴，故令人少气烦冤，时时欲呕，肌肉消损。

【讨论】

（1）“邪气内藏于心”的“心”字，注家有如下解释：①指心脏。如尤怡《金匮要略心典》“瘅为阳邪，心为阳脏，以阳从阳，故外舍分肉，其气通于心脏也”。②指内、指里。如曹颖甫《金匮发微》“邪气内藏于心，外舍分肉之间，不过形容表里俱热，非指心脏有热”。

（2）本条只言瘅疟的症状和病机，未出具体方剂，后世医家众说纷纭。有主张用白虎汤或白虎加人参汤，亦有用竹叶石膏汤等治疗，临床实践当依据病人具体情况随症变化灵活应用。

（三）温疟

温瘧者，其脉如平，身無寒但熱，骨節疼煩，時嘔[①]，白虎加桂枝湯主之。（四）

白虎加桂枝湯方

知母六兩　甘草二兩（炙）　石膏一斤　粳米二合　桂枝（去皮）三兩

上剉，每五錢，水一盞半，煎至八分，去滓，温服，汗出愈。

【校注】

①时呕：《脉经》《备急千金要方》“呕”下有“朝发暮解，暮发朝解，名曰温疟”。

【释义】

本条论述温疟的证治。温疟为疟病的一种，临床特征以热为主。首条“疟脉自弦”“弦数者多热”等论述，说明了疟病脉象的特点。“其脉如平”是指温疟的脉象和平时常见的疟脉一样，多见弦数。身无寒但热，强调温疟内热偏盛。相对而言，恶寒较轻或不恶寒。骨节疼烦，此为表邪未解。太阳经气不和，邪已入里化热，胃气失和，则时时作呕。病系里热炽盛，表邪未解。可用白虎汤清热、生津、止呕，加桂枝以解表邪。

【应用】

（1）据报道本方具有清里热、祛表寒的功效，可用于风湿热、中暑、风疹等，里热炽盛，而表邪未尽者可用本方加减。

（2）医案举隅

谭某，男，31岁。患温疟，发作时微恶寒，继发高热，头痛面赤，身疼，呕吐，持续约8小时之久，然后大汗自出，高热始退，口渴喜冷饮，小便短赤，舌红无苔，脉弦大而数。前医曾用清脾饮，未效。此阳气独盛，阴气偏虚，治宜抑阳扶阴、清热抗疟，用白虎加桂枝汤加减：生石膏15g，知母10g，粳米10g，甘草5g，桂枝5g（去皮），天花粉15g，生牡蛎30g。服3剂，病势减轻，但仍发作，后用清中驱疟饮（何首乌、党参、柴胡、黄芩、天花粉、知母、贝母、醋炒常山、甘草）连服5剂，其症遂止。（谭日强.金匮要略浅述.北京：人民卫生出版社，1981：70.）

按：患者起病脉证与温疟相符，故服白虎加桂枝汤后病势减轻。然疟脉自弦，病在少阳，需和解疏利，达邪外出，故后用清中驱疟饮，其症遂止。

【讨论】

（1）“温疟”出于《素问·疟论》“此先伤于风，而后伤于寒，故先热而后寒也，亦以时作，名曰温疟”。而本条是言其脉证和治疗，当相互参考。

（2）瘅疟、温疟均属疟病热盛证型，不同的是：①瘅疟病机是阴气孤绝，阳气独发，症见但热不寒、手足热、欲呕、少气烦冤。温疟病机为里热盛，而表寒未解，症见身无寒但热、骨节疼烦、时呕。②瘅疟病情较重，表里皆热，气阴两伤；温疟较轻，里热夹有表寒。

（四）牝疟

瘧多寒者，名曰牝瘧[1]，蜀漆散主之。（五）

蜀漆散方

蜀漆（燒去腥）　雲母（燒二日夜）　龍骨等分

上三味，杵爲散，未發前以漿水服半錢。温瘧加蜀漆半分，臨發時服一錢匕。一方雲母作雲實。

【校注】

①牝疟："牝"指雌性鸟兽，属阴。疟病发作时寒多亦属阴，故名为牝疟。

【释义】

本条论述牝疟的证治。疟病当以寒热休作有时为主症。然而，素体有别，患疟后邪有从寒从热之转化，所以同为疟病寒热轻重亦不同。若素体阴虚阳亢，阳热偏盛，感邪后从阳化热，表现阳热之证明显，如温疟、瘅疟。若素体阳虚阴盛，感邪后从阴化寒，表现为阴寒之证明显，如本条所云牝疟。此乃素体阳虚，阳气难以外达，或是素有痰饮，阳气被阴邪所遏阻，致使疟邪留于阴分，痰浊阻遏，阳不得伸，故临床以寒多热少为特征，方选蜀漆散以祛痰止疟。方中蜀漆（即常山苗）祛痰截疟；云母、龙骨助阳扶正，镇惊安神，且有治疟之功。本方疗效与服药时间有着密切关系，故方后注云"临发时服"颇有临床意义，如《素问·刺疟》云："凡治疟，先发如食顷，乃可以治，过之则失时也。"

【讨论】

（1）关于"牝疟"的病因病机，不同注家的意见并不相同。有注家认为是夏季感受暑湿之邪，藏于皮肤腠理，至秋季复感风邪；有注家认为素体阳虚，或痰饮形成，复感疟邪，邪并于阴而导致牝疟的发生。后者更为学术界所接受，因疟邪本身为独有的一种邪气，而非伤暑、伤湿，伏而后发。

（2）根据临床报道，用常山、蜀漆一类方剂治疟，以发作前一天晚上或发作前半天及前两小时各服一次为宜，该服法确能提高疗效。单用蜀漆或常山治疟，虽疗效肯定，但致吐副作用大，且停药后，每易复发，按前人经验，下述方法有助于减轻或避免呕吐的副作用：①酒煎或用姜汁炒熟后使用。②适当配伍半夏、陈皮等和胃治呕药。至于其复发问题，有待进一步研究。应该说明的是中医治疟，并非单一药物，临证时应从整体出发，辨证论治，这是关键所在。

（3）本条方后"温疟加蜀漆半分"，有些注家认为，当系"湿疟"之误，张璐《千金方衍义》曰："蜀漆性专逐湿追痰，稍增半分于本方之中，则可以治太阴湿疟，湿为阴邪，纠纽其阳，亦必多寒少热，故此方尤为符合，旧本金匮方后误作温疟大谬。

详云母、龙骨纯阳之性绝非温疟所宜。以牝为牡，将湿作温，千古未剖之疑团，一旦豁然贯通矣。”此说颇有见地，可作参考。

附《外台秘要》方

牡蠣湯：治牝瘧。

牡蠣四兩（熬）　麻黄四兩（去節）　甘草二兩　蜀漆三兩

上四味，以水八升，先煮蜀漆、麻黄，去上沫，得六升，内諸藥，煮取二升，温服一升。若吐，则勿更服。

【释义】

此为治牝疟方。牡蛎汤即蜀漆散去云母、龙骨加牡蛎、甘草、麻黄。蜀漆配麻黄开阴邪之固闭，配牡蛎敛阴助阳，尤蜀漆散中应用龙骨之意。甘草甘缓调和诸药。从麻黄、甘草的应用分析，此牝疟可兼有表寒症状，如头身疼痛、骨节酸痛、恶寒无汗等。

【讨论】

此方除痰散寒之力较强，且具软坚散结之功。散收兼得，虽汗而不致太过，体现了疟病“可发汗”之精神。方后强调“若吐，则勿更服”，提示中病即止。

柴胡去半夏加栝蔞湯：治瘧病發渴者，亦治勞瘧[①]。

柴胡八兩　人參　黄芩　甘草各三兩　栝蔞根四兩　生薑二兩　大棗十二枚

上七味，以水一斗二升，煮取六升，去滓，再煎，取三升，温服一升，日二服。

【校注】

①劳疟：久疟不愈，反复发作，以致气血虚弱，故称为劳疟。

【释义】

《伤寒论》认为寒热往来为邪在少阳，邪在半表半里。疟病寒热，亦可见寒热往来，邪搏半表半里，所以用小柴胡汤和解少阳，以去表里之疟邪。渴者为内热渐重，津液已伤，故去半夏之辛温，加瓜蒌根之甘寒清热生津解渴。方中人参、大枣、生姜、甘草健脾和胃、补中益气，如久疟不愈、正虚邪实者，亦可用本方攻补兼施治疗。

【讨论】

此方煮药方法与一般方剂不同，是将药先煮去滓，然后再煎，意在和解。该方所治之疟，实属首条所论“弦数者多热”之类，故辅以适当的甘寒饮食调理，疗效更好。

柴胡桂薑湯[①]：治瘧寒多微有熱，或但寒不熱。服一劑如神。

柴胡半斤　桂枝三兩（去皮）　乾薑二兩　栝蔞根四兩　黄芩三兩　牡蠣三兩（熬）　甘草二兩（炙）

上七味，以水一斗二升，煮取六升，去滓，再煎，取三升，温服一升，日三服。初服微煩，復服汗出便愈。

【校注】

①柴胡桂姜汤:《伤寒论》作柴胡桂枝干姜汤,《外台秘要》疟门无所考。《三因极一病证方论》作治牝疟。

【释义】

本方虽为治疗寒多微有热，或但寒不热的疟病，但从方中药物的配伍来看，实为寒热平调之方剂。方用柴胡为主和解少阳，桂枝、干姜温散寒邪，黄芩、栝蒌根兼清热邪，牡蛎散少阳之结，甘草调和诸药，合为和解少阳，平调阴阳寒热之剂。

【应用】

因本方具有和解散寒、生津敛阴、温化水饮之功，故临床有用于治疗胆囊炎、肝炎、肺结核、神经衰弱等证属少阳邪热兼痰饮内停者。

【讨论】

此方所治与蜀漆散所主之牝疟，均属寒多热少，但病机和治则不尽相同。蜀漆散为祛痰湿截疟之剂，此为和解少阳、平调寒热之方。

小结

本篇专论疟病。首条即对疟病作了纲领性论述，指出“疟脉自弦”，从脉象论述病机，提出疟病有偏于表、里、寒、热、在上、在下的不同，故治法也有温、清、吐、汗、下等区别，从而为疟病的辨证论治确定了基本原则。

本篇以寒热多少为依据，将疟病分为但热不寒的“瘅疟”，热多寒少的“温疟”，寒多热少的“牝疟”三种证型。这三种疟病，若迁延日久，疟邪深入血络，假血依痰，均可结为“疟母”。治疗上温疟用白虎加桂枝汤以清热生津，解表和营，如寒热往来、口渴者，可选用柴胡去半夏加栝蒌汤；牝疟用蜀漆散祛痰截疟、扶正助阳，亦可用《外台秘要》牡蛎汤或柴胡桂姜汤；至于瘅疟，篇中虽未出方，但从证候看，当属温疟一类，仅病情较重而已，后世多以人参白虎汤或白虎汤、竹叶石膏汤等加减治疗，清热生津以解疟邪。治疗疟母用鳖甲煎丸，扶正祛邪，消癥化积。此方与篇中所提到的蜀漆散等方药，以及服药方法、饮食调理等，迄今仍为治疗疟疾的有效方法。

思考题

1. 试述疟母的形成和治疗。
2. 鳖甲煎丸的制方意义及实用价值如何?
3. 试述瘅疟的证治。
4. 试述温疟的证治。
5. 牝疟的病因病机、症状特征及治法是什么?
6. 试述疟病脉象与基本治法。

中风历节病脉证并治第五

本篇主要论述中风与历节病的病因、脉证、分类和论治等。因二者皆属于广义风病的范畴，故合为一篇论述。

本篇所述中风，含义较广。文中所论如面部受风，口眼㖞僻；猝然昏倒，见半身不遂，言语謇涩，甚至不能言语；或瘾疹身痒，如今之过敏性皮疹；以及发作性头风、头疼等。其证如风之性，善行数变，来去迅速，故云“中风”。由此可知，后世所言“中风病”只是篇中所论之一种。该篇所载之“中风”与《伤寒论》“太阳中风”亦有不同。

历节病是以关节遍历疼痛，痛势剧烈，日久可致骨节变形，行动不便为主要临床表现的病证。其病机与肝肾气血不足，感受风寒湿邪，痹阻关节筋脉有关。

中　风

一、脉证、病机与辨证

夫風之爲病，當半身不遂①，或但臂不遂者，此爲痹。脉微而數，中風使然。（一）

【校注】

①不遂：肢体不能随意运动。

【释义】

本条论述中风病的脉证与病机。现今所言中风病是以突现半身肢体或单一肢体不能随意运动为主要表现的病证。“此为痹”指出本病主要病机为经脉痹阻，气血不能畅行，筋脉失养。“脉微”提示气血不足，“脉数”意为病邪有余，说明中风病虽然有半身不遂与但臂不遂之不同，但二者皆因气血不足，外邪诱发而为病，治疗自当以正邪兼顾为原则。

【讨论】

关于“但臂不遂者，此为痹”，亦有注家认为此论中风与痹症的鉴别。即《素问·痹论》“风寒湿三气杂至，合而为痹”之痹证，多以“但臂不遂”和疼痛为主，或上肢或下肢；中风则以半身不能随意运动，肌肉松弛，肢体麻木为主。

寸口脉浮而緊，緊則爲寒，浮則爲虚；寒虚相搏，邪在皮膚[①]；浮者血虚，絡脉空虚；賊邪不瀉[②]，或左或右；邪氣反緩，正氣即急，正氣引邪，喎僻不遂[③]。

邪在於絡，肌膚不仁；邪在於經，即重不勝[④]，邪入於府，即不識人；邪入於臟，舌即難言，口吐涎。（二）

【校注】

①皮肤：与络脉同义，犹言受邪病位浅表。

②贼邪不泻：指邪气稽留于经络，留滞不泄。

③㖞僻不遂：即口眼㖞斜，不能随意运动。

④重不胜：即肢体重着，不易举动。

【释义】

本条续论中风的病因、病机和脉证。中风病人寸口脉浮而紧，浮因气血不足，紧因感受外寒，里虚不固，外感风寒，贼邪乘虚入中经络，故云“寒虚相搏，邪在皮肤”。此说明正气内虚，外邪入中，经脉痹阻是中风病的基本病机。

由于血气虚于内，络脉空虚，卫外不固，风寒乘虚侵袭；病初邪在皮肤，病位轻浅，络脉空虚，正虚不能驱邪于外，即“贼邪不泻”，痹阻经脉，形成中风病证。由于病侧的肌肉经脉为邪气所阻，经脉瘀阻气血不通，经络失养而筋脉松懈弛缓，故曰“邪气反缓”；而未病的一侧为无邪之处，气血能正常运行，相对于病侧，反显得紧张有力，故曰“正气即急”。因健侧牵引松弛的病侧，左右肌肉筋脉失去了平衡协调，出现口眼㖞斜，甚至半身不遂，此即“正气引邪，㖞僻不遂”之意，故中风病所见的口眼㖞僻，向左歪者邪反在右。

中风病机乃经脉痹阻，痹阻程度有轻重之分。如病变较轻者，即“邪中于络”，只是络脉瘀阻者，营气不能运行于肌表，以致肌肤失养麻木不仁；如病情较重，即“邪中于经”，则可使经脉阻滞不通，气血不能运行于肢体，故肢体沉重而不易举动。中风重证，即“邪入于腑”，邪气深入而累及六腑，六腑不通，神失清灵，可见神志障碍，不辨识人的现象；“邪入于脏”，因心为君主之官，主神明与血脉，开窍于舌，故邪入于脏，不仅神志异常，又因气血运行严重障碍，五脏之精不能上注于舌，舌失濡养而弛缓不用，故见言语困难、口吐涎沫。

【讨论】

（1）本条将中风病分为中络、中经、入腑、入脏四种证型，目的在于分清中风病的轻重程度，有利于中风病的辨证论治，后世将中风病分为中经络和中脏腑两大类，实源于此。临床中，将只有肢体功能障碍者辨为中经络，有肢体障碍同时又有语言、神志障碍者辨为中脏腑，可作辨证参考。

（2）中风的“脉微而数”与“脉浮而紧”主要反映了中风的原因。脉“微”或“浮”，为气血不足；“数”或“紧”，为风邪或风寒入中。正虚与外邪相互作用，而正气不能驱邪外出，邪因虚处而滞留，则导致经络痹阻、筋脉失养的病理状态。所谓“络脉空虚，贼邪不泻”，更具体地反映了中风的病因病机，即“内虚邪中”。

（3）后世医家在中风“内虚邪中”基础上对本病的病因病机认识有较大发展，认为本病的形成与风、火、痰、虚、瘀有关。中风一义，自刘河间始，已与前人不同。《河间六书》中已提出本病非外中于风，谓“俗云风者，言末而忘其本也”。李东垣也认为“中风者，非外来风邪，乃本气自病也”。至张景岳更有《非风论》一篇，驳斥以外风为中风病机的观点，他说：“非风一证，即时人所谓中风证也。此证多见卒倒，卒倒多由昏愦，本皆内伤积损颓败而然，原非外感风寒所致。而古今相传，咸以中风名之，其误甚矣。”学习本篇，首先应该正确的理解“中风”的含义。

寸口脉遲而緩，遲則爲寒，緩則爲虛，榮緩則爲亡血①，衛緩則爲中風。邪氣中經，則身癢而癮疹②；心氣不足③，邪氣入中④，則胸滿而短氣。（三）

【校注】

①亡血：在此作血虚理解。

②瘾疹：即风疹。其病常突然发作，起伏无定。

③心气不足：指胸中正气不足。

④入中：谓外邪不泄而内传。

【释义】

本条论述中风与瘾疹的发病机理。寸口主表，亦主营卫。假如寸口见“迟而缓”的脉象，则迟脉属寒，缓为荣卫气血不足，表气不固，故易外中风邪。风寒外邪，乘荣卫气血之虚而侵入，病重的可发为中风，其病机与上条相同，为“内虚邪中”。病轻的亦能发生瘾疹风团，是因邪气郁于皮腠；身体奇痒是风邪外泄的表现，病情将趋于缓解，说明正气可祛邪外出；如正气不足，无力抗邪，邪不外散，反而内传入心肺，则出现胸闷、气短等症。由于“瘾疹”之来去不定、类似中风的发病特点，故在此论及。

【讨论】

“荣缓则为亡血，卫缓则为中风。邪气中经，则身痒而瘾疹”之中风与第一条所论中风是否相同，应如何理解呢？大多数教材将“荣缓则为亡血”与“卫缓则为中风”作为中风病机的共同解释，然亦有不同见解。

寸口脉迟缓提示病机为正气不足，邪气有余。脉迟为寒邪，脉缓为正虚，本条又将正虚分为荣虚和卫虚两类。卫气不足，风寒邪气容易侵袭肌表，则以身痒、瘾疹为主要表现，称之“卫缓则为中风”，此则同于《金匮要略·水气病脉证并治》之“风强则为瘾疹，身体为痒，痒为泄风”。“营缓则为亡血”则与“心气不足，邪气入中，则胸满而短气”有关。血不足，寒邪入里，可出现胸满短气。即寸口脉迟缓，如果出现荣气不足则称之为亡血，使寒邪入里，出现胸满短气的症状；若出现卫气不足，称之为中风，其身痒、瘾疹的表现与自然界风的特性有类似之处，除前有脉迟表示寒邪之外，又以中风名之。

由此可见，虽都是中风一词，但所指不同，前者将身痒而瘾疹称为中风，后者将半身不遂或但臂不遂称为中风。古代中风一词可以有不同的所指。

二、证治

（一）风入心脾

侯氏黑散：治大風[1]四肢煩重，心中惡寒不足者。《外臺》治風癲。

菊花四十分　白术十分　細辛三分　茯苓三分　牡蠣三分　桔梗八分　防風十分　人參三分　礬石三分　黄芩五分　當歸三分　乾薑三分　芎窮三分　桂枝三分

上十四味，杵爲散，酒服方寸匕，日一服，初服二十日，温酒調服，禁一切魚肉大蒜，常宜冷食，六十日止，即藥積在腹中不下也。熱食即下矣，冷食自能助藥力。

【校注】

①大风：古代证候名称。

【释义】

本条论述风邪乘虚入中脏腑，邪在心脾的证治。风邪直中脏腑，传变迅速，故称大风。由于病人气虚失运，痰湿内阻，血虚失濡，虚阳内扰，虚热与痰湿交结，常见面红、目赤、眩晕、昏沉等症；又因风邪入中，经脉痹阻，故见四肢烦重，甚至半身不遂；正气不足以抵御外邪，邪气直趋于内，有凌心之势，故心中恶寒不足。治疗用侯氏黑散正邪兼顾。方中重用菊花清热平肝，以解血分热毒；黄芩、牡蛎清利肝胆，潜敛浮阳；桔梗宣通络脉，化痰利气；矾石涤痰湿，降逆气；白术、茯苓、人参、干姜、当归、川芎补益气血，扶正以祛邪；防风、细辛、桂枝搜散风邪，温通阳气。多味相合，共奏祛风化痰、益气养血、清肝利胆、扶正祛邪之效。

本证风邪直入，湿邪阻滞，病程缠绵难以速愈，故用散剂，以方便长期治疗，每次用酒送服方寸匕，每日一次，以六十日为期。前二十日用温酒调服，以助扶正祛邪，通络开痹，并忌鱼、肉、大蒜等辛腥膻油腻之品，以免滋腻碍邪。二十日之后，药已中病，病已衰其大半，治宜缓图，服药时宜冷食禁热食，酒亦不宜加热，直至六十日为止。因热食易使药力耗散而下走，而冷服能使药积于腹中缓缓发挥作用，即“冷食自能助药力”之意。

【应用】

（1）本方证是气血不足之体，风邪湿痰乘虚入中经络脏腑，病变迅速，以中风猝倒、四肢沉重、心中恶寒不足为特点。侯氏黑散体现了清解热毒、祛风除湿、补虚化痰、养血活血、散瘀活络之法，对临床有广泛的实用价值，如用于治疗脑卒中（俗称中风，包括脑出血、脑栓塞、中风后遗症），或高血压等病，辨证属气血内虚，肝郁脾湿，风痰内壅，入中经络，阻滞脏腑气机者，均可加减应用。

（2）医案举隅

1978 年 8 月 24 日诊治赵某，男，54 岁。患者平时嗜酒，患高血压已久，近半年来感手足乏重，两腿尤甚。自觉心窝部发冷，曾服中西药未能见效。诊脉弱虚数，苔白。

血压 160/120mmHg。乃与侯氏黑散。方用：杭菊花 120g，炒白术 30g，防风 30g，桔梗 15g，黄芩 15g，北细辛 3g，干姜 9g，党参 9g，茯苓 9g，当归 9g，川芎 5g，牡蛎 15g，矾石 3g，桂枝 9g。各药研细末和匀，每日两次，每次服 3g，以温淡黄酒或温开水吞服，先服半个月。一个月以后来复诊，谓：心窝部冷已很少见，手脚亦有力，能步行来城，血压正常，要求再配一料续服。

按：余深感仲景方如能用得适当，其效用十分满意。而如侯氏黑散之以菊花为君，其量数倍于他药，必按原方比例用之，方能捷效。仲景方不传之秘，极多在剂量比例上欤！［何任.《金匮》摭拾（三）.上海中医药杂志，1984（8）：18.］

【讨论】

（1）大风：一说指中风；一说指今之麻风病。《素问·长刺节论》载“病大风，骨节重，须眉堕，名曰大风”。此处的大风即为现在的麻风病。虽然两处的“大风”有命名和体征上的相似，但难以断定二者含义相同。

（2）从侯氏黑散方剂名称可得出两条线索，一是此方剂与侯氏有关，二是既然名为黑散，其可能与黑色有关。方中共有14味药物，除矾石外，皆无使散变黑之可能。矾石即《神农本草经》之涅石，除药物价值外，在古代染色行业亦多应用。

（3）侯氏黑散服用时要求，一为首先温酒调服，二要常服冷食。此种服用方法与魏晋时期流行的寒食散相同，根据此服用方法并结合张仲景所处的时代，推测侯氏黑散很可能属于寒食散的一种。皇甫谧对五石散颇有研究，认为寒食散的创制与张仲景有密切的关系。《针灸甲乙经·序》记载张仲景治疗王仲宣的故事：“仲景见侍中王仲宣，时年二十余。谓曰：君有病，四十当眉落，眉落半年而死。令服五石汤可免。”

（二）热盛风动

風引①湯：除熱癱癇②

大黄　乾薑　龍骨各四兩　桂枝三兩　甘草　牡蠣各二兩　寒水石　滑石　赤石脂　白石脂　紫石英　石膏各六兩

上十二味，杵，麤篩，以韋囊③盛之，取三指撮，井花水④三升，煮三沸，温服一升。治大人風引，少小驚癇瘈瘲⑤，日數十發，醫所不療，除熱方。巢氏云：脚氣宜風引湯。

【校注】

①风引：即风痫掣引之候，俗称抽风、搐搦。

②瘫痫：瘫，即风瘫半身不遂；痫，指癫痫。

③韦囊：古代用皮革制成的药袋。《广韵·八微》：“韦，柔皮也。”

④井花水：即为清晨最先汲取的井泉水，水质洁净清凉。

⑤惊痫瘛疭：惊痫，即惊风或癫痫之疾。瘛为筋脉拘急，疭为筋脉弛缓。瘛疭指动风抽搐。

【释义】

本条论述热盛里实，肝阳亢盛，肝风内动的中风证治。阳热亢盛，气血逆行，炼液成痰，故见惊风癫痫。风邪内动而致风引抽搐；热盛风动，风邪入中经络致瘫痪、半身不遂等症。其治法应当清热泻火、平肝息风，方用风引汤。方中大黄泻血分邪热，引热下行，使热泄谷道；滑石清气分利小便，使热降水道；加之石膏、寒水石咸寒以泻风化之火；紫石英、赤石脂、白石脂重镇潜阳，平肝熄风，除热利湿；龙骨、牡蛎镇惊安神，固敛肝肾；桂枝、干姜反佐以制诸石之寒；甘草和中益气，调和诸药以顾护脾胃之气。

本方十二味共研细末，装入药袋或器具中备用。如用汤剂时，取三指撮（50 ～ 100g 为宜），取井中泉水或平常饮用水 600mL，煮数沸，每次服用 200mL，日三服。方中大黄、干姜、桂枝、甘草的常用量以 10 ～ 15g 为宜，其余药的常用量以 20 ～ 30g 为宜。用散剂时，可依照原方剂量按比例制成散剂，成人每次冲服 5 ～ 10g，每日二至三次。

【应用】

（1）风引汤可用于因阳热炽盛、气血上升引起的中风、瘫痪、癫痫、惊风等证，可清热降火、重镇潜阳、息风定惊。如用于治疗辨证为热盛里实、肝风内动、风火痰瘀内盛的神经系统疾病（包括癫痫大发作、小儿痫症、神经症、狂症等），均可加减使用本方。痰湿壅盛可加二陈汤及胆南星、僵蚕、全蝎等；痰热炽盛可加礞石、海浮石、天竺黄、鲜竹沥等；瘀血阻滞可加三七粉、牡丹皮、红花、川芎等。用于治疗辨证为肝阳亢盛、风火痰内闭清窍的循环系统疾病，可加减使用本方。肝热炽盛重加石决明、龙胆草、怀牛膝等；痰热瘀合邪可加胆南星、红花、牡丹皮、水牛角粉等；神识不清者可加石菖蒲、远志等。有报道，本方对于高热难退，属实热者有较好疗效。

（2）《金匮要略心典》曰本方为“下热清热之剂”。方中大黄为泻热要药，不可虑其攻下而减去不用。

【讨论】

（1）关于风引的含义，古今存在着两种说法：①风引为正气引邪。②风引为风邪引动。张璐《千金方衍义》认为“风引者，风淫末疾，而四肢引动也”，即风邪引起了四肢的抽动，此与后文所说“除热瘫痫”较为符合。

（2）“瘫痫”证为何？现存以下观点：①瘫痫作癫痫。如《金匮要略今释》提到“但除热瘫痫四字，义未充。刘氏《幼幼新书》作除热去癫痫，《楼氏纲目》作除癫痫，其改瘫作癫，于理为得矣”。②瘫痫作瘫痪解。如吴锡璜在《中风论》中将原文更改为“风引汤，除热瘫痪”。③瘫痫为瘫痪与癫痫并见。如赵锡武医案中记录了一瘫痪患者出现肢体剧烈抽动，阵作后尤瘫的现象，赵老认为这是仲景所谓的瘫痫。

（三）血虚风扰

防己地黄湯：治病如狂狀，妄行[①]，獨語不休[②]，無寒熱，其脉浮。

防己一分　桂枝三分　防風三分　甘草二分

上四味，以酒一杯，浸之一宿，絞取汁，生地黄二斤，㕮咀，蒸之如斗米飯久，以銅器盛其汁，更絞地黄汁，和，分再服。

【校注】

①妄行：即行为反常。

②独语不休：即独自一人胡言乱语不停。

【释义】

本条论述血虚风扰所致如狂的治疗。素体心肝阴血亏虚，不能潜镇风阳，形成肝风上扰，引动心火，故见病者如狂、妄行、独语不休。脉浮而身无寒热，表明并无外感，而是风热上扰、阳气外浮之象。治当用防己地黄汤滋阴涵阳、清热祛风。方中生地黄汁，用量最大，取其滋阴养血，降火息风之义；桂枝、防风、防己祛风透邪，行散通利，滋中有行，以养血祛风；甘草益气阴而兼调诸药。

【应用】

（1）从原文所述“治病如狂状，妄行，独语不休”可知，防己地黄汤实为主治属虚如狂的精神病类疾病的方剂。如阴虚血热甚者加天冬、知母、丹参；躁狂不安重者加龙骨、牡蛎、代赭石；肝气郁结者加佛手、郁金、柴胡；兼有痰热者加鲜竹沥、胆南星、桔梗；不识亲疏、妄言乱语、躁动不安者加远志、石菖蒲、合欢花。

（2）本方加减可治疗心悸（包括风湿性心肌炎），辨证属风邪稽留、营血郁热者，本方加麦冬、黄连、木通、赤芍、茯苓。治疗剥脱性皮炎，辨证为血热伤阴、风湿袭表、化火成毒者，本方加荆芥、泽泻、土茯苓、黄连、前胡、野菊花。疗效皆良。

（四）寒伏头风

頭風[①]摩散方

大附子一枚（炮）　鹽等分

上二味爲散，沐了，以方寸匕，已摩[②]疾上，令藥力行。

【校注】

①头风：发作性头痛、头眩或头重之病。

②摩：外敷涂搽之意，一说涂药后按摩。当合参。

【释义】

本方见于《备急千金要方》头面风门及《外台秘要》头风头痛门。头风病，是一种发作性头痛、头眩或头重之病，其病因病机多是气血不足，风寒之邪乘虚侵袭头部经络，脉络瘀滞，经络痉急所致。病在头部经络，故以头风摩散，先用温水沐浴，再用散药外治涂搽按摩头部，用之便捷。方中附子大辛大热，温经散寒，祛风除湿，通络止痛；盐味咸微辛，能入血分去皮肤之风毒，引附子入经络而通血脉。两药合用共奏散风寒止疼痛之功。

【应用】

本方由炮附子大者一枚（约为 20g），盐 20g 组成。将二味药共研细末备用。其用法是温水洗头之后，取药末方寸匕（为 3 ～ 5g），摩涂于痛处，并稍加按摩，使药力行而祛风通络，收效更捷。药量应根据搽摩部位的大小灵活掌握。凡因气血不足，感受风寒湿邪，脉络瘀滞不通所致的头痛、偏头痛、局部肌肤顽麻或疼痛等可用本方治疗。

历节病

一、成因

（一）肝肾不足，水湿浸渍

寸口脉沉而弱，沉即主骨，弱即主筋，沉即爲腎，弱即爲肝。汗出入水中，如水傷心①，歷節黄汗②出，故曰歷節。（四）

【校注】

①如水伤心：心主血脉，如水伤心，犹言水湿内侵伤及血脉。

②黄汗：指关节痛处溢出如汗样黄水，是历节病中的并发症状。此与黄汗病的汗出色黄，遍及全身者不同。

【释义】

本条论述肝肾不足，水湿内侵导致历节病。历节病的发生与内外因均有关。“寸口脉沉而弱”，说明肝肾不足或气血两虚，使得筋骨失养为内因，属历节病之本。因沉脉主骨，而肾藏精主骨，肾气不足则阳气虚衰，故病在里；弱脉主筋，肝主筋而藏血，肝血不足，筋脉失养，故病属虚。肝肾气血不足，筋骨失养，是为历节病的内因。肝肾气血不足，营卫空疏，汗出腠理开泄，更因汗出入于冷水中，或冒雨涉水，水湿之邪乘虚内浸，伤及血脉，浸淫筋骨，留滞关节，气血运行不畅，关节渐致肿大疼痛，甚或溢出黄汗。故遭受风寒湿邪浸渍是导致历节病证的外因，为历节病之标。

【应用】

（1）肝肾气血先虚为历节病之本，风寒湿邪外侵为历节病之标，说明肝肾气血不足，外邪浸淫，伤及血脉留滞关节，是形成历节病的主要病因病机。故在治疗时，既要注重补益气血，调补肝肾之本，又应注重祛风除湿，通阳宣痹治其标，护正祛邪，标本兼顾，方是治疗历节病的有效法则。

（2）由于肝肾不足、筋骨虚弱是历节病发生的内在因素之一，临床对风寒湿痹久治不愈，有骨变筋缩之变化者，常用熟地黄、牛膝、杜仲、川断、桑寄生等药补益肝肾，强壮筋骨。临床亦可选用如独活寄生汤、三痹汤等方药。

（二）胃有蕴热，外感风湿

趺陽①脉浮而滑，滑則穀氣實，浮則汗自出。（五）

【校注】

①趺阳：在足背上五寸骨间动脉处，即足阳明经的冲阳穴。

【释义】

本条论述胃有蕴热，感受风湿的历节病病机。趺阳脉主候胃气，趺阳脉滑为谷气实。素因酒谷不节，致湿热内阻故内热盛实；脉浮为风，风性疏泄则腠理开；里热外越，津液外泄而汗自出。值此汗出腠理空疏之时冒雨涉水，则内热与外邪相搏，亦能成为历节病。

（三）阴血不足，风邪外袭

少陰脉[①]浮而弱，弱則血不足，浮則爲風，風血相搏，即疼痛如掣。（六）

【校注】

①少阴脉：指手少阴神门脉，在掌后锐骨端陷中；足少阴太溪脉，在足内踝后五分陷中。

【释义】

本条论述阴血不足，外受风邪导致的历节病。少阴脉主候心与肾。心主血脉，肾主藏精。少阴脉弱，表明心肾阴血不足，故云“弱则血不足”；脉浮为感受风邪，所以说“浮则为风”。由于阴血不足，风邪乘虚而入，侵及血脉，导致经脉痹阻，气血瘀滞，筋骨失养，故关节疼痛如掣，不能屈伸。

【应用】

本条虽未提出治法，但根据其病机，治疗应以养血为主。“治风先治血，血行风自灭”，所以在养血之中可以加祛风的药物进行治疗，标本兼顾。

【讨论】

对少阴脉注家有不同认识。《金匮要略直解》认为是肾脉，诊在太溪；《医宗金鉴》认为是诊手少阴神门脉；《金匮要略论注》认为是左手尺脉，主肾主阴；李克光《金匮要略讲义》认为是手少阴神门脉与足少阴太溪脉。

（四）气虚饮酒，汗出当风

盛人[①]脉濇小，短氣，自汗出，歷節疼，不可屈伸，此皆飲酒汗出當風所致。（七）

【校注】

①盛人：指身体虚弱，而形体肥胖的人。

【释义】

本条论述气虚湿盛，酒后汗出当风是导致历节病的另一种成因。身体肥胖之人素多痰湿，形盛而气虚，湿盛则阳微，血行不畅，故其脉象多涩小不利；阳气不振，中气不足，故动则气短；中虚而卫阳不固，故时有自汗出；汗出则腠理空虚，风湿之邪易乘虚侵入，更加之饮酒过度，损伤脾胃，湿从内生，郁久化热，湿热郁滞，汗出当风，风湿相抟，痹阻经脉关节，故形成历节疼痛、不可屈伸之病。

【应用】

本条所论临床多见于湿热痹患者。由于饮酒过度，脾胃受损，湿热内阻，汗出受风，内外合邪，形成历节疼痛。临床常见的嘌呤代谢紊乱、血尿酸增高的痛风病证多见如此。

（五）过食酸咸，内伤肝肾

味酸則傷筋，筋傷則緩，名曰泄。鹹則傷骨，骨傷則痿，名曰枯。枯泄相搏，名曰斷泄。榮氣不通，衛不獨行，榮衛俱微，三焦無所御[①]，四屬斷絕[②]，身體羸瘦，獨足腫大，黄汗出，脛冷，假令發熱，便爲歷節也。（九）

【校注】

①御：作统驭、统治讲。

②四属断绝：四属，一指四肢；一指皮、肉、脂、髓。四属断绝，指四肢或皮、肉、脂、髓得不到气血营养。

【释义】

本条论述过食酸咸，内伤肝肾所致的历节病，并与黄汗病鉴别其疑似。五味养人，须调和适当，如果偏嗜太过，反能伤人。如酸味本能补肝，过食酸却反伤肝。肝主筋而藏血，肝伤则筋伤血泄，筋伤则弛缓不用，不能随意运动，谓之“泄”。咸味本能益肾，过食咸却反伤肾。肾主骨而生髓，肾伤则骨伤髓枯，骨伤则痿弱不能行立，谓之“枯”。总而言之，恣食酸咸味太过而无节制，势必损伤肝肾，所以说“枯泄相搏”，谓之“断泄”，也就是肝肾俱伤、精竭血虚之意。由于肝为藏血之脏，肾为元气之根，肝肾俱虚，气血亦因之而衰微，元气不能运行于三焦，肢体失其营养，日渐羸瘦，气血循行发生阻碍，湿浊下注，所以两脚肿大。若无其他症状，只属肝肾虚损。假如胫冷，关节无发热，遍身出黄汗而无痛楚，是为黄汗病；如果胫不冷，发热，关节痛，即使有黄汗，亦仅在关节痛处，是属历节病，二者须鉴别识之。

二、证治

（一）风湿历节

諸肢節疼痛，身體魁羸[①]，脚腫如脱[②]，頭眩短氣，温温[③]欲吐，桂枝芍藥知母湯主之。（八）

桂枝芍藥知母湯方

桂枝四兩　芍藥三兩　甘草二兩　麻黄二兩　生薑五兩　白术五兩　知母四兩　防風四兩　附子二枚（炮）

上九味，以水七升，煮取二升，温服七合，日三服。

【校注】

①身体魁羸：形容关节肿大，身体瘦弱。《医宗金鉴》作“尪羸”（wāng léi 汪雷），是指身体瘦弱。

②脚肿如脱：《说文解字》中，“脚，胫也”，即小腿。脚肿如脱，形容两胫肿胀，且又麻木不仁，不能随意活动，似乎和身体脱离一样。

③温温：作“蕴蕴”解，谓心中郁郁不舒。

【释义】

本条论述历节病风湿偏胜的证治。历节之病，由于风湿之邪，合而流注于筋骨，搏结于关节，气血痹阻不畅，故诸肢节疼痛而肿大；风湿相搏，病久不解，正虚邪盛，营卫气血耗损，故身体逐渐消瘦；湿邪痹阻，流注下焦，气血不通，故小腿肿胀，麻木不仁，如同与身体相脱离，不能随意活动；风湿上犯，干及清窍，则头昏目眩；湿阻中焦，清阳不升，故中气虚而短气；浊邪阻胃，胃失和降，故温温欲吐。本病起于风寒湿邪外袭，痹阻筋脉关节，日渐化热伤阴。治当祛风除湿，温经散寒，佐以滋阴清热，桂枝芍药知母汤主之。方中桂枝、麻黄、防风辛温发散，祛风除湿；附子大辛大热，散寒除湿，通经止痛；白术、甘草、生姜除湿健脾和中；芍药、知母养阴清热。芍药配甘草，酸甘化阴，缓急止痛。诸药相伍，使风去湿除寒散，又可益阴清热，有邪去而正不伤之效。

本证发热是由风湿郁久不解，邪热进而伤阴耗气，故治以祛邪为首务，兼顾养阴，俾风湿去，则痹宣经通，热去阴复，诸证可愈。

【应用】

（1）桂枝芍药知母汤多用于感受风湿、化热伤阴之痹证。本证病程日久，本虚标实，其辨证特点为身体消瘦，关节疼痛、肿大或变形等。治疗上祛风散寒化湿与温阳扶正并用。临证时根据证候复杂情况，可扶正祛邪同用或寒温药物并投。

（2）桂枝芍药知母汤温经散寒，宣痹通阳，佐以养阴清热，凡符合本方证病机者都可加减应用。有报道，本方常用于治疗类风湿关节炎、风湿性关节炎，以及膝关节滑膜炎、坐骨神经痛等疾病。

（3）医案举隅

汪某，女，65岁。患类风湿关节炎已6年余，每逢阴雨天变与外感寒湿即发，发则两手指关节红肿灼痛，头昏短气。现心悸怔忡，口干口黏，诊视两手指关节明显变形，舌质红，苔薄白，中央发黄，脉濡数。此乃风湿历节化热之候，治用桂枝芍药知母汤出入：蜜炙川草乌（先煎）各4g，川桂枝、威灵仙、生白术、茯神、忍冬藤、知母各10g，炙麻黄、防风、三七粉（分吞）各5g，炒白芍、葛根、桑枝各15g，水煎取汁，一日两服。5剂药后，关节灼热肿痛著减，余症趋缓，守方增损连治月余，除指关节变形外，诸症几除。其后曾间断诊治3年余，病情基本控制，发作次数甚少。

按：本例系经确诊的活动性类风湿关节炎，指关节变形而不能屈伸，发时红肿灼痛，治用桂枝芍药知母汤加减甚为对证，反复投用而屡收效验。（张笑平．金匮要略临床新解．合肥：安徽科学技术出版社，2001：378.）

【讨论】

（1）“魁羸”“尪羸”辨。“身体魁羸”出自赵开美本，徐镕本及俞桥本作“身体尪羸”，元刊本及《脉经》作“魁瘰”。郭璞考证，谓“身体魁羸”意为肢体关节肿大而不与关节上下相平。“魁羸”，有身体瘦弱而身体关节弯曲肿痛之意，但此词在古代文献中少有出现。

“尪羸”之“尪”，表示瘦弱多病之意。如慧琳《一切经音义·卷四十一》曰：

“病瘦弱谓之尪。”“尪羸”作为一个词语，在古代文献中常作“羸弱”解，使用较为频繁。结合之后的“脚肿如脱”，及“魁羸”在古代文献中出现的频率而言，“尪羸”似更符合原文的表述。

（2）“脚肿如脱”一证，其争议主要在对“脱”字的解释上。①将“脱”解释为脱离，此句解释为腿部肿胀麻木像与身体脱离一样。②将“脱”解释为肉脱，即瘦之太甚之意。③将“脱”解释为脱出、冒出，“如脱”即腿肿了像冒出来一样。④《尔雅》郭璞注“脱，谓剥皮也”，司马彪进一步解释为“新出皮悦好也”，即形容小腿肿胀，皮肤薄嫩透亮有光泽，如新生之皮一样。此四种解释，皆是从文字训诂方面理解。依据《外台秘要·卷第十四·历节风方》记载“又松节酒，主历节风，四肢疼痛犹如解落方”，可知“脱”应与“解落”“堕落”相对应，解释为脱落分离。

（二）寒湿历节

病歷節不可屈伸，疼痛，烏頭湯主之。（十）

烏頭湯方：治脚氣疼痛，不可屈伸。

麻黄　芍藥　黄耆各三兩　甘草三兩（炙）　川烏五枚（㕮咀，以蜜二升，煎取一升，即出烏頭）

上五味，㕮咀四味，以水三升，煮取一升，去滓，内蜜煎中，更煎之，服七合。不知，盡服之。

【释义】

本条论述历节病寒湿偏胜的证治。寒邪胜者为痛痹。寒湿俱盛，留滞关节，痹阻筋脉，气血运行不畅，故身体多处关节疼痛、肿大，甚至屈伸不利，日久可见关节变形。其病变关节不热不红，多为固定疼痛或呈冷痛，得温则减，遇寒加剧，或局部喜热敷，脉象沉紧，形体虚羸。治用乌头汤，温经散寒，除湿止痛。方中乌头温经散寒，除湿止痛，通阳行痹；麻黄祛风发汗，以散寒湿；芍药、甘草酸甘柔筋，缓急止痛；黄芪温分肉，益气固卫行湿，既可助麻黄、乌头温经散寒，又可防麻黄过汗伤阳；白蜜甘缓，解乌头毒性，并缓诸药之燥。诸药合用，能使风寒湿邪得微汗而解，又不损伤正气。

【应用】

（1）乌头汤主治寒湿历节，其辨证要点是关节冷痛剧烈，痛处固定，得热则减，多伴有阳虚畏寒症状。乌头汤中乌头用量较大，说明其寒湿之象及疼痛症状均较突出，故重用乌头止痛。桂枝芍药知母汤主治风湿历节，其辨证要点是关节痛处游走、并可伴局部灼热或皮肤发红，多伴有阴虚或热象。方中用炮附子温经散寒止痛，又重用知母与芍药养阴清热，因其病情已有风湿化热伤阴之机。

（2）乌头汤温经散寒，除湿止痛。临床上凡符合本证病机者，均可加减应用。如用于治疗风湿性关节炎、类风湿关节炎，辨证为寒湿内盛，痹阻经脉关节，痛剧寒甚者，加北细辛、干姜、威灵仙；湿甚者，加苍术、茯苓；关节肿痛灼热者，加薏苡仁、黄柏、桑枝；气血瘀滞者加当归、川芎。治疗坐骨神经痛，寒湿甚痛剧者，加制草乌、五加皮、川断、威灵仙；阳虚寒甚者，加黄芪、当归、附子；湿重者加羌活、苍术、白芥子；久病痼疾，顽痛不已者，加全蝎、蜈蚣。

（3）医案举隅

段老医师次子，12岁，一夏日清晨忽病。症见：全身骨节疼痛，下肢尤甚，不能转侧屈伸，近之则痛剧，唇干不欲饮，舌质淡，苔白滑，脉浮数有力。段老师诊曰：此证由于内蕴寒湿，风邪束表，风、寒、湿相搏而发为历节。仲景书言之甚详，乌头汤证也。遂书乌头汤原方：麻黄6g，黄芪21g，白芍15g，川乌头2枚切片，甘草6g，蜂蜜125g。即日八时，段老师亲手遵古法熬汤药，约十时许，待药液大温，两料并用。服后一小时，见患者汗出如洗，黏着如胶，并言头大如箩筐，手软似抽筋，身轻如飞飘飘然也。师曰：此风、寒、湿邪外达，乌头瞑眩之征，药已中病，佳兆也。药后汗渐止，言口渴，进温茶半杯，当即痛减，肢体活动亦觉灵便。

按：患者素食甘肥瓜果无度，炎夏饮冷贪水太过，久蕴寒湿于内，又暑夜当窗而睡，复受风邪，内外相感，发为历节，此是得病根源。乌头汤一方，出自《金匮要略》。原文云："病历节不可屈伸，疼痛，乌头汤主之。"乌头性大毒，入肝善于驱风散寒，故风寒痹痛、筋脉牵急等证，必以乌头治之，然必以蜜煎方可服用。用蜜煎有二义，一是可制乌头燥热之毒，二是取蜜之甘润益血养筋。更有麻黄通阳发汗，而开痹着，使真阳宣，寒邪自除；芍药于开中敛阴，缓其急迫；黄芪、甘草，固表培中，共使痹着开而病自愈，此本方之所以奏效迅速也。［段星三，段天禄，段国兴整理．段彩庭儿科医案五则．河南中医学院学报，1980（1）：54-57.］

礬石湯：治脚氣衝心①。

礬石二兩

上一味，以漿水一斗五升，煎三五沸，浸脚良。

【校注】

①脚气冲心：指脚气病而见心悸，气喘，呕吐诸症。

【释义】

本条论脚气冲心的外治法。脚气病，指湿邪下注所致的腿脚肿胀重痛之病，以脚腿肿胀重痛，或软弱无力、麻木不仁为特点，严重者可出现心悸、气喘、胸闷、呕吐等症。本病因湿气上冲心肺引起，故称脚气冲心。矾石即明矾，其味酸性寒，有除湿解毒之功，浆水煎煮，以增清热解毒、利湿止痒之效。故脚气上冲，用矾石汤温洗浸脚，以燥湿降浊，清热解毒。

【附方】

古今録驗①續命湯：治中風痱②，身體不能自收，口不能言，冒昧不知痛處，或拘急不得轉側。姚云：與大續命同，兼治婦人產後去血者，及老人小兒。

麻黄　桂枝　當歸　人參　石膏　乾薑　甘草各三兩　芎藭一兩　杏仁四十枚

上九味，以水一斗，煮取四升，溫服一升，當小汗，薄覆脊③，憑几坐，

汗出則愈；不汗，更服。無所禁，勿當風。並治但伏不得臥，咳逆上氣，面目浮腫。

【校注】

①古今录验：书名，作者甄权，隋唐时代人。

②中风痱：楼氏《医学纲目》云“痱，废也”。中风痱，又称风痱，即中风偏枯证，手足痿废不用故名。

③薄覆脊：稍加衣被覆盖背部。

【释义】

本条论述气血两虚兼风寒之中风偏枯的证治。中风痱，即指中风偏枯之证。因气血虚衰，风邪入中脏腑，窒塞清窍，故口不能言语，冒昧不知痛处；风邪入中，痹阻经脉，气血不通，故身体不能自收持，或拘急不得转侧。治宜祛风散寒，益气养血，用古今录验续命汤。方中人参、甘草、干姜扶正固本，益气温中；当归、川芎养血通络，活血化瘀；麻黄、桂枝祛风散寒，通阳行痹；石膏、杏仁清热肃肺。使风邪外散，气血畅旺，营卫通调，则风痱自愈。在方后煎服法中明确指出，“温服一升，当小汗，薄覆脊，凭几坐，汗出则愈；若不汗，更服。”

千金三黃湯：治中風手足拘急，百節疼痛，煩熱心亂，惡寒，經日不欲飲食。

麻黄五分　獨活四分　細辛二分　黄耆二分　黄芩三分

上五味，以水六升，煮取二升，分温三服，一服小汗，二服大汗。心熱[①]加大黄二分，腹滿加枳實一枚，氣逆加人參三分，悸加牡蠣三分，渴加栝樓根三分，先有寒加附子一枚。

【校注】

①心热：指胃肠实热积滞。

【释义】

本条论述卫虚感受风邪的证治。卫气不足，风邪外中，伤及肌表，营卫不和，则恶寒；痹阻经脉关节，气血不通，故手足拘急，百节疼痛；风为阳邪，最易化热，热扰心神，故烦热心乱；里热伤脾，脾失运化，故不欲饮食。治当祛风散寒，益气固表，兼以清热，用三黄汤。方中麻黄、独活、细辛祛风散寒，通络止痛；黄芪益气固表；黄芩清热降火。如邪热内结成实，发热便秘，则用大黄泻热通腑。

本方虽列于中风诸证之后，但并不属于真中风之证，乃属治风湿发汗之剂，故方后指出，“分温三服，一服小汗，二服大汗”，说明服本方后应有汗出，使风邪得以外泄。

近效方术附湯：治風虚[①]頭重眩，苦極，不知食味，暖肌補中，益精氣。

白术二兩　附子一枚半（炮去皮）　甘草一兩（炙）

上三味剉，每五錢匕，薑五片，棗一枚。水盞半，煎七分，去滓，温服。

【校注】

①风虚：指阳虚畏寒恶风。

【释义】

本条论述阳虚夹风寒的头眩证治。因脾肾阳虚，水湿不化，清阳不升，御邪无力，风寒内侵，故见畏风寒，头重昏眩，痛苦之极；寒湿内盛，脾阳被困，运化失职，故饮食乏味。治宜温肾壮阳，健脾除湿，用术附汤。方中附子温肾阳；白术、甘草健脾除湿，补中益气；生姜、大枣温胃散寒，调和营卫。

崔氏八味丸：治脚氣上入，少腹不仁。

乾地黄八兩　山茱萸四兩　薯蕷四兩　澤瀉　茯苓　牡丹皮各三兩　桂枝一兩　附子一兩（炮）

上八味，末之，煉蜜和丸，梧子大。酒下十五丸，日再服。

【释义】

本条论述肾气虚脚气病的证治。肾主化气行水，肾气不足，气化失职，水湿内停，湿浊下注，则腿脚肿胀，发为脚气。水湿内聚，循经上逆，故少腹不仁，拘急不舒。此皆由肾气不足，气化无权所致。治宜温补肾气，化气行水，用八味丸主治。方中桂枝、附子温补肾阳，以助气化；生地黄、山茱萸、山药养血填精，以滋补肾阴；茯苓、泽泻健脾利湿，以化湿浊；牡丹皮养血行血兼清虚热。本方补而不滞，滋而不腻，肾气不足诸证可以本方治之。

【讨论】

为什么称崔氏八味丸？八味丸为崔氏所创吗？现今认为，崔氏即隋唐名医崔知悌。《唐书・经籍志》载其医学著作《崔氏纂要方》，现已亡佚。据此条可以推测该书中收录了仲景“八味丸治脚气上入，少腹不仁”一条，所以林亿等人才会将其转录入附方之中。《外台秘要》云：“又若脚气上入少腹，少腹不仁，即服张仲景八味丸方。”因王焘与崔知悌年代相近，且《外台秘要》又单列八味丸，可知崔氏八味丸即为“张仲景八味丸”。

千金方越婢加术湯：治肉極[①]，熱則身體津脫，腠理開，汗大泄，厲風氣，下焦脚弱。

麻黄六兩　石膏半斤　生薑三兩　甘草二兩　白术四兩　大棗十五枚

上六味，以水六升，先煮麻黄去上沫，内諸藥，煮取三升，分温三服。惡風加附子一枚，炮。

【校注】

①肉极：病名，指肌肉极度消瘦。

【释义】

本条论述肉极的证治。脾虚不能运化水谷精微，反为风湿外侵，与内湿相合，湿郁化热，迫津外出，津伤液脱，久则肌肉消灼，形体消瘦，故曰肉极。腠理不固而汗大泄，风邪疠气乘虚客于营血，营郁化热，营卫气血壅滞不利，则为疠风气。脾虚则不能化生营卫气血以充养四肢，故下肢软弱无力。治当疏风清热，调和营卫，用千金越婢加术汤。方中麻黄散风湿，白术健脾除湿，二者相伍，相得益彰，并行表里之湿；石膏清郁热；生姜、大枣、甘草调和营卫而益脾胃。

小结

本篇论述中风和历节两病的发病原因、证候及辨证论治。对中风病着重论述了发病机理及不同脉证。从论述中风所说的“脉微而数”“此为痹”“紧则为寒，浮则为虚”等经旨来看，可知中风是由脏腑衰弱，气血两虚，经脉痹阻，加之外因诱发所导致。条文指出了中风一般见证是口眼㖞斜、半身不遂。根据病情轻重，中风有在络、在经、入腑、入脏等不同症状。篇中虽未出主治方剂，但从所附的侯氏黑散、风引汤、防己地黄汤三个方剂，不难看出仲景是以扶正驱邪、清热息风、养血祛风等为主要措施，但具体治疗方法，还须结合后世方书，方较为全面。

关于历节病的论述，内因方面指出了肝肾两虚和气血不足，外因方面可归纳为汗出入水中，饮酒汗出当风和风血相搏。历节病的主要症状是关节疼痛肿大，痛处出黄汗。其证治有偏于风湿的桂枝芍药知母汤和偏于寒湿的乌头汤，总以祛风寒湿邪、通阳行痹、舒筋活络为原则。

思考题

1. 中风与历节为何要合篇论述？
2.《金匮要略》对中风的病因、主症是怎样认识的？
3.《金匮要略》对于中风病的辨证分型、临床表现有何论述？
4. 历节病的成因是什么？
5. 简述历节病的辨证施治。
6. 桂枝芍药知母汤的组成及适应证是什么？
7. 乌头汤的组成及适应证是什么？
8. 临床上使用乌头的注意事项是什么？

血痹虚劳病脉证并治第六

本篇论述血痹、虚劳两病的病因、病机及证治。由于两病皆因气血虚损而致病，故合为一篇论述，但重点在于论述虚劳病。

本篇所论血痹，是以气血不足、感受外邪所引起的以肢体局部麻木为主症的疾病。关于血痹的成因，《素问·五脏生成》曰："卧出而风吹之，血凝于肤者为痹。"故血痹和风寒湿三气杂感所致的痹证在病因上有所不同；在证候表现上，血痹以周身或局部肌肤麻木无痛感，甚或伴有酸痛为特点；痹证则以肢节筋骨疼痛为特点。

本篇所论虚劳，范围较为广泛。凡是由于劳伤所致的慢性衰弱性疾患，皆称为虚劳，亦即《金匮要略·脏腑经络先后病脉证》篇所载由五劳、七伤、六极所形成的诸多慢性衰弱性疾病。虚劳古今含义不一，《研经言》谓："今之所谓虚劳，古之所谓蒸也；古之所谓虚劳，今之所谓脱力也。"虚劳发病机理为五脏气血阴阳虚损，补益脾肾是治疗虚劳的重要措施。

血痹病

一、成因与轻证

問曰：血痹病從何得之？師曰：夫尊榮人①骨弱②肌膚盛③，重④因疲勞汗出，臥不時動摇，加被微風，遂得之。但以脉自微濇⑤，在寸口、關上小緊，宜鍼引陽氣，令脉和緊去則愈。（一）

【校注】

①尊荣人：指养尊处优的人。

②骨弱：骨弱相对于"肌肤盛"而言，即相对于肌肤肥胖，骨骼脆弱。

③肌肤盛：即肌肤丰盈，体态肥胖。《广韵》曰："盛，多也。"

④重：意谓又或再。《广雅疏正》曰："重，再也。"

⑤脉微涩：脉象微弱，往来不利。《伤寒论·平脉法》云："寸口脉微而涩，微者卫气不行，涩者荣血不足。"

【释义】

本条论述血痹病的成因及轻证的治疗。凡素食肥甘、养尊处优、好逸恶劳之人，肌肉虽然丰盛，实则筋骨脆弱，腠理不固，因而抵抗病邪的能力薄弱，稍微活动，即体疲汗出，汗出则阳气更虚，虽感微风亦足以引起疾病。脉微主阳气虚弱，脉涩主血行不畅，脉紧是外受风寒之象。总之，血痹为体虚受风，卫阳不足，血行不畅所致。故用针刺法以引动阳气，气行则血行，阳气行则外邪去，邪去则脉和而不紧，气血调和，血痹自愈。

【讨论】

（1）本条“但以脉自微涩，在寸口、关上小紧”句，诸本句读不同。有本读作“但以脉自微，涩在寸口，关上小紧”；另种读作“但以脉自微涩在寸口，关上小紧”。

（2）血痹是卫气营血不足，感受风寒，致阳气痹阻，血行不畅，出现局部肌肤麻木不仁的病证。治以针引阳气，以达“气行则血行”之妙。血痹因风寒而诱发，治疗不独治邪气，而以通行气血为要，即所谓“血行风自灭”，具有临床指导意义。

二、重证

血痹陰陽俱微[①]，寸口、關上微，尺中小緊，外證身體不仁[②]，如風痹[③]狀，黄耆桂枝五物湯主之。（二）

黄耆桂枝五物湯方

黄耆三兩　芍藥三兩　桂枝三兩　生薑六兩　大棗十二枚

上五味，以水六升，煮取二升，温服七合，日三服。一方有人參。

【校注】

①阴阳俱微：犹言营卫不足。《广韵》曰：“微，少也。”

②身体不仁：指肌肤知觉迟钝，麻木不觉痛痒。

③风痹：痹证的一种，以肢节疼痛、游走不定为主症。

【释义】

本条论述血痹病重证的证治。阴阳俱微，指素体络脉空虚，营卫血气不足。寸口、关上微为阳气不足；尺中小紧为感受外邪。阳气不足，阴血涩滞，血行阻滞，肌肤失荣，故外证身体不仁，或出现游走性疼痛，所以说“如风痹状”。此时，若仅治以针引阳气，则力有不及，如《灵枢·邪气脏腑病形》篇谓：“阴阳形气俱不足，勿取以针，而调以甘药也。”故用黄芪桂枝五物汤通阳行痹。

黄芪桂枝五物汤即桂枝汤去甘草，倍生姜，加黄芪组成。黄芪甘温益气，桂枝温通经脉，倍生姜以助桂枝走表散邪，芍药和营理血，生姜、大枣调和营卫。五味相伍，温、补、通、行并用，益气温阳，祛邪行痹。

【应用】

（1）黄芪桂枝五物汤证的辨证要点是局部肌肤麻木不仁，伴轻微游走性疼痛。病因病机为营卫气血不足，感受风邪，血行凝滞，痹阻局部肌肤。本条病情较上条为重，“寸口、关上微”脉象反映内虚为甚，“尺中小紧”，说明邪入已深。“外证身体不仁，如风痹状”，说明症状以麻木不仁，伴有游走性疼痛为主。治疗以黄芪桂枝五物汤通阳行痹。

（2）黄芪桂枝五物汤具有振奋阳气、温通血脉、调畅营卫的作用，凡证属气虚血滞、营卫不和者，皆可选用。黄芪桂枝五物汤可治疗病机为气血不足、风寒之邪侵袭经络所致的多种疾病。如产后血痹身痛、脑血管意外后遗症、面神经麻痹、末梢神经炎等疾病。下肢痛加杜仲、牛膝、木瓜；上肢痛加防风、秦艽、羌活；腰疼重加补肾脂、续断、狗脊、肉桂等。

（3）医案举隅

尤某，女，38岁，工人。1982年5月5日初诊。半年前，患者始觉双足发凉、双膝酸软无力，继而从膝以下麻木、皮下如有蚁行，触之疼痛。西医检查肌张力减退，腱反射消失，诊断为“多发性神经炎”。曾用维生素B_1、B_2等治疗数月，未见效果。来诊时面色憔悴，舌淡，脉缓，月经量少愈期。证属阳气虚衰、寒凝血滞，治以调和营卫、通阳行痹，黄芪桂枝五物汤加味。北黄芪15g，桂枝尖10g，京赤芍10g，鲜生姜6g，大红枣7枚，当归尾10g，鸡血藤15g，忍冬藤15g，炙甘草10g，15剂。二诊（5月22日），肢麻足凉明显减轻，精神亦好，仍宗前方续服15剂。

按：古人有“血虚则麻，血瘀则木”的说法，但临床麻木常常并见。本病既麻且木，皮下如有蚁行，乃气血不足，营卫不能正常运行所致。治疗总以双补气血、调和营卫为大法，方以黄芪桂枝五物汤原方加当归、甘草、鸡血藤、忍冬藤。立方大意是：黄芪益气；当归补血；桂枝和芍药、生姜和大枣、忍冬藤和鸡血藤，两两相配，调和营卫；甘草调和诸药。且甘草配桂枝，辛甘合化，最擅温通阳气。此方服后，气血足，营卫和，阳气行，则麻木之证无不愈矣。[戴玉.洪子云运用黄芪桂枝五物汤的经验.四川中医，1984（4）：22-23.]

【讨论】

（1）本篇治疗血痹主用通阳之法，而未采用气血双补或活血通络治法。因血痹病乃阳气不足，感受风寒，致阳气不通，血行痹阻。故治疗以通阳为主，或用针刺，或用药物，阳行邪去，气行血行。如用滋腻之品阴阳气血并补，则碍邪滞气。如用活血通络之品多有破气伤正之弊，用之不仅不能行滞，反损其气。所以仲景治疗血痹，主以通阳宣痹。

（2）《医宗金鉴·杂病心法要诀》对本方见解深刻，谓：“黄芪五物汤，治因虚召风，中人经络而病半身不遂……此方屡试屡效者，其功力专于补外，所以不用人参补内，甘草补中也。”

虚劳病

一、脉象总纲

夫男子平人[①]，脉大爲勞，極虚亦爲勞。（三）

【校注】

①平人：即《难经》所谓“脉病形不病”者。

【释义】

本条论述虚劳病的两大纲脉。肾为先天之本，主藏精，精气耗损是导致虚劳的主因之一。男子以精气为重，女子以血为主，故以房劳、劳倦等内伤精气为主的虚劳病，古代以男子为多，故本篇条文多标明“男子”，但不可拘泥。“平人”是意味着从外形看来好象无病，实则内脏气血已经亏损，其从脉象上可以反映出来。如“脉大为劳”之脉，为轻取脉形浮大，重按无神、无力、无根，这种外似有余，内实不足之脉，易给人以假象，阴虚阳浮者多见此脉；“极虚亦为劳”之极虚脉，为轻取、重按皆极虚弱无力，乃精气内损的本脉。脉大与极虚虽形态不同，但皆为虚劳病的主要脉象。

【讨论】

（1）本条提示脉象对虚劳病诊断的重要性。虚劳病多从内损，早期可无明显外证，似是平人，即《难经》所谓“脉病形不病”。临床上，不可忽视外形无病，应注意脉象诊察。

（2）虚劳病的主脉有脉大、脉极虚两类。肾为先天之本，主藏精，精不足则阴虚，阴虚则阳浮，可现脉大无力。脉大无力是虚劳病的反映。脉大可见于多种虚证，脉证不符者预后较差。若大而有力，则为实证，应加以区别。脉极虚为虚、弱、细、微等一类不足的脉象，可见于精气内夺。

二、辨证

（一）血虚失养

男子面色薄[①]者，主渴及亡血，卒喘悸，脉浮者，裏虚也。（四）

【校注】

①面色薄：指面形瘦薄，色淡白无华。

【释义】

本条论述阴血不足的虚劳脉症。《素问·五脏生成》谓：“心之合脉也，其荣色也。”亡血伤津致阴血亏损，精血不能上荣，故面色薄白少华；津血同源，血亏则津少，故口渴；精气不充，肾不纳气而气喘；心失所养则心悸。阴血不足，虚阳浮越于上，则脉浮而无力，亦属虚劳“脉大为劳”之范畴。

【讨论】

1.本条四诊合参以诊断虚劳病。虚劳病出现喘悸，多是稍劳即发，坐卧则略定，与痰饮之喘、水饮凌心之悸有所不同，临床当予以鉴别。

2.本条所论“面色薄”，除淡白无华外，临床亦可见面泛红晕如妆，是为阴虚阳浮之象。

（二）气血两虚

男子脉虚沉弦[①]，無寒熱，短氣裏急，小便不利，面色白，時目瞑[②]，兼衄，少腹滿，此爲勞使之然。（五）

【校注】

①脉虚沉弦：谓沉取虚软，弦而无力。

②目瞑：即目眩，谓两目昏花。

【释义】

本条论述气血两虚的虚劳脉症。虚劳病脉象沉取，弦而无力，又无外感寒热者，是属气血两虚。面色白、时目瞑、衄是肝脾血虚所致；短气里急、小便不利、少腹满，是肝血不足，精血虚损，肾气不充，气化不利所致。凡此脉症，属于虚劳，故云“此为劳使之然”。

（三）虚劳与季节

勞之爲病，其脉浮大，手足煩[1]，春夏劇，秋冬瘥[2]，陰寒精自出，酸削[3]不能行。（六）

【校注】

①手足烦：指手足心烦热。

②瘥：病愈也。

③酸削：腰膝酸软，两腿消瘦。

【释义】

本条论述虚劳与季节的关系。“脉浮大”乃真阴不足，虚阳外浮。手足为诸阳之本，素体阴精不足，虚热内生则手足烦热。“精自出”即遗精或滑精，是为精关不固，阴不内守。肾藏精主骨，肾精亏耗，骨失所养，则两腿肌肉消瘦，酸痛无力。病本阴虚有热，春夏为阳，阳气外浮，则阴愈虚，故病加重；秋冬为阴，病得时令之助，故病减轻。

（四）虚劳无子

男子脉浮弱而濇，爲無子，精氣清冷一作泠。**（七）**

【释义】

本条论述肾虚无子的脉症。脉涩弱而不流利，提示真阳不足精血衰少；精气清冷是为真阴真阳俱虚，精气俱亏，不能授胎，故无子。

（五）虚劳盗汗

男子平人，脉虚弱細微者，喜盗汗也。（九）

【释义】

本条论述虚劳盗汗的脉症。“男子平人”者，形不病而脉病也。若脉见虚弱细微，为阴阳气血皆虚之象，阳虚不固，阴虚不守，则易发生盗汗。

【讨论】

此类盗汗的治疗，可用桂枝加龙骨牡蛎汤，或《外台秘要》的二加龙骨牡蛎汤（即桂枝加龙牡汤去桂枝，加附子、白薇）。如属于阴虚火旺的盗汗，表现为心烦、舌红、脉浮数或弦细而急，应选用当归六黄汤。

（六）虚劳脉大

人年五六十[1]，其病脉大者，痹侠背行[2]，苦腸鳴，馬刀、俠癭[3]者，皆爲勞得之。（十）

【校注】

①人年五六十：《素问·阴阳应象大论》曰："年五十，体重，耳目不聪明矣；年六十阴痿，气大衰，九窍不利，下虚上实，涕泣俱出矣。"

②痹侠背行："侠"与"夹"同。痹侠背行即脊背两侧有麻木感。

③马刀、侠瘿：结核生于腋下，形如马刀的名为"马刀"；生于颈旁如贯珠者，名为"侠瘿"。

【释义】

本条论述虚劳病的证候。人年五六十，精气内衰，经脉失养，其病脉大按之无力，脊背两侧有麻木之感觉；若脾气虚寒，运化失职则致腹中肠鸣；如阴虚内热与痰相结则患马刀、侠瘿之病。以上三种病证，虽有虚寒、虚热、夹痰的不同，但皆为劳所致则是一致的。

【讨论】

"苦肠鸣"一症，与上下文文义不属，疑是下条衍入。

（七）虚劳脱气

脉沉小遲，名脱氣[1]，其人疾行則喘喝[2]，手足逆寒，腹滿，甚則溏泄，食不消化也。（十一）

【校注】

①脱气：指阳气虚衰证。

②喘喝：指气喘而有声。

【释义】

本条论述虚劳病阳气虚衰的脉症。脉沉小迟，为脾肾阳气俱虚，肾阳衰竭，不能纳气归源，故快步行走或稍事活动则气喘吁吁，故曰"脱气"，即阳气虚衰之证。阳虚则寒，寒盛于外，四末不温，故手足逆冷；肾阳不能温暖脾土，则脾阳亦衰，脾失运化则腹满，甚至可见溏泄，饮食不能消化。本证治法，前人多主张用理中汤加附子以温脾肾之阳，可以取法。

（八）虚劳革脉

脉弦而大，弦則爲減，大則爲芤，減則爲寒，芤則爲虚，虚寒相搏，此名爲革。婦人則半産[1]、漏下[2]，男子則亡血、失精。（十二）

【校注】

①半产：即流产，亦称小产或小月。

②漏下：指非经期而阴道出血淋漓不断。

【释义】

本条论述虚劳病精血亏损的脉症。条文并举弦大两脉以释革脉。弦脉状如弓弦；大脉波幅洪大。革脉浮取似弦，按之力减，故曰“弦则为减”；革脉虽大，但外大中空，类似芤脉，故曰“大则为芤”。革脉之象则为弦减大芤，如按鼓皮，主精血亏损。故妇人见革脉多主漏下或半产，男子见革脉为亡血或失精之患。

革脉和芤脉相类，皆是弦大无力的脉象，但革脉较芤脉略硬，两者多出现于失血亡精之人，是阴气大伤、虚阳外浮之象，治法上都应补阳摄阴或益气生血。

三、证治

（一）虚劳失精

夫失精家[①]，少腹弦急，陰頭寒，目眩一作目眶痛，髮落，脉極虛芤遲，爲清穀、亡血、失精。脉得諸芤動微緊，男子失精，女子夢交[②]，桂枝加龍骨牡蠣湯主之。（八）

桂枝加龍骨牡蠣湯方《小品》云：虛羸浮熱汗出者，除桂，加白薇、附子各三分，故曰二加龍骨湯。

桂枝　芍藥　生薑各三兩　甘草二兩　大棗十二枚　龍骨　牡蠣各三兩

上七味，以水七升，煮取三升，分温三服。

【校注】

①失精家：经常梦遗或滑精之人。

②梦交：夜梦中与人性交。

【释义】

本条论述虚劳病失精家的证治。素有遗精病者，精耗太过，阴损及阳，故小腹弦急，外阴部寒冷；精衰血亏，阴血不能养目荣发，故目眩、发落。脉极虚谓脉极虚弱无力，脉芤谓浮大中空无根，脉迟谓迟缓无神，三者皆属“极虚亦为劳”的虚劳脉象。此脉象不仅见于失精家，亦见于下利清谷，或亡血的患者。

芤动为阳，微紧为阴，所谓“脉得诸芤动微紧”，是说或见芤动，或见微紧，并非四种脉象同时出现。本证为阳失去阴的涵养，浮而不敛，阴失去阳的固摄，走而不守，导致心肾不交，精关不固，故表现为男子梦遗，或女子梦交。

本证为精血亏损，阴损及阳，阴阳两虚，失于调和之候，故以桂枝加龙骨牡蛎汤调和阴阳，固阴潜阳，交通心肾。桂枝加龙骨牡蛎汤，即桂枝汤加龙骨、牡蛎。方以桂枝汤调和阴阳；龙骨、牡蛎潜镇固涩、宁心安神。

【应用】

（1）桂枝加龙骨牡蛎汤的辨证要点，为经常梦遗、滑精或梦交、头昏、目眩、发落、少腹弦急不舒、外阴寒冷。其病机为阴损及阳，阴阳两虚。治宜调补阴阳，固精安神。

（2）现代临床常用桂枝加龙骨牡蛎汤适当加减，治疗病机属于阴阳两虚的多种疾病，如遗尿、遗精、阳痿、心悸、自汗、盗汗等病证。

（3）医案举隅

文某，男，31岁，工人。自述遗精眩晕6年，近日加剧。因少年误犯手淫，6年前开始梦中遗精，夜寐不安，次日则头晕目眩，遇劳则剧，甚至步态不稳，另兼头晕耳鸣，早泄，结婚已5年未育，舌质正常，脉细弱。此为阴阳两虚，阴不内守，阳失固摄之证。宜以调和阴阳，固涩潜镇。方用桂枝加龙牡汤加味。桂枝10g，龙骨25g，牡蛎25g，金樱子18g，枸杞18g，天麻10g，甘草10g，大枣10g。进8剂眩晕止，早泄消失。一年后其妻顺产一男婴。[魏传余.仲景方药治眩之验案九则.成都中医学院学报，1989（3）：32.]

按：少年手淫且遗精6年，实本条所言“失精家”；头晕、目眩、耳鸣、夜寐不安，是为肾精亏虚；结婚多年未育实属“精气清冷”。治疗用桂枝加龙牡汤加味，调和阴阳，固涩潜镇。

【讨论】

（1）《伤寒论》以桂枝汤治疗太阳中风证和自汗出证，取其疏风解肌、调和营卫的功效。在桂枝加龙骨牡蛎汤中，桂枝汤既可辛甘养阳，温补阳气，又可酸甘化阴，补养阴血，因此具有调和阴阳的作用，可治疗由于虚劳失精引起的虚劳阴阳两虚证。诚如徐忠可所言：“桂枝汤，外证得之，解肌和营卫；内证得之，化气调阴阳。”

（2）“脉极虚芤迟，为清谷、亡血，失精。脉得诸芤动微紧，男子失精，女子梦交”，说明不同疾病可见相同之脉。如亡血、下利清谷、失精，均可见到极虚或芤迟之脉，失精、梦交同样可见芤动微紧之脉；而同一疾病也可出现不同的脉象，如失精，既可见极虚芤迟，又可见芤动微紧的脉象。

天雄散方

天雄三兩（炮）　白术八兩　桂枝六兩　龍骨三兩

上四味，杵爲散，酒服半錢匕，日三服，不知，稍增之。

【释义】

本方缺主治证候。据《方药考》云：“此为补阳摄阴之方，治男子失精，腰膝冷痛。”《备急千金要方》用以治五劳七伤，《外台秘要》用以治男子失精。方以天雄为君，补命门之火而固先天之本，《金匮要略方论本义》云：“天雄散一方，纯以温补中阳为主，以收涩肾精为佐。”桂枝温通血脉，使心阳得振；白术量重健脾以助运化，开其化源；龙骨收敛浮阳，固摄阴精。

【讨论】

天雄散之主治证，一云为“脉极虚芤迟，为清谷、亡血，失精”者；另据明洪武抄本《金匮要略》，在“桂枝加龙骨牡蛎汤主之”之后，有“天雄散亦主之”，可见，天雄散与桂枝加龙骨牡蛎汤主治证相同。方中天雄与桂枝均为辛热温散之品，非脾肾阳虚之失精者，切勿轻易使用。

（二）虚劳腹痛

虚勞裏急[①]，悸，衄，腹中痛，夢失精，四肢痠疼，手足煩熱，咽乾口燥，小建中湯主之。（十三）

小建中湯方

桂枝三兩（去皮）　甘草三兩（炙）　大棗十二枚　芍藥六兩　生薑三兩　膠飴一升

上六味，以水七升，煮取三升，去滓，内膠飴，更上微火消解，温服一升，日三服。嘔家不可用建中湯，以甜故也。《千金》療男女因積冷氣滯，或大病後不復常，苦四肢沈重，骨肉痠疼，吸吸少氣，行動喘乏，胸滿氣急，腰背強痛，心中虛悸，咽乾唇燥，面體少色，或飲食無味，脇肋腹脹，頭重不舉，多臥少起，甚者積年，輕者百日，漸致瘦弱，五藏氣竭，則難可復常，六脉俱不足，虛寒乏氣，少腹拘急，羸瘠百病，名曰黄耆建中湯，又有人參二兩。

【校注】

①里急：指腹中拘急，按之有抵抗感。

【释义】

本条论述虚劳病虚劳里急的证治。人体阴阳相互维系，虚劳病往往阴损及阳，或阳损及阴，导致阴阳两虚，从而产生寒热错杂的病证。如偏于热，则见衄血、手足烦热、咽干口燥。如偏于寒，则为里急、腹痛。心营不足，则心悸。阳虚阴不内守则梦交失精。气血不能营养四肢则酸痛。此皆是气血亏损，阴阳失调所致。治虚劳调阴阳，关键在于脾胃。因脾胃为五脏六腑之海，气血营卫生化之源。故用小建中汤甘辛以化阳，酸甘以助阴。如《金匮要略心典》所说："是方甘与辛合而生阳，酸得甘助而生阴，阴阳相生，中气自立。是故求阴阳之和者，必求于中气，求中气之立者，必以建中也。"由此可知在阴阳两虚的病情下，补阴则碍阳，补阳必损阴，唯有用甘温之剂以恢复脾胃的健运功能，则营养得充，气血自生，营卫和调，而偏寒偏热的症状自然消失。《灵枢·终始》曰"阴阳俱不足，补阳则阴竭，泻阴则阳脱，如是者可将以甘药，不可饮以至剂"，即本条立法处方之所本也。

小建中汤以桂枝汤为主，辛以开阳，甘以健脾，辛与甘合，酸与甘伍，倍用芍药滋养脾营，缓急止痛，加入胶饴甘润以建中，全方调和阴阳，温补脾胃，化源充盛，则虚劳可愈。

【应用】

（1）小建中汤证病机为阴阳两虚、寒热错杂。临床证候表现既有阴虚内热、衄血、手足烦热、咽干口燥等症；又有阳虚内寒，里急、腹中疼痛、四肢酸楚等症。临证时宜把握气血不足而无外邪的特点，以体质虚弱，易于疲劳，时见腹部拘急疼痛，手足心热，舌淡或淡红、舌苔薄，脉弱或弦细等为辨证要点。

（2）小建中汤是治疗虚劳病寒热错杂证的主要方剂。临床用于脾胃虚弱的各类腹痛证，如慢性虚弱性胃肠疾患、过敏性结肠综合征、慢性胃炎、十二指肠溃疡、非溃疡性消化不良等；还可用于脾胃虚弱合并心血不足诸证；尚可用于血液系统疾病，如再生障碍性贫血、溶血性贫血、缺铁性贫血等属阴阳两虚病机者。

（3）医案举隅

马某，男，35岁。患者因胃溃疡穿孔而行胃次全切术，出院后身体一直未能恢复健康，面色㿠白，形体消瘦，畏寒肢冷，脘腹隐隐作痛，喜温喜按，脉象虚大。医家认为此乃术后肠粘连作痛，先后用理气导滞、活血化瘀法等治疗，不效。据症辨证，病属术后中气虚寒，非气滞血瘀实证。治宜小建中汤加味，以建中缓痛。药用：党参10g，饴糖30g（溶化，和服），炒白芍20g，炙甘草5g，桂枝10g，当归10g，生姜5片，大枣5枚。服药10剂，脘腹疼痛消失，身体渐次康复，病获痊愈。[王兴华.张谷才从脾胃论治验案.湖北中医杂志，1986（4）：10.]

按：患者胃次全切术后，必损气血，且气血生化乏源。面色㿠白，形体消瘦，皆气血虚损之象；畏寒肢冷，脘腹隐隐作痛，喜温喜按，属气血虚失其温煦濡养。医家辨为"术后中气虚寒"，故以小建中汤加党参益气、当归补血，中气调和，气血得补，因获佳效。

【讨论】

（1）小建中汤和桂枝加龙骨牡蛎汤俱为虚劳阴阳两虚的证治，所以皆用甘温之剂以和调阴阳。桂枝加龙骨牡蛎汤证为阴阳两虚，心肾不交，精关不固；主症为遗精滑泄，少腹弦急，前阴寒冷，目眩发落，男子失精，女子梦交；治宜调和阴阳，安神固摄。小建中汤证则是阴阳两虚，脾胃不足，阴阳失调；主症为虚劳里急，腹中疼痛、喜温喜按，心悸，衄血，梦遗，四肢酸痛，手足烦热，咽干口燥；治当温中扶阳，调和阴阳。

（2）小建中汤和桂枝加龙骨牡蛎汤证，虽属阴阳两虚，但均为偏于阳虚之剂，如偏于阴虚而见舌红、苔少、脉数者，甘温之剂用之宜慎。

虛勞裏急，諸不足，黄耆建中湯主之。於小建中湯内加黄耆一兩半，餘依上法。氣短胸滿者加生薑（按：《千金》作"嘔者倍生薑"）；腹滿者去棗，加茯苓一兩半；及療肺虛損不足，補氣加半夏三兩。**（十四）**

【释义】

本条承上条论述虚劳病里急的证治。虚劳里急，乃因劳伤内损而腹中拘急，甚则腹痛；诸不足，是指阴阳形气俱不足，从上条小建中汤证发展成脾气虚衰为主的证候。里急者缓之必以甘，不足者补之必以温，故于小建中汤中加甘温之黄芪，健脾补虚，扶助阳气以缓急迫。

【应用】

（1）黄芪建中汤证较小建中汤证为重，应有里急、少气、身重或不仁、自汗或盗汗、脉大而虚等证。其病机为中焦阳虚，阳损及阴，阴阳两虚，偏于气虚。

（2）黄芪建中汤可治疗以脾虚为主的多种病证。如属阴阳两虚、气虚偏甚的十二指肠溃疡、冠心病、窦性心动过缓、高血压、顽固性口腔溃疡、慢性荨麻疹等疾病。

（3）医案举隅

陈某，男，45岁。患者两个月前自觉上脘腹隐隐作痛，纳差，经某医院两次胃镜检查，证实为“慢性萎缩性胃炎”。诊时胃脘胀痛，嗳气，饱胀，有时嗳气连续不止，勉强进食，大便不爽，舌质淡红，舌苔薄白，脉弦缓。此证反复发作一年余。责之中气虚弱，脾胃虚寒。拟予黄芪建中汤补中益气，健脾散寒。处方：炙黄芪 50g，党参 30g，桂枝 10g，白芍 20g，饴糖 50g，炙甘草 10g，生姜 3 片，大枣 5 枚。服药 30 剂，症状消失，续服 20 剂巩固疗效。经胃镜检查恢复正常，随访 3 年，诸症悉平。[贺方礼.黄芪建中汤治疗慢性萎缩性胃炎 101 例.湖北中医杂志，1991（1）：12.]

按：慢性萎缩性胃炎其来也渐，多有气血损伤。一般以为，胃黏膜萎缩是因气血失其濡养。“胃脘胀痛，嗳气饱胀，有时嗳气连续不止”是脾胃之气因虚而滞，不降而上逆。医家辨为中气虚弱，脾胃虚寒；处以黄芪建中汤补中益气，健脾散寒而获效。

（三）虚劳腰痛

虚勞腰痛，少腹拘急，小便不利者，八味腎氣丸主之。方見脚氣中。（十五）

腎氣丸方

乾地黄八兩　山藥　山茱萸各四兩　澤瀉　丹皮　茯苓各三兩　桂枝　附子（炮）各一兩

上八味，末之，煉蜜和丸，梧子大，酒下十五丸，加至二十五丸，日再服。

【释义】

本条论述肾气不足虚劳腰痛的证治。腰为肾之外府，肾虚多表现为腰部酸痛，劳累后加重。《素问・灵兰秘典论》曰：“膀胱者，州都之官，津液藏焉，气化则能出矣。”肾与膀胱相表里，膀胱的气化，依赖三焦的通调，特别是肾的气化作用。肾虚而气化失常，故少腹拘急、小便不利。方用八味肾气丸，温补肾气，肾气充盛，气化复常，上述诸证自除。肾气丸乃补肾之祖方良剂。

【应用】

（1）肾气丸的组方，一是干地黄、山茱萸、山药类的滋阴药，意在补肾阴，滋化源；二是附子、桂枝类的温阳药，意在“微微生火，以生肾气”。此配伍方法取“阴中求阳”及“少火生气”之理，如《景岳全书》所谓“善补阳者必于阴中求阳，则阳得阴助，而生化无穷；善补阴者，必于阳中求阴，则阴得阳助，而泉源不竭”。故《医宗金鉴》云：“此肾气丸纳桂、附于滋阴剂中十倍之一，意不在补火，而在微微生火，即生肾气也。故不曰温肾，而名肾气。”本方温而不燥，补而不腻，补中有泻，寓泻于补，补不恋邪，泻不伤阴，相辅相成，实乃通补开合，协调阴阳之剂。

（2）肾气丸为补肾的祖方，临床应用极其广泛，凡肾气不足之病证皆可用之。历代医家十分重视本方的研究和应用，后世在其基础上发展出系列补肾方剂。如右归丸、右归饮等方剂，注重从阴中求阳；如六味地黄丸、左归丸、左归饮，以及杞菊地黄丸、知柏地黄丸、七味都气丸、麦味地黄丸、耳聋左慈丸、滋水清肝饮等，均以滋补肾阴为主；张景岳更创阴阳并补之大补元煎，适用于元阴元阳俱虚之证。

（3）医案举隅

李某，女，48岁。患者全口牙齿隐痛不休，大小便时齿痛加重，便已仍转为隐痛，时已8个月余，曾多方求医效不显著，后经人介绍延余诊治。诊时见除上述症外，面色皖白，头发干枯稀疏，腰酸膝软，两下肢冷。舌淡少苔，脉沉细尺尤弱。此乃肾虚齿痛，治宜益肾壮阳，投金匮肾气丸加味。处方：熟地黄30g，怀山药、山萸肉各20g，牡丹皮、福泽泻、白茯苓各15g，淡附片10g，进口桂6g，骨碎补25g。水煎服，日1剂，服药5剂，齿痛显著减轻，继服10剂，齿痛消失。续予肾气丸，早晚吞服6g，巩固二月，身体恢复健康。

按：肾司二便，主骨，齿为骨之余，其华在发。本案齿痛，大小便时为甚，发疏干枯，腰膝酸软发冷，乃肾精亏虚，肾阳不足之虚痛，故投肾气丸益肾壮阳，加骨碎补入肾固齿而效如桴鼓。[叶益丰.经方治疗五官病四则.江苏中医杂志，1993（4）：18.]

（四）虚劳风气

虛勞諸不足[①]，風氣[②]百疾，薯蕷丸主之。（十六）

薯蕷丸方

薯蕷三十分　當歸　桂枝　麴　乾地黄　豆黄卷各十分　甘草二十八分　人參七分　芎藭　芍藥　白朮　麥門冬　杏仁各六分　柴胡　桔梗　茯苓各五分　阿膠七分　乾薑三分　白斂二分　防風六分　大棗百枚爲膏

上二十一味，末之，煉蜜和丸，如彈子大，空腹酒服一丸，一百丸爲劑。

【校注】

①诸不足：泛指多种虚损证候，如五劳、七伤等。

②风气：泛指外邪。

【释义】

本条论述虚劳诸不足的证治。"虚劳诸不足"，指多种虚损证候，如面白神疲、体瘦乏力、喘息声微、心悸眩晕、纳呆、脉虚弱细微或浮大无力等诸多不足表现。虚劳病人气血虚损，抗病能力不足，容易被病邪所侵袭，稍感外邪，即或发热，或咳嗽，或腹泻、咽痛，或身痛等，故云"风气百疾"，《金匮要略心典》曰"虚劳证多有挟风气者，正不可独补其虚，亦不可着意去风气"。因为补虚则恋邪，攻邪则伤正。正确的治法，当是寓祛邪于补正之中，使邪气去而正气不伤。且人体元气，主于肺而根于肾，一经亏损，恢复不易，全赖后天水谷之气以资生长；脾胃为气血营卫之源，非饮食则无由恢复，故薯蓣丸即为此证而设。方中重用薯蓣专理脾胃为君，白术、人参、茯苓、干姜、豆黄卷、大枣、甘草、曲益气调中，当归、川芎、芍药、干地黄、麦冬、阿胶养血滋阴，柴胡、桂枝、防风祛风散邪，杏仁、桔梗、白蔹理气开郁，诸药合用以奏扶正祛邪之功。酒服以助药势。但"丸者缓也"，服药时间要长。

【应用】

（1）"虚劳诸不足"者，应调补脾胃为主，以培植后天之本，使气血生化有源，从而提高机体抗邪、康复能力。"风气百疾"者，自当扶正祛邪。薯蓣丸之制以薯蓣、甘草、大枣等甘药实脾，以曲、豆黄卷等助运化，以人参、白术、茯苓、甘草益气，阿胶、地黄、当归、川芎、芍药养血，以桂枝、柴胡、防风、杏仁达表疏邪，白蔹于散中寓收。综观全方补而不滞，扶正不助邪，不同于一般填补剂，系康复调补之方，宜长服久服。

（2）本方可应用于慢性衰弱性病证，后世许多补气、补血、气血双补之方，如四君子汤、四物汤、八珍汤、十全大补汤、人参养荣汤等，皆从此方化裁，或师此方之法而成。

（3）医案举隅

屈某，男，48岁，教师。脾胃虚弱，纳谷不香，畏寒惧热，遇风冷则头眩，两目视物恍惚不清，多语则气怯，苔薄脉虚。宜补气和营祛风，予薯蓣丸。丸剂缓图之。处方：山药90g，党参21g，白术18g，茯苓15g，甘草84g，当归30g，干地黄30g，白芍18g，川芎18g，麦冬18g，阿胶21g，干姜9g，桔梗15g，杏仁18g，桂枝30g，防风18g，神曲30g，大豆黄卷30g，柴胡15g，白蔹6g。上20味研细末，以大枣100枚煮熟去皮核为膏，和丸（每丸约重6g），每日空腹黄酒送服1丸。患者服用3个月后，头眩、气怯大为好转，胃纳健旺，双目视物亦清。［何任，张志民，连建伟．金匮方百家医案评议．杭州：浙江科学技术出版社，1991：92.］

按：患者脾胃素弱，纳谷不香，气血必有不足，故而出现“遇风冷则头眩，两目视物恍惚不清，多语则气怯”等虚而易感、虚而易病之象，此与“虚劳诸不足，风气百疾”相似，故医家采用补气和营祛风之法，予薯蓣丸缓图获效。

（五）虚烦不眠

虚勞虚煩①不得眠②，酸棗仁湯主之。（十七）

酸棗仁湯方

酸棗仁二升　甘草一兩　知母二兩　茯苓二兩　芎藭二兩　深師有生薑二兩

上五味，以水八升，煮酸棗仁，得六升，内諸藥，煮取三升，分温三服。

【校注】

①虚烦：因虚致烦，心中烦乱，躁扰不宁。

②不得眠：指夜卧不能入睡，或睡眠轻浅易醒。

【释义】

本条论述虚劳病心肝血虚失眠的证治。所谓虚烦者，《医学统旨》称“心中扰乱，郁郁而不宁也”。由于肝之阴血亏虚，血不养心，心血不足，阴虚内热，心神不安，神魂不宁，故不得眠；夜不得眠则心中烦扰，或心悸，眩晕，口干；并常伴潮热、盗汗、舌红、脉细数。治宜酸枣仁汤养阴清热，安神宁心。酸枣仁甘酸性平，养肝阴，益心血，主治失眠，并与甘草为伍，酸甘化阴，以增强养阴之效；茯苓安神宁心；川芎味辛以调肝气；知母苦寒以清虚热。全方补肝养血，安神宁心。

【应用】

（1）虚劳阴虚失眠证的主症是“虚烦不得眠”。虚烦证候，多因阴虚而无实邪。《医学统旨》云："虚烦者，心中扰乱郁郁而不宁也，良由津液去多，五内枯燥，或营血不足，阳胜阴微。"其病在肝而累及于心。

（2）酸枣仁汤组方体现了仲景治疗肝虚证"补用酸，助用焦苦，益用甘味之药调之"的治疗法则。在用酸味药物补养肝血的同时，仲景又用焦苦入心的药物补益心血，可"母子同治"，防"子盗母气"；亦加用味甘的药物，取"肝苦急，急食甘以缓之"之意，以缓肝之"急"，酸甘合用，可达到"酸甘化阴"，增强补养肝阴的作用。

（3）临床常用酸枣仁汤治疗神经衰弱、室性早搏、惊恐症、甲状腺机能亢进性失眠等证属肝血亏虚，虚火扰心者。若内热明显，可去川芎加黄连；痰热较重者，宜与温胆汤合用；胆气虚而时有惊惕者，可加党参、龙齿益气镇惊。

（4）医案举隅

王某，女，49岁。前因患湿热病后，出现心烦不安，夜间入眠困难，易惊醒，醒而难入睡；心中烦热甚，口干咽燥，夜间尤甚，身体消瘦，纳差，但白昼精神尚可。舌红苔根薄黄乏津，脉弦细而数。此为心肝阴虚之失眠，用滋养心肝之阴的酸枣仁汤加减：酸枣仁15g（去滓壳，干炒研细，晚上睡前冲服），百合30g，知母12g，茯苓12g，甘草15g，北沙参15g，麦冬20g，丹参20g，生谷芽20g。服6剂后，睡眠饮食正常，夜间烦热亦消失，仅大便略干燥，舌脉同上。继将上方加柏子仁20g，再服4剂，以巩固疗效。（李文瑞．金匮要略汤证论治．北京：中国科学技术出版社，1993：183.）

按：湿热病之后，每多伤及阴血，心烦不安，夜间入眠困难，易惊醒，醒而难入睡是属心神不宁；心中烦热甚，口干咽燥，夜间尤甚，身体消瘦，属于心肝血虚；舌红苔根薄黄乏津，脉弦细而数，乃阴虚内热。故医家滋养阴血以安心神，方用酸枣仁汤加减而获效。

（六）虚劳干血

五勞虛極羸瘦，腹滿不能飲食，食傷，憂傷，飲傷，房室傷，饑傷，勞傷，經絡榮衛氣傷，内有乾血[1]，肌膚甲錯，兩目黯黑[2]。緩中補虛，大黃䗪蟲丸主之。（十八）

大黃䗪蟲丸方

大黃十分（蒸）　黃芩二兩　甘草三兩　桃仁一升　杏仁一升　芍藥四兩　乾地黃十兩　乾漆一兩　蝱蟲一升　水蛭百枚　蠐螬一升　䗪蟲半升

上十二味，末之，煉蜜和丸小豆大，酒飲服五丸，日三服。

【校注】

①干血：指瘀血日久，意瘀血日久而成干血。

②两目黯（àn暗）黑：一说指白睛呈暗青色；一说指病人视物昏暗。慧琳《一切经音义·卷四十八》曰："黯，深黑也。"

【释义】

本条论述虚劳病而内有干血的证治。五劳、七伤是导致虚劳干血的病因，症见虚极羸瘦，腹满不能饮食，肌肤甲错，两目黯黑。由于虚劳日久不愈，正气不能推动血脉正常运行，经络气血运行受阻，从而产生瘀血，瘀血日久者即所谓“干血”。瘀血内停，新血不生，肌肤失养，故粗糙如鳞甲状；精血不荣于目，故两目黯黑。机体失于荣养，故极度消瘦虚弱。瘀血内停，血瘀碍气，中焦脾气运化受累，故腹满不能食。证乃因虚致瘀，瘀阻致虚，瘀血不除，新血不生。治以大黄䗪虫丸，祛瘀生新，缓中补虚。方中大黄、䗪虫、桃仁、虻虫、水蛭、蛴螬、干漆活血化瘀；芍药、地黄养血补虚润燥；杏仁利气；黄芩清热；甘草、白蜜益气和中。本方攻补兼施，峻剂丸服以缓投，攻不伤正，补不留瘀，意在缓攻，故曰“缓中补虚”。

【应用】

（1）大黄䗪虫丸主治虚劳兼夹干血之证，以虚极羸瘦、腹满不能饮食、内有干血、肌肤甲错、两目黯黑等症为辨证要点。此方位列虚劳证之末，可见久病入血，久病入络，久病有瘀，对临床有着重要的指导意义。尤在泾解释本方云：“此方润以濡其干，虫以动其瘀，通以去其闭，而仍以地黄、芍药、甘草和养其虚，攻血而不专主于血，一如薯蓣丸之去风而不着意于风也。”

（2）“缓中补虚”即在大量破血逐瘀药物之中，佐用补益阴血之剂，并以丸药内服，峻药缓用，使瘀血去，新血生，气血渐复。“缓中补虚”是虚劳干血证的一种特有治法。徐大椿指出：“血干则结而不散，非草木之品所能下，必用食血之虫以化之。此方专治瘀血成劳之症。瘀不除则正气永无复理，故去病即所以补虚也。”本方化瘀诸药中，既有大黄、桃仁等植物药通浊行瘀，又集多种虫类药于一方，盖死血凝于脉络，非虫类搜剔难除。此种用法对后世虫类药应用有一定启发。

（3）大黄䗪虫丸具有很强的破血逐瘀功效，临床常用于治疗良性肿瘤、肝脾肿大、肝硬化、食管静脉曲张、脑血栓、脂肪肝等有瘀血征象者，也可化裁治疗血栓闭塞性脉管炎、静脉曲张综合征等周围血管疾病，肠粘连合并肠梗阻等。但本方究属补虚破瘀之品，活血逐瘀药力峻猛，补虚扶正之效较弱，运用时需加注意，以免导致峻猛伤正之弊。

（4）医案举隅

石某，女，19岁。患者16岁月经来潮，18岁初月经渐少，后即经闭不行，形体日渐消瘦，面色皖白，饮食减少，精神衰弱，头眩心悸，诸医有从气血虚弱论治，常服八珍、归脾汤，有从虚寒论治用温经汤等诸药乱投，月经不行，形体更瘦，少腹拘急不舒。脉象迟涩，舌中有紫斑。病久气血内损，治宜补气养血，但月经不行，瘀血内阻，新血不生，因此治当通瘀破瘀。治仿《金匮》大黄䗪虫丸，攻补兼施，汤丸并进，久服方能达到气血恢复，月经通行的目的。处方：当归、党参、白术、熟地黄各10g，桃仁、䗪虫、红花各6g，甘草4g，大枣5枚，川芎6g。两日服1剂。大黄䗪虫丸每次服4g，日服3次。原方加减共服两个月，形体健壮，面渐红润，月经已行一次量少，原方既获显效，再服一月，经行正常，病即痊愈。[张谷才.从金匮方来谈瘀血的证治.辽宁中医杂志，1980（7）：1.]

按：室女闭经，服八珍汤、归脾汤、温经汤等不效，知其非唯气血之虚。张谷才先生见其“少腹拘急不舒，脉象迟涩，舌中有紫斑”，辨为病久气血内损，瘀血内阻新血不生，治以通瘀破瘀，仿《金匮要略》大黄䗪虫丸，攻补兼施，汤丸并进，久服气血恢复，月经通行。

【讨论】

本方攻补兼施，制丸后缓慢攻逐瘀血而达到补虚之目的，故称为“缓中补虚”。此种解释由来已久，习以成俗。但仔细琢磨难免生疑，其关乎“中”的含义。观“理中”“建中”“安中”诸词语，“中”前之字均示治法，为何“缓中”独为丸药缓慢攻逐瘀血？“缓中”当为何意？缓中应当释为宽中。古代汉语中缓有宽意，如两汉时期诗歌《行行重行行》“相去日已远，衣带日已缓”，此句中的缓即解作“宽”。“缓中”释为宽中，则与症状“腹满不能饮食”相对应，宽中则可除满进食，补虚则与虚极羸瘦相对应。如此再看主药大黄攻下，芍药通便，地黄补益中气，方知大黄䗪虫丸“宽中补虚”之语不虚。

【附方】

千金翼炙甘草湯一云復脉湯：**治虛勞不足，汗出而悶，脉結悸，行動如常，不出百日，危急者十一日死。**

甘草四兩（炙）　桂枝　生薑各三兩　麥門冬半升　麻仁半升　人參　阿膠各二兩　大棗三十枚　生地黃一斤

上九味，以酒七升，水八升，先煮八味，取三升，去滓，內膠消盡，溫服一升，日三服。

【释义】

本条论述虚劳不足所致心病的证治。本方即《伤寒论》中炙甘草汤，治疗“心动悸，脉结代”。《千金翼方》治疗虚劳诸不足，汗出而胸闷，脉结代、心悸等，其病机均为阴阳气血不足之虚证。予炙甘草汤滋阴养血，通阳复脉。方中炙甘草补中益气，使气血生化有源，以复脉之本；生地黄、麦冬、阿胶、麻仁益阴养血；人参、大枣补气滋液；桂枝振奋心阳，配生姜温通血脉；药用清酒煎煮，疏通经络血脉。

【应用】

叶天士在评价本方与建中汤治虚劳时说“理阳气当推建中，顾阴液须投复脉”。临床本方加减，治疗频发期前收缩、心绞痛、心肌炎证属气阴两虚者，其效甚佳。

肘後獺肝散：治冷勞，又主鬼疰一門相染。

獺肝一具

炙乾末之，水服方寸匕，日三服。

【释义】

“冷劳”指寒性虚劳证；“鬼疰一门相染”，此为传染性疾患。《金匮要略浅注》曰：“劳无不热，而独言冷者，阴寒之气与邪为类……獭者阴兽也，其肝独应月而增减，是得太阴之正，肝与肝为类，故以此治冷劳，邪遇正而化也，獭肉皆寒，惟肝性独温，故尤宜治冷劳，又主鬼疰一门相染，总属阴邪，须以正阳化之耳。”

【讨论】

《医通》谓獭肝专杀瘵虫。獭肝甘温，杀虫而治虚劳，此后世甘温治痨瘵之方。

小结

本篇论述了血痹虚劳病的病因、病机、脉证治疗。血痹的发病原因，主要是因气血不足，感受外邪，使阳气不畅，血行痹阻于肌肤所引起，如《素问·五脏生成》说："卧出而风吹之，血凝于肤为痹。"临床症状表现以肢体局部麻痹不仁，或轻微的疼痛为主。治疗宜通阳行痹，较轻的可用针刺疗法，稍重的可用黄芪桂枝五物汤治疗。

本篇所论虚劳，是"虚损劳伤"的简称，是指由多种原因所引起的，以脏腑亏损、气血阴阳不足为主要病机的多种慢性衰弱性证候的总称。虚劳病涉及的内容很广，本篇以五脏气血阴阳虚损为发病机制，证型可概括为气虚、血虚、阴虚、阳虚、阴阳两虚、虚中夹实等类型。

仲景治疗五脏虚劳重视脾肾，治法上重视甘温扶阳。因为肾为先天之本，是真阳真阴所寄之处；脾胃为后天之本，是气血营卫生化之源。故补益脾肾，是虚劳的治本之法。

虚劳病所用的方剂，除附方之外，共有八首。虚劳诸不足，风气百疾者用薯蓣丸扶正祛邪；虚烦不眠，用酸枣仁汤养阴除烦；虚劳干血，用大黄䗪虫丸去瘀生新；阴阳两虚用小建中汤甘温建中，甚者用黄芪建中汤温中补虚；虚劳失精，用桂枝加龙骨牡蛎汤甘温摄精，甚者用天雄散补阳摄精；虚劳腰痛用肾气丸温补肾气。在这八方中有五方以甘温调补脾气，由此说明仲景在治疗虚劳病时，补脾重于补肾。

思考题

1. 血痹病如何辨证论治？
2. 如何理解"夫男子平人，脉大为劳，极虚亦为劳"？
3. 试述《金匮要略》治虚劳为什么重视脾肾？为何侧重甘温扶阳法？
4. 何谓"缓中补虚"？试结合原文说明之。
5. 小建中汤与桂枝加龙骨牡蛎汤均治虚劳病阴阳两虚证，二者有何异同点？
6. 试述薯蓣丸的适应证和组方意义。
7. 试述肾气丸的组方特点及适应证。
8. 酸枣仁汤证在病机、主症、治法、方药上有何特点？
9. 试述"里急""拘急""弦急"对虚劳病诊疗之意义。

肺痿肺痈咳嗽上气病脉证治第七

本篇论述肺痿、肺痈、咳嗽上气病的辨证论治。这些病证的病变部位均在肺，病理变化也存在着相互联系和相互转化的关系，故合为一篇论述。

肺痿有虚热与虚寒两种病情。前者是热在上焦，因咳为痿；后者是肺中虚冷，不能制下所致。两者均为慢性衰弱性疾患。

肺痈是肺生痈脓的病变，可分为三个阶段，即表证期、酿脓期和溃脓期。一般来说肺痿属虚，肺痈属实，但肺痈后期亦可由实转虚，须注意鉴别。

咳嗽上气亦有虚实之分，本篇所论，多为外邪内饮、邪实气闭的肺胀证，论病因亦侧重内饮外寒。

肺　痿

問曰：熱在上焦者，因欬爲肺痿。肺痿之病，何從得之？師曰：或從汗出，或從嘔吐，或從消渴①，小便利數，或從便難，又被快藥②下利，重亡津液，故得之。

曰：寸口脉數，其人欬，口中反有濁唾涎沫③者何？師曰：爲肺痿之病。若口中辟辟④燥，欬即胸中隱隱痛，脉反滑數，此爲肺癰，欬唾膿血。

脉數虚者爲肺痿，數實者爲肺癰。（一）

【校注】

①消渴：指以多饮、多食、多尿症状为特点的消渴病。

②快药：指攻下类药物。

③浊唾涎沫：浊唾指稠痰，涎沫指稀痰。

④辟辟：辟辟象声词，如手指弹石之声，用以形容口中干燥状。

【释义】

本条论述了肺痿的成因，肺痿和肺痈的主症及鉴别。全文可分三段：从开始至“故得之”为第一段，叙述肺痿的病因；从“寸口脉数”至“咳唾脓血”为第二段，指出肺痿和肺痈的主症和脉象；最后一段从脉象上论述肺痿、肺痈的鉴别诊断。

肺为娇脏，恶寒恶热，喜润恶燥。由于热在上焦，肺受灼伤，气逆而咳，咳久，则肺气痿弱不振，因而形成肺痿。导致上焦有热的原因很多，或因发汗过多，或因呕吐频作，或因消渴小便频数，或因大便难，而用攻下峻猛之剂，等等，均可导致“重亡津液”，津液伤则阴虚，阴虚则生内热，虚热熏灼于肺，从而形成本病。

“寸口脉数”，是热在上焦的脉象。热在上焦，虚热灼肺，肺气上逆，因而作咳。阴虚有热，肺叶枯萎，理应干咳无痰，而反咳吐浊唾涎沫，是因为肺气痿弱，通调失司，不能输布脾气上散之津液，又为热邪熏灼，以致成为稠痰白浊，随肺气上逆而吐出，此乃虚热肺痿的特征。若口中感觉辟辟干燥，咳嗽时胸中隐隐作痛，脉象滑数者，此为邪热壅肺，结聚成痈之候。热聚成痈，气血败坏，肺气不降，热壅脓溃，故咳吐脓血。

肺痿、肺痈的病变均在于肺，性质均属热。但肺痿是阴虚有热，枯萎不荣；肺痈是实热邪盛，壅塞不通。病情一虚一实，迥然不同。在脉象的反应上，前者是脉数而虚，后者是脉数而实。

【讨论】

（1）本条肺痿、肺痈两病对举，意在鉴别。如尤怡《金匮要略心典》曰：“痿者萎也，如草木之萎而不荣，为津烁而肺焦也；痈者壅也，如土之壅而不通，为热聚而肺溃也。故其脉有虚实不同，而其数则一也。”此论述指出两者均有咳嗽、吐痰、脉数，但虚实不同，表现不一，不可混淆。

（2）关于“咳唾脓血”一证，有两种不同的看法：一种认为是肺痈所独有；一种认为脓血不仅见于肺痈，亦可见于肺痿。验之临床，肺痈之吐脓，出现较早，腥臭异常；肺痿病咳吐脓血者少见，且在患病经久之后，其脓不臭，虚证明显，不难鉴别。

肺痈

問曰：病欬逆，脉之何以知此爲肺癰？當有膿血，吐之則死，其脉何類？師曰：寸口脉微[①]而數，微則爲風，數則爲熱；微則汗出，數則惡寒。風中於衛，呼氣不入；熱過[②]於榮，吸而不出。風傷皮毛，熱傷血脉。風舍[③]於肺，其人則欬，口乾喘滿，咽燥不渴，多唾濁沫，時時振寒。熱之所過，血爲之凝滯，蓄結癰膿，吐如米粥。始萌可救，膿成則死。（二）

【校注】

①微：作“浮”字解。《医宗金鉴》曰：“脉微之三‘微’字，当是三‘浮’字。”

②过：作“至”或“入”解。

③舍：作“留”字解。

【释义】

本条论述肺痈的病因病机、脉证和预后。肺痈的成因，是感受风热之邪，故寸口脉见浮而数。风热不同于风寒，当感受风热之后，肌表卫气受损，腠理疏松，虽见恶寒发热，但有汗出症状。本条里虽有热而外反恶寒，故云“浮则汗出，数则恶寒”。从条文的精神看，肺痈的病变过程，大致可分为三个阶段，即表证期、酿脓期和溃脓期。

表证期，即“风伤皮毛”阶段。由于风热犯卫，症见恶寒发热、汗出、咽喉干燥作痒、咳嗽、脉浮数等表证。

酿脓期，即“风舍于肺”阶段。由于风热壅肺，肺气不利，气不布津，痰涎内结，瘀热酿痈，症见咳嗽口干、喘满、咽燥不渴、胸痛、咳吐臭痰、时时振寒、脉象滑数或数实。

溃脓期，即“吐如米粥”阶段。由邪热壅肺，结而不散，血脉凝滞，腐溃气血所致，症见咳吐脓血，腥臭异常，形如米粥。此时胸痛和时时振寒的证候仍然存在，脉象一般为滑数。

【讨论】

（1）文中“脓成则死”之说，不可拘泥。《兰台轨范》曰：“肺痈之疾，脓成亦有愈者。”由此可知，肺痈成脓，预后亦不尽差。若与“始萌可救”结合来看，其意在强调肺痈应早日治疗，若到脓成再治，就比较困难。亦有认为“成”与“盛”通，假借也，可参。

（2）“呼气不入”“吸而不出”两句，大意是谓风中于卫，病邪尚易驱出，及至热入于营，病邪已经深入，则难以排出。

（3）肺痈初起，多有恶寒发热的表证，但在病机上与伤寒太阳表证不同。肺痈表证是由肺热所致，临证须认真辨别。如肺痈初期服解表药而热不退者，就应及时考虑清肺泻肺，以免延误病情。

咳嗽上气

上氣面浮腫，肩息①，其脉浮大，不治，又加利尤甚。（三）

上氣喘而躁者，屬肺脹②，欲作風水③，發汗則愈。（四）

【校注】

①肩息：气喘而抬肩呼吸，是呼吸极端困难的表现。

②肺胀：病名。《灵枢·胀论》曰：“肺胀者，虚满而喘咳。”

③风水：病名，见《金匮要略·水气病脉证并治》。

【释义】

以上两条论述上气证有虚实两种病情。前条论虚喘脉证及预后。如上气面浮肿，呼吸困难以致张口抬肩，脉来浮大无根，是肾气衰竭，不能摄纳，阳气外越，病情危急；若再见下利，则为阳脱于上，阴竭于下，脾肾两败，阴阳离决，故尤为险恶。文中“不治”即难治之意，若抢救及时得当，亦有转危为安者。

后条论实喘症状及治法。形成肺胀的原因，大都是风寒外束，水饮内停，肺失宣肃，邪气内闭。肺气胀满，气机不利，故烦躁气喘。肺为水之上源，主通调水道，下输膀胱。今肺气壅闭，不能通调水道，下输膀胱，风遏水阻，以致水气溢于肌表，可以转为风水。此时治疗应该用发汗的方法，使水饮与外邪从汗而解，如此则肺气得以通调，逆者得以下降，故曰“发汗则愈。”

【讨论】

（1）证之临床，实喘多起于暂，邪实脉实，气粗声高，惟以呼出为快；虚喘多起于渐，倦怠脉虚，喘而气怯，声低息短，但得长引一息为快。

（2）“肺胀”亦有学者认为是病机概括。文中所说“欲作风水”，是言肺失宣肃，水饮泛溢而为风水之证。

（3）第四条虽未言脉，但从上气诸条来看，应是脉浮或浮大有力。第三条的脉浮是浮大而空，故前条是“不治”之证，第四条是“发汗则愈”，两条虚实对举，引起注意，以免发生虚虚实实之误。

证 治

一、虚寒肺痿

肺痿吐涎沫而不欬者，其人不渴，必遺尿，小便數，所以然者，以上虚不能制下故也。此爲肺中冷，必眩，多涎唾，甘草乾薑湯以温之[①]。若服湯已渴者，屬消渴。（五）

甘草乾薑湯方

甘草四兩（炙）　乾薑二兩（炮）

上㕮咀，以水三升，煮取一升五合，去滓，分温再服。

【校注】

①以温之：《脉经》作“以温其脏”，后无“若服汤已渴者，属消渴”九字。《备急千金要方》“以温之”后作“若渴者，属消渴法”七字，为小注。

【释义】

本条论述虚寒肺痿的证治。虚寒肺痿乃上焦阳虚，肺中虚冷而痿。上焦阳虚者，多因中焦虚寒，土不生金所致。阳虚不能化气，气虚不能输布津液，津液停聚，故频吐涎沫、不咳、以嗽痰为甚；饮为阴邪，故不渴；又因上焦虚冷，通调失常，不能制约下焦，故遗尿或小便频数；肺气虚寒，清阳不能上升，故见头眩。证属虚寒，与虚热肺痿截然不同。故治疗用甘草干姜汤温肺复气。方中炙甘草补中益气，干姜温复脾肺之阳。二者辛甘合化，益气温阳，培土生金，则虚寒肺痿可愈。

【应用】

（1）本方对于老年慢性支气管炎，痰多而清稀者疗效显著。临床亦常用于治疗眩晕、咳喘、胸痛、胃痛、腹痛、呕吐、吐酸、泄泻、痛经、遗尿、劳淋、过敏性鼻炎等，但需见脉迟、舌淡、苔白、不渴、无热、恶寒等属虚寒证者，方为得当。

（2）医案举隅

聂某，女性，40岁，住�西路25号。1951年春，产后失调（第7胎），体渐羸瘦，面色苍白，头眩晕，时唾白沫，咽干口淡，夜不安卧，舌无苔少津液，前医误为血亏阴伤，曾以大剂养血滋阴，佐以化痰之剂，治疗经旬而病不减，唾沫增剧，神疲体乏，余诊其两脉细缓，右寸且弱，证属肺痿，遵仲师法，投以甘草干姜汤，暖中摄液。干姜二钱，生甘草五钱。晨进一剂，日方午唾沫大减，再进一剂，唾沫停止，安然入睡，翌

日方醒，续进滋肺补气之剂，调养数日而愈。[张燮均.张应瑞医案.江西中医药，1960（04）：47-48.]

按：患者产后失调，面色苍白、形体羸瘦实为一派虚象，头眩晕、时唾白沫当为虚寒肺痿之明证，医家投以甘草干姜汤暖中摄液而获效。

二、咳嗽上气

（一）寒饮郁肺

欬而上氣，喉中水雞聲[①]，射干麻黄湯主之。（六）

射干麻黄湯方

射干十三枚一法三兩　麻黄四兩　生薑四兩　細辛　紫菀　款冬花各三兩　五味子半升　大棗七枚　半夏（大者，洗）八枚一法半升

上九味，以水一斗二升，先煮麻黄兩沸，去上沫，内諸藥，煮取三升，分温三服。

【校注】

①水鸡声：水鸡即田鸡，俗称蛙；亦有言水鸡为水鸟者。水鸡声指患者喉间痰鸣声连连不断，好像田鸡或水鸟的叫声。

【释义】

本条论述寒饮郁肺的咳而上气证治。由于寒饮郁肺，肺失宣降，故咳嗽气喘；痰阻气道，痰气相搏，故喉中痰鸣如水鸡声，这是寒饮咳喘的常见症状。治当散寒宣肺、降逆化痰，用射干麻黄汤。射干消痰开结；麻黄宣肺平喘；生姜、细辛散寒行水；款冬花、紫菀、半夏降气化痰；五味子收敛肺气，与麻、辛、姜、夏诸辛散之品同用，使散中有收，不致耗散正气；更助以大枣安中，调和诸药，使邪去而正不伤。此方为寒饮咳喘常用有效的方剂。

【应用】

（1）本方多用于治疗过敏性哮喘、慢性支气管哮喘、支气管肺炎、百日咳等见咳喘喉中有痰鸣音者，均可收较好的疗效。

（2）本证属寒饮宿肺，除咳而上气、喉中有水鸡声外，临床表现还应有胸膈满闷、不能平卧、舌苔白滑、脉浮弦滑或浮紧等症。

（3）医案举隅

谢某，男，年龄8个半月。因感冒咳嗽2周，高热4天，于1961年4月17日住某医院。入院前2周咳嗽痰多，至第10天突然高热持续不退，伴有呕吐夹痰奶等，食纳差，大便黄色黏稠，日一二次，精神萎靡，时而烦躁，入院后即用中药桑菊饮、葛根芩连汤加味、安宫牛黄散以及竹叶石膏汤等均未效。于4月21日请蒲老会诊：体温38～40℃，无汗，呕吐，下利，每日平均十余次，呼吸不畅，喉间痰阻，喘促膈动，面色苍白，胸腹微满，脉虚，舌红无苔。此属表邪郁闭，痰饮阻肺，正为邪遏之候。治宜辛温开闭，涤痰逐饮。方用射干麻黄汤加减。处方：射干七分，麻黄五分，细辛五分，五味子三十粒，干姜三分，紫菀八分，法半夏一钱，大枣四枚。进两剂后体温由40℃降至正常，烦躁渐息，微咳不喘，喉间痰减，呼吸较畅，面色渐荣，手足心润，胸腹已不满，下利亦减，脉缓，舌质红，苔少。郁闭已开，肺气未复。宜益气化痰为治，方宗生脉汤加味。处方：沙参二钱，麦冬一钱，五味子二十粒，紫菀八分，法半夏一钱，枇杷叶三钱，生姜二片，大枣二枚。进两剂后咳止，体征一切正常，观察四天，痊愈出院。（高辉远等整理．蒲辅周医案．北京：人民卫生出版社，1972：193-194.）

按：本例发于暮春，本外寒内饮之证，而前医作温病治之，辛凉、苦寒、甘寒相继服用，病不解，蒲老采用仲景射干麻黄汤以温肺开闭，涤痰化饮，二剂而闭开热退，痰减饮蠲，何以知其非温病而是外寒内饮？蒲老除抓住其高烧无汗、面色苍白、喘满不渴外，同时有咽间痰阻、呼吸不畅，知其为外寒内饮，因为咽间痰阻，可与喉间水鸡声比类。

【讨论】

本方治疗哮喘，对于减轻症状有较好的疗效，但非根除之方。有学者总结哮喘病证“在上治肺，在下治肾，发时治上，平时治下”的治疗原则，分清虚实，辨别标本，在治疗上有一定的指导意义。

（二）痰浊壅肺

欬逆[①]上氣，時時唾濁，但坐不得眠，皂莢丸主之。（七）

皂莢丸方

皂莢八兩（刮去皮，用酥炙）

上一味，末之，蜜丸梧子大，以棗膏和湯服三丸，日三夜一服。

【校注】

①咳逆：《备急千金要方·卷十七》上有“肺痈初起”四字。

【释义】

本条论述痰浊壅肺的喘咳证治。肺失清肃，浊痰壅塞，气道不利，故咳嗽气喘；肺中稠痰，随上气而出，故频频吐浊；由于痰浊壅盛，虽吐痰而咳逆喘满不减，卧则气逆更甚，所以但坐不得眠。若不速除痰浊，通利气道，就有痰壅气闭的危险，故用除痰峻猛的皂荚丸主之，痰去气道通利则喘咳自止。皂荚辛咸，能宣壅导滞，利窍涤痰，由于药力峻猛，故用酥炙蜜丸，枣膏调服，以缓和其峻烈之性，并兼顾脾胃，使痰除而正不受伤。

【应用】

（1）本方的适应证是咳喘痰多，稠黏如胶，但坐不得眠，咯唾不爽，胸满或痛连胸胁，大便难，脉滑苔黏等。此外，如中风、痰饮、喉风等证属于痰涎壅盛，形气俱实的，也可酌情运用，但须掌握剂量和服法。

（2）本方常用于急性支气管炎、顽固性哮喘、肺心病、肺痈、中风等证属痰涎壅塞、形气俱实者。

（3）医案举隅

薛某，女，50岁，患支气管哮喘40余年，入冬即发。诊为肺气肿、早期肺源性心脏病。现咳喘气急，咯痰频作，痰白而黏稠，脉细滑，苔白腻。辨证属痰浊阻肺，治以宣肺化痰。取大红枣500g，蒸熟去皮，捣烂成泥加入炙皂荚90g（研细末），泛水为丸，日服3次，每次3克，温开水送服。一周后哮喘渐平，咯痰均减。治疗3个月，共服2料，诸症皆除，随访二年未复发。[姚玉兰.金匮皂荚丸治愈顽固性哮喘.浙江中医杂志，1985（1）：18.]

按：患者表现"咳喘气急，咯痰频作，痰白而黏稠"，与本条"咳逆上气，时时唾浊"症状相近，同属痰浊阻肺，肺气上逆。医家遵循皂荚丸制法，令患者服用，故收佳效。

【讨论】

上条主症为喉中有水鸡声，可知其痰清稀，又无不得眠症，故以射干麻黄汤治疗；本条为痰浊壅盛咳逆不得平卧，病情比上条严重，故用皂荚丸治疗。此即徐灵胎所谓："稠痰黏肺，不能清涤，非此不可。"

（三）寒饮夹热

欬而脉浮者，厚朴麻黄湯主之。（八）

厚朴麻黄湯方

厚朴五兩　麻黄四兩　石膏如雞子大　杏仁半升　半夏半升　乾薑二兩　細辛二兩　小麥一升　五味子半升

上九味，以水一斗二升，先煮小麥熟，去滓，内諸藥，煮取三升，温服一升，日三服。

脉沉者，澤漆湯主之。（九）

澤漆湯方

半夏半升　紫参五兩一作紫菀　**澤漆三斤（以東流水五斗，煮取一斗五升）　生薑五兩　白前五兩　甘草　黄芩　人参　桂枝各三兩**

上九味，㕮咀，内澤漆汁中，煮取五升，温服五合，至夜盡。

【释义】

以上两条从脉象上分论咳喘的病位和治法。

第八条"咳而脉浮"的"浮"字，既是脉象，又是病机的概括。脉浮主表，亦主病邪在上，说明病近于表，邪盛于上。其症状可见咳嗽喘逆，胸满烦躁，咽喉不利，痰声漉漉，但头汗出，倚息不能平卧，脉浮苔滑等。故用厚朴麻黄汤散饮降逆，止咳平喘。方中厚朴、麻黄、杏仁宣肺利气降逆平喘；细辛、干姜、半夏化痰止咳；石膏清热除烦；小麦养正安中；五味子收敛肺气。

第九条"脉沉者"，承上条"咳而脉浮者"，脉沉主里，亦为有水之征，故"脉沉"二字，概括了水饮内停、喘咳身肿的病机。水饮内停，上迫于肺，肺气不降，则为喘咳；饮溢于表，则为身肿。水饮内停，乃脾虚不运所致，故用泽漆汤逐水通阳、止咳平喘。方中泽漆消痰逐水；紫参利大小便以逐水；生姜、半夏、桂枝散水降逆；白前平喘止咳；并用人参、甘草益气扶正，培土生金，标本兼治；水饮久留，郁而化热，故用黄芩之苦寒以燥湿清热，抑肝扶脾。

【应用】

（1）厚朴麻黄汤常用于急性支气管炎、支气管哮喘、上呼吸道感染等而见本方证者。泽漆汤多用于治疗肺气肿、肺心病、细菌性胸膜炎、结核性胸膜炎、胸腔积液及肺部癌肿等。

（2）医案举隅

李某，男，45岁。1979年2月4日初诊。咳嗽气喘，畏寒骨楚，胸中烦，志恚满闷，咽喉干燥，苔略滑，脉浮略数，治宜散邪蠲饮。处方：厚朴9g，杏仁9g，炙麻黄6g，生石膏15g（打），干姜4g，细辛3g，制半夏9g，五味子3g，淮小麦15g。3剂。2月7日复诊：上方服后，畏寒骨楚已解，咳喘烦满亦瘥，前意续进巩固之。上方再服3剂。

按：咳嗽气喘，亦属外寒内饮兼有郁热，故兼见胸中烦满、咽喉干燥、脉来略数等证。厚朴麻黄汤能散外邪、蠲内饮、清郁热，故投之辄效。（何任，张志民，连建伟．金匮方百家医案评议．杭州：浙江科学技术出版社，1991：109.）

【讨论】

（1）两条文叙证过简，可参其他医籍。《脉经·卷二》云："寸口脉沉，胸中引胁痛，胸中有水气，宜服泽漆汤。"《备急千金要方》咳嗽门称："咳而大逆上气，胸满，喉中不利，如水鸡声，其脉浮者，厚朴麻黄汤方。""夫上气，其脉沉者，泽漆汤主之。"《脉经》《备急千金要方》所载，可补本篇之不足。

（2）厚朴麻黄汤与小青龙加石膏汤相近，可以视为以厚朴、杏仁、小麦易小青龙加石膏汤中的桂枝、芍药、甘草。麻黄配桂枝在于发汗，配石膏在于发越水饮。本方用麻黄而伍以石膏，可知厚朴麻黄汤证是饮邪夹热上迫，病势倾向于表；厚朴、杏仁平喘，可知本证有喘满之症；去芍药、甘草者，因酸甘不利于饮邪胸满；小麦之用意在养正安中而除烦热。

（四）虚热上气

大逆[①]上氣，咽喉不利，止逆下氣者，麥門冬湯主之。（十）

麥門冬湯方

麥門冬七升　半夏一升　人參二兩　甘草二兩　粳米三合　大棗十二枚

上六味，以水一斗二升，煮取六升，溫服一升，日三夜一服。

【校注】

①大逆：《金匮要略论注》《金匮悬解》等作"火逆"。

【释义】

本条论述咳逆上气属虚热的证治。由于肺胃津液耗损，虚火上炎，以致肺胃之气俱逆；肺气上逆则咳喘，胃气上逆则呃逆；肺胃津伤，津不上承，虚热熏灼，故咽喉干燥不适，痰黏咳咯不爽。此外，当有口干欲得凉润，舌红少苔，脉象虚数等症。治疗用麦门冬汤，养阴清热，止逆下气。

方中重用麦冬，滋阴润肺，清降虚火；半夏下气化痰，虽性温，但用量很轻，且与大量清润药物相伍，则不嫌其燥；人参、甘草、大枣、粳米益气养胃，生津润燥。诸药相伍，化源得充，津液得滋，阴以涵阳，虚火自敛，咳逆上气等症亦可随之消失。

【应用】

（1）有报道应用本方治疗慢性咽炎、慢性支气管炎、百日咳、肺结核、矽肺、慢性胃炎、胃及十二指肠溃疡等属肺胃阴虚，虚火上炎者疗效较好。本方亦可用于治疗鼻咽癌、肺癌、喉癌、食管癌放射治疗后出现的口干、咽干、舌红少苔等毒副反应，可获得良好效果。

（2）医案举隅

李某，女，75岁，1981年1月22日初诊。高年形瘦体弱，素来不禁风寒，不耐劳作。稍受外感则每易发热咳嗽，稍有劳累则必定气喘息促。半月前因外感发热咳嗽，未得及时治疗，迁延时日，至今虽外邪自解，但口干咽燥、气喘息促、咳嗽频繁、吐出大量白色涎沫。面色萎黄，纳食少进，口淡乏味，精神疲惫，卧床不起。脉虚缓，舌质淡红少苔。此属肺痿之证，气阴二伤。治拟《金匮》麦门冬汤培土生金，以降冲逆。处方：麦冬12g，党参12g，制半夏6g，炙甘草10g，大枣7枚，茯苓10g，粳米1把（自加）。

1月25日复诊：服药3剂，纳食增加，口干、咳嗽大有转机，精神好转，已能起床活动。然仍面色萎黄，脉缓右关虚大，苔薄而略干。脾气大虚，胃阴亦伤，再用前方加山药12g，炙黄芪10g。服7剂后，诸证悉除，已能操持家务。

按：高年体弱，气阴不足，复感风热之邪消烁肺津，迁延失治，导致肺痿。正如《临证指南医案》所云："肺痿一证，概属津枯液燥，多由汗下伤正所致。夫痿者，萎也，如草木之萎而不荣，为津亡而气竭也。"故初诊用麦门冬汤加茯苓培土生金，化其涎沫，复诊仍用前方加山药、黄芪益气养阴，服药10剂，诸证渐愈。重用麦冬，少用半夏，此即用方所以获效之关键所在。（何任，张志民，连建伟.金匮方百家医案评议.杭州：浙江科学技术出版社，1991：112-113.）

【讨论】

（1）本方的配伍特点是麦冬用量尤大。麦冬与半夏，七比一而成。虚火上炎非麦冬不清，胃气上逆非半夏不降，故凉润与辛燥相伍，有"革性存用"之意。麦冬得半夏润而不腻，半夏得麦冬降而不燥。凡病有胃气则生，无胃气即死，胃气者，肺之母气也，故伍以人参、粳米、甘草、大枣健脾益气，培土生金。

（2）咳嗽气喘，或阵发性呛咳，或刺激性干咳、咽喉干燥不适，或咽中异物感，得凉润则舒，每食用辛辣刺激性食物则加重者，均属条文所谓之"大逆上气，咽喉不利"，均可按虚热肺痿论治。

三、肺痈

（一）邪实壅滞

肺癰，喘不得臥，葶藶大棗瀉肺湯主之。（十一）

葶藶大棗瀉肺湯方

葶藶（熬令黄色，搗丸如彈丸大）　大棗十二枚

上先以水三升，煮棗取二升，去棗，内葶藶，煮取一升，頓服。

【释义】

本条论述肺痈实证喘甚的证治。肺痈初期，风热、浊唾壅滞于肺，气机被阻，因而喘咳不能平卧，属于邪实气闭的实证。治当开肺逐邪，用葶苈大枣泻肺汤。葶苈苦寒，开泄肺气，泻下逐痰，治实证有捷效，又恐其猛泻而伤正气，故佐以大枣之甘温安中而缓和药性，使泻不伤正。

【讨论】

葶苈大枣泻肺汤为泻肺峻剂，适用于肺痈初期，表证已解，脓尚未成或已成，属于肺壅特甚，形气俱实者。如有表证，宜先解表，表解后再用本方，或用本方配以宣散之药。如脓成转虚，本方即当禁用。

本方除治疗肺痈外，《金匮要略·痰饮咳嗽病脉证并治》篇又用以治支饮不得息，可知只要是咳嗽喘息不得卧，胸胁胀满，痰涎壅塞，甚则一身面目浮肿，而病情属于实证的，不论肺痈或支饮，皆能适用。

（二）血腐脓溃

欬而胸滿，振寒脉數，咽乾不渴，時出濁唾腥臭，久久吐膿如米粥者，爲肺癰，桔梗湯主之。（十二）

桔梗湯方亦治血痹

桔梗一兩　甘草二兩

上二味，以水三升，煮取一升，分温再服，則吐膿血也。

【释义】

本条论述肺痈脓成咳吐脓血的证治。风热郁肺，肺气不利，故咳而胸满；邪热壅盛，正邪交争，故振寒脉数；咽干不渴，是热入血分；热毒蕴蓄，腐血败肉酿成痈脓，则时出浊唾腥臭，吐如米粥之状。桔梗汤解毒排脓，是肺痈脓溃的主治方。桔梗理肺开结，祛痰排脓；生甘草清热解毒，益气生肌。现代临证，单以本方药少力薄，常与苇茎汤相合使用，或加败酱草、鱼腥草、栝蒌、薏苡仁、金银花等清热解毒排脓之品，疗效更显著。

【应用】

（1）《外台秘要》将本方加地黄、当归、白术、败酱草、桑白皮、薏苡仁，亦名桔梗汤，用以治疗肺痈成脓后，经久不愈，气血衰弱者。验于临床，本方若兼用清肺化痰如《备急千金要方》苇茎汤等，则疗效更好。

（2）临床报道，本方加味治疗急慢性咽喉炎、猩红热、肺脓疡、肺炎等，可获得较好疗效。

（3）医案举隅

花某，男，20岁。病史摘要：患者发热，咳嗽，全身不适五天，经查血、胸透诊断为肺脓疡，用中西药治疗一周，使用大量抗生素，服中药千金苇茎汤加味，症状未得减轻。改用桔梗60g，生甘草30g，服药两帖，排出大量腥臭脓痰，热势顿降。改桔梗为20g，生甘草10g，加南沙参、鱼腥草、冬瓜子、生苡仁、麦冬等连服10帖而告痊愈。

按：本方桔梗苦辛能宣开肺气、化痰散结排脓，经药化分析，桔梗含桔梗皂甙，为强力的祛痰药，大剂量应用能促使脓疡破溃，加速排脓；生甘草清热解毒。二药合用共奏散结排脓解毒之功。［吴传铎 . 桔梗汤治疗肺痈的临床体会 . 江苏中医杂志，1981（03）：35.］

【讨论】

“振寒脉数”是肺痈成脓的特征之一，也是病势发展的主要标志。所以第二条肺痈成脓时也曾提到“时时振寒”，这与一般表证的恶寒发热显然有所区别；痈肿一旦化脓，排脓解毒是主要的治疗原则，此时切不可应用止咳药物，以防闭门留寇，延误病情。

四、肺胀

欬而上氣，此爲肺脹，其人喘，目如脫狀①，脉浮大者，越婢加半夏湯主之。（十三）

越婢加半夏湯方

麻黄六兩　石膏半斤　生薑三兩　大棗十五枚　甘草二兩　半夏半升

上六味，以水六升，先煮麻黄，去上沫，内諸藥，煮取三升，分温三服。

【校注】

①目如脱状：形容两目胀突，有如脱出的样子。

【释义】

本条论述饮热郁肺的咳喘证治。外感风寒，水饮内作，饮郁化热，以致肺气胀满，饮热互结，壅塞于肺，故肺气胀满；肺失宣降，故咳嗽喘急；肺气不宣，饮热迫肺，鼓窍欲出，故目睛胀突，有如脱出之状；浮脉主表，亦主上，大脉主热，亦主邪实，寒闭于表，饮热内壅而上逆，故脉象浮大。治宜越婢加半夏汤宣肺泻热，降逆平喘。

方中麻黄宣肺平喘，石膏清热肃肺，二药辛凉配伍，宣肃兼得，辛散清热，既发越水气，又兼清里热；生姜、半夏化痰降逆；甘草、大枣安中以调和诸药。

【应用】

（1）本方对支气管哮喘、支气管炎、肺气肿等病急性发作而见饮热迫肺证时最为有效，临床可根据具体情况加减应用。痰热内盛，胶黏不易咳出者，加鱼腥草、栝蒌、海蛤粉、海浮石等；痰鸣喘息，不得平卧，加射干、葶苈子等；痰热壅结，腹满便秘者，加大黄、芒硝等；热邪伤津，口舌干燥者，加花粉、知母、芦根等。

（2）医案举隅

石山乡观架山作业区刘坡子屯刘洪殿之母，年龄72岁，患哮喘病20余年，经年发作，不能动作，于1958年12月10日来诊治疗，此方连服二剂病愈。

症状：咳嗽气短，喘促心悸，吐黏痰色时黄时黑，咽喉如烟燎状而痒，一旦生气上火感冒，病势就更加严重，烟熏亦重，每年夏天轻冬季重。

处方：麻黄7钱，石膏5两，生姜1两，大枣1两（去核），甘草7钱，半夏1两。

用水5碗先煎麻黄、石膏约半小时许，吹去上沫再入诸药同煎，煎成三茶碗，晚饭后温服一碗，至半夜温服一碗，至早饭前再服一碗。该患者连服此方两剂而喘吼全愈。[李洪全.越婢加半夏汤治哮喘病疗效介绍.辽宁中医杂志，1960（04）：41.]

按：咳嗽气短，喘促心悸，是属饮热互结，壅塞于肺，肺失宣降；吐黏痰色时黄时黑，咽喉如烟燎状而痒，是为饮邪化热，痰热壅结之象。治以越婢加半夏汤，清肺泻热，降逆平喘。

【讨论】

本条与第三条同为咳喘脉浮大，但两条一实一虚，绝然不同，临证时必须鉴别清楚。本条是饮热之邪上逆，脉必浮大有力，或兼滑象；前条为虚阳上脱，其脉必浮大无根。且其兼证亦不同，本条可伴有神情紧张，气粗声高息涌之象；前条则伴有神疲倦怠，短气不足以息之征。

肺脹，欬而上氣，煩躁而喘，脉浮者，心下有水，小青龍加石膏湯主之。（十四）

小青龍加石膏湯方　**《千金》證治同，外更加脇下痛引缺盆。**

麻黄　芍藥　桂枝　細辛　甘草　乾薑各三兩　五味子　半夏各半升　石膏二兩

上九味，以水一斗，先煮麻黄，去上沫，内諸藥，煮取三升。强人服一升，羸者減之，日三服，小兒服四合。

【释义】

本条论述寒饮夹热的咳喘证治。从“烦躁而喘，脉浮者，心下有水”三句来看，可知本条病机是由外感风寒，内有饮邪郁热所引起。外邪束表，故脉浮；水饮渍肺，故咳而喘逆；邪郁久化热，故烦躁。治宜解表化饮、清热除烦，主以小青龙加石膏汤。方中麻、桂解表散寒，宣肺平喘；芍药与桂枝相伍，调和营卫；干姜、细辛、半夏温化水饮，散寒降逆；配以五味子之收敛，是散中有收，可防肺气耗散太过之弊；加石膏以清热除烦，与麻黄相协，且可发越水气。

【应用】

（1）本方常用于支气管哮喘、慢性支气管炎、肺气肿等病属寒饮素盛，因气候变化而诱发者。

（2）医案举隅

顾某，女，56岁，工人。肺气肿多年，天寒辄发，近来胸扳气短，发热恶寒，体温38℃，咳嗽喉有黏痰，烦扰羞明，口干思饮不多，脉浮弦略带滑，舌苔薄白黄。脉证结合，与《金匮》肺胀近似，姑以小青龙加石膏汤法：蜜炙麻黄3g，桂枝5g，炒白芍9g，鲜生姜3片，肥大枣12g，炙甘草4g，光杏仁9g，五味子4g，捣干姜2g，北细辛3g，法半夏9g，通草4g，生石膏30g。服5剂，得微汗，寒热胸扳、咳痰、气短均较好，口干思饮次数亦见减少，体温37.4℃，肺之郁热宿饮，已有宣化之机，效不更方，原方再进5剂而愈。[陈伯涛.小青龙汤类方应用举例.浙江中医学院学报，1984（06）：27.]

按：胸扳气短，发热恶寒，证属肺失宣降；口干思饮不多，咳嗽喉有黏痰，为痰饮内积；脉浮弦略带滑，舌苔薄白黄，是痰饮有化热之象。故医家仿小青龙加石膏汤，外散风寒，内化痰饮。

【讨论】

肺胀咳喘之证，原因甚多，虽同属内外合邪、肺气胀满之证，由于发病因素不尽相同，因此，在病机的表现上，也就互有差异。如本条是内饮外寒，饮甚于热，故用麻黄配桂枝宣散表寒，配细辛、干姜以散水气，佐少量之石膏以清郁热；前条是饮热互结，热甚于饮，故重用石膏清热，配麻黄以发越水气。

肺癰胸滿脹，一身面目浮腫，鼻塞清涕出，不聞香臭酸辛，欬逆上氣，喘鳴迫塞，葶藶大棗瀉肺湯主之。方見上，三日一劑，可至三四劑，此先服小青龍湯一劑，乃進。小青龍方見欬嗽門中。（十五）

【释义】

本条论述肺痈实证喘满的治法。痈在于肺，肺失宣降，故胸满而胀；通调失职，津液代谢异常，水气逆行，故一身面目浮肿；肺窍不利，故鼻塞流清涕，不闻香臭酸辛；肺失肃降，故咳逆上气，喘鸣迫塞。由于邪实气闭于肺，故用葶苈大枣泻肺汤泻肺逐邪，以防热壅于肺，气血败坏。

葶苈苦寒，能开泄肺气，具有泻下逐痰之功，治实证有捷效；又恐其峻利而伤及正气，故佐以大枣之甘温安中而缓和药性，使泻不伤正。这与皂荚丸之用枣膏，十枣汤之用大枣，意义相同。

【应用】

（1）本方为泻肺峻剂，适用于肺痈酿脓阶段早期，热壅较甚，形气俱实者。如有表证，宜先解表，表解后再用本方；或用本方配以宣散之药，使邪气由表里分散。如脓成转虚，本方即当禁用。

（2）《金匮要略·痰饮咳嗽病脉证并治》篇用本方治疗支饮不得息，症见咳嗽喘息不得卧，胸胁胀满，痰涎壅塞，甚则一身面目浮肿。故凡属于肺气壅实者，不论肺痈或支饮，皆可用之。

（3）本方常用于治疗渗出性胸膜炎、肺源性心脏病心力衰竭、风湿性心脏病心力衰竭、肺脓疡等证属邪实壅滞，气机阻遏，喘息不能平卧者。

【讨论】

陆渊雷《金匮要略今释》云：“本篇泻肺汤证二条，皆冠以肺痈二字，然其证无脓血腥臭，其方不用排脓，而用逐水，可知其病非肺脓肿、肺坏疽，乃肺炎、支气管炎之由于水毒结聚耳。是以经文不当云肺痈，当云肺胀。乃注家拘牵经文肺痈字，以未成脓说，抑思痰饮咳嗽篇以此汤治支饮，正是葶苈逐水之功，于未成脓之肺痈何与哉。胸满胀，咳逆上气，喘鸣迫塞，皆肺炎支气管炎症候。身面浮肿，乃肺循环郁滞，引起血性水肿也。鼻塞清涕出，不闻香臭，则是并发鼻黏膜炎也。凡咳嗽气喘而兼鼻黏膜炎者，必有外感。外感则当发表，故先服小青龙，后乃攻其水毒也。”

【附方】

外臺炙甘草湯：治肺痿涎唾多，心中温温液液者。方見虛勞中。

【释义】

肺气萎弱不用，津液不布，故涎唾多；津聚扰胃，故心中温温液液。治用炙甘草汤。本方即桂枝汤去芍药加人参、地黄、阿胶、麻仁、麦冬而成，以生津润燥为主，可治虚热津伤之肺痿。本方于大量滋润养阴药中稍佐以辛温之品，取其阳生阴长之意。

千金甘草湯

甘草

上一味，以水三升，煮減半，分温三服。

【释义】

此方原出《肘后备急方》，生甘草一味，能益气润燥，清热解毒，止渴下气，可用于治疗肺痿轻证。

千金生薑甘草湯：治肺痿，欬唾涎沫不止，咽燥而渴。

生薑五兩　人參三兩　甘草四兩　大棗十五枚

上四味，以水七升，煮取三升，分温三服。

【释义】

肺气萎弱不振，津液不布，聚而成涎，随肺气上逆，故咳唾涎沫不止；肺之津液不足，不能上润，故咽燥而渴。治用生姜甘草汤益气生津宣滞。方中甘草、人参益气养阴，扶脾胃而生津液；大枣、生姜调和营卫，使脾胃中津液上输于肺，以治肺痿。从药物配伍看，本方所治似属虚寒肺痿。

千金桂枝去芍藥加皂莢湯：治肺痿吐涎沫。

桂枝　生薑各三兩　甘草二兩　大棗十枚　皂莢一枚（去皮子，炙焦）

上五味，以水七升，微微火煮取三升，分温三服。

【释义】

本方为攻痰平喘之峻剂。方以桂枝汤去酸敛阴柔之芍药，加皂荚利痰涎通气道，不令涎沫壅遏肺气，营卫得以宣行，肺气通调，则涎沫自止。

外臺桔梗白散：治欬而胸滿，振寒脉數，咽乾不渴，時出濁唾腥臭，久久吐膿如米粥者，爲肺癰。

桔梗　貝母各三分　巴豆一分（去皮，熬，研如脂）

上三味，爲散，强人飲服半錢匕，羸者減之。病在膈上者吐膿血，膈下者瀉出，若下多不止，飲冷水一杯則定。

【释义】

本条叙证与本篇桔梗汤证同，而方为《伤寒论》之三物白散。桔梗汤治肺痈轻证，本方治肺痈重证。方中桔梗宣肺排脓，贝母清热化痰散结，巴豆泻下脓液秽浊，以毒攻毒，适用于肺痈已成而正气能支者。方中巴豆用量要少，以三厘至五厘为度。

千金葦莖湯：治欬有微熱、煩滿、胸中甲錯，是爲肺癰。

葦莖二升　薏苡仁半升　桃仁五十枚　瓜瓣半升

上四味，以水一斗，先煮葦莖，得五升，去滓，內諸藥，煮取二升，服一升，再服，當吐如膿。

【释义】

本方具有清肺化痰、活血排脓之功效。方中苇茎清肺泻热；薏苡仁、瓜瓣下气排脓，善消内痈；桃仁活血祛瘀。本方治疗肺痈，疗效确切，脓已成或未成均可服用。脓将成者，可加入鱼腥草、蒲公英、紫花地丁、金银花、连翘等以增强清热解毒之功，促其消散；脓已成者，加桔梗、甘草、贝母等以增强化痰排脓之效。

小结

本篇主要论述肺痿肺痈咳嗽上气病的病因、症状和治法，以及肺痿与肺痈的鉴别。

肺痿、肺痈的病变均在肺，性质均属热，但肺痿是阴虚有热，枯萎不荣；肺痈是实热邪盛，壅塞不通。二者病情一虚一实，对举鉴别。

临证中肺痿有虚热与虚寒两种之别。虚热者多由津液耗损，阴虚内热所致；虚寒者则因上焦阳虚，肺中虚寒所生。前者以咳嗽吐浊唾、脉虚数为主，后者则以吐涎沫不咳不渴、小便数、头眩为主。虚热者治宜清养肺胃，方用麦门冬汤；虚寒者治宜温肺复气，方用甘草干姜汤。

肺痈是感受风热病邪，热结痈脓，大抵分为表证期、成痈期、溃脓期三个阶段。初期表证，可见发热恶寒、咳嗽、汗出、脉浮数，治宜辛凉解表，可用银翘散等方；表证不解，风热入肺，热结营血，酿而为痈，多属于实证，治宜清热泻肺，方用葶苈大枣泻肺汤；而溃脓之后，则宜用桔梗汤排脓解毒；若正邪俱盛可以慎用桔梗白散。如吐脓后转为虚证，可于桔梗汤中酌加补益托脓之品。

咳嗽上气，是指咳嗽、气喘等肺气不降的疾病，既可见于肺痿、肺痈病中，亦可单独出现，有邪正虚实之分。

咳嗽上气属虚者多肾不纳气，属实者多痰饮阻肺。咳嗽上气之虚又有肺肾之别。肺胃津伤，虚火上炎，以致肺气上逆，可用麦门冬汤；若“其脉浮大”为肾不纳气，阴阳离绝之象，故“不治”，属危候。咳嗽上气属实者，多为邪实气闭。若痰浊阻肺，宜用皂荚丸涤痰除浊；属于饮邪上逆，内外俱寒者，治宜射干麻黄汤化饮散寒，止咳平喘。厚朴麻黄汤证、小青龙加石膏汤证，俱属外有寒邪、内有饮邪郁热，但前者表寒较轻，里饮郁热较甚，后者表寒较重，而里饮郁热较轻。至于里饮夹热较重之证，宜越婢加半夏汤，宣肺泻热，化饮降逆。如水饮在里，正气不足者，治当逐水与安正兼顾，方用泽漆汤逐饮通阳，扶正清郁热。

仲景治疗咳嗽上气，以麻黄为主药，不同配伍而使麻黄一药之功效发挥得淋漓尽致。麻黄与桂枝同用，功在于发汗解表；与石膏同用，意在于发越水气，兼清里热；与厚朴同用，除满平喘；与射干、细辛、生姜、款冬花、紫菀、半夏等同用，在于散结化痰，止逆下气。

思考题

1. 何谓肺痿？其病因与证候特点是什么？
2. 何谓肺痈？其病因与证候特点是什么？
3. 肺痿与肺痈如何鉴别？
4. 肺痿与肺痈都可以吐脓血吗？
5. 咳嗽上气与肺胀是什么关系？
6. 麦门冬汤是治疗肺痿还是治疗咳嗽上气的方剂？
7. 《外台秘要》桔梗白散叙证与桔梗汤证同，但两方剂组成明显不同，可能的原因是什么？

奔豚气病脉证治第八

本篇主要论述奔豚气病的病因、症状和治法。奔豚气病虽多与情志变化有关，但有在肝、在肾和属寒、属热的不同，须辨证论治。

奔豚气，属气病奔豚，多因精神因素，使气结不行，逆而向上，发作时“气从少腹上冲咽喉，发作欲死，复还止”。奔豚气与冲疝、肾积奔豚等的气从少腹上冲相比，证形相似而实有不同：冲疝是以疝痛为主；肾积奔豚，有积的特点；而本证在于“气”，故应区别对待。

本病与西医神经症、癔病等有相似之处。

一、成因与主症

師曰：病有奔豚①，有吐膿，有驚怖，有火邪，此四部病，皆從驚發得之。師曰：奔豚病，從少腹起，上衝咽喉，發作欲死，復還止，皆從驚恐得之。（一）

【校注】

①奔豚：古病名，出《灵枢·邪气脏腑病形》。豚，有两说，一释为小猪，一释为江豚。其病发作时自觉气从少腹上冲心胸及咽喉，如豚之奔窜，痛苦不堪。

【释义】

本条论述奔豚气病的病因和主症。奔豚、吐脓、惊怖、火邪四种病的发病机制，每与惊恐有关，所以说“此四部病，皆从惊发得之”。“惊”泛指精神刺激，情绪波动。“惊则气乱”，气血乖张，气逆奔突，发为奔豚。若痈疽患者，因惊气逆，可见吐脓。惊则气乱，气乱而郁，气郁化火，故见火邪为病。

奔豚气发作时自觉少腹气聚而逆，如豚之奔，自少腹起上冲至心胸咽喉，此时病人极端痛苦，难以忍受，发后冲气渐渐平复，疼痛渐减，终至平复如常，所以说“发作欲死，复还止”。

【讨论】

（1）奔豚之“豚”有二说，一为小猪，一为江豚。欲明辨其究竟为何物，当首先确定奔豚病的临床表现。如果认定奔豚病是自少腹起上冲至心胸咽喉，意在突出气机由下上冲，则以“江豚”意胜；如果言奔豚如豚之奔跑，且指豚奔跑时上气不接下气的状态，则以“小猪”意胜。

（2）本条所论吐脓、惊怖、火邪是为了和奔豚气病相区别，因此四病的共同致病特点是“皆从惊发得之”。《外台秘要》引《小品方》云“病如奔豚者……肾间有脓故也”，而吐脓者必然有脓，故吐脓与奔豚气病存在一定联系。惊恐导致惊怖病者易解，但惊恐导致火邪令人疑惑，故医家多存疑。火邪见于《伤寒论》114条，言：“太阳病以火熏之，不得汗，其人必燥，到经不解，必清血，名为火邪。”《金匮要略·惊悸吐衄下血胸满瘀血病脉证治》又言“火邪者，桂枝去芍药加蜀漆牡蛎龙骨救逆汤主之”，可见被称为或见便血或见惊悸的火邪，确实存在因火致惊的先后关系。称之为火邪者，可能是依据病证成因而命名，而本条“有火邪……从惊发得之”则说明惊恐可为火邪病发作或加重的诱因。

（3）《黄帝内经》《难经》《金匮要略》所言奔豚是否为同一种病呢？奔豚之名，始见于《灵枢·邪气脏腑病形》，其谓：“肾脉急甚，为骨癫疾；微急，为沉厥奔豚，足不收，不得前后。”《难经》将奔豚列为五积之一，《难经·五十六难》曰：“肾之积，名曰贲豚，发于少腹，上至心下，若豚状，或上或下无时。久不已，令人喘逆，骨痿少气。”而本篇所言奔豚是“从少腹起，上冲咽喉”。从症状描述上，本篇所言奔豚和《难经》有相近之处，而与《灵枢》所载迥然不同。

二、证治

（一）肝郁化热

奔豚氣上衝胸，腹痛，往來寒熱，奔豚湯主之。（二）

奔豚湯方

甘草　芎藭　當歸各二兩　半夏四兩　黄芩二兩　生葛五兩　芍藥二兩　生薑四兩　甘李根白皮一升

上九味，以水二斗，煮取五升，温服一升，日三夜一服。

【释义】

本条论述肝郁奔豚的证治。病者素因肝血不足，肝阳上亢，中阳亦亏，肝木乘侮，加之情志不遂，郁结化火，引动冲气，以致气逆上冲，升多降少。肝郁气滞，血行不畅，故腹中疼痛；肝与胆相为表里，肝郁热扰，则少阳之气不和，故见往来寒热，此是奔豚气发于肝的特征，并非所有奔豚气病所必具。

治以奔豚汤养血平肝，和胃降逆。方中甘李根白皮专治肝郁奔豚。据《名医别录》记载“李根皮大寒，主消渴，止心烦，逆奔气”;《长沙药解》谓“下肝气之奔冲，清风木之郁热”。当归、川芎、芍药养血调肝；黄芩清肝胆郁热，平折火逆；芍药与甘草相伍缓急止痛；半夏、生姜和胃降逆；葛根，《神农本草经》云“味甘平，主消渴，身大热，呕吐，诸痹，起阴气，解诸毒”，所以葛根能从里达表，解郁散邪，缓其冲逆，且降中有升。本方通过调理肝脾，使人体升降出入之机协调，则气冲腹痛、往来寒热等症均可消失。

【应用】

（1）奔豚汤只适用于肝郁化热之奔豚证。如遇虚寒奔豚，除用桂枝加桂汤和苓桂甘枣汤外，可参考《外台秘要》治疗奔豚的葛根奔豚汤、奔豚茯苓汤等诸方。

（2）有报道本方适当加减，可用于治疗神经症、冠心病、更年期综合征、慢性肝炎等证属肝郁有热者。本方之所以能够治疗以上诸病证，原因在于诸家认为奔豚汤有调和肝脾，解郁降逆之效。

（3）医案举隅

任某，女，28岁。患者2年来闲居在家，心情不好，近2月来，突然发作气自少腹上冲，直达咽喉，窒闷难忍，扑倒在地，发作数分钟后自行缓解，竟如常人，每周发作数次，且伴有失眠、多梦、脱发。经各医院检查，未查出阳性病理体征，遂诊断为“癔病”。察舌红苔薄，脉弦细。疑为奔豚气病，遵仲景奔豚汤原方治之。当归、法半夏各9g，生甘草、川芎、黄芩、白芍、生姜各6g，葛根、李根白皮各12g，水煎。连进3剂后，其病顿失。随访4年，旧病未再发作。[钱光明.奔豚汤运用体会.浙江中医杂志，1982（5）：225.]

按：患者临床表现“突然发作气自少腹上冲，直达咽喉，发作数分钟后自行缓解”与奔豚病相似，是医家投与奔豚汤且取效的原因，其诊断方法是抓主症，用方原则是方证相对。

【讨论】

（1）奔豚汤中的主要药物是甘李根白皮与葛根，意在降逆平冲。甘李根白皮药肆不备者，临床有用桑白皮代者，然桑白皮入肺经，甘李根白皮《长沙药解》载“入足厥阴肝经”。

（2）本病多因情志所伤，治疗当注意精神调护，配合适当的心理治疗有助于疾病的康复。

（二）阳虚寒逆

發汗後，燒針令其汗，針處被寒，核起而赤者，必發奔豚，氣從小腹上至心，灸其核上各一壯，與桂枝加桂湯主之。（三）

桂枝加桂湯方

桂枝五兩　芍藥三兩　甘草二兩（炙）　生薑三兩　大棗十二枚

上五味，以水七升，微火煮取三升，去滓，温服一升。

【释义】

本条论误汗而诱发奔豚的证治。汗为心液，发汗后复用烧针，则伤及心阳。汗出风寒乘虚侵袭，针处被寒，故核起而赤。心阳不足，不能下煦肾水，寒水之气乘虚上逆，引发奔豚。气从少腹上逆冲心，令人心烦不安，甚则心悸不宁。治以艾灸烧针之处以温阳散寒，再以桂枝加桂汤温通心阳，平冲降逆。

桂枝加桂汤即桂枝汤加桂枝二两而成，桂枝辛温，合甘草，辛甘化阳，温通心阳，心阳既旺，离照当空，阴霾自散，下焦阴寒冲逆之气自下，而奔豚自止。

【应用】

有报道应用本方治疗神经症、膈肌痉挛、风湿性心脏病、雷诺病、坐骨神经痛等，有较好疗效。本方治疗神经症、膈肌痉挛者，意在平冲降逆；而治疗风湿性心脏病、雷诺病、冻疮、坐骨神经痛者，意在温经通阳。

【讨论】

桂枝加桂汤有两说。一说加桂枝，以振奋心阳，降逆平冲。一说加肉桂，以温肾纳气，使寒水返于下焦。临床实践当根据病机、症状，灵活运用。

（三）阳虚饮动

發汗後，臍下悸者，欲作奔豚，茯苓桂枝甘草大棗湯主之。（四）

茯苓桂枝甘草大棗湯方

茯苓半斤　甘草二兩（炙）　大棗十五枚　桂枝四兩

上四味，以甘爛水一斗，先煮茯苓，減二升，內諸藥，煮取三升，去滓，温服一升，日三服。甘爛水法：取水二斗，置大盆内，以杓揚之，水上有珠子五六千顆相逐，取用之。

【释义】

本条论下焦水饮欲作奔豚的证治。若发汗过多，心阳受损，心阳虚于上，则下焦水饮内动，有上凌之势，故曰“欲作奔豚”。治以茯苓桂枝甘草大枣汤通阳降逆，培土制水。方以茯苓为君，健脾渗湿，使下焦饮邪就下而利；桂枝辛温，通阳化气，既利水湿，又止逆平冲；甘草、大枣培土制水。

【应用】

临床报道本方治疗癔病抽搐、过敏性大肠综合征、更年期综合征、慢性胃炎、眩晕等有较好疗效。该方治癔病抽搐、更年期综合征，在于宁心安神；治慢性胃炎、眩晕者取其健脾胃，利水湿之功。

【讨论】

（1）以上两条都是误治变证，病机虽然都有阳气虚衰，但第三条是发汗及烧针误后使心阳损伤较重，心阳不足，则下焦阴寒之气乘虚上逆而作奔豚，法当温通心阳，心阳一复，则阴寒之气自能消散，故重用桂枝以温通心阳，平冲逆之气。第四条则是由于下焦停饮较甚，误汗之后，心阳虚衰，水饮之邪亦欲乘虚上逆，但终属有形之邪，故重用茯苓以渗利饮湿。二者一为阴寒之气，一为有形饮邪，故有冲逆“发作”与“欲作”之别。

（2）甘澜水，又称“甘乱水”“劳水”。一般认为水经搅扬，寒性得减，不助水邪。

小结

本篇论述了奔豚气病的证治，其主症是气从少腹上冲，上至心下或胸或咽喉。病发时痛苦难忍，发作后逆气平复，疼痛消失。发病的原因，有从惊恐恼怒得之；有因发汗后复感寒邪得之；有因下焦停饮、误汗伤阳得之。病位多在肾，且与冲脉有关。

治疗方面，肝郁化热上冲者，宜用奔豚汤养血清肝，和胃降逆。如因阳虚阴寒上逆，治以桂枝加桂汤温阳降逆，散寒消阴。因阳虚水饮内动，则用苓桂甘枣汤，温阳利水，下气止悸。

思考题

1. 何谓奔豚气？其病因与证候特点是什么？

2. 奔豚气有几种类型？如何辨证论治？

3. 桂枝加桂汤与苓桂甘枣汤有何异同？

4. 为何奔豚气病篇排在肺痿肺痈咳嗽上气病篇与胸痹心痛短气病篇之间？

5. 如何辨“奔豚气病”？其诊断依据是什么？本篇为何不提脉象？

6. 奔豚气病的病理生理机制是什么？除了本篇第一条所述症状之外，还可能出现哪些非典型临床症状？

7. 本篇第二条，若诊断为少阳病，其“病脉证治”又如何？奔豚汤与小柴胡汤如何鉴别？

8. 阳虚饮动可否用苓桂术甘汤？苓桂术甘汤与苓桂甘枣汤有何异同？

9. 如何理解奔豚汤中葛根五两之应用？

胸痹心痛短气病脉证治第九

本篇篇名为胸痹、心痛、短气，但实际上是讨论胸痹、心痛两个疾病的论治，重点是胸痹病。《灵枢·本脏》曰："肺大则多饮，善病胸痹。"凡因胸阳不振，阴寒邪气上干阳位，痹阻清阳，致胸阳痞塞不通，不通则痛，而见胸部痞闷胀满或胸膺部疼痛为主症者，称为胸痹。心痛指心胸部或胃脘部的疼痛。《灵枢·五邪》曰："邪在心，则病心痛。"《灵枢·厥病》曰："真心痛，手足清至节，心痛甚，旦发夕死，夕发旦死。"《难经·六十难》曰："其五脏气相干，名厥心痛。"《伤寒明理论》曰："所谓短气者，呼吸虽数而不能相续，似喘而不摇肩，似呻吟而无痛者，短气也。"短气在本篇中仅是作为胸痹、心痛的一种伴随症状来描述，但有虚实之分。

一、胸痹、心痛病机

師曰：夫脉當取太過不及[①]，陽微陰弦[②]，即胸痹而痛，所以然者，責其極虚也。今陽虚知在上焦，所以胸痹、心痛者，以其陰弦故也。（一）

【校注】

①太过不及：指脉象改变。盛过于正常的为太过，如大、浮、数、动、滑等，为阳脉，主邪气盛；不足于正常的为不及，如沉、涩、弱、弦、微等，为阴脉，主正气虚。

②阳微阴弦：关前寸脉为阳，关后尺脉为阴。阳微指寸脉微；阴弦指尺脉弦（与寸脉相对而言，亦可兼指关脉弦）。亦有注家认为阳微阴弦指浮取微、沉取弦，或左手脉微、右手脉弦，可供参考。

【释义】

本条以脉论胸痹、心痛之病机。太过与不及均属病脉，故诊脉当取太过、不及。寸脉候上焦，"诸阳受气于胸中"，心胸主宣达阳气，今见寸脉微，乃阳位得阴脉，是不及之象，提示上焦阳虚；尺脉候下焦，尺脉弦是阴位得阴脉，是为太过之脉，提示下焦阴盛，也包括中焦阴寒水饮。参见本篇第三条之"关上小紧数"可知，"阳微阴弦"指出了胸痹心痛的病因病机为上焦阳气不足，中下焦阴邪停滞。由于上焦阳虚，水气痰饮等阴邪便乘虚而居于阳位，导致胸中闭塞，阳气不通，不通则痛，故云"所以然者，责其极虚也"。"今阳虚知在上焦，所以胸痹、心痛者，以其阴弦故也"，进一步指出"阳微"与"阴弦"是胸痹、心痛病机不可或缺的两个方面，仅有胸阳之虚，而无阴邪之盛，或仅有阴邪之盛，而无胸阳之虚，都不致发生本病，必须是胸阳不足，阴邪上乘阳位，二者相互搏结，才能形成胸痹、心痛之病。

【讨论】

关于本条文病机“阳微阴弦”，《难经·三难》有：“关之前者，阳之动也……关以后者，阴之动也。”《伤寒论·辨脉法》有：“何谓阳不足？答曰：假令寸口脉微，名曰阳不足……何谓阴不足？答曰：尺脉弱，名曰阴不足。”阳微，阳不足也；阴弦，阴太过也。阳主开，阴主闭，阳虚而阴盛，邪正相搏，即胸痹而痛，痹者闭也。上焦为阳之位，而微脉为虚之甚，故曰责其极虚。总之，本条反复说明胸痹、心痛的病机是胸阳不足，阴邪搏结。

平人無寒熱，短氣不足以息者，實也。（二）

【释义】

本条承上条论述短气里实证。上条言本虚标实之胸痹心痛证，本条言猝发短气之里实证。平人，是指平素无疾之人，无寒热是说明亦无外感，而见短气不足以息者，当是平日蕴伏体内的痰饮宿食等有形实邪阻闭气机所致，故曰“实也”。上条“责其极虚”，重点是本虚；本条之实重点是标实，故胸痹、心痛以本虚标实，虚实夹杂为病机特点。至于条文中未见胸痹心痛诸证，乃是仲景省文，宜上下文合看。

【讨论】

有注家认为本条是论短气属实的病情，其病机是由痰食中阻影响呼吸升降所致，因与胸痹的阳虚邪闭短气症状相类似，故列于此，以示医者当分辨虚实，审因察病，此说亦颇有参考价值。

以上两条，说明胸痹、心痛的病机是“阳微阴弦”，本虚标实。故此病当其未发作时，一般重在从缓治本，以扶阳气之虚；发作之后，则重在从急治标，以祛阴邪之盛。

二、证治

（一）胸痹证治

1．典型证治

胸痹之病，喘息欬唾，胸背痛，短氣，寸口脉沉而遲，關上小緊數，栝蔞薤白白酒湯主之。（三）

栝蔞薤白白酒湯方

栝蔞實一枚（搗）　薤白半斤　白酒七升

上三味，同煮，取二升，分温再服。

【释义】

本条论胸痹病的典型证治。“胸痹之病”提示本条为胸痹病的典型表现，即辨病依据。“寸口脉沉而迟，关上小紧数”是胸痹的主脉，与首条“阳微阴弦”脉象相同。寸口脉沉而迟，是上焦阳虚，胸阳不振之象；关上出现小紧数脉，是中焦（胃脘）痰浊水饮、阴寒内盛之征。上焦阳虚，痰饮阴寒之邪上乘阳位，肺失清肃，则见“喘息咳唾”“短气”；阴浊之邪滞塞于胸，致“胸背痛”。其病机为胸阳痹阻，痰留气逆。治法宜通阳散结、豁痰下气。方用栝蒌薤白白酒汤。方中栝蒌涤痰宽胸开痹；薤白通阳散结；白酒辛温通阳，畅行气血，轻扬善行以助药势。三药相辅相成，使痰去结散，阳气宣通，则诸证可愈。此方为本病之基础方。

【应用】

（1）栝蒌薤白白酒汤为辛温通阳的代表方。本方在心、肺疾病的治疗上有良效，加入丹参、川芎、郁金等活血化瘀药，或半夏、竹茹、旋覆花等化痰药后，应用于冠心病心绞痛、支气管哮喘、肋间神经痛、胸部软组织损伤、非化脓性肋软骨炎等证属痰瘀互结、胸阳不宣者，也可取得一定疗效。

（2）医案举隅

惟劳力伛偻之人，往往病此（指胸痹）。予向者在同仁辅元堂亲见之。病者但言胸背痛，脉之，沉而涩，尺至关上紧，虽无喘息咳吐，其为胸痹，则确然无疑。问其业，则为缝工。问其病因，则为寒夜伛偻制裘，裘成稍觉胸闷，久乃作痛。予即书栝蒌薤白白酒汤授之。方用栝蒌 15 克，薤白 9 克，高粱酒 1 小杯。2 剂而痛止。翌日，复有胸痛者求诊，右脉沉迟，左脉弦急，气短。问其业，则亦缝工。其业同，其病同，脉则大同而小异，予授以前方，亦 2 剂而瘥。（曹颖甫 . 金匮发微 . 北京：学苑出版社，2008：75.）

按：患者以胸背痛为主要表现，脉沉而涩，尺部至关上紧，虽无“喘息咳唾”之证，但与本条主症相符，故诊为“胸痹”。其病因病机，乃伛偻之人寒夜劳力，胸阳不振而寒凝痰结，故致胸痹之证，如曹氏所言：“盖伛偻则胸膈气凝，用力则背毛汗泄，阳气虚而阴气从之也。”治当通阳散寒、化痰除痹，方用栝蒌薤白白酒汤，切中病机，故 2 剂而止。

【讨论】

（1）对本条脉象迟、数并提的看法，历代注家见解各异。程林谓：“数字误。”徐彬谓：“数者，阴中挟燥火也。”此二说是以数脉解释病机。《医宗金鉴》谓：“紧疾寒痛，是主中焦气急寒痛也。”此说是将“数”作疾急解，用以形容紧脉。《金匮要略·腹满寒疝宿食病脉证治》20条有“脉数而紧乃弦，状如弓弦”，也说明紧数相合，是形容弦脉的动态。以上看法皆有参考价值，可以并存。总之，寸口脉沉迟，关上小紧数，是阳气不足，阴邪停聚之象，本条不宜作迟、数二脉并见理解。

（2）关于方中白酒，《金匮要略语译》谓：“米酒初熟的，称为白酒。”临床运用时，可不必拘于米酒，或用高粱酒，或用绍兴酒，或用米醋，皆有温通上焦阳气的功能。

2．水饮上逆

胸痹不得卧，心痛徹背者，栝蔞薤白半夏湯主之。（四）

栝蔞薤白半夏湯方

栝蔞實一枚（搗）　薤白三兩　半夏半升　白酒一斗

上四味，同煮，取四升，温服一升，日三服。

【释义】

本条论胸痹水饮上逆的证治。本条首冠“胸痹”，必然具备胸痹的典型脉证。此条言“胸痹不得卧，心痛彻背者”，是因背为胸之府，心之俞在背，水饮上逆于胸，痹阻心阳，心阳不能布达于背部，脉络不通，故见胸痹不得卧、心痛且牵引背部亦痛。此皆水饮上逆所致，故于栝蒌薤白白酒汤中加半夏，以去水逐饮降逆。

【应用】

（1）栝蒌薤白半夏汤主治痰饮壅盛上逆，胸阳闭塞之胸痹病，“不得卧，心痛彻背”为辨证关键。

（2）西医学的冠心病心绞痛、慢性阻塞性肺病、肋间神经痛、慢性胆囊炎、慢性胃炎等，凡符合本方证病机者，用之皆效。

（3）医案举隅

杨某，女，70岁。1994年1月31日初诊。

患者于两月前因冠心病大面积心肌梗死入某医院抢救。出院后，因气候突变，寒流袭来，又感胸部闷胀、气短，心前区隐隐作痛，两胁亦持痛不休，左手臂胀麻，伴有咳吐白浓痰、腹胀、大便干燥等症。患者精神紧张，夜寐易发惊悸。视其舌苔白腻，脉来沉弦而滑。脉证合参，辨为心阳痹阻，痰浊凝聚，心胸脉络不通则痛。治宜宣痹通阳，豁痰通络止痛。疏方：糖栝蒌20g（先煎），薤白6g，半夏15g，旋覆花10g，红花10g，茜草10g，桂枝10g，丹参20g，郁金10g，木香10g，紫降香10g。服5剂后，胸满、胸痛大为缓解，咳痰减少，夜睡已能成寐。又续服5剂，诸症皆安。

按：“胸痹”一证，与西医所谓的“冠心病”比较类似。《金匮要略》将本证病因病机概括为“阳微阴弦”四字。“阳微”，即寸脉来微，主胸中阳气不足；“阴弦”，指尺脉见弦，主在下痰浊水邪方盛。《伤寒论·辨脉法》云：“阳脉不足，阴往乘之。”故胸阳不振，反使下焦之阴邪乘虚犯上，使心脉痹阻，气血不通。《素问·调经论》曰“寒气积于胸中而不泻，不泻则温气去，寒独留则血凝泣，凝则脉不通”，因此，导致了胸痹心痛的证候发生。至于两胁疼痛之原委，亦属胸痹胁逆气冲之类。本证的治疗用温通胸阳，化痰宣痹，佐以疏肝理气通络之法。以栝蒌薤白半夏汤、旋覆花汤和颠倒木金散三方结合。用栝蒌薤白半夏汤通阳开痹，宣化痰浊之邪；旋覆花汤活血通络止痛，斡旋胸胁之气；颠倒木金散则专以疏肝理气，而行气血之滞为特长也。（陈明，刘燕华等.刘渡舟验案精选.北京：学苑出版社，2007：36.）

【讨论】

（1）栝蒌薤白半夏汤是治疗水饮上逆、胸阳痹阻的一首有效方剂，临证时可将本方与苓桂术甘汤合用，如再加入干姜、陈皮、白蔻仁等通阳豁痰、温中理气之品，则取效更捷。

（2）痰饮阻塞气机，往往可引起气滞血瘀的病变，如兼有瘀血者，应于本方中加入行气活血化瘀之品，例如香附、丹参、赤芍、川芎、红花、降香之属，疗效更佳。

3．虚实异治

胸痹心中痞[1]，留氣結在胸[2]，胸滿，脇下逆搶心[3]，枳實薤白桂枝湯主之；人參湯亦主之。（五）

枳實薤白桂枝湯方

枳實四枚　厚朴四兩　薤白半斤　桂枝一兩　栝蔞一枚（搗）

上五味，以水五升，先煮枳實、厚朴，取二升，去滓，内諸藥，煮數沸，分温三服。

人參湯方

人參　甘草　乾薑　白术各三兩

上四味，以水八升，煮取三升，温服一升，日三服。

【校注】

①心中痞：《医宗金鉴》谓："心中即心下也。"心中痞是指胃脘部满闷不舒，痞塞不通而痛。

②留气结在胸：是胸中寒饮羁留，阻滞气机，留结成痞。

③胁下逆抢心：指胁下气逆上冲心胸。

【释义】

本条论胸痹的虚实异治。胸痹本为阳气虚、阴寒盛的虚实夹杂证，临床上应虚实异治。本条冠以"胸痹"，是指在胸痹主症的基础上，见"心中痞，留气结在胸，胸满，胁下逆抢心"。"心中痞"，即心胸干及于胃，胃脘满闷痞塞不通而痛；"留气结在胸"，即寒饮留滞于胸中而不去；"胁下逆抢心"，指阴寒饮邪乘势上逆抢心。以上诸症可以由阴寒痰浊等实邪阻闭气机所致，也可以由阳气亏虚、运行无力导致。其病势已由胸部向下扩展到胃脘两胁之间，而且胁下之气又逆而上冲，形成胸胃合病证候。气滞饮停、阴寒内结、上冲、横逆为其病机特点。

若上述诸症属阴寒痰饮之实证，治当通阳开结、泄满降逆，此即尤在泾"去邪之实，即以安正"之法。方用枳实薤白桂枝汤。方中枳实、厚朴下气宽胸除满；桂枝、薤白通阳散结平冲；栝蒌豁痰宽胸开痹。诸药同用，则痞结之气可开，痰浊之邪得去，胸胃之阳可复，此为祛邪以扶正。

若属阳虚寒滞者，治当温补中阳，此即尤怡"养阳之虚，即以逐阴"之法。方用人参汤。方中人参、白术、炙甘草补益中气，干姜温中助阳。诸药同用，则阳气振奋，阴寒自消，此为扶正以祛邪。

【应用】

（1）治实可用枳实薤白桂枝汤，通阳开结，泄满降逆；补虚可用人参汤补中助阳，振奋阳气。尤怡说："是宜急通其痞结之气，否则速复其不振之阳。盖去邪之实，即以安正；养阳之虚，即以逐阴。是在审其病之久暂与气之虚实而决之。"枳实薤白桂枝汤证除见喘息咳唾、胸背痛、短气外，尚有心中痞闷、胁下之气上逆冲心、胸满、不能平卧，兼有腹胀、大便不畅、面色晦暗、肢冷汗出、下肢浮肿，舌苔白腻、脉弦紧有力或见沉细涩结。

（2）枳实薤白桂枝汤，临床可用于治疗冠心病心绞痛、风湿性心脏病、心律不齐、肺气肿、渗出性胸膜炎、胃肠功能紊乱等病证而见上述临床表现者。

（3）医案举隅

医案一：

沈右。苦胸痹痛不可忍，为日已久。阳气不运，复受寒邪所致。气机痹阻，故胸痛彻背，拒按是邪实。舌淡红，脉象沉迟，似可温化。桂枝6克，栝蒌皮9克，薤白9克，炒枳壳9克，生姜6克，姜半夏9克，厚朴6克，陈皮3克。

二诊：药后胸痹痛好转多。桂枝6克，薤白9克，栝蒌皮9克，炒枳壳6克，半夏6克，厚朴6克，陈皮3克，生姜6克。（范文甫医案）

按：胸痹拒按，痛不可忍，乃正虚邪实之证，故投枳实薤白桂枝汤合栝蒌薤白半夏汤、橘枳姜汤以温通之。范氏融合上述三方为一炉，不论气结在胸，或出心下，或在下，凡属阴寒上乘，胸阳痹阻之胸痛、脘痛，俱可用之。俾上焦之寒凝得宣，胸脘之痹痛自蠲。（何任，张志民，连建伟.金匮方百家医案评议.杭州：浙江科学技术出版社，1991：137.）

医案二：

一妇人患胸痛一二年，发则不能食，食即不下咽，手足微厥，心下痞鞕，按之如石，脉沉结。乃与人参汤，服之数旬，诸证渐退，胸痛痊愈。（吉益南涯医案）

按：胸痹久痛，手足微厥，属虚属寒；发则不能食，食即不下咽，心下痞鞕，乃胃中空虚，客气上逆；脉沉结者，沉主里，结主虚，故与人参汤温补之。若误作实治，祸如反掌。（何任，张志民，连建伟.金匮方百家医案评议.杭州：浙江科学技术出版社，1991：139.）

【讨论】

（1）枳实薤白桂枝汤、栝蒌薤白半夏汤、栝蒌薤白白酒汤三方异同如下。枳实薤白桂枝汤，功能宽胸下气，通阳散结。方中枳实、厚朴宽胸下气除满；桂枝、薤白通阳散结；栝蒌豁痰开痹。本方证是以痰气郁闭心胸，牵及胁胃为主要病机的病证。症见胸部满闷而痛，喘息咳唾，短气，心中痞，胁下逆抢心等。本方与前两方证的区别，诚如唐容川《金匮要略浅注补正》所云："观仲景此节用药，便知义例严密，不得含糊也……故但解胸痛，则用栝楼薤白白酒汤；下节添出不得卧，是添出水饮上冲也，则添用半夏一味以降水饮；再下一节又添出胸痞满，则加枳实以泄胸中之气，胁下之气亦逆抢心，则加厚朴以泄胁下之气。"

（2）本条同为胸痹，因其有偏实与偏虚的不同，故立通补两法，是属"同病异治"之例。前者多由饮停气逆为患，故用枳实薤白桂枝汤以荡涤之，是为"实者泻之"之法；后者多由无形之气痞为患，故用理中汤以温补之，是为"塞因塞用"之法。

4．饮阻气滞

胸痹，胸中氣塞，短氣，茯苓杏仁甘草湯主之；橘枳薑湯亦主之。（六）

茯苓杏仁甘草湯方

茯苓三兩　杏仁五十個　甘草一兩

上三味，以水一斗，煮取五升，温服一升，日三服。不差，更服。

橘枳薑湯方

橘皮一斤　枳實三兩　生薑半斤

上三味，以水五升，煮取二升，分温再服。《肘後》《千金》云：治胸痹，胸中愊愊如满，噎塞习习如癢，喉中澁，唾燥沫。

【释义】

本条论饮阻气滞胸痹证治。胸痹本有胸痛、短气见证，而本条冠以“胸痹”，复言“短气”，不言“胸痛”，但言“气塞”，可知此证胸痛甚轻，或者不痛，而以气塞或短气较为显著。气塞、短气虽同由饮阻气滞所致，但在病情上有偏于饮邪与偏于气滞的差异，治疗时亦应遵“同病异治”原则，分别施以不同方药。

如饮邪偏盛，上乘及肺，胸中气塞短气的，治宜化痰除饮，利水通阳。方用茯苓杏仁甘草汤。方中茯苓、杏仁利水除饮，甘草和中，三药同用，使饮去气顺，则短气、气塞可愈。如气滞偏盛而水饮停蓄，以致胃气不降，而胸中气塞短气的，治宜行气化饮，和胃降逆。方用橘枳姜汤。方中橘皮理气和胃，宣通气机；枳实下气消痰；生姜化饮和胃降逆。三药同用，使气行饮除，则气塞、痞满自消。

【应用】

（1）饮停于胃，在症状上偏重于心下痞塞者，用橘枳姜汤和胃化饮；饮停胸膈，在症状上偏重于呼吸迫促者，用茯苓杏仁甘草汤宣肺化饮。

（2）据临床报道，冠心病、肺心病、风湿性心脏病、支气管炎、支气管哮喘、肋间神经痛、膀胱炎等病证而见饮邪偏盛、上乘及肺者，均可用茯苓杏仁甘草汤加减治疗；冠心病心绞痛、风湿性心脏病、肺心病、支气管哮喘、慢性支气管炎、慢性肠胃炎等病证而见饮停气滞、胃气不降者，均可用橘枳姜汤加减治疗。“气塞”证，胸中痞塞、郁结胀满者，治用橘枳姜汤，若呕逆较重，酌加半夏、旋覆花。

（3）医案举隅

一男子短气息迫，喘而不得卧，面色青，胸中悸，脉沉微。先生以茯苓杏仁甘草汤使服之。3剂，小便快利，诸证全愈。（吉益南涯医案）

按：仲景云：“夫短气有微饮，当从小便去之。”案中患者短气息迫，喘而不得卧，乃饮停胸膈，故服茯苓杏仁甘草汤，使小便快利而愈。（何任，张志民，连建伟.金匮方百家医案评议.杭州：浙江科学技术出版社，1991：140.）

【讨论】

（1）本条虽有偏于饮邪，偏于气滞之别，但由于饮阻与气滞二者在病机上存在有互为因果的关系，故临床上亦难截然划分。因此，在运用这两首方剂时，可分可合。同时，亦可根据病情与栝蒌、薤白、半夏等配伍运用。此外，饮阻气滞亦能引起血瘀，可酌加活血化瘀之品，如合用旋覆花汤等。因此，胸痹病要重视气滞、水停、血瘀之辨别。

（2）本条虽冠以“胸痹”，但其主症为“胸中气塞，短气”，未言及疼痛，此种症状可见于胸闷变异性哮喘，该病以胸闷为主要症状表现，有气道高反应性和可逆性气流受限的典型特点。

5．胸痹急证

胸痹緩急[①]者，薏苡附子散主之。（七）

薏苡附子散方

薏苡仁十五兩　大附子十枚（炮）

上二味，杵爲散，服方寸匕，日三服。

【校注】

①缓急：偏义复词，重在“急”，即困危、情势急迫。如《史记·扁鹊仓公列传》曰：“生子不生男，缓急无可使者。”

【释义】

本条论胸痹急证的治法。“胸痹缓急”证，是胸痹病中的危重证候，仲景指出当用薏苡附子散治疗，故云“主之”。本条叙证简略，既云胸痹，可知应有喘息咳唾，胸背疼痛，或心痛彻背等症。再以药测证，尚应有舌淡苔白而滑，脉象沉伏，或涩，或微细而迟，或紧细而急。其胸痛可表现相当剧烈，并伴有筋脉拘挛证候。方中重用炮附子温阳散寒止痛；薏苡仁除湿解痹，更能缓解筋脉拘挛。二药共合为散以应急，使寒湿去，阳气通，则痛痹自解。

【应用】

（1）本方用于治疗胸痹病，突见左侧胸部心前区剧烈绞痛如刺，或见胸痹疼痛，拘急不舒，时缓时剧，喜温喜按，口不渴，舌苔白，脉沉紧者。

（2）本方还可以治疗冠心病心绞痛、心律不齐、心肌缺血、心肌梗死、肋软骨炎、肋间神经痛、慢性胆囊炎、急慢性胃炎等病症而见上述证机者。临床亦有用薏苡附子散合芍药甘草汤加味，重用薏苡仁（60～90g），治疗坐骨神经痛者。

（3）医案举隅

倪某，男，53岁，农民。1978年5月21日初诊。患者背痛剧，胸亦痛，时缓时急，已近1周。更兼胃脘不适，时时欲呕，口吐唾沫，脉沉紧，苔略腻。治拟仲景薏仁附子散合吴茱萸汤加减。处方：薏苡仁15克，制附子6克，淡吴萸4.5克，党参9克，干姜3克，大枣15克，制香附9克，高良姜4.5克，沉香片1.8克（后入），厚朴6克，陈皮6克。4剂。

5月27日复诊：干呕吐涎沫已止，背痛彻胸较前减轻，但仍时而缓解，时而急迫，脉沉，苔略腻。药已中病，再进前法。处方：薏苡仁15克，制附子6克，淡吴萸4.5克，党参9克，干姜3克，大枣15克，厚朴4.5克，陈皮6克。4剂。服本方后，胸痹即愈。（连建伟医案）

按：本案症见背痛彻胸，时缓时急，脉沉紧，苔略腻，此为寒湿胸痹，故主以薏苡附子散；患者又有胃脘不适，时时欲呕，吐涎沫之证，故合吴茱萸汤，并加香附、良姜、沉香、厚朴、陈皮行气散寒除湿。药后诸证悉减，仍守前方去香附、良姜、沉香，调治而安。由于当时药房中无生姜供应，故以干姜代之。（何任，张志民，连建伟 . 金匮方百家医案评议 . 杭州：浙江科学技术出版社，1991：145.）

【讨论】

（1）“缓急”，历来注家有不同见解。有人认为“缓急”是指胸痹疼痛时发时止、时缓时剧；有人认为“缓急”是指四肢筋脉拘急；有人认为“缓急”是指口眼引纵；也有人认为其中“缓”字为“缓解”，是指治法，均可参考。

（2）仲景对附子的用法有生用和炮用之别。凡亡阳急证，需回阳救逆的，多用生附子，如四逆汤、四逆加人参汤。凡因风寒湿痹着于肌表筋骨，需温经散寒，助阳止痛的，则用炮附子，如桂枝附子汤、甘草附子汤。证属沉寒痼冷的，则多用乌头，其止痛作用更强。

（二）心痛证治

1. 饮阻气逆

心中痞，諸逆①心懸痛②，桂枝生薑枳實湯主之。（八）

桂枝生薑枳實湯方

桂枝　生薑各三兩　枳實五枚

上三味，以水六升，煮取三升，分温三服。

【校注】

①诸逆：谓停留于心下胃脘的阴寒水饮向上冲逆。

②心悬痛：悬，《说文解字》释为“系也”“维”。故“悬”的本义，指用线绳维系以束缚之。故心悬痛，即形容心中有如物维系束缚过甚之窒痛感，现代所谓“压榨性”“窒息状”疼痛的感觉。

【释义】

本条论痰饮气逆的心痛证治。“心中痞”是指胃脘部有痞塞感；“诸逆”指咳、呕、哕、以及气逆等症状；“心悬痛”是说胃脘部窒痛感。其主要病机是气滞饮逆，治宜通阳化饮，降逆消痞。方中桂枝、生姜辛温开散，能通阳化饮，和胃降逆；枳实气香味苦，能下气消痞，并能增强桂枝平冲之效。诸药合用，饮去逆止，则心中痞与悬痛可除。

【应用】

（1）本方用于心胸部窒息性疼痛，或胃脘痞闷，气逆上攻作痛，呕恶嗳气，胃寒喜热者，或胃神经性疼痛属水饮寒邪所致者。

（2）本方还可治疗冠心病心绞痛、高血脂、慢性胃肠炎等病症而见上述证机者。呕吐者，加半夏；痛甚者加香附、木香；水饮性眩晕者加白术、茯苓；虚寒较甚，心下牵急懊痛者，《肘后备急方》用本方加白术补中，加胶饴甘温建中。

【讨论】

（1）本条与前第五条同有心中痞、气逆等症状，但前者为胸痹而兼心中痞，故条文首先突出“胸痹”二字，在治法上既用桂枝、枳实、厚朴通阳开痞、下气，亦用栝蒌、薤白开其胸痹。本条证候是以心中痞和心悬痛为主，故不用栝蒌、薤白，而用桂枝、枳实、生姜。由此可知，本条之证较前者为轻。

（2）本方与前第六条之橘枳姜汤只一味之差。前者橘皮配生姜、枳实，专于理气散结；本方以桂枝易橘皮，是加强通阳降逆之功。从而可以理解，前者之证是以胸中气塞较甚；本方之证是以气逆心痛为著，因桂枝配生姜、枳实辛开苦降，故平冲止痛之力尤佳。

2. 阴寒痼结

心痛徹背，背痛徹心，烏頭赤石脂丸主之。（九）

烏頭赤石脂丸方

蜀椒一兩一法二分　**烏頭一分（炮）**　**附子半兩（炮）**一法一分　**乾薑一兩**一法一分　**赤石脂一兩**一法二分

上五味，末之，蜜丸如梧子大，先食服一丸，日三服。不知，稍加服。

【释义】

本条论阴寒痼结、阳气衰微之心痛证治。“心痛彻背，背痛彻心”是心窝部疼痛牵引到背，背部疼痛又牵引到心窝，形成心背互相牵引的疼痛症状。以药测证，本证尚应有四肢厥冷、脉象沉紧等。此为阴寒痼结，寒气攻冲心背，阳气衰微之证，治宜温阳散寒、峻逐阴邪、固护心阳。方用乌头赤石脂丸。方中乌头、附子、蜀椒、干姜，一派大辛大热之品，协同配伍，逐寒止痛之力极强，并用赤石脂温涩调中，收敛阳气。如此则阴邪可散，攻冲可平，心痛可止。

【应用】

（1）乌头赤石脂丸主治阴寒痼结之心痛证。其证以“心痛彻背，背痛彻心”，四肢厥冷，冷汗自出，脉象沉紧为特征。

（2）本方可以治疗冠心病心绞痛、心肌梗死，以及急性胃炎或慢性胃炎急性发作等病证而见剧烈心胸后背相互牵引疼痛，或胃脘疼痛，痛无休止，兼见四肢厥冷，冷汗出，气促面白唇青，舌质淡，苔白滑，脉沉伏而紧或微细欲绝者。

（3）医案举隅

刘某，男，73岁，退休老干部。患冠状动脉粥样硬化性心脏病，心肌梗死，住某军医院，其证：心痛彻背，背痛彻心，面色发绀，汗出肢冷，舌质紫暗，脉象沉细。此心阳衰弱，心血瘀阻，治宜回阳固脱，通瘀止痛，用乌头赤石脂丸。炮乌头5克，炮附子10克，川椒3克，干姜5克，赤石脂10克，红参10克，苏木10克。作汤剂服，并配合西医抢救，1剂汗止肢温；再剂心痛渐止，继用柏子养心丸调理。

按：本条与上条桂枝生姜枳实汤证相较，彼为寒气阻滞之轻证，只心痛而不背痛，故宜散寒通气的轻剂治疗；此为阴盛阳衰的重证，心背俱痛，故宜温中回阳的重剂治疗。（谭日强．金匮要略浅述．北京：人民卫生出版社，1981：149.）

【讨论】

（1）“心痛彻背，背痛彻心”。《素问·举痛论》曰：“寒气客于背俞之脉，则脉泣，脉泣则血虚，血虚则痛。其俞注于心，故相引而痛。”

（2）本方是仲景乌头与附子同用之例。乌头与附子虽属同类，但其功用略有不同。乌头长于起沉寒痼冷，并可使在经的风寒得以疏散；附子长于治在脏的寒湿，能使之得以温化。由于本证阴寒邪气病及心背内外脏腑经络，故仲景将乌、附同用，以达到振奋阳气，驱散寒邪的目的。

（3）本条与前第四条均有“心痛彻背”的症状，但本条证候更为严重，而且痛无休止，故此二条在本质上有所不同。正如《医宗金鉴》所言：“上条心痛彻背，尚有休止之时，故以栝蒌薤白白酒加半夏汤平剂治之；此条心痛彻背，背痛彻心，是连连痛而不休，则为阴寒邪甚，浸浸乎阳光欲熄，非薤白白酒之所能治也，故以乌头赤石脂丸主之。方中乌、附、椒、姜，一派大辛大热，别无他顾，峻逐阴邪而已。”此论述精当，值得细心体味。

【附方】

九痛丸：治九種心痛

附子三兩（炮）　生狼牙一兩（炙香）　巴豆一兩（去皮心，熬，研如脂）　人參　乾薑　吴茱萸各一兩

上六味，末之，煉蜜丸如梧子大，酒下。強人初服三丸，日三服；弱者二丸。兼治卒中惡[①]，腹脹痛，口不能言；又治連年積冷，流注心胸痛[②]，並冷腫上氣，落馬墜車血疾等，皆主之。忌口如常法。

【校注】

①卒中恶：指感受外来邪气而突然发作的疾病。

②流注心胸痛：“流”是移动，“注”是集中。流注心胸痛是指心胸部疼痛，或较散漫面积大，或集中一点而痛。

【释义】

本方虽名为九痛丸，治九种心痛，但其适应证应属于积聚、痰饮、血结、虫注、寒冷等原因而引起的心痛。徐、沈、尤注本谓本方为“附方”。《金匮方论衍义》本及程本则谓非仲景方，《备急千金要方》《外台秘要》亦均未言是仲景方。方中附子、干姜祛寒散结；吴茱萸开郁、杀虫、止痛；人参补中益气；巴豆温通杀虫、破坚积、逐痰饮；狼牙杀虫。《备急千金要方》狼牙作“狼毒”似较恰当，因狼毒除杀虫外，并能破积聚饮食，除寒热、水气，故或认为狼牙为传抄之误。

【应用】

（1）本方破阴逐寒、温通杀虫、扶正祛邪以定痛。虽方名九痛丸，然对心脾虚弱之悸心痛，邪热内闭之热心痛，恐不适宜。

（2）本方可用于寒实结滞型肠梗阻或跌伤后的瘀血疼痛、蛔虫腹痛，临床表现见素有不能饮食寒凉史，突然脘腹部剧痛，包括起伏拒按，得温痛减，恶寒喜暖，口和不渴，或喜热饮，或呕吐，四肢发冷，大便秘结，舌苔白或黄白而润，脉沉紧或沉细者。

小结

本篇主要讨论胸痹、心痛的病因病机和证治，共9条原文，其中论胸痹者7条，论心痛者2条，故本篇以论胸痹为重点。短气只是胸痹的伴发症状之一。

本篇所论的胸痹、心痛在病因上属性相同，皆为上焦阳虚，阴乘阳位所致。心与肺同居上焦，心主血，肺主气，虽各有专司，但在生理上相辅相成，在病理上相互影响。气为阳，阳虚也包括气虚。本篇所论阴邪，包括水饮、阴寒之气。由于具体的病因不同，发病脏腑的偏重不同，功能障碍的程度不同，病势的缓急不同，故本篇胸痹、心痛表现出多种证型，且胸痹、心痛常合并发生。胸痹既有喘息咳唾、胸背痛、短气的典型症状，也可仅见“胸中气塞，短气”；心痛既有“心痛彻背，背痛彻心”的重证，又有“心中痞，诸逆心悬痛”的轻证，或兼见胃脘部症状。仲景在本篇胸痹、心痛的证治中，体现了严格的辨证论治精神。

胸痹、心痛总的病机为“阳微阴弦”，本虚标实，故在治疗上，应以扶正祛邪，“急则治标，缓则治本”为原则。由于病邪有兼夹，病情有轻重，体质有差异，病位有在胸、在胃之别，故具体治法亦当有所不同，充分体现了仲景依证立法，证变治变，随证治之的辨证论治思想。如胸痹典型证，治以宣痹通阳，豁痰利气，栝楼薤白白酒汤为主方；若寒饮内乘，心痛彻背，不得卧者，于本方中再加半夏以降逆逐饮；若胸痹，心中痞，留气结在胸，胸满，胁下逆抢心，审其阴盛邪实，气滞不通者，用枳实薤白桂枝汤宣痹通阳，泄满降逆；若阳虚正衰，大气不运者，用人参汤补中助阳，振奋阳气；若胸痹，心中气塞，短气，偏于水饮在肺，治用茯苓杏仁甘草汤，宣肺利气而化饮；偏于寒气在胃，治用橘枳姜汤，温胃理气而散结；如胸痹急证，治以薏苡附子散温经止痛，散寒除湿。心痛轻证，由于寒阻气逆，心中痞，心悬痛者，用桂枝生姜枳实汤，通阳化饮，下气降逆。心痛重证，由于阴盛阳衰，心痛彻背，背痛彻心者，用乌头赤石脂丸，温阳散寒，峻逐阴邪。寒湿结滞之多种疼痛，可用九痛丸温通止痛。

思考题

1. 结合《黄帝内经·痹论》有关论述，阐述胸痹的病理机制。
2. 如何辨胸痹之“病脉证治”？
3. 简述栝蒌薤白白酒汤与栝蒌薤白半夏汤之异同。
4. 枳实薤白桂枝汤与人参汤有何异同?
5. 本篇中所论心痛是现今之心痛还是胃痛，为什么?
6. 如何理解栝蒌薤白白酒汤证的“寸口脉沉而迟，关上小紧数”？

腹满寒疝宿食病脉证治第十

腹满是以腹部胀满为主要表现的一种病证，可以出现于多种不同的病变过程中，病机较为复杂。依据“阳道实，阴道虚”的理论，本篇将腹满分为两类，属于实证热证的，多与胃肠有关，属于虚证寒证的，多与脾肾有关。其治疗，实则攻下，虚则温补。本篇所论腹满以虚寒为主，《素问·异法方宜论》云：“脏寒生满病。”

寒疝是一种阴寒性的腹中疼痛证。疝，《说文解字》云：“腹痛也。”本篇所论寒疝，是一种阴寒性腹中疼痛病，由于寒气攻冲作痛所致，有实有虚，在病位上有里寒与表里皆寒之别，治疗多采用温散或养血的方法。

宿食，亦称为伤食或食积，多由脾胃功能失常，食物经宿不消而停积于胃肠所致。

这三种病皆有腹部胀满或疼痛，在症状上有一定的联系，脉象又多见弦紧，所出方治，有时又可互为通用，故合为一篇讨论。

腹　满

一、脉证与治则

趺陽脉①微弦，法當腹滿，不滿者必便難，兩胠②疼痛，此虛寒從下上也，當以温藥服之。（一）

【校注】

①趺阳脉：为胃脉，在足背上五寸骨间动脉处，即足阳明胃经的冲阳穴。

②胠（qū 区）：胠，《说文解字》云“亦（古腋字）下也”；《广雅》云“胁也”；《素问》王冰注：“胠，谓胁上也。”胠即胸胁两旁当臂之处。

【释义】

本条论虚寒性腹满的病因与证治。趺阳脉候脾胃；脉微弦，微主中阳不足，弦主寒主痛；脾胃虚衰，寒气上逆，以致腹满。如不腹满，则必见大便难、两胠疼痛，乃寒气从下往上攻冲横逆所致，治当温补，即“此虚寒从下上也，当以温药服之”。

【讨论】

（1）对本条病机的认识，诸家观点不甚一致。喻嘉言、唐容川认为是脾胃虚寒，厥阴肝木侵侮所致；徐忠可责之因虚寒而起，但又认为便难是热。综合各家认识，结合《伤寒论》273条“太阴之为病，腹满而吐，食不下，自利益甚，时腹痛”，以及279条

“本太阳病，医反下之，因尔腹满时痛者，属太阴也”，可以得知，本条文病机当为里虚寒。

（2）有医家认为本条是在论述腹满寒疝的总病机。寒气起于下焦，下焦寒气上逆即可导致腹满，亦可发生寒疝。前者是以腹满为主症；后者是以腹痛为主症。腹满有虚实寒热之分，属于虚寒者当温补，寒实者当温下，实热者应寒下。寒疝为寒证，固然当温，但必须结合具体病情进一步加以区别运用，属虚寒者当温补，属寒实者须温下。前人认为，凡腹部攻冲作痛，病情属寒者，皆属寒疝范畴。寒疝亦可有“大便难”和“两胠疼痛”的症状：阴凝寒聚，结于胃肠，故大便难；寒气循胁下上逆，故两胠疼痛。因此，认为本条是总论腹满、寒疝病机的说法，值得参考。

病者腹滿，按之不痛爲虚，痛者爲實，可下之。舌黄未下者，下之黄自去。（二）

【释义】

本条论腹满虚实之辨。腹满之病，首辨虚实，以按之痛与不痛为辨。实者多由有形之邪所致，如宿食停滞于胃，或燥屎积于肠道等，按之痛，实者可下；虚者多由无形气滞所致，并无有形之邪，按之不痛，虚者不可下。舌黄是实热积滞的征象，内有邪热积滞，则舌苔黄厚而燥，可下之证已具，下之则黄苔自去。但必须指出，舌黄未经攻下，才能使用下法，如果已经攻下，就必须考虑舌黄是否当下，或下法是否确当，或有无并发病证等问题。故“舌黄未下者，下之黄自去”，这二句是辨证施治的关键。

【讨论】

关于苔黄用下法，必须明确舌黄固然是可下条件之一，假如已经攻下，而舌黄仍在，就应当从多方面来考虑。一种是湿温病，舌苔虽黄，但尚未化燥成实，或实证转虚，舌黄仍在，这些情况都不能采用攻下的方法。另一种是病重药轻，未达到泻下作用，或下后余邪未尽，所以舌黄未去，则当再下，以尽去其邪。此外，如阳明热结津枯，燥屎不行，当“增水行舟”，邪正兼顾，若单用寒下，则大便难通，舌黄难去，此亦为用下法不当之例。

腹滿時減，復如故，此爲寒，當與温藥。（三）

【释义】

本条论腹满寒热之辨。腹满之病，其次辨寒热，以腹满时减与不减为辨。病人腹部胀满有时减轻，旋即复又胀满，此为寒气攻冲所致。《素问·异法方宜论》云：“脏寒生满病。”由于寒气或散或聚，故腹满时而减轻，时复如故，当用温药治疗，如理中汤或附子理中汤等。

病者痿黄[①]，躁而不渴，胸中寒實，而利不止者，死。（四）

【校注】

①痿黄：痿与“萎”同。痿黄指肤色枯黄，暗淡无神。

【释义】

本条论寒实内结，里阳衰竭之危候。由于胸中寒实，伤及脾胃阳气，脾气衰败，故肤色枯黄无光泽。口不渴为里无热，无热而见烦躁，是胸中寒实内结，阴盛阳微所致，属于阴躁。如再兼下利不止，则中阳败绝，脏气不固，是为危候。

【讨论】

本条论述腹满证的预后，应与前三条联系对勘，乃知其意。第一条总论虚寒性腹满的病因、脉证和治疗原则；第二、三条是论腹满的寒热虚实辨证及其治法；本条则是邪盛正虚，如攻其邪则正气不支，补其虚则邪实更甚，故为难治之“死证”。

寸口脉弦，即脇下拘急而痛，其人嗇嗇[①]惡寒也。（五）

【校注】

①啬啬：形容瑟缩畏寒的状态。

【释义】

本条论表里皆寒的腹痛病证。寸口主表，脉弦主寒主痛。寸口脉弦，是寒在表，故啬啬恶寒。寒气从下往上冲逆，故“两胠疼痛”，亦即胁下拘急而痛。临床可用柴胡桂枝汤加减（去黄芩、增芍药）治疗。

夫中寒家，喜欠，其人清涕出，發熱色和者，善嚏。（六）

【释义】

本条论素体虚寒之人的感寒证。“中寒家”指素体中阳不足之人，阳气虚衰，阳气不伸故频频呵欠。再加外感风寒，肺窍不利，故鼻流清涕；中阳虚，脾不布津，亦可致清涕出。感受寒邪后，卫阳被遏，郁而发热；外寒袭表，未入里化热，故面色如常。邪气尚浅，正气欲驱邪外出，故喷嚏频作。

中寒，其人下利，以裏虚也，欲嚏不能，此人肚中寒一云痛。**（七）**

【释义】

本条论里虚感寒的病证。感受寒邪后，很快发生下利，此乃里阳素虚，脾胃为寒邪侵犯，故腹痛下利。又因下利更损阳气，正气不能驱邪外出，故欲嚏不能。尤在泾《金匮要略心典》言：“中寒下利者，里气素虚，无力捍蔽，邪得直中脏也。”

【讨论】

以上两条意在说明，由于体质不同，感受外邪后，表虚者，邪常着于表，里虚者，邪常着于里，病因虽同，而病变有异，因此有外寒、里虚之分。

夫瘦人繞臍痛，必有風冷[①]，穀氣不行[②]，而反下之，其氣必衝，不衝者，心下則痞也。（八）

【校注】

①风冷：贪食生冷，感受寒凉。

②谷气不行：指大便不通。

【释义】

本条论里寒证误下之变证。“瘦人”，乃脾胃虚弱，气血化源不足所致。瘦人又贪冷感寒，寒邪入里，不能消谷，导致大便不通，故“谷气不行”而“绕脐痛”，此属寒结，治宜温化或温通。若误用苦寒药攻下，更伤中焦之阳。如误下后，其气上冲者，可知正气未衰，尚欲驱邪于外；如无上冲现象，正气不能抗邪，邪气势必陷于心下，聚而成痞。

【讨论】

“绕脐痛”有虚有实。《伤寒论》阳明病篇谓：“病人不大便五六日，绕脐痛，烦躁，发作有时者，此有燥屎。”此条属实证。本条的绕脐痛，是因体虚脏气薄弱，又加感受风冷所引起。二者虽症状相似，但病因、病机根本不同，临证时应全面考虑，详加鉴别，庶不致误。

二、证治

（一）里实兼表证

病腹滿，發熱十日，脉浮而數，飲食如故，厚朴七物湯主之。（九）

厚朴七物湯方

厚朴半斤　甘草　大黄各三兩　大棗十枚　枳實五枚　桂枝二兩　生薑五兩

上七味，以水一斗，煮取四升，温服八合，日三服。嘔者加半夏五合，下利去大黄，寒多者，加生薑至半斤。

【释义】

本条论述腹满里实兼表证的证治。病腹满，发热十日，说明腹满出现在发热之后。病十日，脉不浮紧而浮数，腹部又见胀满，可见病情不完全在表，已趋向于里，并且里证重于表证。《伤寒论》阳明病篇有，“谵语有潮热，反不能食者，胃中必有燥屎五六枚；若能食者，但硬耳”，可见，燥结的程度可以影响饮食。阳明燥结甚则影响饮食，燥结不甚则不会影响饮食。此“饮食如故”表明，虽然有里实，但里实不甚。证系腹满里实兼表证，故用表里双解的厚朴七物汤治疗。

厚朴七物汤即桂枝汤去芍药合厚朴三物汤。方以桂枝汤去芍药解表而和营卫；厚朴三物汤行气除满以去里实。

【应用】

（1）厚朴七物汤常用于治疗寒湿内结与寒热错杂性腹满，前者倍桂枝，后者或加黄芩。此外，本方还可用于治疗胃肠型感冒、急性肠炎、痢疾初起、肠梗阻等以腹满为主要表现，兼见发热、微恶寒、大便不畅、舌淡红、苔薄白而润、脉浮数等，辨证属里虚寒兼外感表证者。

（2）医案举隅

某男孩，8岁。外感风寒，发热头痛，无汗，又内夹食滞，腹中胀痛，大便不通。

脉浮紧，舌苔黄白杂腻。处方：大黄6克，厚朴9克，枳实6克，桂枝3克，麻黄3克，杏仁3克，甘草3克。服药1剂，大便通达，汗出热退而解。

按：厚朴七物汤见于《金匮要略·腹满寒疝宿食病脉证治》，治疗腹满便秘而又有发热脉浮等证。本方由厚朴三物汤合桂枝去芍药汤而成，具有表里双解的作用，但此方重用厚朴，轻用桂枝，所以治疗偏重于里，为七里三表之法。本案由于发热无汗证属表实，所以取厚朴七物汤之法而易姜、枣为麻黄、杏仁，加强了达表散寒的作用，治疗表里各半之证，所以一剂药后则使表里气机畅达，汗出便通而安，亦可谓师古而不拘泥于古。（刘渡舟.经方临证指南.北京：人民卫生出版社，2013：91.）

【讨论】

在一般情况下，表里同病者，实证应先解表、后攻里，虚证应先温里、后解表。今发热十日，脉不浮紧而浮数，腹部又见胀满，可知病的重心在里，“饮食如故”说明胃气未伤，所以采取表里两解之法治疗。否则，仍当按照先表后里的原则，这是临证时应当注意的。

（二）寒气逆满

腹中寒氣，雷鳴切痛①，胸脇逆滿，嘔吐，附子粳米湯主之。（十）

附子粳米湯方

附子一枚（炮）　半夏半升　甘草一兩　大棗十枚　粳米半升

上五味，以水八升，煮米熟，湯成，去滓，温服一升，日三服。

【校注】

①雷鸣切痛：雷鸣，形容肠鸣的声音；切痛，腹痛得厉害。

【释义】

本条论腹满之脾胃虚寒、水湿内停证。“腹中寒气”，提示脾胃阳气虚衰而阴寒水湿内盛。“雷鸣切痛”，是指腹鸣甚而痛剧。胸胁逆满、呕吐，乃寒气、水湿之气向上冲逆所致，即“虚寒从下上也”。本病的部位在腹中，主要症状是肠鸣、腹痛、胸胁逆满和呕吐，以脾胃虚寒、水湿内停为主要病机，治用附子粳米汤散寒降逆、温中止痛。方中附子温阳散寒以止腹痛，半夏燥湿去水降逆以止呕吐，粳米、甘草、大枣扶脾胃助运化以缓急迫。如虚寒较甚者，可加蜀椒、干姜逐寒降逆。

【应用】

（1）附子粳米汤可用于治疗多种消化系统疾病，如胃痉挛、消化性溃疡、胰腺炎、腹膜炎等，症见腹满冷痛，痛势较甚，喜热喜按，雷鸣切痛，胸胁逆满，呕吐痰涎或不消化食物，四肢厥冷，小便清长，脉细而迟，舌苔白滑等，辨证属脾胃阳虚、水湿内停、寒饮上逆者。

（2）医案举隅

周某，女，65岁。1994年3月28日初诊。病人腹中绞痛，气窜胁胀，肠鸣漉漉，恶心呕吐，痛则欲便，泻下急迫，便质清稀。某医院诊断为“肠功能紊乱”，服中、西药，效果不显。病延二十余日，经人介绍，转请刘老诊治。其人身凉肢冷，畏寒喜暖，腹痛时，则冷汗淋漓、心慌气短，舌淡而胖，苔腻而白，脉沉而缓。综观脉证，辨为脾胃阳气虚衰，寒邪内盛。《灵枢·五邪》云：“邪在脾胃……阳气不足，阴气有余，则寒中肠鸣腹痛。”治用《金匮要略》“附子粳米汤”温中止痛，散寒降逆。处方：附子12g，半夏15g，粳米20g，炙甘草10g，大枣12枚。服3剂，痛与呕减轻，大便成形。又服2剂病基本而愈。改投附子理中汤以温中暖寒。调养十余日，即康复如初。

按：本案为胃肠阳虚寒盛，水阴不化之候。阴寒滞腹，经脉收引，故致腹痛剧烈。腹中寒气奔迫，上攻胸胁、胃脘，则有胸胁胀满、恶心呕吐。《素问·举痛论》所谓：“寒气客于肠胃，厥逆上出，故痛而呕也。”脾胃阳虚，不能运化水湿，反下渗于肠，故见肠鸣漉漉、下利清稀。凭证而辨，恰切“附子粳米汤”之治。《金匮要略·腹满寒疝宿食病脉证治》指出：“腹中寒气，雷鸣切痛，胸胁逆满，呕吐，附子粳米汤主之。”方用附子温里散寒以止腹痛，半夏化饮降逆以止呕吐，粳米、甘草、大枣补益脾胃以缓急迫，合为温中定痛、散寒止呕之良剂，用于中焦阳虚寒盛，兼有水饮内停之腹痛、呕吐、肠鸣之证，俱获效验。（陈明，刘燕华等.刘渡舟验案精选.北京：学苑出版社，2007：90.）

【讨论】

本方治呕吐、泄泻之虚寒证，除上述证候外，对有四肢厥冷、脉细而迟、舌苔白滑等见症者，均有较好疗效。理中汤、附子粳米汤均治中焦虚寒证，但理中汤证，主要在于下利，而附子粳米汤证，则主要在于呕吐，此为二者不同之处。

本方附子与半夏同用，属十八反之禁，临证应用当慎。

（三）胀重于积

痛而閉[①]者，厚朴三物湯主之。（十一）

厚朴三物湯方

厚朴八兩　大黄四兩　枳實五枚

上三味，以水一斗二升，先煮二味，取五升，内大黄，煮取三升，温服一升。以利爲度。

【校注】

①闭：大便闭结不通。

【释义】

本条论胀重于积之腹满病证。痛而闭，即腹部胀满疼痛而大便不通，乃里热壅滞，气滞不行，且气滞重于积滞，故不用承气，而用厚朴三物汤行气导滞，泻热通便。本方重用厚朴、枳实且先煎，行气止痛除满，大黄后下以泻热导滞，故适用于热壅气滞之证。

【应用】

（1）厚朴三物汤常用于治疗肠梗阻、十二指肠壅积症、急性肠炎等，症见腹部胀满疼痛，以胀痛为特点，腹部拒按，恶心呕吐，大便秘结，舌红苔黄，脉弦有力等，辨证属胀重于积者。

（2）医案举隅

武昌俞君，劳思过度，心绪不宁，患腹部气痛有年，或三月五月一发，或一月数发不等，发时服香苏饮、越鞠丸、来苏散、七气汤等可愈。每发先感腹部不舒，似觉内部消息顿停，病进则自心膈以下，少腹以上，胀闷痞痛，呕吐不食。此次发而加剧，欲吐不吐，欲大便不大便，欲小便亦不小便，剧时口噤面青，指头和鼻尖冷，似厥气痛、交肠绞结之类。进前药，医者又参以龙胆泻肝汤等无效。诊脉弦劲中带滞涩象，曰：痛利为虚，痛闭为实，观大小便俱闭，干呕和指头、鼻尖冷，内脏痹阻较甚，化机欲熄，病机已迫，非大剂推荡不为功。拟厚朴三物汤合左金丸为剂：厚朴八钱，枳实五钱，大黄四钱，黄连八分，吴茱萸一钱二分。服一剂，腹中鸣转，痛减；二剂，得大便畅行一次，痛大减，续又畅行一次，痛止。后以澹寮六合、叶氏养胃方缓调收功。嗣后再发，自服此方一二剂即愈。此后病亦发少、发轻、不大发矣。

按：查厚朴三物药同小承气，不用小承气而用厚朴三物者，小承气以泻胃肠为主，厚朴仅用四钱，枳实仅用三枚，因气药只助泻药攻下，厚朴三物以通滞气为主，厚朴加用八钱，枳实加用五枚，故下药反助气药通利，药味相同，用量不一，则主治亦即不同。加左金者，借吴萸冲开肝郁，肝气升发太过，宜平宜抑，肝气郁闭较甚，宜冲宜宣，左金原方萸少于连，此方连少于萸。此病其来较暴，其去较速，苟非丝丝入扣，何能臻此？予本人亦患气疼，与俞病同，但较俞病为剧，因自治较久，体会亦较深。（冉雪峰．冉雪峰医案．北京：人民卫生出版社，2006：46.）

【讨论】

厚朴三物汤即小承气汤重用厚朴，药味相同，而分量不同，故主治即有差别。小承气汤重用大黄，主要在于攻下；厚朴三物汤重用厚朴，主要在于行气除满。

（四）里实兼少阳证

按之心下满痛者，此爲實也，當下之，宜大柴胡湯。（十二）

大柴胡湯方

柴胡半斤　黄芩三兩　芍藥三兩　半夏半升（洗）　枳實四枚（炙）　大黄二兩　大棗十二枚　生薑五兩

上八味，以水一斗二升，煮取六升，去滓，再煎，温服一升，日三服。

【释义】

本条论心下满痛之腹满病证。“按之心下满痛”，是辨证之关键。所谓心下，当为胃脘部连及两胁，为少阳阳明合病。如黄坤载云：“心下满痛者，少阳之经，郁迫阳明之府也。”心下痞满，且又按之作痛，可知内有实邪，实者当下，但由于病位较高，邪在少阳、阳明，故不宜大承气而宜大柴胡汤和解少阳，攻下阳明，两解表里。

大柴胡汤是由小柴胡汤去人参、甘草，增生姜之量，加芍药、大黄、枳实而成。《医宗金鉴·删补名医方论》云：“柴胡证在，又复有里，故立少阳两解法。以小柴胡汤加枳实、芍药者，仍解其外以和其内也。去参、草者，以里不虚。少加大黄，以泻结热。倍生姜者，因呕不止也。斯方也，柴胡得生姜之倍，解半表之功捷；枳、芍得大黄之少，攻半里之效徐，虽云下之，亦下中之和剂也。”

【应用】

（1）大柴胡汤广泛用于治疗内、外、妇、儿、眼、皮肤等科疾病，尤以消化系统疾患为多，如胆囊炎、胆石症、急性胰腺炎、病毒性肝炎、胆汁返流性胃炎等。其证多见发热或往来寒热，汗出而热不解；心下痞闷硬满疼痛，兼及两胁，或胁下硬痛，或腹痛偏于一侧；郁郁心烦，呕吐较剧；大便秘结不下，或下利臭秽，色黄赤而不爽；伴见口苦，舌赤苔黄腻或兼微燥，脉沉弦有力等。辨证属少阳枢机不利，兼里气壅实者均可用之。

（2）医案举隅

李某，女，患胆囊炎，右季肋部有自发痛与压痛感，常有微热，并出现恶心，食欲不振，腹部膨满，鼓肠嗳气，脉弦大。投以大柴胡汤加味：柴胡 12 克，白芍 9 克，枳实 6 克，川军 6 克，黄芩 9 克，半夏 9 克，生姜 15 克，大枣 4 枚（擘），金钱草 24 克，滑石 12 克，鸡内金 12 克。连服 7 剂，食欲见佳，鼓肠嗳气均大减。再进原方 4 剂，胁痛亦轻，唯微热未退，改用小柴胡汤加鳖甲、青蒿、秦艽、郁金治之。

按：仲景《伤寒论》之大柴胡汤，以柴胡疏解少阳胆经之热，更有黄芩助之，枳实合芍药能除心下郁塞感，大黄能诱导瘀热下行，半夏、大枣以治胃，重用生姜以制止呕恶；外加金钱草利胆清热，滑石利尿泻热，鸡内金克化积热。此方用以治黄疸症及胆结石亦有效。（中国中医研究院 . 岳美中医案集 . 北京：人民卫生出版社，2005：54.）

【讨论】

本条心下满痛，与前条腹中满痛、大便不通者，在病机和病位上有所不同。同是腹满实证，前条满痛在腹，本条满痛在心下，可知前者病在肠，后者病在胃。因为病在肠，所以满痛在腹而大便闭；因为病在胃，所以满痛在心下。再从方剂功效推测，可知本条除心下满痛外，当有郁郁微烦，往来寒热，胸胁苦满，舌苔黄，脉弦有力等见症。

（五）积胀俱重

腹滿不減，減不足言，當須下之，宜大承氣湯。（十三）

大承氣湯方

大黄四兩（酒洗）　厚朴半斤（炙，去皮）　枳實五枚（炙）　芒硝三合

上四味，以水一斗，先煮二物，取五升；去滓，内大黄，煮取二升；内芒硝，更上火微一二沸，分温再服，得下止服。

【释义】

本条论积胀俱重之腹满里实证。“腹满不减”，指腹部胀满没有减轻之时，乃有形之积滞所致腹满里实证，因气滞与燥屎内结所致；如果有减轻之时，乃无有形之邪，故其满时减时增，与实证截然不同。既属实证，治宜大承气汤攻下里实。

“减不足言”一句是插笔，目的在于加强辨证，是说腹满有时减轻的即非实证。“不足言”是否定词，是与前一句“不减”的肯定词对举。与前第三条“腹满时减，复如故，此为寒，当与温药”之证，须结合研究，一虚一实，准确辨证。

【讨论】

厚朴七物汤、厚朴三物汤、大柴胡汤、大承气汤统治腹满，皆具有攻泄的作用，但有缓急的不同，所以在主治上亦有区别。如厚朴七物汤是腹满兼有表证；大柴胡汤是满痛侧重心下两胁，有时可延及下腹；厚朴三物汤是满痛偏于中脘，胀甚于积；大承气汤是满痛多在绕脐部，胀和积俱重。当然在辨证上除腹诊外，还须四诊合参，全面考虑。

（六）脾胃虚寒

心胸中大寒痛，嘔不能飲食，腹中寒，上衝皮起，出見有頭足[①]，上下痛而不可觸近，大建中湯主之。（十四）

大建中湯方

蜀椒二合（去汗）　乾薑四兩　人參二兩

上三味，以水四升，煮取二升，去滓，内膠飴一升，微火煎取一升半，分温再服；如一炊頃[②]，可飲粥二升，後更服，當一日食糜[③]，温覆之。

【校注】

①上冲皮起，出见有头足：是形容腹中寒气攻冲，腹皮突起如头足样的块状物上下冲动。

②如一炊顷：约当烧一餐饭的时间。

③食糜：指吃粥。

【释义】

本条论脾胃大虚寒之腹满病证。心胸中大寒痛，言痛势剧烈，部位广泛，由腹部到心胸，由脏腑到经络，为寒气冲逆所致。寒气上冲，故呕吐不能饮食。寒气冲逆时，则腹部下冲皮起，似有头足的块状物，上下攻冲作痛，且不可以手触近，尤怡《金匮要略心典》云："阴凝成象，腹中虫物乘之而动。"病由脾胃阳衰，中焦寒甚，阴寒之气横逆攻冲引起，治用大建中汤温补建中、散寒止痛。方中蜀椒、干姜温中散寒降逆，且能安蛔；与人参、饴糖之温补脾胃合用，补中益气。诸药合用，大建中气，使中阳得运，则阴寒自散，诸症悉愈。

【应用】

（1）大建中汤常用于治疗虚寒性吐利、疝瘕以及慢性胃炎、胃痉挛、消化性溃疡等疾病，症见心胸中大寒痛，上冲皮起，出现有头足，上下痛不可触近，呕吐剧烈，不能饮食，手足逆冷，舌淡苔白滑，脉沉伏而迟等，辨证属脾胃阳虚、阴寒内盛者。

（2）医案举隅

杨某，男，6岁。患蛔虫性肠梗阻，脐腹绞痛，呕吐不能食，吐出蛔虫一条。其父正拟护送进城就医，适我自省城归里，转而邀我诊视。患儿面色萎黄有虫斑，身体瘦弱，手脚清冷，按其腹部有一肿块如绳团状，舌苔薄白，脉象沉细。此中气虚寒，蛔虫内阻，治以温中散寒，驱蛔止痛，用大建中汤。西党参10克，川椒3克，干姜3克，饴糖30克，槟榔10克，使君子10克。嘱服2剂。因患儿哭闹不休，进城买药，缓不济急，乃先用青葱、老姜切碎捣烂，加胡椒末拌匀，白酒炒热，布包揉熨腹部，冷则加热再熨，肠鸣转气，腹痛渐减。此时药已买到，急煎成汤，分小量多次服一剂，呕吐已止，再剂腹痛消失，并排出蛔虫一百多条，后用当归生姜羊肉汤，加盐少许佐餐，治其贫血。（谭日强医案）

按：蛔虫性肠梗阻，脐腹绞痛，腹部有肿块，呕吐不能食，以其舌苔薄白，脉象沉细，谭老断为中气虚寒、蛔虫内阻，投大建中汤加槟榔、使君子温中散寒，驱蛔止痛。1剂呕止，2剂痛消，排出蛔虫100多条而愈。说明中气虚寒，则蛔动不安，上入于膈，以致腹部剧痛，甚则腹壁呈现包块，正如《金匮要略心典》所谓："上冲皮起，出见有头足，上下痛而不可触近者，阴凝成象，腹中虫物乘之而动也……故以蜀椒、干姜温胃下虫，人参、饴糖安中益气也。"此说甚是。（何任，张志民，连建伟.金匮方百家医案评议.杭州：浙江科学技术出版社，1991：164.）

【讨论】

（1）本条证候除条文所述外，尚应当兼有手足逆冷，脉象沉伏等证候。上文第二条言"病者腹满，按之不痛为虚，痛者为实"，本条是"痛而不可触近"，从表面来看，似乎实证，其实是严重的虚寒证，因为虽有"痛而不可触近"之状，但其痛上下走动，而无定处，且其满时减时增，非若实证之满痛，着而不移，其满不减，以此为辨，则虚实自明。

（2）附子粳米汤证与大建中汤证同属脾胃虚寒，但前者偏于水饮内停，故重用半夏以降逆化饮，后者偏于寒甚，故重用干姜以温中散寒。由此可以理解，两者虽同有腹痛，但前者主症在于腹中雷鸣，后者则攻冲之势较甚。同时，大建中汤用人参、饴糖，可知其虚损程度又较附子粳米汤证为重。从药物性能来看，治虚寒性腹痛，附子不如干姜，治虚寒性呕吐，半夏不如蜀椒，温养脾胃，甘草、粳米、大枣不如人参、饴糖。

（3）"上冲皮起，出见有头足"。《医宗金鉴》谓："上冲皮起，出见有头足者，是寒甚拒坚于外也……蜀椒、干姜大散寒邪，人参、胶饴大建中虚，服后温复令有微汗，则寒去而痛止，此治心胸中寒之法也。"《金匮要略心典》说："上冲皮起，出见有头足，上下痛不可触近者，阴凝成象，腹中虫物乘之而动也。是宜大建中脏之阳，以胜上逆之阴。故以蜀椒、干姜温胃下虫，人参、饴糖安中益气也。"

（七）寒实内结

脇下偏痛，發熱，其脉緊弦，此寒也，以温藥下之，宜大黄附子湯。（十五）

大黄附子湯方

大黄三两　附子三枚（炮）　細辛二两

上三味，以水五升，煮取二升，分温三服；若强人煮取二升半，分温三服。服後如人行四五里，進一服。

【释义】

本条论述腹满之寒实内结证。"胁下"，应包括两胁及腹部而言。"胁下偏痛"，谓左胁下或右胁下痛，而非两胁下俱痛。紧弦脉主寒主痛，是寒实内结之征。“发热”既不是表证，也不是阳明腑实证。因为表证发热，其脉当浮；阳明腑实证发热，其脉当滑数。本证发热而脉象紧弦，乃由于寒实内结，阳气郁滞，营卫失调所致。但在寒实内结的情况下，这种发热有时不一定出现。

胁腹疼痛，大便不通，脉象紧弦，正是寒实内结之证。此外，可伴有恶寒肢冷，舌苔黏腻等症状。治疗本证，非温不能散其寒，非下不能去其结。故用大黄附子汤温阳散寒，通便止痛。方中用大黄泻下通便以祛里实，附子、细辛温经散寒，并能止痛。苦寒之性得辛温之制，而为温下之法。本篇第一条“不满者必便难，两胠疼痛”，与此条属同一类型，可以结合研究。

【应用】

（1）大黄附子汤常用于治疗消化系统疾病如肠梗阻、胆囊炎、胆石症、消化道溃疡、慢性溃疡性结肠炎等，症见脘腹及两胁疼痛拒按，大便不通，发热，恶寒肢冷，舌苔白黏腻，脉紧弦等，辨证属寒实内结者均可用之。

（2）医案举隅

钟大满，腹痛有年，理中四逆辈皆已服之，间或可止。但痛发不常，或一月数发，或两月一发，每痛多为饮食寒冷之所诱致。自常以胡椒末用姜汤冲服，痛得暂解。一日，彼晤余戚家，谈其痼疾之异，乞为诊之。脉沉而弦紧，舌白润无苔，按其腹有微痛，痛时及腰胁，大便间日 1 次，少而不畅，小便如常。吾曰：“君病属阴寒积聚，非温不能已其寒，非下不能荡其积，是宜温下并行，而前服理中辈无功者，仅祛寒而不逐积耳。依吾法两剂可愈。”彼曰：“吾固知先生善治异疾，倘得愈，感且不忘。”即书予大黄附子汤：大黄 12 克，乌附 9 克，细辛 4.5 克。并曰：“此为《金匮》成方，屡用有效，不可为外言所惑也。”后半年相晤，据云：“果二剂而瘥。”

按：本案腹痛，每因饮食寒冷而起，虽服理中、四逆辈而不愈，内有寒实停积可知，何也？因理中、四逆，只可散寒，而不能去积故也。腹痛连胁，大便不畅，脉沉弦紧，舌白润，可断为寒积腹痛，投大黄附子汤原方温下并行，方证合符，效如桴鼓，故 2 剂而愈。（赵守真．治验回忆录．北京：人民卫生出版社，1962：50.）

【讨论】

（1）本条的主症是腹痛、大便不通，因此预后的良恶，亦以服药后大便是否通利为转移。本条寒实内结，阳气已经不足，是邪实正虚，如服温下剂后大便通利，即可转危为安，如服药后大便不通，反增呕吐肢冷，脉象转细，是病情已趋恶化。《普济本事方》中的温脾汤（厚朴、甘草、干姜、桂心、附子、大黄）即从本方加减而成，在药物组成方面，更为周到，可以采用。

（2）仲景方中往往以细辛与附子同用，治疗寒邪伏于阴分，如本方与《伤寒论》麻黄附子细辛汤等，都用附子配细辛以增强其祛寒邪的作用。但大黄附子汤配大黄，其侧重点在于治寒实积聚于里，属温阳通便法；麻黄附子细辛汤配麻黄，其侧重点在于温散寒邪，从表而解，属温经解表法。两方仅在一味药和用量上略有出入，主治证候却判若霄壤。

（八）寒饮厥逆

寒氣厥逆[1]，赤丸主之。（十六）

赤丸方

茯苓四兩　半夏四兩（洗）一方用桂　**烏頭二兩（炮）　細辛一兩**《千金》作人参

上四味，末之，內真朱[2]爲色，煉蜜丸如麻子大，先食酒飲下三丸，日再夜一服；不知，稍增之，以知爲度。

【校注】

①厥逆：有两种含义，既指病机，又言症状。

②真朱：即朱砂。

【释义】

本条论寒饮厥逆之腹满病证。因叙证简略，注家意见多不一致。“寒气”，即阳虚寒盛，水气冲逆。“厥逆”，《伤寒论》言：“厥者，手足逆冷者是也。”“厥逆”一般表达为“手足厥逆”，即手足冷，“寒气”为自觉或他觉的温度低于正常。结合《金匮要略·水气病脉证并治》“寒气不足，则手足逆冷”，可知“寒气厥逆”意在表达病人手足冷之严重，此因脾肾阳虚，又为水饮郁遏，不能温煦四末所致。本条病机与附子粳米汤证相同，但病情更重，故以赤丸散寒止痛，化饮降逆。方中乌头与细辛相伍，治沉寒痼冷之腹痛；茯苓与半夏相伍，可以化饮止呕，可知本方证除腹痛肢冷外，应有呕吐和心下动悸等症。至于用朱砂之目的，取其重镇以降逆。

【应用】

赤丸常用于治疗寒疝、腹痛、胸痹、痛经等病证，症见腹痛剧烈，少腹拘急，手足厥冷，恶心呕吐，心悸头眩，舌淡苔白滑，脉沉滑或沉弦等，辨证属脾肾阳虚、阴寒内盛、水饮上逆者。

【讨论】

有关朱砂，《神农本草经》谓：“丹砂，味甘，微寒。主身体五脏百病，养精神，安魂魄，益气，明目，杀精魅邪恶鬼。久服，通神明，不老。能化为汞，生山谷。”历史上，早期方士常烧炼水银制作丹药。水银在空气中以文火（低于350℃）加热，表面就会生成一层红色的氧化汞，色貌与天然丹砂相似。在当时的条件下，方士们还不能把它们加以区分，因此两者常发生混淆。在此后很长的一段时期中，不少方士把人工合成的氧化汞误作丹砂（天然硫化汞）。张仲景时代，朱砂作为药物使用，非常普遍。仲景为避免误用朱砂伪品中毒，故使用“真朱”之名，以提醒赤丸方的使用者注意辨别朱砂真伪。陶弘景谓丹砂“作末为真朱”。因此，真朱与朱砂实为异名同药，所不同处，只是药物性状而已。

寒　疝

一、阳虚寒盛

腹痛，脉弦而緊，弦則衛氣不行，即惡寒，緊則不欲食，邪正相搏，即爲寒疝。

遶臍痛，若發則白汗[①]出，手足厥冷，其脉沉弦者，大烏頭煎主之。（十七）

烏頭煎方

烏頭大者五枚（熬，去皮，不㕮咀）

上以水三升，煮取一升，去滓，内蜜二升，煎令水氣盡，取二升，强人服七合，弱人服五合。不差，明日更服，不可一日再服。

【校注】

①白汗：指因剧痛而出的冷汗。

【释义】

本条论阳虚寒疝病的证治。

第一段论寒疝的病机。脉弦与紧，主寒主痛。阳虚则寒盛，阳气不能行于外，则恶寒；阳气衰于内，则不欲食；寒气内结而阳气不行，则绕脐痛。

第二段论寒疝发作时的症状与治法。寒疝发作时主要是绕脐疼痛。由于疼痛逐渐加重，因而汗出肢冷，脉由弦紧而转为沉弦，说明疼痛剧烈。病机以沉寒痼结为主，故用大乌头煎破积散寒止痛。乌头性大热，临床常用以治沉寒痼冷，对于腹痛肢冷、脉象沉弦的发作性寒疝证，能祛寒助阳、缓和疼痛。用蜜煎者，既能制乌头毒性，又可延长药效。方后云："强人服七合，弱人服五合，不差，明日更服，不可一日再服。"可知药性峻烈，用时宜慎。

【应用】

（1）大乌头煎可用于治疗消化系统疾病所致的腹痛，如胃肠神经症、胃肠痉挛、消化道肿瘤等，症见腹部胀满，绕脐疼痛，发作有时，痛有休止，恶寒，不能饮食，剧时出冷汗，手足厥冷，甚或唇青面白，脉紧或沉弦等，辨证属阳虚阴盛者。

（2）医案举隅

1973年6月间，有干部沈某，年50余岁，有多年宿恙，为阵发性腹痛，因旧病复发，自外地来京住我院。1959年曾在我院做阑尾炎手术，术后并无异常。此次诊为"胃肠神经症"。自述每发皆与寒冷疲劳有关。其证，腹痛频作，痛无定位，惟多在脐周围一带，喜温可按，痛甚以至汗大出。查舌质淡，苔薄腻而滑，脉沉弦。诊系寒气内结，阳气不运。寒则凝泣，热则流通。寒者热之，是为正治。曾投理中汤，药力尚轻，若不胜病。非大乌头煎不可，故先小其量以消息之。乌头用4.5克，以药房蜜煎不便，盖蜜者缓其毒也，权以黑豆、甘草以代之。2剂后，腹痛未作，汗亦未出，知药证相符，乌头加至9克。4剂后复诊，腹痛已止，只腹部微有不适而已。第见腻苔已化，舌转嫩红，弦脉缓和，知沉寒痼冷得乌头大热之品，焕然冰释矣。病者月余痊愈出院。

按：此案绕脐腹痛，痛甚则大汗出，脉沉弦，符合《金匮》寒疝证，投大乌头煎加减，服药4剂，腹痛已止。遗憾的是医院药房蜜煎不便，故以黑豆、甘草代白蜜。否则，疗效必定更为迅捷。（何任，张志民，连建伟.金匮方百家医案评议.杭州：浙江科学技术出版社，1991：170.）

【讨论】

寒疝为发作性的腹痛，其病多在肠，故一般又名小肠气。因其犯寒辄发，故称寒疝。寒疝之痛，往往牵引阴囊睾丸，因此阴囊睾丸之病，一般亦混称小肠气。《金匮要略》第十九篇所说的阴狐疝，不是本篇之寒疝。

"弦"为寒疝的主脉。有人认为本篇第一条论寒疝的脉象是"微弦"，本条脉象是"弦而紧"，如从脉象来推测病机，则"弦紧"较"微弦"为重，如见"沉弦"则更重。本病发作时多见唇青面白，舌淡苔白等症状。

《外台秘要》解急蜀椒汤（蜀椒、附子、干姜、半夏、粳米、甘草、大枣）主治与大乌头煎同，而药性较平和，可参考运用。

二、血虚寒滞

寒疝腹中痛，及脇痛裏急者，當歸生薑羊肉湯主之。（十八）

當歸生薑羊肉湯方

當歸三兩　生薑五兩　羊肉一斤

上三味，以水八升，煮取三升，温服七合，日三服。若寒多者，加生薑成一斤；痛多而嘔者，加橘皮二兩、白术一兩。加生薑者，亦加水五升，煮取三升二合，服之。

【释义】

本条论寒疝之血虚里寒证。寒疝多由寒盛而起，本条寒疝则因于血虚，血虚气亦虚，血气不足则寒内生。寒邪凝滞则腹痛。虚寒从下上，则胁痛里急。治用当归生姜羊肉汤养血散寒止痛。当归养血而行血滞，生姜散寒而行气滞，羊肉补虚生血。

【应用】

（1）当归生姜羊肉汤常用作食疗强身，尤其是产后及失血后的调养、十二指肠球部溃疡等病证。其证多见脘腹及两胁作痛、拘急，痛势较缓，以及产后腹中拘急，绵绵作痛，喜温喜按，舌淡苔润，脉虚缓或沉细等，辨证属血虚有寒、筋脉失养者。本方还可用于病机属血虚内寒的低血压性眩晕、血小板减少性紫癜等病证。

（2）医案举隅

周师母产后，腹中苦寒痛。前医作气滞，久治无效，舌淡脉弱。精羊肉30克，当归9克，生姜12克。病家云：吾腹痛日久治之无效，特从远地请范老先生高诊，并非到小菜场买小菜，处方何用生姜、羊肉？一味当归能治病乎？答曰：此仲景当归生姜羊肉汤，治虚寒腹痛甚效，服之当愈。隔数日，病家前来感谢，谓药到病除，诸恙若失。

（范文甫医案）

按：此案产后腹中寒痛，前医作气滞，久治无效。范氏据其舌淡苔白，断其决非气滞，而是血虚寒凝，故投当归生姜羊肉汤而愈。医案中有病家与范氏的一段问答，令人深思。范氏系浙东名医，用经方治病，药少而价廉，有时也要遭到病家的怀疑与责难。作为一个医家，既要熟谙仲景书，善用仲景方，又要不失人情，可谓难矣。（何任，张志民，连建伟.金匮方百家医案评议.杭州：浙江科学技术出版社，1991：172.）

【讨论】

本方亦见于《金匮要略·妇人产后病脉证治》，治妇人产后因虚受寒而腹痛，但男子血虚而寒痛者，因病机相似，亦可应用。不过此证与一般所谓寒疝不同，一般寒疝多出现肠之挛急扭结，按之应手，故亦称疝瘕，本证虽腹痛里急，按之决无瘕块，因其不由于肠之扭结，而因于血虚之故也。

三、寒疝兼表

寒疝腹中痛，逆冷，手足不仁，若身疼痛，灸刺諸藥不能治，抵當①烏頭桂枝湯主之。（十九）

烏頭桂枝湯方

烏頭

上一味，以蜜二斤，煎減半，去滓，以桂枝湯五合解之②，得一升後，初服二合，不知，即服三合；又不知，復加至五合。其知者，如醉狀，得吐者，爲中病。

桂枝湯方

桂枝三兩（去皮）　芍藥三兩　甘草二兩（炙）　生薑三兩　大棗十二枚

上五味，剉，以水七升，微火煮取三升，去滓。

【校注】

①抵当：有四释。其一，直击其当攻之地；其二，抵御、抵挡；其三，至当、极当；其四，只宜、只应，“抵”为“只”之讹。

②解之：解，稀释。解之，指用纯蜜煎乌头，药汁浓稠，故用桂枝汤稀释。

【释义】

本条论寒疝兼表之证。腹痛是寒疝的主要症状，由于寒气内结所致。阳气大衰，不能温煦四肢，故手足逆冷，甚则麻木不仁。身体疼痛是寒邪痹阻肌表。病属阳气大衰，寒邪凝滞，内外皆寒。故单纯的解表或温里及针刺等法不能奏效，只宜用乌头桂枝汤两解表里寒邪。方中乌头祛寒止痛，桂枝汤解表散寒。药后如醉状或呕吐，是药已中病的“瞑眩”反应。

【应用】

（1）乌头桂枝汤主治寒疝兼表之候。腹痛、手足逆冷或麻痹不仁，由阳虚寒盛所致，为寒疝之主要表现。若服后出现呼吸、心跳加快，脉搏有间歇现象，甚至神志昏迷的，则为中毒反应，急当抢救。

（2）乌头桂枝汤常用于治疗骨关节疾病，症见腹中疼痛，手足逆冷，冷甚则手足麻痹不仁，身体疼痛，或恶寒，头痛，舌淡，苔白润，脉沉细等，辨证属于风寒湿邪外侵，且以寒邪为重者。

（3）医案举隅

袁素珠，青年农妇，体甚健，经期准，已育子女三四人矣。一日，少腹大痛，筋脉拘急而未少安，虽按亦不住，服行经调气药不止，迁延十余日，病益增剧，迎余治之。其脉沉紧，头身痛，肢厥冷，时有汗出，舌润，口不渴，吐清水，不发热而恶寒，脐以下痛，痛剧则冷汗出，常觉有冷气向阴户冲出，痛处喜热敷。此由阴气积于内，寒气结搏而不散，脏腑虚弱，风冷邪气相击，则腹痛里急，而成纯阴无阳之寒疝。窃思该妇经期如常，不属于血凝气滞，亦非伤冷食积，从其脉紧肢厥而知为表里俱寒，而有类于《金匮》之寒疝。其谓："腹痛脉弦而紧，弦则卫气不行，即恶寒；紧则不欲食，邪正相搏，即为寒疝。"又"寒疝腹中痛，逆冷，手足不仁，若身疼痛，灸刺诸药不能治，抵当乌头桂枝汤主之。"本病症状虽与上引《金匮》原文略有出入，而阴寒积痛则属一致。因处以乌头桂枝汤：制乌头 12 克，桂枝 18 克，芍药 12 克，甘草 6 克，大枣 6 枚，生姜 3 片，水煎，对蜜服。

上药连进 2 剂，痛减厥回，汗止人安。换方当归四逆加吴茱萸生姜汤：当归 15 克，桂枝 6 克，细辛 3 克，芍药 9 克，木通 9 克，甘草 6 克，吴茱萸 6 克，生姜 3 片。此方温通经络，清除余寒，病竟愈。（赵守真．治验回忆录．北京：人民卫生出版社，1962：76.）

按：此案患者少腹疼痛，肢厥汗出，舌润，脉沉紧，一派寒凝拘急之象。经期如常，非血凝气滞；头身疼痛而恶寒，知其表里俱寒，颇类《金匮要略》之寒疝。投乌头桂枝汤，果然痛减厥回、汗止人安。后续以温通法驱散余寒，而病终获愈。

【讨论】

大乌头煎、当归生姜羊肉汤、乌头桂枝汤治疗寒疝各有特点。寒邪重，腹部剧痛而见肢冷白汗的，用大乌头煎；寒疝腹痛，寒而兼虚的，用当归生姜羊肉汤；大乌头煎证而兼手足不仁、身疼等表证的，用乌头桂枝汤。

四、寒实可下脉证

其脉數而緊乃弦，狀如弓弦，按之不移。脉數弦者，當下其寒；脉緊大而遲者，必心下堅；脉大而緊者，陽中有陰，可下之。（二十）

【释义】

本条论寒实可下之病证。"脉数而紧乃弦"，数者急迫也，是言其象，紧者，紧急有力，是言其形。数紧相合，脉象数而急迫兼紧急有力，则为弦脉，其状如张弓弦，按之不移。数弦并见，主寒实内结，当下寒实。"脉紧大而迟"，是阴寒结于胸膈而致心下坚满疼痛。"脉大而紧"，大为阳脉，此处又有形容紧脉之义，紧为寒盛，故云"阳中有阴"，宜温下其寒实。

【附方】

外臺烏頭湯：治寒疝腹中絞痛，賊風入攻五臟，拘急不得轉側，發作有時，使人陰縮[①]，手足厥逆。方見上。

【校注】

①阴缩：生殖器因受寒而上缩。

【释义】

本条论寒疝危急重症。病发时腹中绞痛，拘急难以转侧，手足厥冷，阴囊内缩，为一派阴寒内盛之象，故以乌头汤温中通阳、散寒止痛。《外台秘要》所载之乌头汤，与乌头桂枝汤药味相同，而药量则有出入。外台乌头汤用乌头十五枚，桂心六两，芍药四两，甘草二两，生姜一斤，大枣十枚。可见别是一方，只是因为病证较重，所以药量也比较大。徐、沈、魏、尤诸家俱以为即大乌头煎。

外臺柴胡桂枝湯方：治心腹卒中痛[①]者。

柴胡四兩　黄芩　人參　芍藥　桂枝　生薑各一兩半　甘草一兩　半夏二合半　大棗六枚

上九味，以水六升，煮取三升，温服一升，日三服。

【校注】

①心腹卒中痛：突然感受外邪而致心腹疼痛。

【释义】

本条论心腹卒中痛之柴胡桂枝汤证。感受风寒，邪传少阳，气血不畅，肝胆失于疏泄，气郁化热，肝脾失和，则心腹卒中痛。柴胡桂枝汤以小柴胡汤清热开郁，和解少阳，疏肝扶脾，治腹胁疼痛；以桂枝汤调和营卫，疏解外邪，和胃止腹痛。

【讨论】

沈明宗《金匮要略编注》云："心腹卒中痛者，由风邪乘侮脾胃者多，而风气通于肝，故用柴胡、桂枝，提肝木之气，驱邪外出，白芍以疏土中之木，甘草、人参调养脾胃之气，以半夏消痰，黄芩能清风化之热，姜、枣宣通营卫，俾微汗出而病即愈。予以此方每于四时加减，治胃脘心腹疼痛，功效如神。"

外臺走馬湯：治中惡心痛腹脹，大便不通。

巴豆二枚（去皮心，熬）　杏仁二枚

上二味，以綿纏，搥令碎，熱湯二合，捻取白汁，飲之，當下。老小量之。通治飛屍[①]鬼擊[②]病。

【校注】

①飞尸：其病突然发作，迅速如飞，症状是心腹刺痛，气息喘急，胀满上冲心胸。

②鬼击：指不正之气突然袭击人体，症状是胸胁腹内绞急切痛，或兼见吐血、衄血、下血。

【释义】

走马汤治疗秽毒壅塞肠胃的寒实证。由于感受秽恶毒气，入中心腹，气机壅滞，寒实内结，发病急而疼痛剧。故取峻烈温通的巴豆破积攻坚，开通闭塞为主，佐苦温之杏仁，宣利肺与大肠之气机，使秽毒邪气从下而泄。

宿　食

一、宿食在下

問曰：人病有宿食，何以別之？師曰：寸口脉浮而大，按之反濇，尺中亦微而濇，故知有宿食，大承氣湯主之。（二十一）

【释义】

本条论宿食之病脉证治。宿食多由饮食不节，停滞不化所致。由于宿食停滞，气机不畅，气壅于上，故寸口脉浮大有力。若积滞日久，气滞不通，气血运行不利，故不仅在寸口重按可见到涩脉，而且尺脉重按亦沉滞有力；“微”，丹波元简《金匮玉函要略述义》云：“非微弱之谓，乃沉滞不起之微。”以上均为宿食当下之脉象，治用大承气汤下其宿食。

脉數而滑者，實也，此有宿食，下之愈，宜大承氣湯。（二十二）

【释义】

本条论宿食之病脉证治。滑主宿食，数脉主热，滑而兼数，是胃肠有实热。由于宿食新停，胃肠气机壅滞不甚，故脉象数而滑利。滑、数皆为实脉，故可攻下。

【讨论】

一般来说，宿食多见滑脉。从以上二条来看，滑与涩相反，何以均主宿食？因宿食新停，壅滞未甚，病情较浅，故脉象滑利；食积较久，胃肠气滞不通，病根较深，故脉象涩滞。又因积滞已久，不速与攻下去实，则恐正气日亏，病更难愈，所以用大承气汤“主之”；宿食新停，病又轻，虽然可下，但不一定需要大承气汤攻下，故加一“宜”字，以示尚有斟酌之余地。

下利不飲食者，有宿食也，當下之，宜大承氣湯。（二十三）

大承氣湯方　見前痓病中

【释义】

本条论宿食下利病证。宿食病见到下利，积滞下达，理应胃纳恢复，当能食。现虽下利，而仍不欲进食，可知宿食尚未悉去，所谓伤食恶食，可用大承气汤因势利导下其宿食。此即《素问·至真要大论》所谓“通因通用”之意。

【讨论】

以上三条皆用大承气汤治疗宿食，但因叙证简略，故须前后互相联系研究。此外，还应结合病史有无暴食以及舌苔、腹候、大便等情况，多方考究，方能无误。关于大承气汤的使用方法和禁忌，可参阅《伤寒论》。

二、宿食在上

宿食在上脘，當吐之，宜瓜蒂散。（二十四）

瓜蒂散方

瓜蒂一分（熬黄）　赤小豆一分（煮）

上二味，杵爲散，以香豉七合煮取汁，和散一錢匕，温服之，不吐者，少加之，以快吐爲度而止。亡血及虛者不可與之。

【释义】

本条论宿食在上脘之病证。此条应当参照《伤寒论》瓜蒂散证。《伤寒论》第166条云："胸中痞硬，气上冲喉咽不得息者，此为胸有寒也，当吐之，宜瓜蒂散。"本条宿食停滞在上脘，当有胸闷、泛恶欲吐的症状出现，这是正气驱邪外出的表现，可用瓜蒂散因其势而吐之，此即《素问·阴阳应象大论》所谓"其高者因而越之"的治疗方法。瓜蒂味苦，赤小豆味酸，能涌吐胸中实邪，佐香豉汁以开郁结、和胃气。本方常用于胃中宿食不化，或痰涎壅塞引起的胸膈胀满等症。

【应用】

（1）凡属于邪高实证，病势迫于胸咽，有温温欲吐之势者，均可运用本方，不必限于宿食。

（2）瓜蒂散可用于治疗醉酒、误食毒物而症见胸膈满闷，痞塞不通，泛恶欲吐，甚者上腹部胀满疼痛等，辨证属宿食新停在上脘者。本方还可用于病机属痰涎壅盛的喘息、狂证、乳房肿块，以及湿毒所致的急性黄疸型肝炎等。一般可不予加减，径直用之。

（3）医案举隅

张某，男，38岁。1975年8月14日初诊。多饮烈酒，过食生冷，又卧于湿地，以致水湿结胸，两胁剧痛，烦闷欲死，医用寒凉泻下药物，下利数次，其病不减。由于四肢厥冷，又误为阳虚，投温燥之剂，病更增剧。症见形体消瘦，精神不振，呼吸有力，口出臭气，以手扪胸，时发躁扰，不能言语，四肢厥冷，小便短赤，大便未解，舌红苔黄，脉滑有力，两寸独盛。此痰湿热郁于上脘（酒湿停聚），治宜涌吐痰热。方用瓜蒂、赤小豆、白矾各9克。研细末，分3次服。服后少顷，吐出痰涎和腐物三碗余，当即语言能出，大便随之下泄，身微汗出，四肢转温。中病即止，停服上药，以饮食调养而愈。

按：痰热壅郁上脘，气机不舒，故四肢厥逆，乍看似属阳衰不足之证，但口出臭气，舌红苔黄，脉滑有力，两寸独盛，其为实热无疑。以手扪胸，则其病在上可知。大凡宿食在上可吐不可下，在中可吐可下，在下则可下不可吐。"其高者因而越之"，故用瓜蒂散加酸寒之白矾，以增强效力。投剂切中病机，故效如桴鼓。［唐祖宣．瓜蒂散的临床运用．浙江中医杂志，1980，11（12）：556.］

【讨论】

赤小豆有两种，瓜蒂散所用，俗称“蟹眼豆”，性酸温，有涌吐作用，所谓“酸苦涌泄为阴”，即指此类药而言。

本方为涌吐剂，凡属阳证实证，病势迫近胸咽，温温欲吐者，俱可因势利导而用吐法，故不必限于宿食。如仓卒之际，药不及办，以极咸盐汤一盏顿服，亦能催吐。一般而言，治疗宿食，应按照停积的部位和食积的新久来施治，方不致误。宿食初起，多见脘痞胸闷，嗳腐吞酸，或恶寒发热，此时病尚在胃，绝不能使用下法。如有泛泛欲吐之势，是宿食在上脘，可用吐法以排除宿食；如无欲吐之势，可用消导法以消化宿食。宿食在肠，且又化燥成实的，方可用攻下法。

三、宿食脉证

脉緊如轉索無常者，有宿食也。（二十五）

【释义】

本条论宿食脉象。“转索无常”是紧脉的形容词，是说紧的脉象乍紧乍松，犹如绳索转动之状。这是由于宿食不化，停积于中，气机失调所引起的现象。

【讨论】

紧脉不但主外感风寒，亦为宿食在上脘的脉象。考《伤寒论》太阳病篇“结胸热实，脉沉而紧”，《伤寒论》厥阴病篇“病人手足厥冷，脉乍紧者，邪结在胸中”，可知邪结在胸中的，多出现紧脉。与上两条对勘，可以理解脉紧为宿食在上脘之象。此外，有人认为“转索无常”是滑脉的形容词，“脉紧如转索无常”是紧而兼滑的脉象，这种说法可供参考。

脉緊，頭痛風寒，腹中有宿食不化也。一云寸口脉緊。**（二十六）**

【释义】

本条论紧脉有外感风寒与宿食的不同。紧脉主外感风寒，亦主宿食不化。一般来说，外感之脉，为寸紧，宿食之脉，则关紧。《灵枢·五色》说“人迎盛坚者伤于寒，气口盛坚者伤于食”，与此意义相同。不过，外感风寒，多有头痛发热的症状，而宿食除头痛发热之外，兼有胸痞或腹痛等症状，与外感风寒纯为表证者不同。

【讨论】

紧脉主寒，主痛，亦主宿食，而宿食亦可见浮大、滑数、涩、紧等脉，可见一脉可以主多病，一病也可以见多脉，必须症脉合参，全面诊察，才能作出准确的判断。

小结

腹满是一个症状，以腹中胀满或痛为主，有寒热虚实的不同，寒证虚证，多与脾肾脏气虚弱有关，热证实证，多由胃肠腑实所致。

从辨证来说，属于虚寒的，腹满时轻时剧，按之不痛，舌淡苔白，脉象微弦。属于实热的，腹满多为持续性，胀满不减，按之疼痛，舌红苔黄，脉多沉实。前者多为脾肾虚寒，气滞不运所致；后者多为胃肠实热，燥屎积于肠道所致。腹满的治疗原则为，虚寒的当用温补，实热的宜施攻下，但也有腹中满痛拒按的虚寒证，亦须温补，亦有阳气不运，积滞内停的寒实证，治须温下。疑似之间，当结合四诊，全面考虑，方不致误。

实热性腹满，由于病机和病位之不同，而有大柴胡汤、厚朴三物汤、大承气汤等方治。其中泻热攻下的大承气汤，是治疗实热腹满的代表方，其症见满痛在于腹中，由燥屎结滞于肠道所致。以此为基础而临证变化，如厚朴三物汤行气除满，其证以实热内积，气机壅滞为甚；大柴胡汤和表攻里，证属病在里而连及少阳，满痛偏于心下与两胁。以上所述的实热腹满，尽管邪气盛而证情剧，但正气未衰，故治疗较易取效，预后一般良好。

对于虚寒性腹满胀痛者，篇中有厚朴七物汤、附子粳米汤、大建中汤之设。如里虚寒而兼有外感表证，出现腹满、发热、饮食如故者，用厚朴七物汤散寒温中，解肌发表；如脾胃虚寒而水湿内停，以雷鸣切痛为主的腹满，用附子粳米汤化湿降逆，散寒止痛；如脾胃阳虚，中焦寒盛，出现腹痛攻冲，上下痛不可触近者，用大建中汤温中补虚，散寒止痛。篇中大黄附子汤温下寒实，其证属邪实正虚，由阳气不运，积滞内停所致。

寒疝的主症是腹痛，由阳虚寒盛而引起，以发作性绕脐剧痛、汗出肢冷、脉沉紧为典型证候，用大乌头煎破积散寒，以缓解疼痛。如既有腹中剧痛，又出现手足不仁、身体疼痛的，是内外皆寒，可用乌头桂枝汤内外兼治。如腹痛拘急，得按得熨则减，是血虚内寒所致，宜用当归生姜羊肉汤温养散寒。

宿食即伤食。如食物新停于上，泛泛欲吐者，可用吐法，宜瓜蒂散；宿食停滞在下而腹满下利者，可用下法，宜大承气汤。这些都是因势利导的治法。

思考题

1. 何谓腹满？其病因与证候特点是什么？
2. 如何辨腹满之“病脉证治”？
3. 试论厚朴七物汤与厚朴生姜半夏甘草人参汤之异同？
4. 附子粳米汤证与大建中汤证、赤丸证有何异同？
5. 何谓寒疝？大乌头煎与当归生姜羊肉汤有何异同？

五脏风寒积聚病脉证并治第十一

本篇论述五脏中风、中寒的证候以及五脏气绝所出现的真脏脉，三焦各部病证以及脏腑积聚脉证。因这些内容均是五脏的病变，与脏腑经络密切相关，故合篇讨论。其中原文五脏风寒部分似有脱简，三焦各部病证亦略而不详，脏腑积聚在于指出积、聚、䅽气三者之鉴别，唯对肝着、脾约、肾着三种病证的治疗，论述较为具体，临床颇有实用价值。

五脏病证

一、肺病

（一）肺中风

肺中風者，口燥而喘，身運①而重，冒而腫脹。（一）

【校注】

①身运:《广雅·释诂四》曰:“运，转也。”身运此处指身体运转动摇。

【释义】

本条论述肺中风的症状。肺主气，司呼吸，主宣发肃降和通调水道。风寒之邪侵袭致肺气上逆，输布津液之职失司，则口燥而喘。肺主治节功能失职，浊气壅塞则身运而重。肺清肃之令不行，浊气上逆，故时作昏冒。肺气不能通调水道，下输膀胱，水道不利故身肿重。

（二）肺中寒

肺中寒，吐濁涕。（二）

【释义】

本条论述肺中寒的症状。肺居上焦胸中，涕为肺之液，风寒之邪侵袭于肺致胸阳不布，津液凝聚不行而变生浊涕，随咳吐而出。

【讨论】

（1）五脏配属中风、中寒的描述所表达的意思是什么？从广义上来讲，中风、中寒可以看作是疾病的命名。如肺中风和肺中寒，肺中风的肿胀和肺中寒的浊涕相对应，肿胀可以解作水肿，为肺通调水道功能失常，水液代谢障碍而成，水肿当是光亮清澈的，与吐出的浊涕相比，即是清。因“寒气生浊”，浊涕可以归在“寒类”之下，清则在“风类”之下。再如肝中风之“目瞤”与肝中寒之“两臂不举”亦是一个相对的概念。瞤有颤动的意思，将其归于风，寒的特点是“蛰虫将伏”，“寒性主静”，进而将两臂不举归于“寒类”。

可以推测，五脏中风证与中寒证是依据症状表现同风邪或寒邪的某一特点的相似来划分的，因风邪与寒邪本身有不同的特点，所以划分可以有不同的依据。

（2）“吐浊涕”，尤怡认为浊涕从口出也；赵以德谓之浊饮唾出于口，浊涕流出于鼻；吴谦认为吐浊涎如涕也。结合临床，若寒闭肺窍，鼻塞不通，浊涕不经鼻而从口唾出者有之，似以尤氏之说较切。

（三）肺死脏脉

肺死藏[①]，浮之虚，按之弱如葱葉，下無根者，死。（三）

【校注】

①死脏：为脏气将绝而出现的一种脉象。因此脉出现多为死证，故称“死脏”，即所谓无胃神根的“真脏脉”。下同。

【释义】

本条论述肺死脏的脉象。肺之平脉，《素问·平人气象论》载：“平肺脉来，厌厌聂聂，如落榆荚，曰肺平。”今脉见浮取虚微无力，按之如葱叶，外薄中空，沉取无根，肺气已绝，故见此脉，病属死证。

【讨论】

对原文“下无根”的理解。李彣曰：“若下无根，则不唯中间无，而沉之亦无矣。”黄树曾认为：“下无根，谓尺脉无根，重按空豁也。”高学山谓：“关上寸下，又无上引之机，是无根也。”至于本条脉象主死的机理，赵以德责之于阴亡，徐忠可归咎于元气虚脱，李彣认为是气血俱脱。临证时须四诊合参，方能确切诊断。

二、肝病

（一）肝中风

肝中風者，頭目瞤[①]，兩脇痛，行常傴[②]，令人嗜甘。（四）

【校注】

①瞤：指眼皮跳动，《说文解字》“瞤，目动也”；亦指肌肉掣动。

②行常伛（yǔ 予）：伛，驼背。行常伛指行走时经常曲背垂肩。

【释义】

本条论述肝中风的症状。肝为风木之脏，其脉布胁肋，连目系，上出额，至颠顶，肝中于风，风胜则动，故头目瞤。肝主筋，风胜则筋脉燥而拘急，故两胁痛，行常伛。《素问·脏气法时论》载“肝苦急，急食甘以缓之”，甘入脾，土气冲和，则肝气条达，故“令人嗜甘”。

【讨论】

历代医家对本条见解不一。曹颖甫认为肝中风为血虚生风；高学山认为肝中风为肝脏阴阳自虚而中风；黄坤载认为肝中风为“经气壅塞”“木郁风动”。但诸家对肝中风由风胜血燥所致的观点基本一致。

（二）肝中寒

肝中寒者，兩臂不舉，舌本燥，喜太息，胸中痛，不得轉側，食則吐而汗出也。《脈經》《千金》云：時盜汗，欬，食已吐其汁。**（五）**

【释义】

本条论述肝中寒的症状。肝主筋而司运动，“肝中寒”者，寒邪留滞肝经，则厥阴筋脉收引而为两臂不举。肝脉循喉咙之后，络于舌本，肝寒火弱，不能蒸血生津上润于舌，故舌本干燥。肝寒气结，失其条达疏泄之性，故善太息以舒畅郁滞。肝脉上贯胸膈，寒邪闭郁肝气，胸阳不宣，脉络凝塞，则见胸中痛，不得转侧。肝寒犯胃，胃气上逆，则胃不受食，“食则吐”也。胃津为肝郁所逼，加之寒邪外袭，卫阳失固，故此时可见汗出。

（三）肝死脏脉

肝死藏，浮之弱，按之如索不來①，或曲如蛇行②者，死。（六）

【校注】

①如索不来：脉象如绳索之悬空，轻飘游移，应手即去，不能复来。

②曲如蛇行：脉象如蛇行之状，曲折逶迤而不能畅达，无柔和感。

【释义】

本条论述肝死脏的脉象。肝之平脉当有胃气，《素问·平人气象论》曰：“平肝脉来，耎弱招招，如揭长竿末梢，曰肝平。”今浮取无力，轻按软弱而无神，重按如绳索弦紧，毫无平肝脉来之象，或脉曲如蛇行，曲折逶迤而无畅达柔和之征，这是无胃气的真脏脉，肝之精血亏耗，真气已绝，故曰死。

【讨论】

本条“如索不来”或“曲如蛇行”的脉象，注家阐述略有不同。“如索不来”，尤怡认为“伏而不起，劲而不柔”；曹家达云“如绳索之弦急，忽然中止”，如代脉之不来；周扬俊谓“今日不来但去，是直上下无胃气”。所谓“劲而不柔”“如绳索之弦急”“无胃气”，均为失从容和缓之象。亦有学者考“不来”为切音字“摆”，可参。对“曲如蛇行”，尤怡曰“左右牵引，而不能夭矫上行，亦伏而劲之意”，曹家达云“其脉如蛇之证，盖筋脉以燥而强急也”，周扬俊云“出入勉强，有委而不前，屈且难伸之状”。尤氏言左右，曹氏言弯曲，周氏言出入即上下，当合参为是。

（四）肝着证治

肝着[①]，其人常欲蹈其胸上[②]，先未苦時，但欲飲熱，旋覆花湯主之。臣億等校諸本旋覆花湯方，皆同。**（七）**

旋覆花湯方

旋覆花三兩　葱十四莖　新絳少許

上三味，以水三升，煮取一升，頓服之。

【校注】

①着：有中于物而不散，附于物而不去之意。

②蹈其胸上：蹈与“掐”通假，叩也。蹈其胸上即用手叩击、敲打胸部。

【释义】

本条论述肝着病的证治。肝着，是肝经受邪而疏泄失职，其经脉气血郁滞，着而运行不畅的病证。因肝脉布胁络胸，故其症可见胸胁痞闷不舒，甚或胀痛、刺痛，若以手按揉或捶打胸部，可使气机舒展，气血运行暂得通畅，病证可暂得减轻，故其人常欲蹈其胸上。本病初起，病在气分，病变尚轻，热饮能助阳散寒，可使气机通利，脉络暂得宣通畅行，胸中痞结等症可暂得缓减，所以但欲热饮。肝着既成，气郁及血，经脉凝瘀，虽热饮亦不得缓解，故治以旋覆花汤，行气活血，通阳散结。方中旋覆花微咸性温，舒郁宽胸，善通肝络而行气散结降逆，助以葱十四茎，芳香宣浊开痹，辛温通阳散结，更以少许新绛行血而散瘀。气行血畅，阳通瘀化则肝着可愈。“顿服之”，药力集中，以收速效。

【应用】

（1）本方应用于胸胁疼痛、肋间神经痛、肋软骨炎、慢性胃炎、慢性肝胆疾患等证属脉络瘀阻者，有较好疗效。

（2）旋覆花汤为治络瘀肝着要方。王清任用血府逐瘀汤治愈“胸任重物”，陶葆荪用通窍活血汤治愈“常欲人足蹈其胸”，叶天士治胁痛擅长用辛温通络、温柔通补、辛泄通瘀诸法取效，都是本条基础上的进一步发展。

（3）医案举隅

卢某，男，50岁，干部。主诉：顽固性胃痛已18年。西医诊断：慢性胃炎。因身体瘦弱，食欲减少而来求治。初诊：胸胁作痛，喜按，喜热饮，历时18年之久，肝着之候也。处方：旋覆花30g（布包），茜草6g，火葱14茎整用（四川葱子较小者名火葱），初次煎好，分二次服之。二诊：服上方胸痛喜按之症轻减，仍喜热饮，大便曾畅解数次，肾囊微觉冷湿，照前方加味治之。处方：旋覆花18g（布包），茜草4.5g，干姜12g，云苓12g，炒枳实6g（打），火葱7茎整用，服2剂。以后据病情始终以旋覆花汤为主，或配合枳术丸、栝蒌薤白剂、外台茯苓饮、六君子汤等，计11诊，药19剂，肝着痊愈。

按：此证名肝着，主以旋覆花汤、六君子汤、桂姜枳实合旋覆花汤、枳术丸合六君旋覆花汤、栝蒌薤白汤合旋覆花汤、外台茯苓饮合旋覆花汤等方加减。患者初诊时每餐只能食一中碗，经用旋覆花汤治疗后病况轻减，食量恢复到每餐能食三中碗。[吴棹仙.医案二则.中医杂志，1964（06）：29-30.]

【讨论】

旋覆花汤之新绛，《神农本草经》未载，陶弘景则称绛为茜草，新绛则为新刈之茜草，用治肝着及妇人半产漏下而有瘀血者，确有实效。亦有认为新绛是绯帛者。

三、心病

（一）心中风

心中風者，翕翕發熱，不能起，心中飢，食即嘔吐。（八）

【释义】

本条论述心中风的症状。心属火脏，风为阳邪，心中于风，两阳相得，故翕翕发热。壮火食气，气津耗伤，故不能起。《灵枢·邪客》曰，“诸邪之在于心者，皆在于心包络”，胃之大络上通心包，火动于中，化燥伤津，故心中饥。热扰于胃，故食即呕吐。

（二）心中寒

心中寒者，其人苦病心如噉蒜狀①，劇者心痛徹背，背痛徹心，譬如蠱注②。其脉浮者，自吐乃愈。（九）

【校注】

①心如噉蒜状：噉，同啖，吃也。心如噉蒜状，意为胃中烧灼感，犹如吃了生蒜一样。

②蛊注：病名。发作时胸闷腹痛，有如虫咬之状。

【释义】

本条论述心中寒的症状及其预后。心中寒，寒邪外束，阳气闭结不通，轻者胸中似痛非痛，似热非热，如食蒜后的辛辣感觉；甚者心阳闭阻，气血不通，心痛彻背，背痛彻心，犹如蛊虫食咬之状。其脉浮者，病邪有上越外出之机，故自吐乃愈。

（三）心伤

心傷者，其人勞倦，即頭面赤而下重，心中痛而自煩，發熱，當臍跳，其脉弦，此爲心藏傷所致也。（十）

【释义】

本条论述心伤的脉证。心主血脉而藏神，劳心过度，心血损伤，故一经劳倦，即阳浮于上而头面赤，下身沉重无力。心虚失养，热动于中，故心中痛而自烦，发热。心气虚于上而肾气动于下，心肾不交，浊阴无制，故脐处跳动不适。心之平脉，累累如贯珠，今血虚不能濡养经脉，气虚而阳气外张，故脉来长直劲急，无圆润滑利之象，说明此乃心血内伤所致。

（四）心死脏脉

心死藏，浮之實如麻豆①，按之益躁疾者，死。（十一）

【校注】

①如麻豆：有二解。一是将麻豆作实物解，形容脉来形态如麻豆，全无柔和之象。二是将"如麻豆"解作"动乱如豆粒滚动"。

【释义】

本条论述心死脏的脉象。心之平脉"累累如连珠，如循琅玕"。心的真脏脉，其状浮取坚实如麻豆弹指，毫无柔和圆润滑利之象，重按益见躁疾不宁，失从容和缓之感，此为心血枯竭，心气涣散，故主死。

（五）心虚癫狂

邪哭①使魂魄不安者，血氣少也；血氣少者，屬於心，心氣虛者，其人則畏，合目欲眠，夢遠行而精神離散，魂魄妄行。陰氣衰者爲癲，陽氣衰者爲狂。（十二）

【校注】

①邪哭：有如邪鬼作祟，无故悲伤哭泣。

【释义】

本条论述血气虚少，而致精神错乱的病证。邪哭是魂魄不安的一个症状，而魂魄不安又是指一系列精神错乱的见症而言。血虚则肝无所藏，不能随神往来而魂不安，气虚则肺不敛，不能并精而出入故魄不藏，故导致神气不宁的精神病变。血虽属肝，气虽属肺，而血气之主宰，皆归于心，故曰"血气少者属于心"。心藏神，心虚则神怯，故其人畏惧恐怖；神气不足，则合目欲眠；神不守舍，则梦远行；心神不敛，精气涣散则魂魄失统而妄行。如果病势进一步发展，阴气虚的可以转变为癫证，阳气虚的可以转变为狂证。

【讨论】

《难经・二十难》谓"重阳者狂，重阴者癫"，谓阴邪太盛则为癫，阳邪太盛则为狂。本条"阴气衰者为癫，阳气衰者为狂"，其"阴气"与"阳气"指正气而言，人体阴气不足，则邪易入阴而为癫，阳气不足，则邪易入阳而为狂。故《难经》之癫狂从邪实言，本条之癫狂从正虚言，各有所指，当予区分。

四、脾病

（一）脾中风

脾中風者，翕翕發熱，形如醉人，腹中煩重，皮目瞤瞤而短氣。（十三）

【释义】

本条论述脾中风的症状。脾主四肢肌肉，风为阳邪，脾中于风，脾阳奋而抗争，故翕翕发热，四肢不收，形如醉人。脾居腹中而主湿，风邪侵之，风湿相搏，故腹中烦重。上下眼胞属脾，风胜则动，故皮目瞤动。脾不运湿，气机阻滞，升降失常，呼吸不利，故短气。

（二）脾死脏脉

脾死藏，浮之大堅，按之如覆盃潔潔[①]，狀如搖者，死。臣億等，詳五藏各有中風中寒，今脾只載中風，腎中風中寒俱不載者，以古文簡亂極多，去古既遠，無文可以補綴也。**（十四）**

【校注】

①洁洁：形容空无所有的样子。

【释义】

本条论述脾死脏的脉象。脾脉应当从容和缓有神，今浮取大而坚，毫无柔和之象，重按之如覆杯，外表坚硬而中空无物，摇荡不定，躁急无根，脉律不整，为脾气败散，脾之真脏脉现，故主死。

（三）脾约证治

趺陽脉浮而濇，浮則胃氣強，濇則小便數，浮濇相搏，大便則堅，其脾爲約，麻子仁丸主之。（十五）

麻子仁丸方

麻子仁二升　芍藥半斤　枳實一斤　大黄一斤　厚朴一尺　杏仁一升

上六味，末之，煉蜜和丸梧子大，飲服十丸，日三，以知爲度。

【释义】

本条从趺阳脉象论述脾约的病机与证治。趺阳候脾胃之气，其脉浮而涩。浮是举之有余，属阳脉，主胃热气盛；涩是按之滞涩而不流利，为阴脉，主脾脏津液不足，脾阴不足，则不能为胃行其津液而肠道失润。胃热气盛，则胃阴为其所伤，膀胱为其所迫，故有大便干结、小便频数之症。此即胃强脾弱的脾约病。治宜泻热润燥，缓通大便之麻子仁丸。方中以麻子仁、杏仁润燥滑肠；芍药敛阴和脾；大黄、枳实、厚朴泻热导滞，攻下通便；以蜜为丸，意在甘缓润下。诸药合用，阳明燥热得泄，太阴津液得滋，脾约可愈。

【应用】

（1）本条亦见于《伤寒论》阳明病篇。麻子仁丸用于燥结、微痞、微满、腹不痛、饮食正常的习惯性和药物性便秘，以及痔疮便秘而偏于实证者，肛肠外科手术后大便干燥者，热性病后期大便干结或大便多日不通引起头痛眩晕、食欲不振者，均有较好的疗效，且无腹痛等副作用。但高年津枯、阳虚体弱者仍宜斟酌使用。

（2）麻子仁丸攻下之中寓有滋润之意，对后世温病学家启发甚大。如吴鞠通治阴虚便秘的增液汤，以补药之体作泻药之用，实从本方脱胎而来。

（3）医案举隅

刘某，男，28岁。患大便燥结，五六日排解一次，每次大便时，往往因努责用力而汗出湿衣，但腹中无所苦。口唇发干，用舌津舐之则起厚皮如痂，撕之则唇破血出。脉沉滑，舌苔黄。此是胃强脾弱的脾约证。疏以麻子仁丸一料，服尽而愈。（刘渡舟．刘渡舟医学全集．台北：启业书局，1998：927.）

按：脾阴不足，胃热实盛，谓之脾约，以大便干、小便数为主要表现。患者便结口干，投麻子仁丸一剂而愈。

五、肾病

（一）肾着证治

腎著[①]之病，其人身體重，腰中冷，如坐水中，形如水狀，反不渴，小便自利，飲食如故，病屬下焦，身勞汗出，衣一作表裏冷濕，久久得之，腰以下冷痛，腹重如帶五千錢，甘薑苓术湯主之。（十六）

甘草乾薑茯苓白术湯方

甘草　白术各二兩　乾薑　茯苓各四兩

上四味，以水五升，煮取三升，分温三服，腰中即温。

【校注】

①著：音义同“着”（zhuó），留滞附着也。

【释义】

本条论述肾着病的成因和证治。肾着，即寒湿痹着于腰部所致，因腰为肾之外府，故名肾着。本病多起于劳动汗出之后。因为腰部感受寒湿，阳气痹着不行，所以有腰部冷痛和沉重的感觉。“如坐水中”“形如水状”“腹重如带五千钱”等，都是形容腰部既冷且重之词。由于病在躯体下部，虽属下焦但尚未病及肾之本脏，所以口不渴，小便自利，饮食如常，故在治法上，不必温肾，只需去除其在经之寒湿，则肾着可愈。甘姜苓术汤重用干姜配甘草以温中散寒，茯苓配白术以健脾除湿，寒去湿除，阳气温行，“腰中即温”，肾着遂愈，故本方又名肾着汤。

【应用】

（1）本方可用治呕吐腹泻、老年人小便失禁、阳痿、遗尿、妊娠浮肿、带下病等属寒湿的病证。

（2）医案举隅

1980年初夏，我带领4名研究生在附属医院门诊实习。当时天气已相当暖和。这时却来了一位年在四旬左右的妇女，头裹方巾，身着棉上衣，前来求治。自谓二年多以来，一直连绵不断地怕冷，即使盛夏亦不例外。医药屡屡，从未一效。西医内科做过多种检查，未发现任何阳性体征，故而最后认为是“神经症”，推出不管。中医曾多次用过人参、附子、鹿角胶、肉桂等等助阳扶正药物，但畏冷依然。经诊得六脉涩细，舌淡苔白，并询之除恶冷无已以外，尚有全身酸困，腰疼少腹坠胀等症状（此等症状在妇女最常见于白带病患者），因即问其带下之有无，据谓病白带已年久，近二三年加重，量多清稀，无恶臭。当即诊为脾肾阳虚、寒湿下注，发为湿淫白带，投肾着汤加味。方用：茯苓30克，干姜6克，白术、甘草、川续断、补骨脂、黑荆芥、白芷各10克。

令服5剂。据病人复诊时所述，上方仅服完两剂，恶寒即除，5剂服毕，白带基本消止。续服5剂，病人即不复来诊，询门诊护士，则谓已霍然矣。

按：治肾着的原方是甘姜苓术汤，亦称肾着汤，由甘草、干姜、茯苓、白术四味药组成，一望而知，是温脾化湿用的。本人根据症状，常用于妇女带下病中的白带为病。因白带多系寒湿下注所致，温化适合病情，用时常加黑荆芥、白芷以散湿止带，用川续断或杜仲、寄生以补助肾阳；寒湿甚者，再加补骨脂以温补肾阳、消化湿浊。[印会河.对《金匮》"二着"新的认识.新中医，1986（11）：54-55.]

【讨论】

历代医家对肾着的病因病机有不同看法。尤怡等认为病在肾之外府，不在肾之本脏；周扬俊等认为肾着之病，肾气本衰，故水火俱虚，而后湿气得以着之；黄树曾等认为肾着是带脉为病，带脉系于腰肾而又属脾，而人以胃气为本，故治以顾脾胃为主。亦有学者认为本病病因为肾阳不振，水湿泛滥；或脾阳不运，寒湿停留等。各有所据，当合观之。

（二）肾死脏脉

腎死藏，浮之堅，按之亂如轉丸[1]，益下入尺中者，死。（十七）

【校注】

①乱如转丸：是形容脉象躁动，如弹丸之乱转。

【释义】

本条论述肾死脏的脉象。《素问·平人气象论》云，"平肾脉来，喘喘累累如钩，按之而坚曰肾平"，故肾之平脉当沉实有力，今轻按之坚而失于柔和，重按之乱如转丸，尺部更加明显，乃真气不固，势将外脱，故主死。

【讨论】

本篇所缺肾中风、肾中寒两条，后世《三因极一病证方论》的"五脏中风证"与"五脏中寒证"中有所叙述，可供参考。

三焦病证与积聚、槃气

一、三焦竭部

問曰：三焦竭部[1]，上焦竭善噫[2]，何謂也？師曰：上焦受中焦氣未和，不能消穀，故能噫耳。下焦竭，即遺溺失便，其氣不和，不能自禁制，不須治，久則愈。（十八）

【校注】

①三焦竭部：三焦各部所属脏腑的机能衰退。

②噫：嗳气。

【释义】

本条论述上中下三焦各部脏腑生理机能暂时衰退，互相影响或直接发生的病变。例如，上焦受气于中焦，如中焦脾胃机能衰退，不能消化水谷，则上焦所受的是胃中陈腐之气，以致经常嗳出食气，是上焦受到中焦的影响所发生的病变。又如下焦所属的脏腑，是肾、膀胱、小肠、大肠等，如果这些脏腑的机能衰退，就不能制约二便，出现遗溺或大便失禁等现象，这是下焦本部直接发生的病变。三焦虽各有分部，但它们的功能是相互为用、相互影响、相互制约和协调的，故虽有三焦功能一时失调而发生嗳气、遗溺、失便等病变，均可治以中焦为本，不必拘泥于上下症状。因脾胃为后天之本，气血之源，中焦气和，升降有序，上下之症自愈。

【讨论】

关于“三焦竭部”的解释历来有三种观点。一作三焦虚竭，如清代医家李彣《金匮要略广注》言：“惟三焦各有虚竭之部分，是谓三焦竭部，而各失其常矣。竭，气尽无余也。”二作三焦功能之间的相互影响，“竭”解释为“迭”，如金寿山《金匮诠释》有“竭……有更迭之意”。三作三焦阻遏解，如李今庸《金匮要略讲解》言：“三焦因阻遏而不能各归其部，不能各司其事，且不能相互为用。”

本条文前言三焦竭部，后文中只提到上焦竭、下焦竭，未有中焦竭部的论述。结合《伤寒论·平脉法》“三焦不归其部。上焦不归者，噫而酢吞；中焦不归者，不能消谷饮食；下焦不归者，则遗溲”，推测“中焦竭部”当表现为“不能消谷饮食”。两段条文互看，除症状的对应外，似可用“不归”来理解“竭”字。

二、热在三焦及大小肠寒热病变

師曰：熱在上焦者，因欬爲肺痿；熱在中焦者，則爲堅[①]；熱在下焦者，則尿血，亦令淋秘[②]不通。大腸有寒者，多鶩溏[③]；有熱者，便腸垢[④]。小腸有寒者，其人下重便血，有熱者，必痔。（十九）

【校注】

①坚：指大便坚硬。

②淋秘：淋是指小便滴沥涩痛。“秘”作“闭”字解，指小便闭塞不通。

③鹜溏：鹜即鸭。鹜溏，是说如鸭的大便，水粪杂下。

④肠垢：肠中的黏液垢腻。

【释义】

本条论述热在三焦的病证和大小肠有寒、有热的病变。肺居上焦，热在上焦者，肺受影响则气逆而咳，咳久则伤肺，可以形成肺痿。脾胃同居中焦，热在中焦者，消灼脾胃之阴津，使肠道失润，大便燥结坚硬。肾与膀胱同居下焦，热在下焦者，肾与膀胱受到影响，络脉伤则尿血；热结气分，气化不行，则小便淋沥，尿道刺痛或癃闭不通。大肠为传导之官，其病则为传导功能失职，但在辨证上应分别寒热，有寒则水粪杂下而为鹜溏，有热则排出黏滞臭秽肠垢。小肠为受盛之官，其病则为受盛化物功能失职，有寒则阳虚气陷而不能统摄阴血，故下重便血，有热则热移广肠，结于肛门，经脉郁滞，而生痔疮。

【讨论】

本条所指出的热在三焦和大小肠有寒、有热的症状，证之临床，肺痿、大便坚及尿血、癃闭等也有属寒者，下重便血也有属热者，故不得拘泥于本条文，仍当以辨证为主。

三、积聚、槃气的鉴别和积病主脉

問曰：病有積，有聚，有槃氣①，何謂也？師曰：積者，藏病也，終不移；聚者，府病也，發作有時，展轉痛移，爲可治，槃氣者，脇下痛，按之則愈，復發爲槃氣。諸積②大法，脉來細而附骨者，乃積也。寸口，積在胸中；微出寸口，積在喉中；關上，積在臍傍；上關上③，積在心下；微下關④，積在少腹；尺中，積在氣衝⑤。脉出左，積在左；脉出右，積在右；脉兩出，積在中央。各以其部處之。（二十）

【校注】

①槃气：槃同谷（穀）。谷气，即水谷之气停积留滞之病。

②诸积：《难经·五十六难》所称五脏之积，即心积曰伏梁，肝积曰肥气，脾积曰痞气，肺积曰息贲，肾积曰奔豚。其病皆由气、血、食、痰、虫等的积滞所引起。

③上关上：关上即是关部。上关上，指关脉的上部。

④下关：指关脉的下部。

⑤气冲：即气街，穴名，在脐腹下横骨两端，在此代表部位。

【释义】

本条论述积、聚、谷气三者的区别和积病的主要脉象。积和聚皆是体内之包块。积病在脏，痛有定处，推之不移，多属血分，为阴凝所结；聚病在腑，痛无定处，发作有时，推之能移，时聚时散，多属气分，为气滞所聚。前者病程较长，病情较重，治疗较难；后者病程较短，病情较轻，治疗较易。谷气为谷气壅塞脾胃，肝气郁结，故胁下痛，按摩之则气机得以舒通，胁痛暂可缓解，但不久气又复结而痛再作，必须消其谷气，才能根治其痛。

积病属阴，故“脉来细而附骨”，即重按至骨方能触及。这种细而沉伏的脉象，可诊断为积病，犹言积病脏深病重。如寸部脉沉细，积在胸中心肺，如胸痹“阳微”之脉；寸部近鱼际处沉细，积在喉中，如梅核气之类；关部脉沉细，积在脐旁，如疟母之类；寸关交界处沉细者，积在心下，如心下痞之类；关尺交界处沉细者，积在少腹，如寒疝之类；尺部脉沉细，积在气冲，如妇人癥瘕之类。左手脉沉细者，积在身体左侧；右手脉沉细者，积在身体右侧；沉细脉左右俱见者，说明脉气不能分布于左右，故积在中央。因脉出部位与积病的部位是相应的，故曰“各以其部处之”。

【应用】

本条有关积、聚病的鉴别诊断与《难经·五十五难》的精神一致。由于积与聚在病机和治疗上有一定的联系，气滞则血瘀，治血当理气，故一般常积聚并提。至于积聚的具体治法，可参阅本书鳖甲煎丸、大黄䗪虫丸、桂枝茯苓丸、下瘀血汤等有关条文，这些方剂体现了行气、活血、化瘀、通络、祛痰、利水、攻补兼施等方法，说明积聚又有气、血、痰、瘀、水之不同类别，这对后世治疗积聚有很大启发。本条积聚与谷气虽都有疼痛症状，但病因、病位、病机都有不同，故提出以资鉴别。至于谷气虽与饮食有关，但和宿食病也有差异。前者重在谷气为患，按之痛止，治宜消食之中偏重理气；后者重在宿食蓄积，按之痛不减，治宜消食之中偏重化积，二者不能混淆。

【讨论】

通过寸、关、尺的部位来确定积病位置，依据的是积之部位与寸口脉部位之间存在着映射关系。将双手掌朝内面向身体，前臂与地面垂直，寸口脉上下就像人体的缩影，胸部与寸口相应，寸口之上为头项部，肚脐的水平线与关部相对应，关部稍上则对应胃部，稍下对应腹部，关下的尺脉则应该是腹部以下的部分。这种映射关系在本质上来说是部位上的一个类比推理，因而具有或然性。

小结

本篇论述了五脏风寒和真脏脉象、三焦各部病证及脏腑积聚脉证。

风与寒两种不同性质的病邪直中五脏，会出现各脏不同的病理变化。五脏中风，多属阳证；五脏中寒，多属阴证。五脏中风、中寒既可由外界的风邪、寒邪所引起，也可由五脏本身机能失调，阴虚、阳虚所导致。它既是五脏证候归类的一种方法，也是脏腑经络辨证和八纲辨证的具体运用。本篇虽有脱简，但对肝着、肾着、脾约三种病证的理法方药论述则较为完整。肝着，为肝经气郁血滞，阳气痹结所致，故用旋覆花汤行气活血，通阳散结，后世通络逐瘀的许多治法即源出本方。脾约，为胃气强，脾阴弱，燥热伤津所致，故用麻子仁丸泄胃热，滋脾阴。肾着，为寒湿留着腰府，以致阳气不行，故用甘姜苓术汤温中散寒，健脾除湿。仲景列举五脏之风寒以及三病的辨证论治和五脏死脉，说明在脏腑经络辨证的过程中，一要辨准疾病的部位，二要辨清疾病的性质，三要辨明疾病的程度，而且临证实践，不仅要掌握辨证论治的一般规律，还要注意从脏从腑、在经在络、治本治标等的不同。

本篇对五脏死脉的描述，与《黄帝内经》所说"脉无胃气亦死"的精神是一致的，且更加具体形象，为五脏真气将绝的脉象研究提供了丰富的、极有研究价值的资料，是中医脉学体系中的重要内容。

五脏六腑分属于三焦，因此三焦各部病证，均离不开相关脏腑。如热在上焦则肺之气阴两伤而为痿；热在中焦则脾胃阴伤，肠道失濡而为痞满燥结；热在下焦则肾与膀胱受到影响而为尿血或小便癃闭。五脏六腑既相互为用，又彼此制约，以平衡协调，在病理上则相互影响，相互传变，所以临证实践要着眼于整体。

本篇还概要指出了积、聚、谷气三病的特点，重点论述了积病的主脉及其脉出之处，以诊断积之部位。这些论述均是在《黄帝内经》《难经》理论基础上的进一步发展与运用，对临床具有重要的指导意义。

思考题

1. 如何理解五脏中风中寒证?
2. 如何理解肾着汤是治脾而非治肾之方?
3. 肝着如何辨证论治?
4. 试述脾约的病机与方治。
5. 试述积聚的诊断与鉴别。
6. 试分析本篇第二十条从脉象判断积之所在的原理。
7. 如何理解本篇诸病合篇之意义?

痰饮咳嗽病脉证并治第十二

本篇论述痰饮和咳嗽，重点在于痰饮，咳嗽只是痰饮病中的一个症状。本篇所言咳嗽，由痰饮病所引发，并不包括以咳嗽为主症的所有病证。痰饮是一个总的病名，其中又可分为痰饮、悬饮、溢饮和支饮四种。因本篇总病名为痰饮，具体病证中又有痰饮一证，故痰饮一名当有广义与狭义之分，广义者是四种饮邪的总称，狭义者指饮邪停留于肠胃的病证。

四饮之外，本篇还有留饮、伏饮和微饮等称谓。所谓留饮，是指水饮留而不行；伏饮是指水饮潜伏不出。留和伏意味着饮病的久深，微饮示饮病轻微。这是从另外的角度对饮病特征的称谓，“四饮”、留饮、伏饮和微饮并不是并列关系。痰饮病导致的咳嗽可与《金匮要略·肺痿肺痈咳嗽上气病脉证治》的“咳嗽上气”互参。

从文字发展史看，东汉无“痰”字，而以“淡”名之。晋唐时期医书，如王叔和的《脉经》和孙思邈的《千金翼方》，其中的“痰饮”皆写作“淡饮”。可知本篇中的“痰”为后世所改。诚如丹波元坚《杂病广要·痰涎》所言：“痰古作淡，淡、澹通，澹水动也，故水走肠间，名为淡饮。今之痰者，古之云涕、云唾、云涎、云沫是也。”宋金元时期，痰饮学说初步成型，痰与饮各自独立。杨士瀛《仁斋直指方论》首次将痰饮分为“痰涎”和“水饮”，指出“痰之与饮，其由自别，其状亦殊，痰质稠黏，饮为清水”，从形状上对二者进行了鉴别，奠定了后世痰与饮鉴别的基础。

一、辨证

（一）分类与主症

問曰：夫飲有四，何謂也？師曰：有痰飲，有懸飲，有溢飲，有支飲。（一）

問曰：四飲何以爲異？師曰：其人素盛今瘦[①]，水走腸間，瀝瀝有聲[②]，謂之痰飲；飲後水流在脇下，咳唾引痛，謂之懸飲；飲水流行，歸於四肢，當汗出而不汗出，身體疼重，謂之溢飲；欬逆倚息[③]，短氣不得臥，其形如腫，謂之支飲。（二）

【校注】

①素盛今瘦：谓痰饮病人在未病之前，身体丰盛；既病之后，身体消瘦。

②沥沥有声：水饮在肠间流动时所发出的声音。

③咳逆倚息：谓咳嗽气逆，不能平卧，须倚床呼吸。

【释义】

以上两条总述痰饮病并陈述四饮证候，是为全篇之提纲。四饮的鉴别主要是根据水饮停留的部位和临床表现。如痰饮，是水饮停留于肠胃部分，由于水饮流动，所以肠间沥沥有声，是其主症。健康之人，运化正常，饮食入胃，变化精微，充养全身，故肌肉丰盛；若运化不及，饮食不化精微，反停聚而成为痰饮，致肌肉不得充养，所以形体消瘦。如水饮潴留于胁下，咳嗽牵引作痛，是为悬饮。水饮流行于四肢肌肉之间，近于体表，本可随汗液而排泄，若不能得汗，必致身体疼痛而沉重，称为溢饮。如水饮停留于胸膈，阻碍肺气的宣降，以致咳逆倚息，短气不能平卧，且肺合皮毛，气逆水亦逆，兼见外形如肿的，称为支饮。

【讨论】

本篇所论痰饮应是淡饮。通观《黄帝内经》无"痰"字，王叔和《脉经》有《平肺痿肺痈咳逆上气淡饮脉证》专篇，是对《金匮要略》之《肺痿肺痈咳嗽上气病脉证治》与《痰饮咳嗽病脉证并治》所论的重新编排。其用"淡饮"二字，亦证明《金匮要略》所谓"痰饮"，实为"淡饮"，其"痰"的含义不同于后世所言之痰。《素问·经脉别论》谓"饮入于胃，游溢精气，上输于脾，脾气散精，上归于肺，通调水道，下输膀胱，水精四布，五经并行"，论述的是人身水液的正常流行情况。今脾胃运化失常，以致水停为饮，随处留积。走于肠胃，则为痰饮；入于胁下，则为悬饮；外溢肌表，则为溢饮；上迫胸肺，则为支饮。此乃四饮之大概。原文应用"水走""水流""水归"等字词，一以表明水液的流动性，二则蕴含"饮"的停滞特征，即停滞于某一处的水液，方能称之为"饮"。

（二）饮犯五脏

水[1]在心，心下堅築[2]，短氣，惡水不欲飲。（三）

水在肺，吐涎沫，欲飲水。（四）

水在脾，少氣身重。（五）

水在肝，脇下支滿[3]，嚏而痛。（六）

水在腎，心下悸。（七）

【校注】

①水：指停饮。

②心下坚筑：即心下痞坚而悸动。

③支满：支撑胀满。

【释义】

以上五条论述水饮在五脏的症状。此由四饮而推及五脏，意谓水饮为害，不仅能留于肠间、胁下、胸膈、肢体，并可以波及五脏。但应注意，所谓水在五脏，均非五脏本身有水，不过是五脏功能受水饮的影响，表现出与各脏有关的外候而已。

水饮凌心，故心下痞坚而悸动；心阳被水饮所遏，故短气、恶水不欲饮。水饮射肺，则肺气与水饮相激，水随气泛，故吐涎沫；气不化津，故欲饮水。水饮侵脾，则中气不足而少气，肌肉湿胜而身重。水饮侵肝，肝络不和，则胁下支撑胀满，嚏时牵引作痛。水饮犯肾，则肾气不化，脐下蓄水冲逆悸动。

【讨论】

徐忠可《金匮要略论注》说："脏中非真能蓄有形之水，不过饮之气侵及而已，不可泥。"结合上条"水走肠间""饮后水流在胁下"等语可知此处之水与饮意同，皆指水液停留或聚集于某一部位进而影响脏腑功能。水饮在五脏与四饮之间，有着密切关系，如水在心、肾之与痰饮，水在肺之与支饮，水在脾之与痰饮、溢饮，水在肝之与悬饮，其证其治，均有内在联系，不能机械划分。

（三）留饮与伏饮

夫心下有留飲，其人背寒冷如手大。（八）

留飲者，脇下痛引缺盆，欬嗽則輒已[①]。一作轉甚。**（九）**

胸中有留飲，其人短氣而渴；四肢歷節痛，脉沉者，有留飲。（十）

【校注】

①咳嗽则辄已：辄已意为减轻。咳嗽则辄已，是指咳嗽可使痛势减轻。

【释义】

以上三条论述留饮的证候。留饮，即水饮留而不去，凡饮邪留积之处，阳气被遏不能展布，所以饮留心下，则见背部一块寒冷，以其俞穴在背，饮留而阳气不达之故。

饮留胁下，阻塞脉络，证属悬饮。因气机不利，所以胁下痛引缺盆，咳嗽震动，则痛加甚，亦可因咳令气机一时流通，疼痛暂时减轻。

饮留胸中，则肺气不利，气不布津，所以短气而渴；留饮入于四肢，痹着关节，阳气不通，所以四肢历节痛。

【讨论】

（1）以上种种见症，表现虽有不同，但均属于留饮为患。辄已宜与后之所言"一作转甚"互参。其辄已的原因，正如《金匮要略心典》所云，"饮被气击而欲转移，故辄已"；转甚即为加剧，是指咳嗽使得气阻更甚，故疼痛更加剧烈。

（2）《金匮要略·水气病脉证并治》谓："脉得诸沉，当责有水。"水饮久留，阳气闭塞，脉自当沉，故在以上各症中皆可见到沉脉。沉脉是诊断为留饮的一个重要依据。

膈上病痰，滿喘欬吐，發則寒熱，背痛腰疼，目泣自出[①]，其人振振身瞤劇[②]，必有伏飲。（十一）

【校注】

①目泣自出：字面意为眼泪自己流出。结合条文可知，目泣自出乃因剧烈喘咳所致。

②振振身瞤剧：谓全身振颤动摇。

【释义】

本条论述膈上伏饮发作的病状。伏饮谓水饮伏留于内，难于攻除，发作有时之症。饮伏膈上，阻碍肺气，必常见胸满喘咳、呕吐痰涎等症。一旦气候转变或外感风寒，则新感引动伏饮，一齐并发，其病加剧。由于外寒伤及太阳经脉，故恶寒发热，背痛腰疼，周身不舒；寒束于表，饮发于内，内外合邪，逼迫肺气，则喘咳剧烈，致目泣自出；水饮浸渍经脉肌肉则周身瞤动振颤，不能自主。见及以上临床表现者，可以诊断为外邪引动内饮的膈上伏饮证。

【讨论】

（1）本条论伏饮，是外寒引动内饮，并无疑义。深度思考可知，外感风寒，只是诱因，饮久阳虚，易招外寒，方是本病证的实质。

（2）本条有论无方，陈修园在《金匮要略浅注》中云“俗谓哮喘”，主张表里兼治，用小青龙汤，确切合实际。

（四）成因与脉证

夫病人飲水多，必暴喘滿。凡食少飲多，水停心下。甚者則悸，微者短氣。

脉雙弦[①]者寒也，皆大下後善虛。脉偏弦[②]者飲也。（十二）

肺飲[③]不弦，但苦喘短氣。（十三）

支飲亦喘而不能臥，加短氣，其脉平也。（十四）

【校注】

①双弦：谓两手之脉俱弦。

②偏弦：谓或左或右之一手脉弦。

③肺饮：指水饮犯肺，属支饮之类。

【释义】

以上三条论述广义痰饮的病因及其脉证。此处“饮水多”“饮多”与《素问·脉要精微论》“溢饮者，渴暴多饮”旨趣相一致，提示饮水过多是导致痰饮病的原因之一。食少二字，内蕴深意。食少，指脾胃虚弱。脾胃衰弱，运化水湿之力不足，此时饮多，则饮不能消，致胃中停水愈多，水饮澹荡，轻则妨碍呼吸而为短气；重则水气凌心而为心下悸动。

痰饮脉象，一般多见弦脉，但与虚寒的弦脉有别。因大下后里虚阳微者，是全身虚寒，故脉见双弦；因痰饮者，是饮邪偏注，故脉见偏弦。

饮邪犯肺，脉象本应偏弦，但亦常中有变。肺饮其脉不弦，但见气喘不能平卧和呼吸短促等症，乃饮邪妨碍肺之宣降所致，临床应知常达变，不可拘泥。

【讨论】

脾失健运，水精不能四布，以致水饮内停，形成痰饮病。此外，如肺脏功能失调，不能通调水道，肾阳虚弱，不能化气行水等，都可引起痰饮的发生。脉“双弦”和“偏弦”等脉象宜灵活对待。

二、治则

病痰飲者，當以溫藥和之。（十五）

【释义】

本条是为痰饮病的治疗大法。饮为阴邪，易伤阳气；反之阳能运化，饮亦自除。“温药和之”中之“温”，具有振奋阳气，开发腠理，通行水道之义；“和”，指“温之”不可太过，应以调和为原则，实为治本之法。由“当以温药和之”一语可知，痰饮成因总与阳失温运有关，欲治痰饮必复人体阳气温运之职。若痰饮既积，则当根据病情，先行攻下逐水等法以治其标。

【讨论】

“温药和之”是治痰饮病总的原则，是痰饮病治疗的治本之法。治脾以苓桂术甘汤为主方；治肾以肾气丸为主方。治标方面，有行、消、开、导诸法。行者，行其气也；消者，消其痰也；开者，开其阳也；导者，导饮邪从大、小便出也。诚如《金匮要略方论本义》所说：“言和之则不专事温补，即有行消之品。”

三、证治

（一）痰饮

1.证治

心下有痰飲，胸脇支滿，目眩，苓桂术甘湯主之。（十六）

茯苓桂枝白术甘草湯方

茯苓四兩　桂枝　白术各三兩　甘草二兩

上四味，以水六升，煮取三升，分溫三服，小便則利。

【释义】

本条论述痰饮的证治。心下即胃之所在，胃中有停饮，故胸胁支撑胀满。饮阻于中，清阳不升，故头目眩晕。治以苓桂术甘汤，温阳蠲饮，健脾利水。方中茯苓淡渗利水，桂枝辛温通阳，振奋阳气以消饮邪，两药相合可温阳化饮；白术健脾燥湿，甘草和中益气，两药相伍又能补土制水。据方后注云“小便则利”，可知本方证当有“小便不利”一症。

【应用】

（1）苓桂术甘汤广泛运用于治疗多种疾病。凡是具备脾阳不足、痰饮内停的病机，以头目眩晕、呕吐清水涎沫，或心悸、短气、胸闷，胸胁支满为主症者，无论其舌质淡胖或舌边有齿痕，苔白润或苔白腻或苔水滑，脉象沉弦或沉滑或沉紧等，均可以苓桂术甘汤为主方加减治疗。

（2）医案举隅

颜某，女，40岁。经常眩晕，反复发作。近觉胸胁逆满，眩晕尤甚，神疲短气，形寒怕冷，恶心欲吐，有时天旋地转，房屋有坠倒之势，张目则甚，闭目则止，诊得脉沉细，舌质淡胖有齿痕，苔白，头面微浮，小便不利。病系脾胃阳虚，不能行水，饮停心下，以致胸胁支满，短气目眩。法当健脾渗湿，温阳蠲饮。方拟：茯苓15g，桂枝10g，白术10g，甘草5g，磁石20g，三剂。

二诊：服药后，胸胁苦闷基本消失，但心悸眩晕，头面微浮，尿少肢冷，脉仍沉。拟温阳利水法。附片10g，白术15g，茯苓10g，白芍18g，生姜3片，磁石20g，五剂。

三诊：药服完后，眩晕完全消失，诸症亦逐渐就愈。

按：本例系脾肾阳虚，气不化水，聚湿成饮所致。尤在泾说："痰饮阴邪也，为有形之物。以形碍虚则满，以阴冒阳则眩……温则易散…温则能运耳。"治之之法，初则用苓桂术甘汤，健脾渗湿，温化痰饮，继则用真武汤，温阳利水。脾肾之阳气渐复，则阴霾之水饮自除，诸症自然获愈。（湖南中医药研究所.湖南省老中医医案选2.长沙：湖南科学技术出版社，1981：181.）

【讨论】

阳气不足，水饮停聚是痰饮病的病机，胸胁支满、目弦是痰饮病的主症。苓桂术甘汤健脾渗湿，通阳利水，为治痰饮病的主方，亦是"温药和之"的具体运用。

2.饮停留伏及预后

夫短氣有微飲，當從小便去之，苓桂术甘湯主之方見上**，腎氣丸亦主之**方見脚氣中**。（十七）**

【释义】

本条论述微饮的证治。微饮，是水饮之轻微者，即上文所谓"水停心下，微者短气"之症。微饮之病，可因素体或脾或肾本虚，虽患饮病，但较轻微者；亦可因饮盛治疗后而转轻微者，外证不甚明显，仅见短气。但微饮病根难除，遇寒或多饮，又可由轻转重。虽属轻微，但水饮内阻，阳气不化，其本在于脾肾，必须早治。水饮停留，妨碍气机升降，所以短气。阳气不化，可见小便不利。"当从小便去之"，是说本证治法，宜化气利小便，使气化水行，饮有去路，则"短气"之症可除。但饮邪之成，有因中阳不运，水停为饮者，其本在脾，必见心下逆满，起即头眩等症；亦有下焦阳虚，不能化水，以致水泛心下者，其本在肾，又有畏寒足冷，小腹拘急不仁等症。临床宜分别处理，前者可用苓桂术甘汤健脾利水，后者可用肾气丸温肾化水。

【讨论】

本条一病二方，虽皆属"温药和之"之意，然治脾治肾，又各有所主，须辨证论治，因人制宜，或从后天脾胃，培土以制水饮，或从先天肾气以助气化蒸腾。从脾从肾皆可断痰饮之源，实可谓治饮收功之法。从"当从小便去之"一语可知，"利小便"是治饮的重要方法之一。

病者脉伏，其人欲自利，利反快，雖利，心下續堅滿，此爲留飲欲去故也，甘遂半夏湯主之。（十八）

甘遂半夏湯方

甘遂大者三枚　半夏十二枚（以水一升，煮取半升，去滓）　芍藥五枚　甘草如指大一枚（炙）一本作無

上四味，以水二升，煮取半升，去滓，以蜜半升，和藥汁煎取八合，頓服之。

【释义】

本条论述留饮的证治。由于水饮停留，阳气不通，所以病人脉伏。假如留饮脉伏之证，未经攻下逐邪，忽然自欲下利，利后觉得舒快，此为留饮有欲去之势。虽然下利，但病根并未得除，因此，去者虽去，而新饮仍然日积，故其人心下仍痞坚胀满。饮邪既有欲去之势，留饮亦非攻不除，当此之时，宜攻破利导之剂，下而去之，故治以甘遂半夏汤。方中甘遂攻逐水饮，半夏散结去水，芍药、甘草、白蜜酸收甘缓以安中。但甘草与甘遂相反而同用者，取其相反相成，可使激发之留饮得以尽去。

【应用】

（1）甘遂半夏汤乃治疗留饮的主方，方中的甘遂与甘草属于后世"十八反"用药禁忌之一，故临床运用本方应严格把握其病机与主症。本方适宜于饮邪久留、邪盛体实的急顽重症，临床以久泻，但泻后反轻松，胸脘腹部痞塞坚满，小便不利，苔白滑或白腻，脉沉弦有力或沉滑为使用依据。

（2）医案举隅

高某，女，32岁。1968年5月，因产后体弱缺乳，自用民间方红糖、蜂蜜、猪油各四两，合温顿服，由于三物过腻，勉强服下2/3，其后即患腹泻。医院诊为神经性腹泻，中西医多方治疗未效。1971年3月4日初诊。患者面色苍白无华，消瘦羸弱，轻度浮肿，体倦神怠，晨兴即泻，日三五行。腹泻时无痛感。心下满痛，漉漉有声，短气，口干不饮，恶心不吐，身半以上自汗，头部尤著。脉沉伏，右似有似无，微细已极，左略兼细滑之象，苔白滑。当时误以为此证久泻脱阴伤阳，即用六君子汤加减，重用人参，以为中气复健，证或可挽，不料服后转剧。复诊：药后心下满痛益增，腹泻加剧，达日十余行。衣老诊之，分析为留饮致泻，其根据有五：一则其正固虚，然必有留饮未去，故补其正，反助其邪，所谓虚不受补也；二则心下满痛拒按，是留饮结聚属实；三则口虽干而不欲饮，属饮阻气化，津不上潮；四则身半以上自汗，属蓄饮阻隔，阳不下通，徒蒸于上；五则脉沉伏而左兼细滑，是伏为饮阻，滑为有余，里当有所除。细询患者，泻后反觉轻松，心下满痛亦得略减，继则复满如故。如此反复作病，痛苦非常。乃引据《金匮要略·痰饮咳嗽病脉证并治》中"病者脉伏，其人欲自利，利反快，虽利，心下续坚满，此为留饮欲去故也，甘遂半夏汤主之"之文，定峻下留饮一法，用甘遂半夏汤：甘草10g，半夏10g，白芍15g，甘遂3.5g，蜂蜜150g，1剂。先煎甘草、半夏、白芍，取汤100mL合蜜，将甘遂研末兑入，再微火煎沸，空腹顿服。三诊：药后腹微痛，心下鸣响加剧，两小时后连泻7、8次。排出脓水样便，泻后痛楚悉去，自觉三年来从未如此轻松。后竟不泻，调养一月康复。［黄晓晔，王淑卿，衣正安.久泻、急痧及瘀血发狂等症治验.上海中医药杂志，1980（3）：17-19.］

按：医家抓住患者主诉腹泻特点——“泻后反觉轻松，心下满痛亦得略减，继则复满如故”，认为其与本篇所言“其人欲自利，利反快，虽利，心下续坚满”，旨意相同，故以甘遂半夏汤先祛其邪，后以调理脾胃法收功。

【讨论】

（1）从“心下续坚满”之“续”可知，本条必有“心下坚满”，若无“心下坚满”作前提，则无所谓“心下续坚满”。

（2）方中甘遂与甘草同用，不合后世所谓“十八反”。《备急千金要方·卷十八》载本方煎服法为：甘遂与半夏同煮，芍药与甘草同煮，最后得二汁加蜜合煮，顿服。现应遵此制法，较为安全。

（3）甘遂攻逐痰饮，《本草纲目》说：“不可过服，中病则止可也。”本方用蜜，亦有深意，一则解毒，二则通便。故《类聚方广义》称：“此方之妙，在于用蜜，故若不用蜜，则不特不效，且瞑眩而生变，宜遵守古法。”

脉浮而細滑，傷飲①。（十九）

【校注】

①伤饮：谓为水饮之邪所伤，即患痰饮病。

【释义】

本条论述痰饮初期的脉象。饮病脉多偏弦偏沉，浮而细滑，说明饮邪尚未留伏，乃为外饮骤伤，水邪未深，病程尚短。饮邪停于心下，上迫于肺，肺气鼓邪达表则脉浮；水湿阻碍，脉道不利则脉细；水饮内聚则脉滑。

脉弦數，有寒飲，冬夏難治。（二十）

【释义】

本条论述寒热错杂饮病治疗效果与时令气候的关系。饮性寒属阴，故饮病脉弦。今见弦数，为饮郁化热而有阴伤，是阴阳相兼脉，属寒热错杂。从时令来说，冬季严寒，饮邪内伏，需用温药化饮，但有伤阴助热之弊；夏季炎热，郁热加重，欲用寒凉清解，则有碍饮邪化除。所以用热药治饮则不利于热，用寒药治热则不利于饮，所以说冬夏难治。

（二）悬饮

脉沉而弦者，懸飲內痛。（二十一）

【释义】

本条论述悬饮的脉证。脉沉为病在里，弦脉主饮主痛，悬饮是饮邪潴留于胸胁之间，病在于里，故脉见沉弦，内痛。内痛，意谓胸胁牵引而痛。

病懸飲者，十棗湯主之。（二十二）

十棗湯方

芫花（熬）　甘遂　大戟各等分

上三味，搗篩，以水一升五合，先煮肥大棗十枚，取八合，去滓，內藥末，強人服一錢匕，羸人服半錢，平旦温服之；不下者，明日更加半錢，得快下後，糜粥自養。

【释义】

本条论述悬饮的治法。悬饮即第二条所说之“饮后水流在胁下，咳唾引痛”之证。饮邪既结，治当破积逐水，故用十枣汤主之。方中甘遂、芫花、大戟味苦峻下，但峻下之剂，易损伤正气，故佐以大枣十枚，安中而调和诸药，使下不伤正。“熬”，即《说文解字》所谓“干煎也”，此指文火干煎药物的炮制方法。

【应用】

（1）十枣汤为攻逐水饮的峻剂，适宜于水饮积结胸胁或胁腹，邪实正未虚之证。临床常见胸胁或胸背掣痛不得息，心下痞硬，剧烈咳嗽或顽固性咳嗽，或咳喘，短气，咳唾时牵引胸胁作痛，或水肿，或腹胀喘满，苔白甚至水滑，脉沉弦或弦滑有力等。

（2）医案举隅

张某，女，21岁。咳喘胸痛已十余日，午后发热，咯痰黏稠。入院后体温38～39℃，胸部透视为“渗出性胸膜炎”。经行胸腔穿刺二次，胸水未见减轻，转中医治疗。病者咳嗽气喘，胸中引痛，脉滑实。此水积胸胁之间，病名悬饮，宜峻下其水，投以十枣汤。服一剂，泻水约二痰盂。咳喘遂减，体温亦下降，饮食增加，隔三日再投一剂，复下水甚多，症状消失，痊愈出院。（福建省中医研究所编．福建中医医案医话选编·第二辑．福州：福建人民出版社，1960：122.）

按：“渗出性胸膜炎”之“渗出”类似于中医所言之水饮，其疼痛部位在于胸胁与“悬饮”一致，故诊疗者将本病证辨为“悬饮”，投十枣汤而愈。

【讨论】

本条宜与《伤寒论》有关条文结合研究，如有表证，应先解表。十枣汤现在的用法是以诸药为末，装胶囊，每日一次，每次服五分至一钱，空腹用枣汤送服。

（三）溢饮

病溢飲者，當發其汗，大青龍湯主之；小青龍湯亦主之。（二十三）

大青龍湯方

麻黄六兩（去節）　桂枝二兩（去皮）　甘草二兩（炙）　杏仁四十個（去皮尖）　生薑三兩　大棗十二枚　石膏如雞子大（碎）

上七味，以水九升，先煮麻黄，減二升，去上沫，內諸藥，煮取三升，去滓，温服一升，取微似汗，汗多者，温粉粉之。

小青龍湯方

麻黄三兩（去節）　芍藥三兩　五味子半升　乾薑三兩　甘草三兩

（炙） 細辛三兩 桂枝三兩（去皮） 半夏半升（湯洗）

上八味，以水一斗，先煮麻黄，減二升，去上沫，內諸藥，煮取三升，去滓，温服一升。

【释义】

本条论述溢饮的证治。溢饮是饮溢于肌表，当发汗散饮，此因势利导之意。但具体分析，溢饮有邪盛于表而兼郁热者，每见脉浮紧、发热恶寒、身疼痛、不汗出而喘、烦躁之症；亦有表寒里饮俱盛者，则见恶寒发热、胸痞、干呕、咳喘之症。治疗方法，前者宜大青龙汤，发汗兼清郁热；后者宜小青龙汤，发汗兼温化里饮。

【应用】

大青龙汤为发汗峻剂，适用于风寒郁滞肌腠、里有郁热引起的诸多病证，临床以恶寒发热，身疼痛，无汗烦躁，喘咳面浮，脉浮紧为主要表现；小青龙汤应用时以咳嗽，气喘，痰多色白、稀薄，甚者咳喘不得平卧，脉沉紧或浮滑为主症，其病机以寒饮蕴肺、外寒束表为特征。

【讨论】

（1）一般认为，大、小青龙汤虽均为表里两解之法，同治溢饮。但大青龙汤的应用，意在发汗、散水、清热，因其证是以发热烦喘为主；应用小青龙的目的，在于行水、温肺、下气，因其证是以寒饮喘咳为主。此与"夫短气有微饮，当从小便去之，苓桂术甘汤主之；肾气丸亦主之"，皆被视为同病异治的典范，传统的解说皆建立在"病同而证异，证异而方异"的基础之上。

（2）传统的"同病异治"的解释依据是"病同而证异，证异而方异"。"同病异治"的传统解说是唯一的或是完全的吗？如本篇第十七条传统解释者首先假定了"胸痹，胸中气塞，短气"这组症状有着不同的病因病机，且添加辅助的条件以确保这一假定的成立。此解释过程中，过分强调了"证与证的不同"，肯定了"方与方作用的绝对差异"，进而忽视了"方剂作用的多效性"问题。它强调了方剂于体外的差异，而忽视了方剂进入人体后可能产生的与人体巨系统间的相互作用。这促使人们寻求一种新的诠释，新诠释基于"病同证同"，即将条文中所言的"溢饮"或"微饮"皆视为有同一病证，将后面的"大青龙汤与小青龙汤主之"或"苓桂术甘汤与肾气丸主之"解释为两方对"溢饮"或"微饮"皆有治疗作用。这样的解释是不矛盾的，且不需要附加条件。将"溢饮"或"微饮"皆视为同一病证更符合人们的直觉，即"大青龙汤与小青龙汤"能够治疗"溢饮"，"苓桂术甘汤与肾气丸"能够治疗"微饮"，乃在于"大青龙汤与小青龙汤"皆有"发汗"之作用，"苓桂术甘汤与肾气丸"皆有"利小便"的作用，此即原文所言"当发其汗""当从小便去之"。可以简单的说，"大青龙汤与小青龙汤"皆能"发汗"，"苓桂术甘汤与肾气丸"皆能"利小便"是其所以能够治疗"溢饮""微饮"的主要原因。这不禁令我们联想到《素问》治疗水病时所说的"开鬼门""洁净府"，其"大青龙汤与小青龙汤"治疗"溢饮"岂非"开鬼门"？"苓桂术甘汤与肾气丸"治疗"微饮"岂非"洁净府"欤？

（四）支饮

膈間支飲[①]，其人喘滿，心下痞堅，面色黧黑[②]，其脉沉緊，得之數十日，醫吐下之不愈，木防己湯主之。虚者[③]即愈，實者三日復發，復與不愈者，宜木防己湯去石膏加茯苓芒硝湯主之。（二十四）

木防己湯方

木防己三兩　石膏十二枚如雞子大　桂枝二兩　人參四兩

上四味，以水六升，煮取二升，分温再服。

木防己去石膏加茯苓芒硝湯方

木防己　桂枝各二兩　人參四兩　芒硝三合　茯苓四兩

上五味，以水六升，煮取二升，去滓，内芒硝，再微煎，分温再服，微利則愈。

【校注】

①膈间支饮：谓饮邪支撑结聚于胸膈。

②黧黑：黧，黑中带黄的颜色。黧黑谓黑而晦黄。

③虚者：与心下痞坚对言，指心下虚软。

【释义】

本条论述支饮的证治。膈间有饮邪阻滞，发为喘满，心下痞坚等症状，乃水停膈间，上迫于肺、下碍于胃所致。寒饮留伏于里，结聚不散，所以其脉沉紧。饮聚于膈，营卫运行不利，故面色黧黑。发病数十日，经吐下诸法治疗，病仍不愈，提示此为支饮的重证，而且病情虚实错杂。宜用木防己汤。方中防己、桂枝一苦一辛，行水饮而散结气，可使心下痞坚消散；石膏辛凉以清郁热，其性沉降，可镇饮邪之上逆；因病经数十日，又经医吐下之，故应以人参扶正补虚，邪正兼顾。服药之后，若痞坚虚软，是为水去气行，结聚已散，病即可愈。若仍痞坚结实，是水停气阻，病情仍多反复，再用此方，不能胜任，应于原方中去石膏之辛凉，加茯苓以导水下行，芒硝以软坚破结，方能更合病情。

【应用】

（1）木防己汤与木防己去石膏加茯苓芒硝汤皆属寒热并行，补利兼施的方剂，适宜于病程较长，实中有虚，寒饮夹热，病情复杂的支饮。临床应用以喘息咳嗽，甚者不能平卧，胸闷，心下痞坚，心悸，面色黧黑，舌淡苔白腻，或白厚、黄腻，脉沉紧等为要点。

（2）医案举隅

耿某，女，38岁。气短，心悸数年，喘咳气短不能平卧，全身浮肿，腹大如鼓两年，某院诊为风湿性心脏病、心力衰竭、心源性肝硬化，住院治疗一年多，虽然气短心悸好转，但腹胀、浮肿、紫绀不减，后请某医以真武汤、实脾饮等加减治之，诸症非但不减，反见口渴加重。审其全身浮肿，腹胀如鼓，有青筋暴露，面颊、口唇、手足均紫暗而冷，呼吸困难，不能平卧，舌质紫暗，舌苔黄厚而干，脉虚大紧数而促或兼结涩。综合脉证，诊为水饮阻滞，心阳亏损，瘀血凝结，肺胃郁热之证。为拟木防己汤加味，化饮散结，活血清热。处方：防已 10g，桂枝 10g，人参 10g，生石膏 15g，茯苓 10g，杏仁 10g，苍术 12g，川牛膝 12g。服药 4 剂，腹胀、浮肿、气短均改善，食纳增加，继服 30 剂，腹水消失，浮肿、紫绀、气短等症亦大减，乃按上方继服 1 个月，诸症大部消失。

按：臌胀一病，以攻逐、活血、利水等法常可获效，然若心源性肝硬化之腹水用之则多无显效，综其原因，多与补阳而忽略其热，化饮而忽略其虚，补正而忽略其瘀有关，木防已汤加减方，非但利水除湿，亦且扶正温阳活血清热，故用之效如桴鼓。[朱进忠.木防已汤的临床应用.山西中医，1989（04）：24-25.]

【讨论】

对于方中之石膏用量，争议颇多。《外台秘要》尚有“三枚”的记载，近有人提出“石膏十二枚如鸡子大”当为“石膏鸡子大，大枣十二枚”。供参考。

心下有支飲，其人苦冒眩[1]，澤瀉湯主之。（二十五）

澤瀉湯方

澤瀉五兩　白术二兩

上二味，以水二升，煮取一升，分温再服。

【校注】

①冒眩：即头目昏眩。

【释义】

本条论述支饮眩冒的证治。水停心下，清阳不升，浊阴冒逆，故头目昏眩，这也是痰饮常见之症状。治以泽泻汤。方中泽泻利水除饮，白术补脾制水。

【应用】

（1）泽泻汤是治疗饮盛上泛，蒙闭清窍所致眩晕病的常用方剂，其辨证要点为突然发作的头晕目眩，如坐舟车，甚者卧床不起，伴恶心呕吐，且多呕吐涎沫，头重如物所蒙，舌淡胖，或边有齿痕，苔白滑或白腻，脉多见弦滑或濡滑。

（2）医案举隅

朱某，男，50 岁。退休后患头目冒眩，终日昏昏沉沉，如云雾之中，且两眼懒睁，两手发颤，不能握笔写字，颇以为苦，切脉弦而软，视其舌肥大异常，苔呈白滑而根部略腻。辨证为泽泻汤的冒眩证。因心下有支饮，心阳被遏，不能上煦于头，故见头冒证；正虚有饮，阳不充于筋脉，则两手发颤；阳气被遏，饮邪上冒，所以精神不振，懒于睁眼。至于舌大脉弦，无非是支饮之象。治法：渗利饮邪，兼崇脾气。

方药：泽泻 24g，白术 12g。

服第一煎，因未见任何反应，患者乃语其家属曰：此方药仅两味，吾早已虑其无效，今果然矣。孰料第二煎服后，覆杯未久，顿觉周身与前胸后背漐漐汗出，以手拭而有黏感，此时身体变爽，如释重负，头清目亮，冒眩立减。又服两剂，继续又出小汗，其病人从此而告愈。[刘渡舟.谈谈《金匮》泽泻汤证.中医杂志，1980，21（9）：17.]

按：刘渡舟先生治病善于抓主症，“头目冒眩，终日昏昏沉沉”，与本条“苦冒眩”相类，脉弦、苔白滑乃水湿之象。故辨为水湿内阻，蒙蔽清阳。投与泽泻汤而痊其疾。

支飲胸滿者，厚朴大黄湯主之。（二十六）

厚朴大黄湯方

厚朴一尺　大黄六兩　枳實四枚

上三味，以水五升，煮取二升，分温再服。

【释义】

本条论述支饮胸满的证治。饮停胸膈，肺气不降，胸膺满闷，喘息不能平卧。病在上而治在下，因肺与大肠相表里，通腑泻热，则肺气得降而喘息胸满自除。治用厚朴大黄汤，疏导肠胃，荡涤实邪，使气降满消。

【应用】

（1）临床医家多用厚朴大黄汤治疗饮邪壅肺，兼胃肠实热内结之证，其证除见咳喘，短气不得卧，咯痰清稀量多，胸中懑满外，必然具备腹胀，大便秘结，其舌苔或白或黄腻，脉常弦滑有力或弦数有力。该方也可治疗宿食与实热互结引起的胃痛、腹痛。

（2）医案举隅

何某，男，71岁，农民。初诊：1988年5月22日下午3时。反复咳喘二十七年，十天前因逢气候变冷而受凉，初起咳嗽，吐痰清稀量多，继则气喘，胸部满闷如窒，不能平卧，全身浮肿，心悸，小便短少，纳差乏力，在当地卫生院经中西药物治疗罔效，遂转诊于我院。诊见：端坐呼吸，张口抬肩，喘息气粗，精神疲惫，面目浮肿，面色青紫，口唇发绀，颈脉怒张，虚里搏动应手急促，双下肢按之没指，舌淡红、舌苔白，脉弦数，病系支饮，证属痰饮壅迫肺胸，治予宣通肺气，逐饮祛痰。投厚朴大黄汤：厚朴30g，生大黄16g，枳实4枚。1剂。

次日复诊，患者诉昨日下午6时煎服中药一次（量约150mL），前半夜胸满渐止，喘促大减，并解水样大便五次，量约三痰盂，余症减轻，后半夜能平卧入睡。诊见：面转喜色，精神欠佳，面目微浮，呼吸平稳，双下肢按之稍没指，舌淡红，苔薄白，脉缓微弦。此饮去大半，肺气已通，已非原方所宜，乃转住院部，改服六君子汤加减以健脾和胃，杜绝痰饮之源，调治二周，症状消失出院。[刘伟.《金匮要略》厚朴大黄汤辨识.北京中医学院学报，1989，12（1）：23.]

按：患者胸满严重，“端坐呼吸，张口抬肩，喘息气粗”“面目浮肿”“双下肢按之没指”乃水饮内停之明证，“面色青紫，口唇发绀，颈脉怒张”是为水停血阻，水血共病。医者先以厚朴大黄汤宣通肺气，逐饮祛痰；后以六君子汤加减以健脾和胃，杜绝痰饮之源缓图取效。该治法体现了急则治标，缓则治本的治疗原则。

【讨论】

（1）本方药物与小承气汤、厚朴三物汤相同，而分量不同。本方重用厚朴、大黄在于治痰饮结实，有开痞满、通大便的功效。本证除腹满外，可能有心下时痛，大便秘结等症状。

（2）本条胸满有注家认为应是腹满。尤怡《金匮要略心典》谓：“胸满疑作腹满，支饮多胸满，此何以独用下法？厚朴、大黄与小承气同，设非腹中痛而闭者，未可以此轻试也。”吴谦《医宗金鉴》亦认为：“胸满”当作“腹满”。究竟是“胸满”还是“腹满”呢？从病位而论，若为胸满，当见“咳逆倚息，短气不得卧”等；若为“腹满”，多有腹中痛，大便秘结等证。胸满多病在胸膈；腹满则病偏于胃肠。故《医宗金鉴》又称：“支饮胸满，邪在肺也，宜用木防己汤、葶苈大枣汤；支饮腹满，邪在胃也，故用厚朴大黄汤，即小承气汤也。”

支飲不得息，葶藶大棗瀉肺湯主之。方見肺癰中。**（二十七）**

【释义】

本条论述支饮在肺的证治。支饮阻于胸膈，痰涎壅塞，肺气不利，致见胸闷喘咳，呼吸困难等症状。治用葶苈大枣泻肺气之闭，以逐痰饮。

【应用】

（1）根据原文所述主症“支饮不得息”，医家常以该方治疗水饮壅盛、犯肺凌心的病证，临床以咳喘气急、呼吸困难、胸闷、咯痰稀白量多为审证要点，用于呼吸系统、心血管系统疾病的治疗。

（2）医案举隅

张某，女，61岁，家务。患咳嗽病多年，每年秋冬发作，虽经治疗但逐年加重。1963年诊断为肺心病。接诊时慢性病容，神气衰微，萎靡不振，呼吸困难，不能平卧，面色紫黑，全身浮肿，身微热，汗出，小便不利，大便燥，心悸，食欲不振，咯大量黄黏痰，脉弦细而疾，舌质红干无苔，病情重危。（西医诊断：慢性肺源性心脏病、心衰）。按中医辨证实属肺气壅塞，痰浊内阻，心血瘀滞，虚实错杂，肺心为病。当宜破肺脏之郁结，以逐其邪。故投葶苈大枣泻肺汤（葶苈子10克，大枣12枚，水煎服，一日三次），经服两剂疗效显著，咳嗽气喘、心跳气短好转大半，经服四剂后能平卧，全身水肿消除三分之二，病情暂告缓解。[吴立诚.葶苈大枣泻肺汤的临床运用.辽宁医学杂志，1976（2）：31.]

按：病者患咳嗽病多年，就诊时神气衰微，萎靡不振，提示肺气素虚；呼吸困难，不能平卧，全身浮肿，小便不利，乃水饮内停，阻遏肺气宣发之明证；面色紫黑为瘀血阻滞之征。故医家辨证为肺气壅塞，痰浊内阻，心血瘀滞，投以葶苈大枣泻肺汤先破肺脏之郁结，待病情缓解后再议补脾益肾活血之法。

【讨论】

葶苈大枣泻肺汤既能治疗肺痈，又能治疗支饮。其病机皆在邪盛壅肺，临床主症在于不能平卧。与上条合参，邪气壅闭于肺，一从谷道清泻以降，因肺与大肠相表里，一从水道清利而降，因肺能通调水道，二者皆可泻肺降气以平喘，临床当辨证施治。

嘔家本渴，渴者爲欲解，今反不渴，心下有支飲故也，小半夏湯主之。《千

金》云小半夏加茯苓湯。(二十八)

小半夏湯方

半夏一升　生薑半斤

上二味，以水七升，煮取一升半，分温再服。

【释义】

本条论述支饮呕吐的预后和治法。呕吐多伤津液，应当作渴，但痰饮呕吐而作渴者，是饮随呕去，可知病欲解；若吐后而不渴者，则知水饮仍停留于心下，呕吐虽可排除部分水饮，而支饮并未消除，故反不渴。治以小半夏汤和胃止呕，散饮降逆。

【应用】

小半夏汤为止呕之祖方，可以治疗诸多原因引起的呕吐。其主症为呕而不渴，病机为胃有停饮，上逆作呕。本方有蠲饮止呕之效，凡呕吐者，不论寒热虚实，均可适当加味应用。诸多疾病过程中出现呕吐，如妊娠期呕吐、神经性呕吐、外科术后呕吐、呃逆等，均可使用本方加减化裁。

腹滿，口舌乾燥，此腸間有水氣，己椒藶黄丸主之。(二十九)

防己椒目葶藶大黄丸方

防己　椒目　葶藶(熬)　大黄各一兩

上四味，末之，蜜丸如梧子大，先食飲服一丸，日三服，稍增，口中有津液。渴者加芒硝半兩。

【释义】

本条论述水走肠间的证治。水走肠间，饮邪内结，所以腹满。水气不化，津不上承，故口干舌燥，此“口干舌燥”当见舌苔厚腻。治以已椒苈黄丸，分消水饮，导邪下行，则腹满、口舌干燥自愈。方中防己、椒目、葶苈辛宣苦泄，导水从小便而出；大黄攻坚决壅，逐水从大便而去。前后分消，则脾气转输，津液自生，故方后云“口中有津液”，这是饮去病解之征。若服药后反加口渴，则为饮阻气结，故加芒硝以软坚破结。

【应用】

(1)已椒苈黄丸为前后分消之剂，适宜于饮邪内结，腑气不通之实证。临床有用此方治疗肝硬化腹水、肾炎水肿、心包积液、肺心病心衰等。

(2)医案举隅

马某，男，55岁，1981年元月诊治。患肺源性心脏病十余年，长年咳嗽、心悸。1980年入冬后心悸加重，周身浮肿，喘息难卧，因三度心衰而住院。症见：面色青黑，周身浮肿，腹满而喘，心悸，不能平卧，唇口紫绀，痰涎壅盛，四肢厥冷，二便不利，舌质紫，苔薄黄，脉细促，脉率110次/分，血压86/50毫米汞柱。此属久病正虚，腑气不通，大虚之中有实状，治宜肃肺降浊，兼以益气温阳。方用：防己、炮附片各15g，椒目、葶苈子、大黄各5g，干姜、红参各10g，茯苓30g，嘱其浓煎频服。服3剂后，便出脓样黏秽粪，小便通利，下肢转温，心悸喘促减轻，服10剂后肿消，能下床活动，继服24剂，症状基本消失，能作轻体力劳动，追访一年未复发。[唐祖宣.己

椒苈黄丸的临床运用．湖北中医杂志，1984，44（2）：187.］

按：本病证属虚实夹杂，周身浮肿，腹满而喘，二便不利是为水湿（实）之邪阻滞肠间；面色青黑，四肢厥冷，心悸，不能平卧，唇口紫绀，乃心肾阳虚，水失温化。故医家选用已椒苈黄丸合茯苓四逆汤，回阳救逆，荡涤痰实。

【讨论】

本方为前后分消之剂，只适宜于饮邪内结之实证。如果是脾胃虚弱、饮邪停滞者，又当慎用，勿犯虚虚之戒。

卒嘔吐，心下痞，膈間有水，眩悸者，小半夏加茯苓湯主之。（三十）

小半夏加茯苓湯方

半夏一升　生薑半斤　茯苓三兩一法四兩

上三味，以水七升，煮取一升五合，分温再服。

【释义】

本条论述痰饮呕吐眩悸的证治。饮停于胃，则胃失和降，反而上逆，故多突发呕吐；由于水饮停积，故心下痞满；清阳不升，则头目昏眩；水上凌心，则心下悸。凡此诸变，皆属膈间有水之故，而呕吐为其主症，治以小半夏加茯苓汤，和胃止呕，引水下行。

【应用】

（1）临床医家常将本方用于治疗以呕吐、心下痞满、心悸、眩晕等为主症，伴舌淡苔白腻或白滑、脉弦等征象，病机属于水饮内停心下者。多种疾病引起的眩晕、呕吐均可以本方加减化裁。

（2）医案举隅

王某，男，26岁。心悸头眩，重则呕吐，曾服中药数十剂不效。余见其舌水滑欲滴，脉又弦长以直，乃辨为膈间水饮作悸之证。与小半夏加茯苓汤（半夏15g，生姜20g，茯苓30g），而不增减一味。服药后则小便畅通，形如肥皂沫高出尿液面，亦云奇矣，然其病竟愈。［刘渡舟．试论心悸的证治．贵阳中医学院学报，1983，17（2）：1-5.］

按：心悸头眩，甚则呕吐，乃饮邪阻碍清阳，水气上逆之象；舌水滑欲滴，脉弦长以直实为水饮内聚之征。故刘渡舟先生以小半夏汤温涤痰饮而治呕吐，茯苓淡渗利水，以消膈间之饮，使邪从小便而去。

【讨论】

此条与二十八条，皆以呕吐为主症，同用半夏、生姜，和胃止呕，散饮降逆。本条因有目眩、心悸，故加茯苓以导水下行。“膈间有水”与“心下有支饮”，机理近似，从证候相比，本条较重。

假令瘦人[①]臍下有悸，吐涎沫而癲眩[②]，此水也，五苓散主之。（三十一）

五苓散方

澤瀉一兩一分　猪苓三分（去皮）　茯苓三分　白术三分　桂二分（去皮）

上五味，爲末，白飲服方寸匕，日三服，多飲暖水，汗出愈。

【校注】

①瘦人：即“其人素盛今瘦”之谓。

②癫眩：癫当作“颠”。癫眩即“颠眩”，头目眩晕也。

【释义】

本条论述下焦水逆的证治。痰饮结于下焦，本可从小便而去，但膀胱气化不行，水无去路，反逆而上行，则吐涎沫而头眩。水动于下，则脐下悸动冲逆。饮在下焦，当从小便去之，治用五苓散化气利水，水气下行，则诸症可随之而消。

【应用】

（1）五苓散以擅长化气利水，导水饮、湿浊之邪从小便而出为特点。临床应用非常广泛。临证时只要具有小便不利，甚至小便不通，或伴水肿，或兼头晕目眩、呕吐清涎，或泄泻，或见身体某一局部积液，或伴口渴但水入即吐，舌淡红、苔白腻或白滑等主症，属于水饮或湿浊积于下焦，气化不利病机者，都可用五苓散主治。

（2）医案举隅

张某，女，37岁，工人。反复发作性眩晕、恶心、呕吐4年，再发伴加剧4天。经五官科检查，诊断为内耳眩晕病。舌质淡苔白，脉濡。处方：福泽泻20克，猪苓12克，茯苓12克，白术10克，桂枝10克。每日1剂，煎汤20毫升，分3次服。服药3天后眩晕、耳鸣、恶心、呕吐明显减轻，服药1周后，症状完全消失。[董圣群.五苓散治疗内耳眩晕病.浙江中医学院学报，1989（1）：15.]

按：眩晕、恶心、呕吐，乃水饮上犯清阳，胃失和降所致，故以五苓散化气利水，水去气降，则眩晕、呕吐自止。

【讨论】

五苓散方，主要用于水蓄下焦，出现上吐下泻，腹胀气满或水肿身重，小便不利，苔白滑或腻，脉弦紧的水饮证。

本证与奔豚病篇茯苓桂枝甘草大枣汤证，均有脐下悸之候。但后者有气从少腹上冲之感，本证有吐涎沫而颠眩之状。从药以测证，本条尚应有小便不利。

【附方】

外臺茯苓飲：治心胸中有停痰宿水，自吐出水後，心胸間虛，氣滿，不能食，消痰氣，令能食。

茯苓　人參　白术各三兩　枳實二兩　橘皮二兩半　生薑四兩

上六味，水六升，煮取一升八合，分溫三服，如人行八九里進之。

【释义】

外台茯苓饮治饮病吐后气满不能食之证，为消补兼施、饮病调理之剂。饮停心（胃）胸，胃失和降，故呕吐；上焦受气于中焦，吐后脾胃更虚，故云心胸间虚；脾虚不能运化，胃弱不能纳谷，所以气满不能食。本方用人参、茯苓、白术补中健脾，橘皮、枳实、生姜理气化痰，共奏“消痰气，令能食”之功，亦补充了痰饮病的调理方法。

【应用】

外台茯苓饮主治因脾胃虚弱，中焦饮阻气滞引起的病证，其病证特征为脘腹胀满或伴疼痛、纳呆食少，恶心呕吐、时吐清稀痰涎，大便溏或干结，舌质多见淡白或淡红，苔白滑或薄白，脉沉弦或沉迟等。

欬家其脉弦，爲有水，十棗湯主之。方見上。**（三十二）**

【释义】

本条论述支饮实证久咳的证治。“咳家”意指久咳之人。咳嗽的成因很多，临床见证和预后亦各有异。假如因水饮射肺发为咳嗽者，必见弦脉，以弦为水饮的脉象。弦而有力，说明正气能支，治当去其水饮，咳嗽才能痊愈。故用十枣汤以峻下其水。

（五）饮家

夫有支飲家，欬煩胸中痛者，不卒死，至一百日①、一歲，宜十棗湯。方見上。**（三十三）**

【校注】

①日：医统本下有“或”字。

【释义】

本条论述支饮咳烦胸痛的治疗。支饮本无胸痛和心烦的证候，如果蔓延至胸痛心烦，说明饮邪犯心，有致命的危险。若不卒死而转为慢性，延续到一百天或一年，如咳烦、胸中痛的证候仍在，此为饮邪上凌于心，阻碍气道，心肺俱病，阳气不通所致的支饮重证，但此时正气尚支，故可以考虑用十枣汤攻邪。

久欬數歲，其脉弱者可治；實大數者死；其脉虚者必苦冒。其人本有支飲在胸中故也，治屬飲家。（三十四）

【释义】

本条论述支饮久咳的脉证和预后。久咳数岁，是指支饮咳嗽而言。久咳正气已虚，脉弱与证相符，故为可治；若见脉实大而数，则邪盛正衰，预后不良；若见脉虚，则正虽虚而邪亦衰，然饮邪仍在，必见头目昏眩。因其人本有支饮停留，故仍当以治饮为法。

【讨论】

久咳脉弱，脉证相符，正虚邪衰为可治；若新病脉衰，或久病脉盛，均属脉证不符，正虚邪盛，故多难治。不独咳家如此，百病皆然。

先渴後嘔，爲水停心下，此屬飲家，小半夏茯苓湯主之。方見上。**（四十一）**

【释义】

本条继续论述痰饮作呕的证治。饮邪有新久的不同，此云先渴后呕，可知以前并无呕吐之症，而见于口渴饮水多之后，因水停心下，才发生呕吐。此属饮家，故治以小半夏加茯苓汤，利水止呕。

四、支饮医案

欬逆倚息不得臥，小青龍湯主之。方見上及肺癰中。（三十五）

【释义】

本条论述外寒引动内饮的支饮证治。咳逆倚息，不得卧，为支饮的主症。由于上焦素有停饮，复又外感寒邪，内饮外寒，互相搏击，发为本病。故用小青龙汤解外寒而除内饮。

【应用】

小青龙汤的临床应用非常广泛，但以治疗呼吸系统疾病和过敏性疾病尤为多见。当代医家常用本方治疗急慢性支气管炎、各种肺炎、哮喘、肺心病、过敏性鼻炎、过敏性肠炎、荨麻疹、慢性阻塞性肺病等。使用小青龙汤的主要辨证依据为咳嗽，气喘，痰多，甚者咳喘不得平卧，其痰色白、稀薄，舌质淡，苔白，脉沉紧或浮滑。其病机以寒饮蕴肺、外寒束表为特点。针对不同的病机和疾病，临床常作适当化裁。

【讨论】

“不得卧”一症，《金匮要略》凡三见。一，“肺痈，喘不得卧”，乃风热邪毒，浊唾涎沫壅塞于肺所致，以“咳即胸中隐隐痛”为特点，故用葶苈大枣泻肺汤荡肺逐邪。二，“胸痹不得卧”，乃阳虚阴盛所致，以“心痛彻背”为辨证要点，故用栝蒌薤白半夏汤通阳散结，逐饮降逆。三，支饮“咳逆倚息不得卧”，属外寒内饮，互相搏击所致，以恶寒、发热、咳喘为主症，故用小青龙汤解表涤饮。

青龍湯下已，多唾口燥，寸脉沉，尺脉微，手足厥逆，氣從小腹上衝胸咽，手足痹，其面翕熱如醉狀，因復下流陰股，小便難，時復冒者，與茯苓桂枝五味甘草湯，治其氣衝。（三十六）

桂苓五味甘草湯方

茯苓四兩　桂枝四兩（去皮）　甘草三兩（炙）　五味子半升

上四味，以水八升，煮取三升，去滓，分溫三服。

【释义】

自此以下五条，采取病案形式论述体虚的支饮，服小青龙汤后的变化以及相应的治法。本条承上条论述服小青龙汤后发生冲气的证治。支饮咳逆倚息不得卧者，服小青龙汤以后，痰唾多而口干燥，为寒饮将去之象。但因其人下焦阳虚，支饮上盛，证属下虚上实，所以寸脉见沉，尺脉微弱，而且四肢厥逆。这种病情，虽然寒饮在上焦，但不能仅用温散之剂，因温散易于发越阳气，影响冲脉，滋生变端，必须兼顾下焦，方为虚实两全之策。

服小青龙汤后，虽然寒饮得以暂解，但虚阳亦随之上越，冲气反因而上逆，出现种种变证，如气从小腹上冲，直至胸咽，四肢麻木，其面翕热如醉状等。由于冲脉为病时发时平，所以冲气时又还于下焦，但冲逆作则一身之气皆逆，所以下则小便困难，上则时作昏冒。当此之时，宜急予敛气平冲，用桂苓五味甘草汤，使上冲之气平，然后再议他法。方中桂枝、甘草辛甘化阳，以平冲气；配茯苓引逆气下行；用五味收敛耗散之气，使虚阳不致上浮。

【应用】

（1）桂苓五味甘草汤具有平冲降逆、通阳利水之功，故可治疗因阳虚饮停，引发冲气上逆的病证，其脉证可见咳嗽、唾痰涎、自觉气从小腹上冲胸咽、面部翕热如醉状、手足冷或麻木不仁、小便难、舌质淡、苔白滑或白腻、脉沉而微。

（2）医案举隅

时某，女，23岁，工人。1982年1月12日诊。哮喘10年，四季发作，发时不能平卧。现咳喘不止，有气自腹上冲，胸闷气短。肺部闻及干湿啰音，苔白腻，脉滑数。证属冲气上逆，肺失肃降。用桂苓五味甘草汤加苏子12g，炒莱菔子15g，炒杏仁9g，共服24剂，哮喘止。至8月23日复查时，半年来未发作。[刘景琪.苓桂五甘汤的一方多用.上海中医药杂志，1984（6）：31.]

按：发时不能平卧，有气自腹上冲，证属冲气上逆；胸闷气短，咳喘不止，乃肺失肃降。故以桂苓五味甘草汤平冲降逆平喘。

【讨论】

本方与《金匮要略·奔豚气病脉证治》篇的苓桂甘枣汤仅一味之差。彼乃上焦心阳不足，下焦有水饮停留，故重用茯苓健脾渗利以去其水，疗脐下悸，欲作奔豚；此则下焦肾阳不足，上焦有水饮停聚。此方通阳利水以防冲逆，彼方虽具有通阳利水之功，但重在平冲降逆。

衝氣即低，而反更欬、胸滿者，用桂苓五味甘草湯去桂加乾薑、細辛，以治其欬滿。（三十七）

苓甘五味薑辛湯方

茯苓四兩　甘草　乾薑　細辛各三兩　五味半升

上五味，以水八升，煮取三升，去滓，溫服半升，日三。

【释义】

本条承上条论述冲气已平，支饮复作的治法。服前方后，冲气下降，但咳嗽、胸满之证又复发作，这是冲逆虽平，而支饮又发，宜再除饮治咳，用苓甘五味姜辛汤。因冲逆已平，故不须桂枝，但咳满又加，故用干姜、细辛以散寒泄满，合五味子以蠲饮止咳。

【应用】

苓甘五味姜辛汤具有温肺散寒、化饮止咳的作用，可治疗寒饮蕴肺而体质偏虚之人出现的咳喘证，其证候特点是咳嗽气喘，胸闷，痰白而清稀，苔白滑、脉弦迟等。

【讨论】

《金匮要略·奔豚气病脉证治》的桂枝加桂汤与桂苓五味甘草汤，均重用桂枝，知桂枝具有平冲之效，本条因服桂苓五味甘草汤，冲气即低，故去桂加干姜、细辛以治咳满。

欬滿即止，而更復渴，衝氣復發者，以細辛、乾薑爲熱藥也。服之當遂渴，而渴反止者，爲支飲也。支飲者法當冒，冒者必嘔，嘔者復内半夏以去其水。（三十八）

桂苓五味甘草去桂加乾薑細辛半夏湯方

茯苓四兩　甘草　細辛　乾薑各二兩　五味子　半夏各半升

上六味，以水八升，煮取三升，去滓，温服半升，日三。

【释义】

本条承上条论述冲气与饮气上逆的鉴别及饮气上逆的治法。服前方后而咳满即止者，是姜、辛的功效已著，病情缓解，为好转现象。但亦有服药后见口渴，冲气复发者，是因姜、辛温热，转从燥化，动其冲气所致，此种变化自当酌用苓桂味甘汤以治之。另一种变化为口渴反止。如其为热药之变，当口渴不止，今反止者，是饮邪内盛，水气有余，这种冲气，是由于饮邪上逆，而非下焦冲气。冲气与支饮均有上逆眩冒之变，应如何加以鉴别呢？前者气冲而不呕，后者则上逆必见呕吐。现在服热药而不渴，反加上逆呕吐，是前药尚未能控制其发作之势，仍为饮邪无疑，用原方加半夏以去水止呕。

【应用】

（1）桂苓五味甘草去桂加干姜细辛半夏汤具有温肺散寒、化饮降逆的功效，可治疗阳虚兼寒饮蕴肺之证，其脉症可见咳嗽气喘，咯吐清稀白痰，胸闷脘痞，苔白滑或白腻，脉弦滑等。

（2）医案举隅

胡某，男，47岁，汽车工人，门诊号86610。初诊：1963年4月11日。症状：咳嗽气短，倚息不得卧，吐白痰夹水，每于早晚咳甚，咳时需俟痰出而后安，伴有胸闷不适，胃脘胀满，舌白而润，脉象弦滑。按病属痰饮为患，肺有宿寒，无外感，故从温肺散寒，除痰涤饮入手，方用苓甘五味姜辛夏汤。

茯苓四钱，炙甘草一钱，五味子一钱，生姜三钱，细辛五分，制半夏二钱。饮片两剂。

4月13日二诊：服前方两剂，诸证悉减，咳平安卧，精神倍增，早晚咳痰减少，诊其脉仍弦而滑，胃脘略不适。病仍属肺气虚寒，痰饮未尽，守原方加广皮二钱，生姜易干姜二钱。五剂后咳止痰平，其病如失，饮食大增，精神舒畅，睡眠安宁，脉息和缓而虚，舌净口和，唯食后稍胀闷，继以香砂六君子汤加味调理中州，以善其后。[陈瑞春.《金匮》苓甘五味姜辛半夏汤的探讨.江西医药杂志，1964，4（6）：266-267.]

按：咳嗽气短，倚息不得卧，吐白痰夹水，证属痰饮壅阻，肺失宣降；胃脘胀满，舌白而润，脉象弦滑，乃脾失健运，水湿停聚之象。医家先以苓甘五味姜辛夏汤，温肺化饮；继以香砂六君子汤加味调理中州以收功。

【讨论】

本条指出，饮气上逆的气冲，应与下焦阳虚的冲气加以区别，前者当口不渴而伴有呕吐，后者常口渴而无呕吐见症。

水去嘔止，其人形腫者，加杏仁主之。其證應内麻黄，以其人遂痹，故不内之。若逆而内之者，必厥，所以然者，以其人血虚，麻黄發其陽故也。（三十九）

苓甘五味加薑辛半夏杏仁湯方

茯苓四兩　甘草三兩　五味半升　乾薑三兩　細辛三兩　半夏半升　杏仁半升（去皮尖）

上七味，以水一斗，煮取三升，去滓，温服半升，日三。

【释义】

本条承上条论述水去形肿的治法。服药后水去呕吐止为里气转和，但表气未宣，故其人尚见形肿，可于前方中加杏仁一味，以宣利肺气，继续消除余邪，气化则饮消，形肿亦可随减。从形肿一症而论，本可应用麻黄发汗消肿，但由于其人本有尺脉微、手足痹等虚证，故不能用。若误用麻黄，则更耗伤阴阳，必有厥逆之变。

【应用】

苓甘五味加姜辛半夏杏仁汤能温肺散寒，化饮降逆，宣利肺气，主治素体阳虚，寒饮蕴肺，肺失宣降所致咳喘者，常见证候为咳嗽、气喘、胸闷、咯吐稀白痰涎，或伴颜面、肢体浮肿，舌淡苔白、脉弦等。

若面熱如醉，此爲胃熱上衝熏其面，加大黄以利之。（四十）

苓甘五味加薑辛半杏大黄湯方

茯苓四兩　甘草三兩　五味子半升　乾薑三兩　細辛三兩　半夏半升　杏仁半升　大黄三兩

上八味，以水一斗，煮取三升，去滓，温服半升，日三。

【释义】

本条承上条论述水饮夹热的证治。“若”字是承上文而言，谓前证悉具，又兼有面热如醉的症状。“此为胃热上冲熏其面”一句，意有双关。一方面是解释面热一症由于胃热上冲，亦即水饮夹热之证；另一方面是与“其面翕热如醉状”之属浮阳冲气者，加以区别。病既属于胃热上冲，饮邪夹热，故于温化蠲饮方中，加大黄一味，以苦寒泻热。

【应用】

（1）本方所疗病证属寒饮蕴肺，兼夹胃热而体虚，症见咳喘、胸满、冒眩、呕吐、形肿、面热如醉、大便秘结、腹满、舌苔黄腻、脉沉弦或沉数等。

（2）医案举隅

王某，女，55岁，于1977年5月来门诊。主症：咳嗽喘累，临冬复发，冬至加重，惊蛰减轻，如此反复发作十余年，经西药治疗，当时好转，如遇外邪病又复发，家人为之苦恼。此次复发，除上述症状外，面热如醉，大便三日未解，即有解时，大便如羊屎状。每解便之后，喘累加重，脉细数，舌苔薄白，质红津乏。据此脉证，系水饮犯肺，通调失司，故大便秘，以苓甘五味加姜辛半杏大黄汤，泻热消饮治之。药用：茯苓 15g，甘草 3g，五味子 9g，干姜 9g，细辛 3g，半夏 9g，杏仁 12g，大黄 12g（泡开水冲服），全栝蒌 18g。服一剂后，大便已解，面热如醉消失，前方去大黄，加北沙参 24g，再服两剂，各症均减，后以生脉地黄丸调其善后而愈。[刘立新．学习《金匮》用小青龙汤及其变方治喘咳的体会．成都中医学院学报，1982（2）：40.]

按：咳嗽喘累，临冬复发，冬至加重，乃饮邪内伏，阻塞肺气，且随气候寒冷而加剧。面热如醉，大便三日未解，或解如羊屎，乃肠中燥结。故以苓甘五味加姜辛半杏汤，温化肺中寒饮，加大黄以解肠中燥结。

【讨论】

一般认为，本条之“此为胃热上冲熏其面”与前言之“其面翕热如醉状”一者为虚，一者为实，迥不相侔。如果进一步探讨“胃热上冲熏其面”与“面翕热如醉状”究竟有何不同，两者在面赤表现有何差异？临床实践恐怕难以区分，因为从字面理解“如醉状”之面赤和“胃热上冲熏其面”之面赤，似乎都应是满面通红的表现，所以临证时当四诊合参。

以上六条，类似一份痰饮咳嗽的病历，记载了服小青龙汤以后的各种变化。在治疗上，药随证转，具体反映了辨证论治的原则性与灵活性。下虚上实的痰饮咳嗽证，不同于一般的痰饮病情，而痰饮又有虚寒与夹热的不同，因此，其中饮逆与冲气的鉴别，戴阳与胃热的互勘，虚实标本，错综复杂，必须细致分析，灵活处理。

小结

本篇讨论痰饮病和咳嗽证，但重点讨论痰饮，而咳嗽仅是痰饮病过程中的一个症状，并不包括其他原因所致的咳嗽。

痰饮病的形成，有因于脾阳不运者，有因于肺失通调者，亦有因于肾虚不能主水者等等，但其中主要责之于脾阳虚弱。因脾属土而居中央，土虚而不能制水，故水液停聚而成为痰饮病。由于水液停聚的部位和症状的不同，故有痰、悬、溢、支四饮之分。在肠胃者，谓痰饮（狭义）；在胁下者，谓悬饮；在体表者，为溢饮；在胸膈者，谓支饮。但四饮不能截然分开，往往互相影响。此外，饮邪在体内长期留伏而根深蒂固者，称为留饮和伏饮，饮之轻者为微饮，并非四饮之外又有三饮。痰饮的病情，有上下内外之分，其临床证候不外呕、咳、喘、满、痛、肿、悸、眩等。

痰饮病的治疗，“以温药和之”为原则，其中以温化为正治法，具体治法，有发汗、攻下、利小便等法。苓桂术甘汤、肾气丸健脾温肾，为治本之图。由于饮邪有偏于上下和内外之分，故具体治法又各不相同。如饮邪上犯，可用小半夏汤、小半夏加茯苓汤、葶苈大枣泻肺汤以治其标；兼表里证，可用大小青龙汤以发汗；饮在中下焦，用泽泻汤、五苓散以利小便；饮邪深痼难化，可用十枣汤、甘遂半夏汤以逐水，并可用厚朴大黄汤、己椒苈黄丸以去其实。此外，痰饮久留，每多虚实错杂，如木防己汤、木防己去石膏加茯苓芒硝汤，即为此而设。至于服小青龙汤后的变证处理，是辨证论治的举隅示范，旨在示人证变药变、灵活施治。篇中治四饮的方剂不是截然分开的。如治悬饮的十枣汤又可治支饮；治溢饮的小青龙汤又可治支饮，体现了异病同治原则。又如痰饮病的形成，乃主要责之脾胃阳微，而致水饮停留不化，所以治痰饮方中，每每兼顾脾胃，辅佐以甘草、大枣等品，扶益脾胃以治本。

思考题

1. 试述痰饮病的成因与四饮的特征。

2. 如何理解“夫短气有微饮，当从小便去之，苓桂术甘汤主之；肾气丸亦主之”？

3. 大、小青龙汤均治“溢饮”，应如何鉴别应用？

4. 十枣汤、甘遂半夏汤、己椒苈黄丸皆是攻逐饮邪之方，临床如何鉴别应用？

5. 试述木防己汤的功效主治及方义。

6. 如何理解“病痰饮者，当以温药和之”？

7. 简述古今痰饮病之异同。

8. 如何理解“支饮家，咳烦胸中痛者，不卒死，至一百日、一岁，宜十枣汤”，不嫌其峻乎？

9. 饮病为患症状多端，为何仅“咳嗽”出现在篇名中？如何辨治？

10. 试述《金匮要略》两篇论述“咳嗽”辨治之异同。

消渴小便不利淋病脉证并治第十三

本篇所论消渴、小便不利和淋病三种病证。这些病证都涉及口渴和小便的变化，病位大都与肾和膀胱有关，所出方剂，有的可以互相通用，因此将三病合篇进行讨论。

消渴，是指口渴而过多地饮用水液。本篇所说消渴，一种是属于热病过程中所出现的消渴症状，一种是属于杂病中的消渴病，本书所论以后者为主。消渴病有上消、中消、下消之分，简称“三消”。上消在肺，中消在胃，下消在肾。总而言之，凡以多饮、多食、多尿、消瘦等三多一少为主症，且小便伴有甜香气者，则为消渴病。

小便不利是指尿量及次数减少，甚则癃闭的症状。

淋病是以小便淋沥涩痛为主的一种病证，其病机主要是肾阴不足，膀胱湿热。本章中论述了淋病的病机及禁忌，对其治疗，则未多涉及。

消 渴

一、厥阴消渴

厥陰之爲病，消渴①，氣上衝心②，心中疼熱，飢而不欲食，食即吐，下之不肯止。（一）

【校注】

①消渴：指渴而多饮的症状。

②气上冲心：“心”泛指心胸和胃脘部位。气上冲心是指病人自觉有气上逆，撞击心胸部位。《伤寒论》厥阴病篇“冲心”作“撞心”，“食即吐”为“食即吐蛔”，“下之不肯止”作“下之利不止”，宜从。

【释义】

本条讨论厥阴消渴症状不宜使用下法。本条亦见于《伤寒论》厥阴病篇，论述消渴是厥阴病中的一个症状，与杂病消渴不同，是由于邪热伤津所致。因足厥阴肝经抵少腹挟胃，故肝气上逆则气上撞心；邪热在上则心中疼热；胃寒而不消食，表现为不欲食，食即呕吐或吐蛔。证属上热下寒，若用攻下则上热未去而下寒转甚，因此，下之利不止。

【讨论】

（1）本条与《伤寒论》厥阴病篇326条相似，条文中的“冲心”“食即吐”以及

“下之不肯止”当从《伤寒论》校勘。本条之“消渴”是指在热病过程中的“渴而饮水”的症状，出现在厥阴病中，属于上热下寒者不能使用攻下之法。

（2）本条列于此的意义有二。其一，气上冲心，心中疼热，为肝热乘胃，当禁用苦寒之品攻下。其二，消渴证与消渴病的鉴别。虽有多饮但饥而不欲食，则为消渴证。杂病之消渴病则饮多、食多、尿多、消瘦兼见。

二、消渴病成因

寸口脉浮而遲，浮即爲虛，遲即爲勞；虛則衛氣不足，勞則榮氣竭。

趺陽脉浮而數，浮即爲氣，數即消穀而大堅[①]一作緊；氣盛則溲數，溲數即堅，堅數相搏，即爲消渴。（二）

【校注】

①大坚：“大”之下，《医宗金鉴》云当有“便”字，大坚即大便坚硬。

【释义】

本条论述消渴的症状及成因。寸口脉主候心肺。心主血属营，肺主气属卫。浮为阳虚气浮，是卫气不足之象；迟则血脉不充，为营血虚少之证。营气不足，燥热内生，心移热于肺，形成消渴病上消证。

趺阳脉以候中焦胃气，浮则胃气有余，数为胃热亢盛，浮数相搏则消谷善饥。热盛而口渴，而饮食不能化为精微，充养皮肤，反为邪热所迫，偏渗膀胱，表现为小便频数而大便坚硬。此即后世所谓中消证。本条揭示了因胃热所致消谷善饥，小便频数，大便坚硬为主症的中消症状。

【讨论】

本条从脉象论述消渴的病机成因。前半部分属争议条文。《诸病源候论》《医宗金鉴》认为此部分当属于虚劳篇中，错简在此；也有医家认为属于本条范围，说明消渴病与营卫气血不足有关，属阴虚燥热，见于上消证。二说可供参考。

三、脉证治疗

（一）肾气亏虚

男子消渴，小便反多，以飲一斗，小便一斗，腎氣丸主之。方見脚氣中。（三）

【释义】

本条论述下消证治。肾为水脏，主藏精，内寓元阴元阳。在生理状况下，肾主蛰藏，宜固密而不宜耗泄，开合有度，小便自调；肾阳蒸化水液，使之上润而口中津液自和而不渴。反之，在病理状况下，肾阳不足，肾气亏虚，封藏失职，水津下流则小便反多；肾阳亏虚，不能蒸津化气以上润，则口渴多饮。于是出现多尿，多饮，以及腰腿酸软，四肢厥冷，舌淡苔白等肾气亏虚之证，治宜温补肾气。方用金匮肾气丸。方中附子、桂枝温复肾阳，地黄、山药、山茱萸滋补肾阴，牡丹皮、茯苓、泽泻调理肝脾，俾阳得阴助，肾气恢复，气化复常。

【应用】

（1）肾气丸主治阳虚下消病，以口渴引饮、小便清长而甘、消瘦、腰酸膝软、唇淡舌淡、苔少乏津、脉沉细无力、尺脉尤弱等症为辨证要点。

（2）本方对肾气不足引起的小便不利、糖尿病、尿崩症后期、老年人小便频数或尿失禁、小儿遗尿等病证有良好效果。

（3）医案举隅

王某，女，4岁。病由吐泻而起，先失治理，后又治不适宜，延至1个月而吐泻始已。无何多尿而渴，家人不以为意，而至形消骨立，不能起行，奄奄床第，又复多日，始来延治。按脉微细，指纹隐约不见，神志清明，睛光亦好，唇淡白，舌润无苔，语微神疲，口渴尿多，饮后即尿，尿后即饮，不可数计，肢冷恒喜被温，尿清长，无油脂，食可稀粥半盂，大便好。是病由于阴虚阳衰，不能蒸化津液，以致尿多渴饮；又因病久气虚，故神疲肢冷，已属阴阳两虚之极。幸能食便好，脾胃机能健运，元气几微尚存，此为本病有转机之重大环节，此时滋阴扶阳均极重要，如阳回阴生，火能化水，津液四布，病则自已。因选用金匮肾气丸，借以蒸发肾水，升降阴阳。方中附子、肉桂温阳，熟地黄、山药滋阴，牡丹皮清虚热，山茱萸涩精气，茯苓健脾升化，泽泻补肾清利，用以治小儿脾泻而成阴亏阳微之口渴尿多证，将丸改作汤服。同时用蚕茧15g，西洋参3.5g，山药30g，蒸作茶饮。服药4剂，渴尿减半，至7剂则诸症悉已。后以五味异功散加补骨脂、益智仁、巴戟天、枸杞子等温补脾肾，调养1月而瘳。（赵守真．治验回忆录．北京：人民卫生出版社，1962：100-101.）

按：患儿先天不足，后天失养，且病程迁延日久，以致形销骨立，不能起行，奄奄床第，知其先后天俱损。饮后即尿，尿后即饮，不可数计者，乃肾气无权，固摄失司。唇淡白，舌润无苔，语微神疲，是脾肾俱虚之象。医家辨为阴阳两虚，治以滋阴扶阳，先以肾气丸加减，继用五味异功散加补骨脂、益智仁等获效。

【讨论】

肾气丸在《金匮要略》中治疗虚劳腰痛、痰饮、消渴等病证，其基本病机是肾气不足。本条文以“男子”冠首，强调与肾虚有关。临床实际中，本证男女均有，不可拘泥于“男子”二字。

（二）膀胱气化不利

脉浮，小便不利，微熱消渴者，宜利小便發汗，五苓散主之。方見上。**（四）**

渴欲飲水，水入則吐者，名曰水逆，五苓散主之。方見上。**（五）**

【释义】

以上两条论述膀胱气化不行所致小便不利的证治。

第四条脉浮微热为病在表，是太阳表邪未解，循经入腑，与水互结，导致膀胱气化受阻，水液停留，小便不利，即水蓄膀胱，外兼表邪。水热互结膀胱，津液不能上承，则口干舌燥，小便不利，渴欲饮水。

第五条为水逆证，因膀胱气化受阻，水不下输，不仅下焦蓄水，进而胃中停水，津不上布而口渴，饮水则拒不收纳，故水入则吐，是为水逆证。

以上二条症状有别，但病机均为膀胱气化不利所致，故治疗均宜化气行水，治以五苓散。方中茯苓、泽泻、猪苓淡渗利水，白术补脾行水，桂枝通阳化气，兼解表邪。如此则表里双解，水饮得去，诸症得除。

【应用】

（1）五苓散可治疗急慢性肾炎、胃肠炎、泌尿系感染、外伤性尿潴留等病症，病机关键为膀胱气化不利，审证要点是小便不利，口渴。温热病小便不利者，属于内热伤津或热结膀胱，当禁用五苓散，以免更伤津液，加重病情。

【讨论】

（1）以上两条亦见于《伤寒论》太阳病篇，虽皆有消渴饮水之症，但属于外感热病过程中的消渴证，非杂病中的消渴病，当需鉴别。

（2）五苓散证两条，以小便不利为主症，消渴为兼症，置于消渴与小便不利之间加以论述，说明本方既可治疗消渴，也可治疗小便不利，当辨证论治。

（三）阴虚燥热

渴欲飲水不止者，文蛤散主之。（六）

文蛤散方

文蛤五兩

上一味，杵爲散，以沸湯五合，和服方寸匕。

【释义】

本条论述渴欲饮水不止的治疗。渴欲饮水，饮不解渴，饮水不能消其热，反为热所消，所以渴饮不止，此乃阴虚有热所致，与杂病消渴不同，治以文蛤散咸凉润下，生津止渴。

【讨论】

方中一味文蛤，《三因极一病证方论》谓五倍子。五倍子酸涩，敛肺降火，涩肠止泻，固精止遗，敛汗止血，亦能生津止渴，但五倍子乃汉以后药。《医宗金鉴》谓文蛤为花蛤。花蛤性寒味咸，利水胜热，能生津止渴。现多认为文蛤以海蛤之有纹理者为是，具有生津润燥止渴之功效。由此指导临床，治阴虚燥热之口渴多从养阴清热着手，加用咸寒生津止渴之品可获较好疗效。

（四）胃热中消

趺陽脉數，胃中有熱，即消穀引食，大便必堅，小便即數。（八）

【释义】

本条指出中消脉证。趺阳脉数，为胃中有热，引起消谷引食，善饥；胃热灼津，阳明肠燥，则大便坚；热迫膀胱，故小便频数。结合第二条脉证，本条论述了消谷善饥、大便坚、小便数的中消症状。

【讨论】

中消为胃热气盛，脉浮数有力，以消谷善饥、小便数、大便坚为主症，对于中消的治疗，后世有医家主张使用调胃承气汤为主方。

（五）肺胃热盛，气津两伤

渴欲飲水，口乾舌燥者，白虎加人参湯主之。方見中暍中。（十二）

【释义】

本条论述肺胃热盛，气津两伤的消渴证治。肺胃热盛而伤及津液，则口干舌燥，渴欲饮水，可伴见舌红苔黄而燥，脉大而细数。《素问·气厥论》描述的“心移热于肺，传为膈消”与此证相符。因热能伤津，亦能耗气，气虚不能化津，津亏无以上承。因此，病属肺胃热盛、气津两伤，治当清热止渴、益气生津，方宜白虎加人参汤。方中以生石膏、知母清热止渴，人参、甘草、粳米益气生津。诸药合用，使邪热得清，气复津生，消渴乃止。

【应用】

（1）白虎加人参汤在《伤寒论》中用于治疗阳明热盛、气阴两伤之外感热病，具有清热泻火、益气生津之功。《金匮要略》中用于治疗中暍、消渴证属肺胃热盛、气津两伤者。

（2）现代将此方用于糖尿病的治疗，取得了较好效果。此外，流行性感冒、肺炎、脑炎、中暑等有高热、口渴症状，辨证符合该方病机者皆可应用本方。

【讨论】

（1）白虎加人参汤具有清热益气、生津止渴的功效，用于治疗肺胃热盛、气津两伤的消渴病或消渴证，主要临床表现为渴欲饮水、口舌干燥。如渴饮不止者，可酌加天花粉、黄连、生地黄、麦冬等；口舌干燥者加藕汁、生地黄汁、梨汁等。

（2）本方治疗以“渴欲多饮”为主症，病机为肺胃热盛、气津两伤，与后世的“上消”相似，治以清热生津止渴。

淋　病

一、主症

淋之爲病，小便如粟狀①，小腹弦急，痛引臍中。（七）

【校注】

①小便如粟状：小便排出粟状之物。

【释义】

本条论述石淋的症状。淋病多由膀胱热壅，气结不行而成。膀胱热盛，津液被灼，热壅灼炼，湿浊固结，则小便赤涩疼痛，甚至排出粟粒之物；热壅气结，气滞不通，则少腹弦急，疼痛牵引脐腹部等。

【讨论】

本条淋证分为五淋，具体有气淋、血淋、石淋、膏淋、劳淋。本条症状描述为石淋病。本条有证无方，后世多用八正散、石韦散加金钱草、鸡内金、海金沙等清利湿热、利尿排石，可供参考。

二、禁忌

淋家不可發汗，發汗則必便血。（九）

【释义】

本条论述淋家禁忌。久治不愈的淋病患者，多属肾阴不足，津液素亏，膀胱蓄热，不可使用汗法再伤阴液。若兼外感，也不可妄用辛温发汗。如误用辛温发汗之法，则必劫伤营阴，更助邪热，灼伤血络，迫血妄行，导致尿血等变证，正如徐彬所言“发其阳则动血也”。故淋病患者，忌用辛温发汗。

【讨论】

淋家禁忌发汗，亦忌攻下。本条强调淋家后期阴液不足，邪热伤阴的病理特点，因此在后期治疗淋病也多以渗利、凉润、健脾益肾为主。

小便不利

一、下寒上燥

小便不利者，有水氣，其人若渴[①]，栝蔞瞿麥丸主之。（十）

栝蔞瞿麥丸方

栝蔞根二兩　茯苓　薯蕷各三兩　附子一枚（炮）　瞿麥一兩

上五味，末之，煉蜜丸梧子大，飲服三丸，日三服；不知，增至七八丸，以小便利，腹中温爲知。

【校注】

①若渴：徐镕本作“苦渴”，宜从。

【释义】

本条论述下寒上燥所致小便不利的证治。肾为水脏，主司一身水液之运行。若肾阳虚弱，阳不化水，则水湿内停，小便不利；水停下焦，泛溢肌肤，则身体浮肿；水蓄下焦，津不上承，则其人苦渴。同时，患者多兼腰腿酸软、四肢厥冷等肾阳虚弱症状。治应温阳利水，润燥止渴。方用栝蒌瞿麦丸。方中使用附子者，因下积之冷非温不暖，故以炮附子温肾化气；上浮之焰非滋不息，复用栝蒌根、山药润燥生津；水停于内，泛溢周身，则用茯苓健脾渗利水饮；瞿麦渗湿利尿，导水于下。诸药合用，共奏温阳利水，润燥止渴之功。方后云“腹中温为知”，寓里阳不足之意，可知炮附子一味为方中主药。“腹中温”则阳气宣通，水气下行，津液上润。服用方法及用量，由小到大，缓以为丸，有渐复阳气之意。

【应用】

（1）本方适宜于上燥下寒证。上可见眩晕、烦热、失眠、口干口渴；下可见畏寒肢冷，腰以下冷重，脉沉等。本方对阳气衰弱，水结于下，火炎于上之慢性肾炎、前列腺肥大等所致的癃闭、小便不利、口渴等有较好疗效。

（2）医案举隅

陈某，初患淋症，继则小便点滴不通，探其脉象，左手沉缓。余拟用栝蒌瞿麦汤。天花粉15克，山药24克，茯苓15克，瞿麦9克，附片15克，车前子10克，牛膝10克。服3剂，小便涌出如泉矣。[湖南中医药研究所编.湖南省老中医医案选（第一辑）.长沙：湖南科学技术出版社，1982：107.]

按：本案为肾阳不足，气化失司，用栝蒌瞿麦丸温阳化气利水，加车前子、牛膝，合济生肾气丸法，以增加补肾利水之功。

【讨论】

观本方配伍，温阳润燥，相反相成，并行不悖，蜜丸递进，与肾气丸有相似之处。《金匮要略直解》云："薯蓣、栝蒌润剂也，用以止渴生津；茯苓、瞿麦利剂也，用以渗泄水气。'膀胱者，州都之官，津液藏焉，气化则能出焉'，佐附子之纯阳，则水气宣行，而小便自利，亦肾气丸之变制也。"然两方温阳化气之功虽同，但本方重在滋阴润燥，蒸津利水，而肾气丸旨在蒸津摄水，各有所长。

二、湿热夹瘀与脾肾两虚

小便不利，蒲灰散主之，滑石白魚散、茯苓戎鹽湯並主之。（十一）

蒲灰散方

蒲灰七分　滑石三分

上二味，杵爲散，飲服方寸匕，日三服。

滑石白魚散方

滑石二分　亂髮二分（燒）　白魚二分

上三味，杵爲散，飲服半钱匕，日三服。

茯苓戎鹽湯方

茯苓半斤　白术二兩　戎鹽彈丸大一枚

上三味①

【校注】

①上三味：《四部备要》本"右三味"后，有"先将茯苓、白术煎成，入戎盐再煎，分温三服"等字，宜从。

【释义】

本条论述小便不利的三种治法。因叙证简略，当以方测证，便于理解和运用。

蒲灰散由蒲黄、滑石二药组成。蒲黄凉血化瘀、止血利尿，滑石利水通淋、清热祛湿。二药合方具有清热利尿、消瘀活血止血之效，多用治热淋，症见小便短赤，淋沥涩痛，尿频尿急，舌红，苔黄腻等。

滑石白鱼散由滑石、白鱼（衣鱼）、乱发组成。滑石甘寒滑润，为清热利尿之良药；白鱼、乱发活血化瘀，利水通淋。故本方可用治血淋，症见小便涩痛，尿中带血，舌红兼有瘀斑，苔黄而腻等。

茯苓戎盐汤所治之小便不利是由脾肾两虚，兼有湿热所致，主要表现有小便余沥不尽，刺痛不明显，饮食减少，身体消瘦，腰膝酸软，四肢乏力，舌淡苔白等症。治应补脾益肾，利湿清热。方中茯苓、白术补脾利湿；戎盐咸寒清热，引药入肾。故本方可用治脾肾两虚，兼有湿热的小便不利。

【应用】

（1）蒲灰散多用于治疗膀胱湿热夹有瘀血所致的小便不利证，现多用于热淋，如细菌性尿道炎、急性肾盂肾炎等。凡是具有小便不利，茎中疼痛，或兼有浮肿、腹胀等症状者，皆可用蒲灰散治疗。

（2）滑石白鱼散中的白鱼，近人一般少用。《名医别录》说："白鱼能开胃下气，去水气。"《本草纲目》认为白鱼即衣鱼，能利小便。方中滑石清利湿热，乱发"主五淋，大小便不通"。三药合用共奏化瘀利小便之功，适用于膀胱湿热兼有瘀血的小便不利证，现多用于热淋、血淋。

（3）茯苓戎盐汤由戎盐、茯苓、白术组成。其中戎盐按《本草纲目》载即是青盐，有咸寒润下渗利之功，能助水脏，益精气。《医宗金鉴》云："戎盐润下，亦必是水湿郁于下也。盐为渴者之大戒，观用戎盐则不渴可知也。"茯苓、白术健脾利湿。故本方具有健脾益肾、清利湿热的作用，适用于尿后余淋不尽、小便不黄、刺痛不明显、饮食减少、身体瘦弱、心下悸、腰膝酸软、四肢无力、舌淡苔白等症，属于脾肾虚弱，湿重热轻的劳淋或膏淋，如慢性前列腺疾病等。

【讨论】

（1）蒲灰散中的蒲灰，《本草纲目》认为是蒲席灰，《医学纲目》认为是蒲黄，《食鉴本草》认为是香蒲。从《备急千金要方》中记载蒲黄、滑石两味组方能治疗"小便不利，茎中疼痛，小腹急痛"来看，蒲灰当为蒲黄为妥。

（2）上三方都以通利小便为主，其病因均与湿热、瘀血有关，部位侧重在肾与膀胱。与栝蒌瞿麦丸相比较，此三方治疗小便不利为小便量少，小便疼，属于淋证范畴；栝蒌瞿麦丸所言小便不利是指小便量少而难，但没有小便时疼痛的症状。

三、水热互结阴伤

脉浮，發熱，渴欲飲水，小便不利者，猪苓湯主之。（十三）

猪苓湯方

猪苓（去皮）　茯苓　阿膠　滑石　澤瀉各一兩

上五味，以水四升，先煮四味，取二升，去滓，内膠烊消，温服七合，日三服。

【释义】

本条论述水热互结，郁热伤阴所致小便不利的证治。邪热内蕴，里热外达则脉浮、发热；水湿内停，津不上承，又兼郁热伤阴，津液不足，故渴欲饮水；水热互结，膀胱气化不行则小便不利，甚则淋沥涩痛等。证属水热互结，郁热伤阴，治当“随其所得而攻之”，用猪苓汤滋阴清热、渗利水湿。方中阿胶滋养营阴，滑石清热通淋，猪苓、茯苓、泽泻淡渗利水。诸药合用，使水去则热无所依，津复则口渴自止。

【应用】

（1）猪苓汤利水育阴清热，适用于肾炎、泌尿系感染、泌尿系结石等属于水热互结，兼阴血不足者。

（2）本条与《伤寒论》阳明病篇第223条相同。本篇第四条“脉浮，小便不利，微热消渴者，宜利小便发汗，五苓散主之”与本条文字相近，但病机治法各有不同。在临床中应当仔细辨别，方能使用无误。

（3）医案举隅

高某，女性，干部。患慢性肾盂肾炎，因体质较弱，抗病能力减退，长期反复发作，久治不愈。发作时有高热、头痛、腰酸、腰痛、食欲不振、尿意窘迫、排尿少、有不快与疼痛感。尿检查：混有脓球，上皮细胞，红、白细胞等。尿培养：有大肠杆菌。中医诊断属淋病范畴。此为湿热侵及下焦。法宜清利下焦湿热。选张仲景《伤寒论》猪苓汤。因本方为治下焦蓄热之专剂。淡能渗湿，寒能胜热。茯苓甘淡，渗脾肾之湿；猪苓甘淡，泽泻咸寒，泄肾与膀胱之湿；滑石甘淡而寒，体重降火，气轻解肌，彻除上下表里之湿热；阿胶甘平滑润，既能通利水道，使热邪从小便下降，又能止血。即书原方予服。猪苓12g，茯苓12g，滑石12g，泽泻18g，阿胶9g（烊化兑服），水煎服6剂后，诸症即消失。另嘱患者多进水分，使尿量每日保持在1500mL以上。此病多属正气已伤，邪气仍实的虚实兼证类型，故嘱其于不发作时，服肾气丸类药物，以扶正而巩固疗效。（中国中医研究院编．岳美中医案集．北京：人民卫生出版社，1978：16.）

按：患者体质较弱，长期反复发作，久治不愈，可知其正气不足，疾病缠绵，久治不愈者，多兼湿热内蕴。岳美中先生辨为淋病，认为证属湿热侵及下焦，法宜清利下焦湿热，故选用猪苓汤滋阴利水清热。

【讨论】

《金匮要略》首篇中论述“夫诸病在脏，欲攻之，当随其所得而攻之，如渴者，与猪苓汤。余皆仿此”，与本条相结合，可见本条原文的“口渴”症状较为明显，其产生的机理为水热互结，津不上承，治疗在于攻其“所得”，从本而治，即以利水为主。故本方治疗以猪苓、茯苓、泽泻、滑石淡渗利水清热为主，以阿胶养阴为辅。

小结

本篇论述了消渴、小便不利、淋病三种疾病，其中以消渴为重点。消渴在本篇中不仅指杂病中的消渴病，也指在热病过程中的渴而消水的症状。对于消渴的病因病机，本篇从胃热、肾气虚乏及肺胃津伤等方面加以阐述。在治疗上提出了用肾气丸补肾以治下消，白虎加人参汤清热生津主治上消、中消，为后世治疗本病奠定了坚实的基础。小便不利是一个症状，可见于多种疾病，篇中根据不同的病因，提出了滋阴利水、清热化瘀、润上温下、益肾清热、健脾利湿等治法。淋病，所论简略，但淋病与小便不利有相似症状，只要病机相同，治疗用方上可以互相通用。

思考题

1. 试述消渴的病机及分类证治。
2. 试比较五苓散与猪苓汤证。
3. 试述栝蒌瞿麦丸证的病机、症状及治疗。
4. 仲景对小便不利是如何辨证论治的？
5. 厥阴病的提纲证出现在本篇的可能原因是什么？

水气病脉证并治第十四

水气病是以身体浮肿而重为主症的病证。根据水气病的病因病机、症状及部位，张仲景将水气病分为风水、皮水、正水、石水、黄汗五种类型；同时，由于五脏病变可以导致水气病证，因此又有心水、肝水、脾水、肺水、肾水即五脏水之称。此外，尚有水分、血分、气分的称谓。所谓水分病即先病水而后病血；血分病即先病血而后病水；气分病即先病气而后病水。水、气、血三者之间可以互相影响，互相转化。气行则水行，气滞则水停，气寒则水凝；水血同源，气血同源。

关于水气病形成的机理，主要与肺、脾、肾及三焦、膀胱的功能失调有关，尤其与肾脏的功能失职关系密切。

水气病的治疗，张仲景秉承《黄帝内经》中“开鬼门，洁净府”“去宛陈莝”的学术思想，提出了“腰以下肿，当利小便；腰以上肿，当发汗乃愈”和“有水，可下之”的发汗、利小便和攻逐水邪三大法则，为后世治疗水肿病证奠定了坚实的基础。

一、分类与脉证

（一）分类

師曰：病有風水、有皮水、有正水、有石水、有黄汗。風水其脉自浮，外證骨節疼痛，惡風；皮水其脉亦浮，外證胕腫[①]，按之沒指，不惡風，其腹如鼓，不渴，當發其汗。正水其脉沉遲，外證自喘；石水其脉自沉，外證腹滿不喘。黄汗其脉沉遲，身發熱，胸滿，四肢頭面腫，久不愈，必致癰膿。（一）

【校注】

①胕肿：即皮肤浮肿。正如《素问·水热穴论》所言：“上下溢于皮肤，故为胕肿。胕肿者，聚水而生病也。”

【释义】

本条论述风水、皮水、正水、石水、黄汗的脉证。

风水与肺的关系最为密切。因肺主皮毛，风邪侵袭肌表，正邪相争，卫外不固，故脉浮恶风；风邪袭肺，通调水道失职，水气停滞，留于肌表，故可见头面浮肿；湿邪流注关节，寒湿凝滞，故骨节疼痛。

皮水与肺脾关系较密切。由于肺气虚则不能通调水道，以致水湿停滞，故四肢肌表浮肿，按之没指，口不渴；湿邪阻滞中焦，故腹满如鼓状；不兼风邪，故不恶风；因肺主皮毛，脾主四肢肌肉，病变在肌肤，故其脉亦浮；水湿在肌肤，距表者近，脉浮而有外趋之势，故“当发其汗”，以散水湿之邪。

正水与肾关系密切，累及肺脾。肾阳虚弱，不能化气行水，可见小便不利；脾虚不运，水湿内停，肾失蒸腾，故腹满、水肿、脉沉迟；水气上逆，肺失肃降，肾失摄纳，故喘息气短。

石水与肾关系密切，累及于脾。肾阳虚不能蒸化水湿，水气结于少腹，故腹满如石、脉沉；水聚于下，未犯于肺，故腹满不喘。

黄汗病在肌肤。因汗出入水中，毛窍闭塞，水湿内停，郁于肌肤，故其脉沉迟；湿郁化热，郁蒸于肌肤，营卫失和，故身热、四肢头面肿；湿热郁蒸日久，热蒸湿动，故汗出色黄，而名“黄汗”；湿热上蒸，肺气不畅，故胸中满闷；若病久不愈，湿热交蒸，营卫郁滞，可见热腐肉败，导致痈脓。

【讨论】

《金匮要略》根据水停部位和主要症状将水气病分为风水、皮水、正水、石水、黄汗五种类型。其中风水为风邪外袭，肺失宣发，水湿内停，泛溢肌表；皮水为脾失运化，肺失宣降，水湿泛溢肌肤；正水为肾阳不足，停水泛肺；石水为肾阳衰微，寒水凝结；黄汗的病因病机为水湿郁表，湿郁化热，湿热蕴结。

（二）脉证

脉浮而洪，浮則爲風，洪則爲氣，風氣相搏，風强[①]則爲隱疹，身體爲癢，癢爲泄風[②]，久爲痂癩[③]，氣强[④]則爲水，難以俛仰。風氣相擊，身體洪腫，汗出乃愈。惡風則虚，此爲風水；不惡風者，小便通利，上焦有寒，其口多涎，此爲黄汗。（二）

【校注】

①风强：指风邪盛。

②泄风：因隐疹而身痒，为风邪外泄的现象，故名泄风。

③痂癞：即化脓结痂，有如癞疾之状。

④气强：指水气盛。

【释义】

本条论述风水病的机理。浮脉主表，风邪外袭，故言浮则为风，外感风邪故见恶风；洪脉乃体大势涌，水气为病，脉形为洪，说明气实为病，素有郁热。风气相搏，风强伤卫而为隐疹；风邪外泄，则身体瘙痒不止，此为泄风；隐疹因痒而瘙抓不已，肌肤受损，日久即成痂癞之疾。“痒为泄风”，是自注文，说明痒是风邪在表的表现，与“风强”一致。风气相搏，如果水气强则为水，即一身之气郁而不行，肺失肃降通调，不能行水，故见喘息难以俯仰；若风水相击，肺气不行则水气溢于肌表，而见全身浮肿严重，故曰身体洪肿。治当散风祛水，故用汗法，使风与水邪从肌表而散。“恶风则虚，此为风水”，指风水病当有恶风，虚指卫气虚腠理疏松，易感风邪，故恶风亦为本病的见症之一。黄汗为汗出入水中浴，湿滞肌表，郁而化热，湿热交蒸于肌表，以致汗出色黄，故谓“黄汗”。此条属黄汗初起。湿热郁蒸于外，膀胱气化尚未受到影响，故小便通利；湿郁肌表，脾气受困，湿留津聚，故其口多涎。此证非风邪为患，故不恶风，可与风水病鉴别。

【讨论】

本条以脉象论述风水病形成的机理，强调因风致水，风水相搏。因此，风水病多有表证和恶风的表现。“不恶风者……此为黄汗”段，有医家认为是讲风水与黄汗的鉴别；也有医家认为此段当为衍文，因为小便通利，则湿无以存，“上焦有寒，其口多涎”与“肺中冷，必眩，多涎唾”的虚寒肺痿相似，与热无关，既无湿也无热，何言“黄汗”之有？这种观点可供参考。

寸口脉沉滑者，中有水氣，面目腫大，有熱，名曰風水。視人之目窠上微擁[①]，如蠶新臥起狀，其頸脉[②]動，時時欬，按其手足上，陷而不起者，風水。（三）

【校注】

①目窠上微拥：即指两眼胞微肿。

②颈脉：指足阳明人迎脉，在喉结两旁。

【释义】

本条续论风水脉证。风水其脉自浮，现寸口脉沉滑，为邪渐入里，水气病已有增剧的趋势。水湿滞留于头面，卫气被郁，故面目肿大、发热；水渍于肺，肺气上逆，故时时咳嗽；水湿犯肺，水反侮土，目下为胃脉所过，颈部人迎为肺胃所主，风水上犯，肺胃两经所过之处为水气遏阻，故目窠上微拥如蚕新卧起状，且颈脉跳动明显；水气溢于肌表较甚，故手足肿，按之凹陷不起。

【讨论】

风水失治、误治或素体正气不足，均可导致病情增剧。本条所述，即属风水增剧时的表现。如寸脉沉滑、其颈脉动、时时咳、手足肿甚按之凹陷不起等，说明风水犯肺，有累及脾胃之势，临床应综合分析，辨证论治。

太陽病，脉浮而緊，法當骨節疼痛，反不疼，身體反重而酸，其人不渴，汗出即愈，此爲風水。惡寒者，此爲極虛發汗得之。

渴而不惡寒者，此爲皮水。

身腫而冷，狀如周痹[①]，胸中窒，不能食，反聚痛，暮躁不得眠，此爲黄汗。痛在骨節。

欬而喘，不渴者，此爲脾脹，其狀如腫，發汗即愈。

然諸病此者，渴而下利，小便數者，皆不可發汗。（四）

【校注】

①周痹：病名，痹证的一种，其症周身上下游走疼痛。

【释义】

本条再论水气病的辨证及治疗原则，并概括指出了风水、皮水、黄汗、肺胀的鉴别。太阳伤寒，脉当浮紧，法当骨节疼痛，若不痛，反重而酸，口不渴，是由于风湿袭表，湿留肌肤，病为风水。风水其病在表，故当汗法治之，此乃风水表实证的正治法。水肿病本为阳气不足，若汗不得法，又会损伤阳气，卫阳更虚，反见恶寒症状。

皮水，因脾阳虚不能运化水湿，水湿阻滞于中，里水外溢，肺失通调，水湿留于肌肤所致。脾虚湿停，津液不能上承，故口渴。此类皮水，病在肺脾，而无表证，故不恶寒。

黄汗，因水湿郁而化热，湿热上蒸，气机不畅，故胸中窒塞，至傍晚时分，阳气更难舒展，故暮躁不得眠；湿热郁蒸，汗出伤阳，故身冷；湿郁肌表，故身肿；聚而不行则痛，状如周痹；湿流关节，阳气闭阻，故痛在骨节；表气被郁，胃气失和而上逆，故不能食。

“脾胀”，注家多作“肺胀”，即肺气胀满，乃由于外寒内饮，肺失宣降所致，咳而喘为其主要证候。此因外感寒湿，闭郁肺气，寒水内动，故口不渴；寒湿郁闭，毛窍不开，汗不出，故其形如肿。然其虽有内饮，但不离外邪为患，使肺失宣降，通调失职，水泛肌表，病在上在表，故曰“发汗则愈”，与《金匮要略·肺痿肺痈咳嗽上气病脉证治》篇的“上气喘而躁者，属肺胀，欲作风水，发汗乃愈”同义。

以上诸证，风水、皮水、黄汗、肺胀，症状虽有不同，但病位均在表，均可以汗法治之。若见渴而下利、小便频数等兼症者，此为津液已伤，若再发汗，必有津枯液竭之危，故曰：皆不可发汗。

【讨论】

（1）水气病各类型辨证特点如下。风水为患，发病急，病程短，有表证，骨节疼痛，全身浮肿，尤以头面部为主；皮水为患，起病缓，病程相对长，无表证，周身肌肤浮肿，肿势明显，病变脏腑与肺脾有关；正水其脉沉迟，气喘，浮肿以下肢为甚，病变脏腑涉及肾与肺脾；石水表现为脉沉，腹满不喘，小便不利，病乃肾阳虚衰，寒水凝结；黄汗的辨证关键在于汗出色黄如柏汁，其次有身热，胸满，四肢头面肿等症状。

（2）临床应注意水气病各类型之间的鉴别。如风水初起与太阳病，二者均有表证，但风水有水在肌肤或流注关节，而太阳病仅是邪在肌表，治疗均使用汗法，但风水发汗须兼顾水湿，否则过汗伤阳，水湿不除，徒增恶寒。皮水与风水的鉴别：风水恶风，有表证；皮水不恶风，有脾虚见症。黄汗与皮水的区别：黄汗是汗出色黄，身痛重，至暮更甚，汗出症减；皮水是四肢浮肿，按之没指，无黄汗。

趺陽脉當伏，今反緊，本自有寒，疝瘕，腹中痛，醫反下之，下之即胸滿短氣。（六）

趺陽脉當伏，今反數，本自有熱，消穀，小便數，今反不利，此欲作水。（七）

【释义】

此二条通过趺阳脉的变化，论述水气病发生的机理。趺阳脉以候脾胃，其脉行于足背二筋之间，病水时当伏。若反紧，紧则为寒，即“本自有寒”，腹中有寒疾，如疝、瘕、腹中痛。寒者当温，而医者反用苦寒之剂攻下，重伤阳气，使水与寒聚而不化，上逆于肺，肺气被伤，不得宣发肃降，故见胸满、短气。若趺阳脉反数，数脉主热，即“本自有热”。热则消谷而灼津，胃热过盛，脾阴不足，脾不能为胃行其津液，反偏渗于膀胱，故当小便数。然而，今反不利，此乃水与热结，膀胱气化不利，水气将外溢肌肤，形成水肿病，故曰“此欲作水”。

【讨论】

从上两条对水气病发生的预测来看，水气病的形成，与中焦脾胃及宿疾有关。其病程变化，有寒热之分。若素有积寒，则水与寒聚而为水；若素有伏热，则水与热结，气化不利亦可引起水肿病。因此，脾胃不足，脾寒胃热均可导致水气病的发生。

寸口脉浮而遲，浮脉則熱，遲脉則潛①，熱潛相搏②，名曰沉③。趺陽脉浮而數，浮脉即熱，數脉即止④，熱止相搏，名曰伏⑤。沉伏相搏，名曰水。沉則絡脉虛，伏則小便難，虛難相搏，水走皮膚，即爲水矣。（八）

【校注】

①潜：指潜藏之意。

②搏：指相合、相互搏结之意。

③沉：指内伏而不外达之意。

④止：指热邪伏止不行。

⑤伏：指热有沉伏之象而无外发之机。

【释义】

本条通过脉象论述水气病形成的机理。寸口为阳位，脉浮属阳，热为阳邪，故脉浮则为热；迟脉属阴，阴主潜藏，故迟则为潜。热潜相搏，则热内伏而不外达，故名曰沉。趺阳脉主脾胃，其脉浮而数，是热伏于下，留于内而不行于外，所以说“热止相搏，名曰伏”。伏即沉伏之意，指热邪留于内与水气相搏，水与热结而停留。故曰沉伏相搏“名曰水”，非指伏脉而言。因热稽留于内，则气不外行故络脉空虚；热止于中，则阳不化气而小便难，水湿无出路，则泛溢于络脉肌肤，而致水走皮肤，即为水气病。

【讨论】

本条以脉论病机。从阳脉之数，阴脉之沉、潜、止、伏等表现，说明水热互结而病水的关键是气化不行，是热壅气滞。这一机理，对于水气病的辨证，分型及其治疗，都有很大的启发，如后世疏凿饮子治疗水热壅滞互结的水肿病，开郁散结，行气逐水，正是渊源于此。

寸口脉弦而緊，弦則衛氣不行，即惡寒，水不沾流，走於腸間。

少陰脉緊而沉，緊則爲痛，沉則爲水，小便即難。（九）

【释义】

本条从脉象论述水气病的形成与肺肾相关。寸口脉主表候肺，脉弦主饮，脉紧主寒，因寒邪外束，卫气不行，而见恶寒；卫气不行，肺气不利，脾运失职则水饮滞留于肠间，形成水气病。少阴脉紧而沉，少阴主肾，脉紧主寒主痛，脉沉主里主水，因肾阳不足，水饮内停，阳虚失煦，里可见腹痛，外可见骨节疼痛，故言“紧则为痛”；肾阳不足，不能化气行水，而见小便难，水停于内而形成水气病。此条说明肺失宣降、肾失温化是形成水气病的重要原因。

【讨论】

本条从脉象上论述肺、脾、肾在水气病形成中的作用。因“阳气竭者，水与寒积而不行”（《金匮要略心典》），且卫气通于肺，肺气根于肾，故本条“恶寒”与“小便难”的症状与肺肾阳虚有关，水气“走于肠间”多系脾阳不足所致。

脉得諸沉，當責有水，身體腫重。水病脉出[①]者，死。（十）

【校注】

①脉出：指脉暴出而无根，上有而下绝无。

【释义】

本条论述水气病的主脉及预后。水气病的主脉为沉脉，这是因为水气病水泛肌肤，脉络受阻，营卫气血不利，故见沉脉。又水湿同源，均为重浊之邪，泛溢肌肤则身体浮肿、沉重。脉证合参，方可诊为水气病。“水病脉出者，死”，是言水气病的预后。与前已述及的风水、皮水之脉浮不同，脉出为浮大无根，轻举则有，重按则散，为阴盛格阳，真气涣散于外的征象，病情危笃，难以救治，故曰“死”。水气病脉当“沉”，若水肿仍在，而脉见浮而无根，为脉证不符，预后不良。

【讨论】

本条“脉得诸沉，当责有水，身体肿重”，道出了水气病的主要脉证，与第十二篇中的第十条“脉沉者，有留饮”语义一致。

問曰：病下利後，渴飲水，小便不利，腹滿因腫[①]者，何也？答曰：此法當病水，若小便自利及汗出者，自當愈。（十二）

【校注】

①因肿：《脉经》作“阴肿”，宜从。

【释义】

本条论述下利后形成水肿的机理。下利之后，出现渴欲饮水，小便不利，腹满而前阴水肿等症状，是因为下利日久，脾肾两虚。脾气虚则不能化湿制水，肾气虚则不能气化主水，以致津液不能敷布，故渴欲饮水；脾肾两虚，气不化水，则小便不利；又饮水过多，则水有入而无出，以致水积腹中或泛溢肌肤形成水肿。假如小便通利，体表汗出，说明阳气未虚，或阳气恢复，三焦通利，水有出路，水肿自可消退。所以说“若小便自利及汗出者，自当愈”。

【讨论】

（1）泄泻与痢疾日久不愈往往可以导致津液损伤，甚则出现脾虚、肾伤，以致津不上承或膀胱气化不利，出现口渴、多饮、小便不利，脾伤水湿内聚则腹部胀大，肾伤则阴肿，从而表现为水气病。此条强调水气病可由其他疾病日久转化而来。

（2）水气病的治疗主要取决于肺脾肾和三焦气化的功能。若三焦通调，肺脾肾三脏功能正常，膀胱气化得行，则小便通利，营卫调和，汗自出。这样的水气病患者预后良好。其中“自当愈”有两种认识。一种观点认为是“当自愈”，如《金匮要略直解》云“若小便利则水行，汗出则水散，虽不药而自愈矣”。另一种观点认为是通过药物调整后达到小便通利、汗自出，这样水病自然痊愈。两种认识以后者更为妥当。因为本条讨论因下利导致的水病，表现为口渴，小便不利，腹满阴肿。症状中已包含有小便不利，况小便不利是水病发生的主要表现，水无去路，泛溢肌肤则水肿，聚集于内则腹满而胀。在治疗上有发汗、利小便、可下之三大法则，可见水气病病人需要解决水之出路，故当以恢复肺脾肾及三焦功能为本，治标之法为可下、可汗。只要小便通利，汗自出，则水病自然可以痊愈。

（三）五脏水

心水者，其身重而少氣，不得臥，煩而躁，其人陰腫。（十三）

肝水者，其腹大，不能自轉側，脇下腹痛，時時津液微生，小便續通。（十四）

肺水者，其身腫，小便難，時時鴨溏。（十五）

脾水者，其腹大，四肢苦重，津液不生，但苦少氣，小便難。（十六）

腎水者，其腹大，臍腫腰痛，不得溺，陰下濕如牛鼻上汗，其足逆冷，面反瘦。（十七）

【释义】

以上五条论述五脏水的证候。

心水者，是由于心阳不足，心火不能下交肾水，肾水失制，水停泛溢所致，故见身肿、少气、心烦、心悸、不能平卧、前阴水肿等症状。心阳虚而水气盛，故身肿而少气；水气凌心，心阳被遏，则烦躁不得卧；心火不能下温肾水，停水泛溢，则阴部浮肿；水溢肌肤，则身肿沉重。

肝水者，因肝失疏泄，水道不通而成。肝失疏泄，肝病及脾，脾失运化，停水泛溢，则腹部胀满，不能转侧；水阻肝络，则胁下腹痛；肝主疏泄，在上则时时津液微生，口中津润；肝气调达，三焦通畅，在下则小便通利。

肺水者，因为肺失通调，水湿泛溢而致。肺失宣通，水停泛溢于表，则身体浮肿；肺失通调，水不下行，则小便不利；肺与大肠相表里，肺病及肠，水液直趋大肠，则大便稀薄。

脾水者，因脾失运化，水湿内停而成。脾主腹，故水气犯脾则腹大；脾主四肢，脾虚不运故四肢苦重；脾虚不能散津，而津液不生，脾虚失于健运，不能化生气血，不能渗利水湿，故少气，小便难。

肾水者，因肾阳不足，气不化水所致。肾阳衰弱，不能化气行水，关门不利，水反侮土，而聚于腹，故其腹大，脐肿；水气内停，而见小便短少，不得溺；肾阳虚弱，失于温养，则下肢厥冷，前阴冷湿，腰部冷痛；五脏以肾为本，肾病则五脏之气血不能营养面部，故面部消瘦。

【讨论】

（1）以上论述五脏水气病，即水在五脏。从其病位和症状看，心肺二脏，属于阳脏，位居于胸，病变主要在上在表，故均有身重、身肿；肝、脾、肾三脏均为阴脏，位居于腹，病变主要在里在下，故均有腹大。五脏之中，又以肺、脾、肾为关键，肺失宣化、脾失运化、肾失温化是五脏水的主要病机。

（2）本篇的五脏水与《金匮要略·痰饮咳嗽病脉证并治》篇饮犯五脏的区别是：五脏水为本脏功能衰弱而产生的病变，水肿表现为续发症状，多有小便难，病变范围较广；而饮犯五脏，是痰饮流注，影响某一脏器所导致的病变，无水肿，病变多局部症状。但痰饮与水气是同源异流的疾患，有密切关系，可以相互转化，故不能截然划分。

二、治则

（一）利水、发汗法

師曰：諸有水者，腰以下腫，當利小便；腰以上腫，當發汗乃愈。（十八）

【释义】

本条论述水气病的治疗原则。诸有水者，指一切水肿病而言。凡治水气病，腰以下肿者，其病在下在里，多因阳气衰弱，不能化气行水，水湿滞留于下而成，治宜化气行水，渗利水湿，使有形之水从小便而出，即“洁净府”之义。腰以上肿者，其病在上在表，多因外邪侵袭肌表，闭郁肺卫，水湿泛溢于上所致，治宜开肺气，解表邪，即“开鬼门”之义，使腰以上之水从表而散。

【讨论】

发汗与利小便，对水气病的治疗具有重要意义。临床常以两法合用，上下分消，有相得益彰之效。若加用开提肺气法（提壶揭盖法），如用桔梗之类则更能提高疗效。这一治则，对水气病实证、阳证较宜。

临床应用上，因为人体上下表里是相通的，是相互影响的，所以在临证时使用通利之法效果不显著时可适当配伍发散或宣通肺气之药，常可奏效。同样在使用汗法效果不明显时，加用适量分利之品，也常可速效。此乃“表气通里气亦通”“里气通表气亦和”的具体应用。但应注意汗、利单独使用日久则会伤阴损阳。

对虚性水肿的治法，如久病见“腰以上肿”，属肾气虚者，当用温养肾气法，使元阳复而水气化，此乃“上病下取”；如久病见“腰以下肿”，属脾气虚，心血不足者，当用补养心脾，可用归脾汤加味，使正气健旺，而虚肿乃愈，此属“下病上取”。

（二）逐水法

夫水病人，目下有臥蠶[①]，面目鮮澤，脉伏，其人消渴。病水腹大，小便不利，其脉沉絕者，有水，可下之。（十一）

【校注】

①目下有卧蚕：形容下眼胞水肿的肿状。

【释义】

本条论述水气病可下之证。病水之人，其脉沉伏，症见腹部水肿，小便不利，眼睑浮肿，面目鲜泽，如有卧蚕状。此为水气结实，邪气壅盛，治宜遵《素问·汤液醪醴论》“去宛陈莝”之旨，攻下逐水，荡涤水邪。

【讨论】

（1）本条为水积在里、里水已成、肿势较甚、正气未衰而设，可用十枣汤、己椒苈黄丸、舟车丸等，对正虚邪实者慎用。

（2）本条从病因、症状、脉象、面色四方面提出了诊断水气病的一些方法，可供临床参考。如消渴引饮，小便不利，是水病之因；目下状如卧蚕，腹部肿大是水病之症；沉伏欲绝是水病之脉；面目鲜泽是水病之色等。

（3）以上两条提出了治疗水气病的三大原则，即“发汗”“利小便”“攻下逐水”。此论对水气病的临床指导意义深远。但此三法的运用，适宜于水气病的实证、阳证，对于虚证、阴证，则不能冒然使用，仲景云“可下之”有斟酌慎重之意。对虚证、阴证者可参考《景岳全书·肿胀》篇中“治宜温补脾肾”的治疗方法。

三、水分、气分、血分

師曰：寸口脉沉而遲，沉則爲水，遲則爲寒，寒水相搏。趺陽脉伏，水穀不化，脾氣衰則鶩溏，胃氣衰則身腫。少陽[①]脉卑[②]，少陰脉細，男子則小便不利，婦人則經水不通。經爲血，血不利則爲水，名曰血分。（十九）

【校注】

①少阳：此指手少阳三焦经的“和髎”穴，即耳门微前上方。

②脉卑：是指按之沉而弱，表示气血不足。

【释义】

本条从寸口、趺阳、少阳、少阴等脉的变化，论述水气病发生的机理和症状。

寸口脉为阳主肺，寸口脉沉主水，迟主寒，说明肺主治节失常，水气凝聚，溢于肌表，故成水肿。

趺阳脉以候脾胃之气。脾胃阳气衰弱，不能鼓动脉气，故趺阳脉沉伏不起；脾胃虚弱运化失职，水谷不能化为精微，而为水湿，水湿困于内，脾胃不能升清降浊，水粪杂下，故大便鹜溏；水湿外溢肌肤而产生水肿。

少阳脉以候三焦。三焦血少气弱，故少阳脉卑；《素问·灵兰秘典论》云“三焦者，决渎之官，水道出焉”，若三焦决渎功能失常，则男子小便不利，女子经水不通。

少阴脉以候肾。下焦寒气凝结，气虚血少，不能充盈脉道，可见少阴脉细；寒邪客于胞门，血寒而凝，女子则经水不通。

月经来源于血，血行不利，血瘀气滞，津液不行，故渗溢肌肤而为水肿，即月经不调形成水肿，故名曰“血分”。此先病血而后病水。

【讨论】

本条以脉象论水气病发生的机理：或寒水犯肺，肺失通调，津液凝聚，泛溢肌肤；或脾胃俱虚，生化乏源及转输失职，水湿内生，泛溢肌肤而肿；或肾虚血瘀，气化不利等导致水肿形成。此外，本条强调了血病及水，水病及血的相互关系。

問曰：病有血分、水分，何也？師曰：經水前斷，後病水，名曰血分，此病難治；先病水，後經水斷，名曰水分，此病易治。何以故？去水，其經自下。（二十）

【释义】

本条论述妇人病水，有血分、水分之异。所谓血分，是由于瘀血内阻，气滞水停而形成的水气病，是先有经闭，后有水肿。因血分病在里属阴，相对病位深而难通，血不通则水不行，故云“难治”。所谓水分，是由于水湿停留，泛溢肌肤，阻滞血道而成，是先病水肿，后经水断，相对而言病位浅而容易治疗。因先病水，水结于下，客于胞宫，以致经闭不行，去水则阴寒之邪除，阳气恢复，经血自通，故曰“易治”。

【讨论】

（1）《金匮要略心典》对水分、血分的论述言简意赅。“血分者，因血而病为水也”，是瘀阻以致津液运行障碍，蓄积成水，泛溢肌肤而成。“水分者，因水而病及血也”，即因水邪阻止血脉，使血脉运行不畅，导致瘀阻，在妇人则可引起月经不调。可见，水气病中水、血之间是相互影响的。关于“血分”与“水分”的预后，尤氏从病位深浅立论，魏荔彤从邪正虚实作解，其实均属相对而言，水肿至此程度，治疗多较困难。

（2）具体治疗，血分病，先治血病，后治水病，临床以通经为主，佐以利水；水分病，治水为主，水去而经自通，临床以利水为主，佐以通经。

問曰：病者苦水，面目身體四肢皆腫，小便不利，脉之，不言水，反言胸中痛，氣上衝咽，狀如炙肉①，當微欬喘，審如師言，其脉何類？

師曰：寸口脉沉而緊，沉爲水，緊爲寒，沉緊相搏，結在關元②，始時尚微，年盛③不覺，陽衰④之後，榮衛相干⑤，陽損陰盛，結寒微動，腎氣上衝，喉咽塞噎，脇下急痛。醫以爲留飲而大下之，氣擊不去，其病不除。後重吐之，胃家虛煩，咽燥欲飲水，小便不利，水穀不化，面目手足浮腫。又與葶藶丸下水，當時如小差，食飲過度，腫復如前，胸脇苦痛，象若奔豚，其水揚溢，則浮欬喘逆。當先攻擊衝氣，令止，乃治欬；欬止，其喘自差。先治新病，病當在後。（二十一）

【校注】

①状如炙肉：形容咽中如有物阻塞。

②关元：任脉穴，在脐下三寸。

③年盛：指年壮之时。

④阳衰：指女子五七、男子六八之阳明脉衰之时。

⑤营卫相干：指营卫不相和谐。

【释义】

本条以案例形式论述水气病形成的经过和误治情况。寸口脉沉而紧，“脉得诸沉，当责有水”，紧为寒邪，水寒结于下焦关元，病初年壮之时，阳气未衰，寒水凝结轻微，故病证不甚明显；中年之后，阳气渐衰，寒水渐盛，阴寒闭塞，营卫不能畅行，此时所凝之寒水，乘阳虚夹肾气上冲，故见喉咽塞噎，胁下急痛等症。治宜温补肾阳，驱散寒水，则病可痊愈。但医者误认为是留饮，而大下其水，诛伐太过，病必不除。又以为胸胃饮停而复用吐法，不仅冲气不减，反损伤脾胃，气阴两伤，以致虚烦，咽燥欲饮水；肾阳不足，气化失司，故见小便不利；脾胃虚弱，运化不利，水气内停，故面目手足浮肿。医以留饮内停，又用葶苈丸下水，虽一时水减，浮肿稍见消退，然脾胃虚损未复，再加饮食过度，复肿如前，冲气更为严重，故“胸胁苦痛，象若奔豚”；此时水气随冲气升浮犯肺，故浮咳喘逆。

总之，此病先有积水，继则冲逆，又因误用吐、下而浮肿咳喘。在治疗上，当分先后缓急。因冲气较急，故当先降其冲气，冲气平复，再治咳嗽，咳止喘亦自愈，最后再治水肿本病。因为冲气、咳喘皆是新病，而新病又以冲气为急，所以当先治其冲气，此即“先治其卒病，后乃治其痼疾”的具体应用。

【讨论】

本条与痰饮病篇的支饮服小青龙汤以后所发冲气的治法，大体相同，应前后互参，结合研究。

四、证治

（一）风水

風水，脉浮身重，汗出惡風者，防己黄耆湯主之。腹痛加芍藥。（二十二）

防己黄耆湯方 方見濕病中

【释义】

本条论述风水表虚的证治。风邪侵袭肌表，故脉浮；卫气虚不能固表，故汗出恶风；营卫涩滞，水湿停留，故身重。证属风湿在表，表气不固。治宜防己黄芪汤，益气固表，健脾除湿。方中黄芪、白术、甘草益气固表，防己去风湿利关节。腹痛者，为肝脾不和，故加芍药调和肝脾。

【应用】

（1）本方常用于治疗慢性肾炎、营养不良性水肿、产后水肿等属于气虚者。临证若病人恶风较甚，或有明显的“伤风”症状，亦可少佐防风以祛风。利水退肿者用汉防己，祛风止痛者用木防己。

（2）医案举隅

钱某，女，37岁。于一月前，患急性化脓性扁桃体炎，经治愈后，渐觉面目、四肢浮肿，腰酸纳呆。尿检：蛋白（++），红细胞（++），颗粒管型（+）。西医诊断为急性肾小球肾炎，住院治疗。刻下病已经月，面黄虚浮，身重体倦，汗出恶风。尿检蛋白一直波动在（+～++）之间，苔白腻，质淡，脉浮缓。辨证为风水相结，表虚不固，肾亏于下。治宜祛风行水，益气固表，并稍佐温肾之品，取防己黄芪汤加味：防己10g，黄芪12g，白术10g，甘草4g，生姜6g，大枣10枚，菟丝子12g，淫羊藿10g。服药8剂后，尿检蛋白少许，面浮身重、汗出恶风俱减。原方继服8剂后，诸证悉除，尿检正常，康复出院。[王伯群.防己黄芪汤的临床运用.江苏中医杂志，1984（6）：40.]

按：患者面黄虚浮、汗出恶风是卫气虚不固表，脉浮缓示疾病在表兼虚，身重体倦则是水邪壅滞为患，诸症提示表虚不固，风水搏结在表。治当益气固表，祛风行水，方用防己黄芪汤加味取效。

【讨论】

本条与《金匮要略·痉湿暍病脉证治》第二十二条仅“湿”和“水”字之异，均用防己黄芪汤，属异病同治之例。水与湿有相同点，也有不同之处，因此在症状上各有侧重。前者论风湿在表，以关节疼痛为主；后者论风水在表，以面目浮肿为主。故临证当须慎察。同属表虚，机理一致，故两者同用一方治疗。

風水惡風，一身悉腫，脉浮不渴，續自汗出，無大熱，越婢湯主之。（二十三）

越婢湯方

麻黄六兩　石膏半斤　生薑三兩　大棗十五枚　甘草二兩

上五味，以水六升，先煮麻黄，去上沫，内諸藥，煮取三升，分温三服。惡風者加附子一枚炮。風水加术四兩。

【释义】

本条论述风水夹热的证治。风水之病，来势急剧，是因风致水，病在于表，故有恶风表证；风为水激而泛溢肌肤，故一身悉肿；脉浮不渴，据《金匮要略心典》当为脉浮口渴，风水初起口不渴，但是内有郁热则见口渴；热郁于内，风性疏泄，故续自汗出；热在里而不在表，且有续自汗出，故无大热。但风水相搏之证，虽汗出而表证不解，外无大热而郁热仍在，故治以越婢汤发越水气，清解郁热。方中麻黄、生姜，宣散水湿，配石膏发越水气，清解郁热；甘草、大枣调和营卫，补益中气，使邪去而正不伤。恶风者加附子，以汗多伤阳，附子有温经化气，复阳止汗之力；水湿过盛，再加白术健脾除湿，表里同治，以增强消退水肿的作用。

【应用】

（1）本方具有宣肺利水之功效，对急性肾炎有较好疗效，临床可加连翘、益母草、生姜皮、茯苓以加强清热利水消肿之功。

（2）“恶风”为风水本有之症，若服用越婢汤后，恶风不解或加剧，说明里阳已伤，故宜加附子温阳固肾，否则将出现“恶寒者，此为极虚发汗得之”的后果。

（3）医案举隅

张某，男，3岁。秋患水肿，经中西医治疗月余无效。患儿周身水肿，肿势较盛，按其手足，凹陷颇深，脐微突出，小便短少，大便如常，舌苔薄白，舌质红，脉不甚沉，兼有滑数之象，越婢汤以治之。处方：生麻黄2.4g，生石膏24g，生甘草2.4g，生姜2片，大枣2枚。服1剂后，即见微微汗出，小便亦渐增长，连服3剂，肿已退去大半，原方再服3剂而愈。改用香砂六君子汤加减以善其后，并嘱其忌盐4个月，愈后未复发。

按：张仲景《金匮要略》早指出：“诸有水者，腰以下肿，当利小便；腰以上肿，当发汗乃愈。”并用越婢汤以治“风水恶风，一身悉肿，脉浮不渴，续自汗出，无大热”者。越婢汤之主药为麻黄、石膏，乃治水肿之效方。盖水肿之病，多因肺气不宣，脾气失健，不能通调水道，以致水壅经络之中而成，故用麻黄以疏肺气；石膏、生姜以宣通手、足阳明之经络；大枣、甘草以培补脾胃。诸药合用则肺气通，脾胃健而水肿自可随之消退。谢老经验，凡水肿症见周身浮肿，唇舌较红，元气未虚，脉不甚沉，或有其他热象者，投以越婢汤，莫不应手取效。[王金魁，谢娟娟.老中医谢天心应用石膏的独到经验.上海中医药杂志，1984（5）：27.]

【讨论】

本条与上条同属风水，在证候上均有汗出、恶风、脉浮，但两者机理各异，虚实有别，其辨证的侧重点也有不同。本条为风水夹热，上条为风水表虚。症状上本条恶风不恶寒，可见身热，肿势明显；上条恶风不发热，自汗出，肿势较轻。治疗上越婢汤宣散水饮，兼清里热；而防己黄芪汤宣散水饮，益气固表。所以临床实践中当仔细分辨。

（二）皮水

裏水者，一身面目黄腫，其脉沉，小便不利，故令病水，假如小便自利，此亡津液，故令渴也。越婢加术湯主之。方見下。**（五）**

【释义】

本条论述皮水的证治。皮水的形成是由于脾失运化渗利，肺失宣发肃降，停水外溢所致，故见一身面目浮肿，按之没指；水阻气化，则小便不利；所以水湿既不能从毛窍而外泄，又不能下行由小便而排出，水郁日久则化热内扰，故脉沉、心烦。证属皮水郁热，治当发汗行水，兼清里热。其中越婢汤发越水气，从表而散；更加白术补脾益气，运化水湿。

【应用】

（1）本方对慢性肾炎急性发作性水肿、头面上半身浮肿明显、恶寒发热、咳嗽喘促胸闷、咽痛口渴或微汗、纳呆腹胀便溏、尿少色黄、苔白或白黄而润、脉浮数或弦滑者，有较好疗效。

（2）医案举隅

王某，男，42岁。因“全身浮肿20天”于1957年10月12日收住院。入院后检查：血压160/96mmHg。尿常规：蛋白（++++），红细胞（+），白细胞0～5个，颗粒管型（+），透明管型0～1个。X线检查：心脏向两侧扩大。眼底检查：肾型视网膜炎；腹水征阳性。西医诊断：①急性肾炎；②肾炎性心脏病。请米老治疗。症见全身浮肿，以面部为甚，恶风发热，心慌气短，胸闷咳嗽，腹胀恶心，腰痛尿少，舌苔白腻，脉浮滑。诊为水肿并发心悸证。治宜宣肺清热，健脾除湿，消肿利水。方选越婢加术汤。药用：麻黄24g，石膏48g，生姜、白术各17.5g，炙甘草10.5g，大枣5枚。3剂，水煎服，每日1剂。服药3剂，症状大减，尿量剧增，日排量4500mL，舌淡，苔白腻，脉沉滑。继服原方3剂，体重减少1.5kg，诸症消失，时有纳差，舌淡苔薄白，脉细。证属脾胃虚弱，治宜健脾益胃，方选六君子汤。每日1剂，连服6剂，血压、尿检一切正常，临床痊愈而出院。（米烈汉．中国百年百名中医临床家丛书·米伯让．北京：中国中医药出版社，2001：167-168.）

按：全身浮肿20天，面部为甚，伴有恶风发热、咳嗽气短、脉浮滑等，证属皮水郁热，治当发汗行水，健脾除湿，兼清里热，方用越婢加术汤。其中越婢汤发汗散水，兼清里热，使水气从表散，郁热从里除，加白术一味功可补脾益气，利水除湿。原方服用3剂则水湿已去，时兼有纳差，脉细之虚证，故以六君子汤善后而奏功。

【讨论】

（1）本条中的“越婢加术汤主之”应放在“故令病水”之后。“假如小便自利，此亡津液，故令渴也”属于插笔，旨在指出越婢加术汤的禁忌证候。若小便自利而口渴，说明津液已伤，不可使用发汗之法。

（2）越婢加术汤是发汗之法，配伍精当。白术与麻黄配伍不仅可行皮中之水，而且可抑制麻黄过汗，即所谓麻黄得术虽汗而不至过汗，术得麻黄可并行表里之湿，其配伍意义与治寒湿在表的麻黄加术汤相似。

（3）方后注云“恶风者，加附子一枚炮”。因恶风是卫阳虚弱、腠理疏松的表现，故加附子温阳固表。

皮水爲病，四肢腫，水氣在皮膚中，四肢聶聶動[①]者，防己茯苓湯主之。（二十四）

防己茯苓湯方

防己三兩　黄耆三兩　桂枝三兩　茯苓六兩　甘草二兩

上五味，以水六升，煮取二升，分温三服。

【校注】

①聂聂动：形容其动而轻微。

【释义】

本条论述皮水脾虚的证治。脾阳虚弱，水湿内停，里水外溢，肺气不足，通调失职，水湿停滞肌肤，故四肢浮肿，按之没指；水湿壅遏卫气，气行逐水，邪正相争，故四肢聂聂动，即浮肿，肌肉有轻微跳动。治宜防己茯苓汤健脾益肺，行水化湿。方中防己、茯苓渗湿利水，导水下行；黄芪、桂枝、甘草益气温阳，培土制水。全方标本兼治，为治疗脾虚浮肿的有效方剂。

【应用】

（1）凡慢性肾炎、肝硬化腹水、营养不良性水肿、尿毒症、关节炎、心源性浮肿等属阳气不宣、水气泛于肌肤者，症见面黄食少、便溏、肢体浮肿、小便少、心悸、四肢关节肿痛等，均可以防己茯苓汤加减治之。

（2）防己茯苓汤与防己黄芪汤均可治水气在表，均用黄芪、防己、甘草以健脾行表而祛水。不同者，防己茯苓汤偏于气虚阳郁，水停肌肤，症见四肢肿而肌肉跳动，小便不利，治以益气通阳，表里分消；而防己黄芪汤主治表虚不固，水湿在表，症见脉浮身肿或身重，汗出恶风，治以益气固表，祛风除湿。

（3）医案举隅

男，28岁。病浮肿一年，时轻时重，用过西药，也用过中药健脾、温肾、发汗、利尿法等，效果不明显。当我会诊时，患者全身浮肿，腹大腰粗，小便短黄，脉象弦滑，舌质嫩红，苔薄白，没有脾肾阳虚的证候。进一步观察，腹大按之不坚，扣之不实，胸膈不闷，能食，食后不作胀，大便每天一次，很少矢气，说明水不在里而在肌表。因此考虑到《金匮要略》上所说的“风水”和“皮水”，这两个证候都是水在肌表，但风水有外感风寒症状，皮水则否。所以不拟采用麻黄加术和越婢加术汤发汗，而用防己茯苓汤行气利尿。诚然，皮水也可以用发汗法，但久病已经用过发汗，不宜再伤卫气。处方：汉防己、生黄芪、带皮茯苓各15g，桂枝6g，炙甘草3g，生姜2片，红枣3枚。用黄芪协助防己，桂枝协助茯苓，甘草、姜、枣调和营卫，一同走表，通阳气以行水，使之仍从小便排出。服2剂后，小便渐增，即以原方加减，约半个月症状完全消失。（秦伯未.谦斋医学讲稿.上海：上海科学技术出版社，1978：153-154.）

按：医家通过腹部触诊及纳食情况判断水不在里而在表，又以无外感症状排除风水，因前医已发汗而效不显，故为防卫气受损而不再发汗，投以防己茯苓汤通阳行水，浮肿半月即愈。

【讨论】

本条症状中“皮水为病，四肢肿，水气在皮肤中，四肢聂聂动者”与第十二篇第十一条中“其人振振身瞤剧，必有伏饮”，在症状描述上有相似之处。伏饮乃痰饮潜伏不出，发作有时，其水饮停留的部位较深，难以去除，多在外邪引动内饮时发作。伏饮与本条在病因上有一致之处，均为饮邪停留。但本条邪气轻而病位浅，因此只有四肢肌肉的跳动，没有全身的震颤及动摇。

裏水，越婢加术湯主之；甘草麻黄湯亦主之。（二十五）

越婢加术湯方 見上。于内加白术四兩，又見脚氣中。

甘草麻黄湯方

甘草二兩　麻黄四兩

上二味，以水五升，先煮麻黄，去上沫，内甘草，煮取三升，温服一升，重覆汗出，不汗，再服。慎風寒。

【释义】

本条论述皮水的两种治法。皮水是由脾阳虚不能运化水湿，肺气虚不能通调水道，水湿停留，泛于肌表而成。皮水湿郁化热，一身面目黄肿者，可用越婢加术汤，宣肺健脾，清解郁热，行散水湿；若水湿停于肌表，无热而身肿者，可用甘草麻黄汤，内助脾气，外散水湿。本条所述同一皮水而设两方，属同病异治。但越婢加术汤证兼有郁热，而甘草麻黄汤证则无里热。

【应用】

（1）《医宗金鉴》云“若表实无汗有热者，则当用越婢加术汤，无热者，则当用甘草麻黄汤发其汗，使水外从皮去也”，说明了两方的应用区别。甘草麻黄汤以甘草伍麻黄健脾宣肺，发汗而不致太过，使表气通，肺气行，小便通调，水祛肿消，故云“重覆汗出，不汗，再服。慎风寒”。

（2）医案举隅

王某，男，3岁，1983年10月27日由儿童医院转来本院。患儿一周前发热，咽痛，经治热退，因汗出过多，其母用凉毛巾揩之，次日下午，患者脸、睑部出现浮肿到某院确诊为急性肾炎。用西药效微，转本院中医诊治。症见睑为卧蚕，全身浮肿，头面、下肢尤甚，其睾丸肿大如小杯，尿二日来几闭，不欲饮食，呼呼作喘，《金匮》所云“气强则为水”“风气相击”，治以：麻黄15g，甘草15g。水煎，频频而少喂。患儿家长每十几分钟喂一匙，半剂尽，尿道口淋滴尿液，半小时后，第一次排尿（300mL），又隔45分钟，第二次排尿（700mL），此时喘促减，余嘱尽剂，夜间服5～6次，次日清晨，其肿大消，身溃溃汗出，改培土利湿剂善后。[顾兆龙.提壶揭盖法治疗风水关格.中医药研究，1984（1）：22.]

按：皮水是由脾阳虚不能运化水湿，肺气虚不能通调水道，水湿停留，泛于肌表而成。皮水夹热者用越婢加术汤，若无热则用甘草麻黄汤。本案患者无明显内热，故以甘草麻黄汤宣肺利水，补脾和中。同时遵方后“重覆汗出，不汗，再服”的服法，每十几分钟喂药一次，表气通，肺气行，而小便通调，病瘥。

【讨论】

本篇载方十首，用麻黄者六首。《本草经集注》云：“麻黄能上宣肺气，下伐肾邪，外发皮毛之汗，内祛脏腑之湿，故仲景于水气病用之为主药。”其说可参。

厥而皮水者，蒲灰散主之。方見消渴中。**（二十七）**

【释义】

本条论述皮水见有手足厥冷的治疗。皮水病人，内有郁热，外有水肿，阳气被郁，不达于四肢，故手足厥冷；水气外溢肌表，则浮肿按之没指；水阻气化则小便短少。治用蒲灰散利水通阳。滑石利水清热，蒲灰（蒲黄粉）活血利湿，使水气下渗而阳气自通，浮肿厥冷等症自然消失。叶天士“通阳不在温，而在利小便”的理论渊源于此。

【应用】

（1）慢性肾炎、肾病综合征、妇人经闭水肿等症见全身浮肿、手足逆冷、小便不利或黄热短少、舌苔黄腻等辨证属皮水阳郁者可用本方加减治之。

（2）蒲灰散既可治疗湿热引起的小便不利，也可治疗水阻阳郁的皮水病，属于异病同治。蒲灰散的主要功效是通窍利水清热、气血兼顾，临床表现上可见有小便黄热短赤或涩痛、四肢肿厥、舌苔黄腻等。

（3）医案举隅

王一仁在广益医院治病，有钱姓男子，腹如鼓，股大如五斗瓮，臂如车轴之心，头面皆肿，遍体如冰，气咻咻若不续，见者皆曰必死。一仁商于刘仲华，取药房中干菖蒲一巨捆，炽炭焚之，得灰半斤，随用滑石和研，用麻油调涂遍体，以开水调服一钱，日三服，明日肿减大半。一仁见有效，益厚涂之，改服二钱，日三服，三日而肿全消，饮食谈笑如常人。乃知经方之妙不可思议也。（曹颖甫．经方实验录．北京：中国医药科技出版社，2014：122.）

按：厥为手足逆冷，皮水见厥与阳虚内寒者不同，由水湿停聚，湿热内蕴，阳气阻隔，不达四肢所致。如本案患者头面肿兼见遍体如冰，为水阻阳郁之皮水，用蒲灰散清热利湿，通利小便。如此水湿排除，阳气得伸，厥冷自愈。

（三）正水与风水

水之爲病，其脉沉小，屬少陰；浮者爲風。無水虚脹者，爲氣。水，發其汗即已。脉沉者宜麻黄附子湯；浮者宜杏子湯。（二十六）

麻黄附子湯方

麻黄三兩　甘草二兩　附子一枚（炮）

上三味，以水七升，先煮麻黄，去上沫，内諸藥，煮取二升半，温服八分，日三服。

杏子湯方 未見，恐是麻黄杏仁甘草石膏湯。

【释义】

本条论述风水、正水的证治，以及水气病与虚胀的鉴别。水之为病，包括风水、正水而言。正水病，是因少阴肾阳不足，不能温化水气，水湿停留，上逆犯肺，故见腹满、喘息、脉沉小。正水为水气在表而病本在肾，治宜麻黄附子汤。方中麻黄发汗行水，宣肺平喘；甘草健脾和中，培土制水；附子温阳化湿。诸药合用温经发汗，祛水平喘。风水病，因风邪袭表，肺失通调水道，水湿留于肌表四肢关节，故头面浮肿、骨节疼痛、脉浮恶风。本证属风水为患，无表虚、夹热之虑，为风水本证，治宜杏子汤，疏风散水，宣肺祛湿。该方未见，药物组成后世多认为系三拗汤或麻杏石甘汤。

“无水虚胀者，为气”，属插笔，视虚胀与水气病的不同。虚胀是因虚气郁，气滞而胀，症见腹部虚浮胀满，但无按之没指，也无小便不利等症，与虚寒性腹满相似。由于阳虚寒凝气滞，其胀满多喜温喜按，治疗可选用温阳行气消胀，不可发汗。因此说“无水虚胀者，为气”。若为水者，可用发汗的方法进行治疗。若“脉沉者，宜麻黄附子汤”，为水停在里，不属于风水范畴，而是由于肾阳虚弱，不能化气行水所致的正水病，因此在治疗上既要行散水湿，也要顾护肾阳，故选用麻黄发汗解表以散水邪，附子温阳化水，甘草调中，共奏温阳发汗，解表祛水之功。

【应用】

（1）凡腰以上及眼睑浮肿，兼有恶寒、四肢不温、小便不利或清长、咳喘、腹满脐平、脉沉细属正水者，多因肾阳虚不能化气行水，水寒犯肺所致，宜投麻黄附子汤温经发汗，祛水平喘。

（2）杏子汤方未见，推测必有辛开苦泄的作用。临床中若风水夹热，症见发热恶风、浮肿而喘、唇红、舌质红、苔薄黄少津、脉浮数者，可用麻杏石甘汤宣肺清热利水或以越婢汤发越水气，清解郁热；凡风水表里无热，症见浮肿而喘、苔白润、脉浮紧者，可用三拗汤宣肺散水平喘。

（3）医案举隅

覃某，女性，年50余。三个月前，初起眼睑浮肿，继即全身肿胀，按之凹陷，体重由八十余斤增至一百四十余斤，行动困难，食欲不振，大便软，小便少，素无心悸气促及两脚浮肿史，经化验诊断为肾脏性水肿，脉象沉小。初拟五苓散、济生肾气丸之类，连服多剂，不效。筹思再三，患者先从颜面肿起，正符合“腰以上肿，当发汗乃愈”之旨，用麻黄附子甘草汤，连服三剂，汗出至腿以下，顿觉全身舒适，继用五苓散及济生肾气丸多剂，功效大著，关门大开，小便清长，日夜十余次。二周后，全身水肿消失，体重减至八十余市斤，恢复原来体重，患者愉快出院。（湖南省中医药研究所.湖南省老中医医案选·第一辑.长沙：湖南科学技术出版社，1980：58.）

按：患者水肿按之凹陷，为阴肿，体重增加近60斤，小便不利，为水液运化失常。又脉象沉小，食欲不振，大便软，为肾阳虚衰，不能正常蒸腾水液，故而水肿。前拟五苓散与济生肾气丸，着眼于运化水液和温补肾阳，但病人水肿从头面起，脉象沉小，属少阴，此水肿，宜发其汗，故而发表与温阳同时进行，用麻黄附子甘草汤。

【讨论】

（1）风水治用汗法，正水而表有水气者也可用汗法，但二者有异。前者可疏风散水宣肺，后者应发汗散水，兼顾肾阳。

（2）本方药物组成与《伤寒论》302条麻黄附子甘草汤相同，只是麻黄剂量略有差异；与《伤寒论》301条麻黄细辛附子汤仅一味药物之差。在《伤寒论》中，麻黄附子甘草汤治少阴病兼表而病势较缓者，麻黄细辛附子汤治少阴兼表，病邪初感，病势较急者；若见吐利而厥等里虚寒甚者，虽有表证，亦当舍表而急救其里，正如《金匮要略·脏腑经络先后病脉证》“病，医下之，续得下利清谷不止，身体疼痛者，急当救里”。

（四）黄汗

問曰：黄汗之爲病，身體腫一作重**，發熱汗出而渴，狀如風水，汗沾衣，色正黄如蘗汁，脉自沉，何從得之？師曰：以汗出入水中浴，水從汗孔入得之，宜耆芍桂酒湯主之。（二十八）**

黄耆芍藥桂枝苦酒湯方

黄耆五兩　芍藥三兩　桂枝三兩

上三味，以苦酒一升，水七升，相和。煮取三升，温服一升，當心煩，服至六七日乃解。若心煩不止者，以苦酒阻故也。一方用美酒醯代苦酒。

【释义】

本条论述黄汗的病机与证治。黄汗为水气的一种，症见浮肿、汗出色黄、发热口渴。病者汗出入水中，表虚受邪，水湿郁遏，留于肌肉经脉，阻碍营卫运行，使卫郁不能行水，滞留于肌肤，故全身水肿；营郁而热，湿热交蒸于肌肤，热蒸湿动，故发热汗出，汗黏沾衣，色黄如柏汁；气不化津，故口渴；脉沉者当责有水。病机为表虚湿阻，卫郁营热，湿热内郁。治宜调和营卫，散水除湿。方中桂枝、芍药调和营卫，配苦酒以增强泄营中郁热的作用，黄芪实卫走表祛湿。诸药合用，使营卫和调，水湿得去，卫气得行，营热得泄，则诸症可愈。

【应用】

（1）本方常用于慢性肾炎、内分泌紊乱偏于表虚多汗症者。汗多者，加浮小麦、煅龙骨、煅牡蛎固表敛汗；气虚甚者，加党参、黄芪益气固摄；肿甚者，加车前子、茯苓通利水道；小便不利，色黄者，加滑石、泽泻利尿除湿；烦热加栀子、黄连清热除烦。

（2）黄汗与风水相似，在症状表现上都有身体浮肿，发热汗出而渴。两者的区别在于：风水脉浮而黄汗脉沉；风水恶风而黄汗不恶风；风水之汗不黄而黄汗之汗沾衣色黄如柏汁。

（3）医案举隅

周某，女，48岁，邹平县社员，1979年6月初诊。去年深秋，劳动结束后，在小河中洗澡，受凉后引起全身发黄浮肿，为凹陷性，四肢无力，两小腿发凉怕冷，上身出汗，下身不出汗，汗发黄，内衣汗浸后呈淡黄色，腰部经常窜痛，烦躁，下午低烧，小便不利。检查：肝脾未触及，心肺听诊无异常，血、尿常规化验正常，黄疸指数4单位，蛋白电泳：白蛋白47.8，α_1 6.4，α_2 27.8，β 14，γ 24。脉沉紧，舌苔薄白。服芪芍桂酒汤：黄芪30g，桂枝18g，白芍18g，水二茶杯，米醋半茶杯，头煎煮一杯；二煎时加水二杯，煮取一杯，头煎液和二煎液合在一起，分为二份，早晚各一份，共服6剂，全身浮肿消退。皮肤颜色转正常，纳增。疗后未复查蛋白电泳。[刘景祺．黄汗三例．山东中医学院学报，1980（2）：55.]

按：汗出之时，腠理开泄，水寒之气容易内侵。水湿停于肌腠，营卫郁滞，营郁而热，湿热交蒸而成黄汗之病。本案患者劳作汗出，洗澡受凉致使表虚湿阻，卫郁营热，湿热内郁，全身浮肿。治以芪芍桂酒汤固表祛湿，调和营卫，兼泄营热。方中黄芪走表，益气祛湿；桂枝、芍药调和营卫；苦酒即米醋，用以泄营中郁热。诸药合用，使营卫气血调和通畅，则水湿除而黄汗止。

【讨论】

本方在调和营卫的基础上，祛除水湿，清解郁热。方中苦酒多释为醋。醋有米制、大麦制。米醋性温。大麦醋性微寒，用之较宜。方中以苦酒煎服，“当心烦”，魏荔彤言“服后心烦，仍服勿疑，以苦酒湿热，未免与湿邪相阻，然非此无以入血而驱邪，所谓从治之法也，至六七日湿邪渐除，苦酒之湿无所阻，而心烦自止矣”。因此对苦酒的认识当灵活对待。

黄汗之病，兩脛自冷；假令發熱，此屬歷節。食已汗出，又身常暮盜汗出者，此勞氣也。若汗出已反發熱者，久久其身必甲錯；發熱不止者，必生惡瘡。

若身重，汗出已輒輕[1]者，久久必身瞤，瞤即胸中痛，又從腰以上必汗出，下無汗，腰髖弛痛[2]，如有物在皮中狀，劇者不能食，身疼重，煩躁，小便不利，此爲黄汗，桂枝加黄耆湯主之。（二十九）

桂枝加黄耆湯方

桂枝三兩　芍藥三兩　甘草二兩　生薑三兩　大棗十二枚　黄耆二兩

上六味，以水八升，煮取三升，温服一升，須臾飲熱稀粥一升餘，以助藥力，温服取微汗；若不汗，更服。

【校注】

①辄（zhé 哲）轻：辄，总是，就。辄轻，即感觉轻快。

②腰髋弛痛：腰髋部筋肉松弛无力而痛。

【释义】

本条进一步论述黄汗证治及其与历节、劳气的鉴别。黄汗病初期，水湿郁表，郁热不甚，湿邪偏盛。因湿性重滞，湿留关节，阳气被郁，不能下达，故身热胫冷。“假令发热，此属历节”，说明历节病，虽身热，两胫亦热。假如“食已汗出，又身常暮盗汗出者”，即食后微热则汗出，或暮晚盗汗，是胃气不足、阴虚有热的虚劳征象。其所出之汗皆非黄色，其发热之症，亦不因汗出而减，这是劳气汗出的特点。黄汗，由于汗出阳气外发，湿邪得减，营阴外泄而发热辄轻。若汗出反发热者必然耗损营血，不能濡养肌肤，故其身必甲错；热郁肌肤，腐肉败物，则生恶疮。

黄汗之症当汗出色黄，腰以上汗出，腰髋部疼痛、身重。阳虚不能温暖脾胃，脾胃失和，故剧者不能食；阳虚不能温化水气，故小便不利；上焦阳虚，则腰以上汗出；阳虚阴聚，胸阳闭阻故胸中痛；湿郁化热，则汗出色黄如柏汁；下焦湿盛，筋脉阻滞，则腰髋弛痛，如有物在皮中；湿郁化热，热扰心神则烦躁。以上诸症，总为阳虚湿阻，湿郁于表，治宜“汗而发之”，故以桂枝加黄芪汤调和营卫，益气除湿。方中桂枝汤解肌发汗，散湿消肿，调和营卫；湿阻营卫，卫气郁遏，故加黄芪二两助卫固表，使水湿得散而表气不伤。

【应用】

（1）本方适用于放射治疗、化疗及不明原因导致的白细胞减少症或黄疸病见表虚汗出者。

（2）本方即桂枝汤加黄芪，营卫不和、表虚湿阻的痹证、黄汗、水气病等，均可在本方基础上加减应用。

（3）医案举隅

韩某，女性，41岁，哈尔滨人，以肝硬化来门诊求治。其爱人是西医，检查详尽，诊断肝硬化已确信无疑。其人面色黧黑，胸胁窜痛，肝脾肿大，腰胯痛重，行动困难，必有人扶持，苔白腻，脉沉细。黄疸指数、胆红质皆无异常，皮肤、巩膜无黄染。曾经多年服中西药不效，特来京求治。初因未注意黄汗，数与舒肝活血药不效。后见其衣领黄染，细问乃知其患病以来即不断汗出恶风，内衣每日更换，每日黄染。遂以调和营卫、益气固表以止汗祛黄为法，与桂枝加黄芪汤治之。桂枝10g，白芍10g，炙甘草6g，生姜6g，大枣4枚，生黄芪10g。嘱其温服之，并饮热稀粥，盖被取微汗。上药服3剂，汗出身痛减，服6剂汗止，能自己行走，继依证治肝病乃逐渐恢复健康，返回原籍。两年后特来告知仍如常人。

按：本例是肝硬变并见黄汗之证，黄汗不去，则肝病长期治疗不效，提示了仲景学说的“先表后里”治则的正确性、重要性，也提示医者必须掌握黄汗的证治。因本患者有汗出恶风、身痛身重等，为桂枝汤的适应证，故治疗以桂枝汤调和营卫。因表虚湿据，故加黄芪益气固表，使营卫协和，正气固于皮表，汗止湿消，黄汗自除，是为黄汗的正证和正治的方法。[胡希恕．黄汗刍议．北京中医，1983（04）：6-8.]

【讨论】

（1）芪芍桂酒汤、桂枝加黄芪汤，均治黄汗，均具有宣达阳气、排除水湿之功。不同之处在于：前者周身汗出，表气已虚，故重用黄芪为君；后者汗出不透，腰以上有汗，腰以下无汗，故主以桂枝汤，另加黄芪益气除湿。

（2）对于黄汗的治疗，后世除选用黄芪、芍药、甘草外，常根据病情适当配伍茵陈、山栀子、黄柏、白鲜皮、防己、赤茯苓、木通、淡竹叶等品，以增强除湿清热的作用。可供临床参考。

（五）气分病

師曰：寸口脉遲而濇，遲則爲寒，濇爲血不足。趺陽脉微而遲，微則爲氣，遲則爲寒，寒氣不足①，則手足逆冷；手足逆冷，則榮衛不利；榮衛不利，則腹滿脇鳴相逐；氣轉膀胱，榮衛俱勞②，陽氣不通即身冷，陰氣不通即骨疼；陽前通③則惡寒，陰前通則痹不仁；陰陽相得，其氣乃行，大氣④一轉，其氣乃散；實則失氣，虛則遺尿，名曰氣分。（三十）

【校注】

①寒气不足：指有寒且气血不足。

②营卫俱劳：即营卫俱病。

③前通："前"，古假借作"剪"。前通，即断绝流通之意。

④大气：指膻中之宗气。

【释义】

本条论述气分病的病机、脉证和治则。气分病是指由于脏腑功能失调，寒气乘阳之虚而结于气分之病。病变重心以肺、脾、肾为主，亦与三焦、膀胱有关。症见手足逆冷、腹满、肠鸣、身冷、骨痛、肌肤不仁等，病机为阴阳相失，治宜调其阴阳，温运阳气。"大气一转，其气乃散"，即说明治疗水气病，贵在恢复阳气的气化功能，正气恢复，气行则津布，水气亦随之消散。"实则失气，虚则遗溺"指气分病亦有虚实之分。若阳气衰微，肾气不足，则见遗溺，属气虚；若寒气郁结，气滞于腹，泄于后阴，而见失气，属气实。但二者均为气分病变。

【讨论】

（1）本条重点在于论述气分病的治疗原则。"阴阳相得，其气乃行，大气一转，其气乃散"，其意义在于说明阴阳相得，阴平阳秘，精神乃治，气血流畅，营卫和调，人体正气方能奉养全身而畅行无阻，故曰"阴阳相得，其气乃行"。若阴阳调，营卫和，膻中宗气则能振奋而转输正常，则水寒之气才能消散，此乃阳气行则寒气散矣，故曰"其气乃散"。因此对于气分病总的治则当是调其阴阳，温运阳气。

（2）气分、血分、水分三者均与水气病相关，而三者之间又存在着密切的关系。中医理论认为，气为血帅，气行则血行，气行则津液亦可布散于四肢百骸、五脏六腑；反之，气滞则可导致血瘀、水停，而形成水气病。

氣分，心下堅，大如盤，邊如旋杯[①]，水飲所作，桂枝去芍藥加麻辛附子湯主之。（三十一）

桂枝去芍藥加麻黄細辛附子湯方

桂枝三兩　生薑三兩　甘草二兩　大棗十二枚　麻黄　細辛各二兩　附子一枚（炮）

上七味，以水七升，煮麻黄，去上沫，内諸藥，煮取二升，分温三服，當汗出，如蟲行皮中，即愈。

【校注】

①旋杯：即圆杯。

【释义】

本条论述脾肾阳虚的气分病证治。患者脾肾阳虚，阴寒凝聚，水湿停滞，积留心下，则心下痞硬如杯如盘，若外溢于肌肤可见浮肿，或兼有手足逆冷、身冷恶寒、骨节疼痛、四肢麻木不仁等症。治当温阳散寒，宣散水饮。方用桂枝去芍药加麻黄细辛附子汤。其中附子、桂枝、生姜、甘草、大枣辛甘助阳，补火燠土以化水饮；又加麻黄温散于外，附子、细辛温煦于里，通彻表里，从而使阳气振奋，大气运转，寒饮内蠲，表寒外散。服后"如虫行皮中"是阳气得通，推动阴凝之邪走表外散的现象。

【应用】

（1）本方常于肝硬化腹水、肝肾综合征、风湿性心脏病、肺源性心脏病等属于阳虚阴凝者的治疗中加减使用。另外，本方加知母，为治疗水肿要方“消水圣愈汤”。

（2）本方是“阴阳相得，其气乃行，大气一转，其气乃散”的具体运用。因本病是寒饮乘阳虚而积结气分，故不直接用破气药，而用辛甘发散、温阳化气之药治本，实乃治疗胀病的关键，可谓是“审因论治”。

（3）医案举隅

董某，女，49岁。周身皮肤肿胀，随按随起而无凹陷，腹部胀满尤为明显。更有奇者，肚脐周围出现如栗子大小包块十余个，按之软，随按而没，抬手又起。腹部皮肤发凉，间或嗳气上逆，面色黧黑不泽。脉沉无力，舌苔白。该证病名为“气分”，属寒邪内搏气机所致。桂枝9g，生姜15g，大枣10g，炙甘草6g，麻黄6g，细辛4.5g，附子9g，川椒3g。服3剂后腹中气动有声，矢气甚频，腹胀随之消减，脐周之包亦消。但腹中胀满尚未尽愈，改方用李东垣寒胀中满分消汤3剂而愈。（刘渡舟.经方临证指南.天津：天津科学技术出版社，1993：10.）

按：本案患者周身皮肤肿胀，肚脐周围包块十余个，腹部皮肤发凉，嗳气上逆，脉沉无力，辨为脾肾阳虚，阴寒凝聚，水湿停滞。治当温阳散寒，宣散水饮，通利气机，方用桂枝去芍药加麻黄细辛附子汤。方中用桂枝汤去微寒之芍药，功专振奋卫阳；麻黄细辛附子汤温散于外，温煦于里。二方合用，可通彻表里，从而使阳气振奋，阴凝解散，水饮自消。

【讨论】

本方药后“当汗出，如虫行皮中”，与防己黄芪汤“服后当如虫行皮中”一样，均为卫阳振奋，邪在肌表欲解之象，是药后有效的表现。“虫行皮中”是病人自觉肌肤有蚁行感、瘙痒甚则肌肤发红湿痒等症状。

心下堅，大如盤，邊如旋盤，水飲所作，枳术湯主之。（三十二）

枳术湯方

枳實七枚　白术二兩

上二味，以水五升，煮取三升，分温三服，腹中軟即當散也。

【释义】

本条论述脾虚气滞的气分病证治。脾虚气滞，失于运化，水气痞结心下，症见心下痞坚如盘、食少倦怠、少气懒言、恶心欲吐等，治宜行气散结，补脾行水。方以枳术汤。枳实苦以降泄，消痞行水；白术补脾气，化水湿，消中兼补。二药合用使气行饮化，则心下痞坚得以消散。

【应用】

（1）本方对心下痞满、肝脾肿大、胃下垂、脱肛、消化不良等病证有较好疗效。偏脾虚者，重用白术；偏气滞者，重用枳实。

（2）气分病两方，一方以温运阳气，辛甘发散为主；一方以理气、行气为主。其治疗均以气行为宗旨，临床用药当有区别。

（3）医案举隅

谢某，男，48岁，农民。1990年10月初诊。近年来脘腹胀满，食后为甚，自觉心窝下按之有坚实感，时有肠鸣，大便或艰或稀。苔白，脉细涩。当地医院X线钡餐检查诊为慢性浅表性胃炎，胃下垂。诊毕，何老辨证：脾胃虚弱，水饮痞结。盖心下胃也，胃气虚弱，升降乏力，运化失司，遂致水饮痞结于心下所致。病与《金匮》水气病脉证并治篇“心下坚，大如盘，边如旋盘，水饮所做，枳术汤主之”方证相合。治宜行气消痞，健脾化饮。枳术汤主之：枳实15g，土炒白术20g。服药7剂，症状减轻。28剂后，病已十去其九。再于原方加补中益气丸30g（包煎），继服半月而收全功。[金国梁.何任研究和运用仲景方一席谈.江苏中医杂志，1994（7）：4.]

按：本案患者脘腹胀满且食后为甚，即为脾胃虚弱的表现；心下按之坚实则为脾虚气滞，运化失司，水饮痞结心下之症见。故医家以枳术汤行气消痞，健脾化饮而取效。

【讨论】

（1）本条与前条同论心下坚之气分病，但前者属脾肾阳虚，阴寒凝结所致；后者属脾胃虚弱，气滞水凝为患。两者均有心下坚，但前者边如圆杯，指痞结较厚，说明症状较重；后者边如圆盘，指痞结较薄，说明症状较轻。因此，虽属同病，但病机、症状不同，治法亦不相同。

（2）若本方加一味荷叶，即是《内外伤辨惑论》中的枳术丸，具有升发胃气、健脾消滞的功效，治疗饮食停滞脘腹痞满而胀者，效佳。但枳术丸与枳术汤作用重心有所差异。枳术丸重用白术以健脾为主；而枳术汤以枳实为主，重在消滞。

【附方】

外臺防己黃耆湯：治風水，脉浮爲在表，其人或頭汗出，表無他病，病者但下重，從腰以上爲和，腰以下當腫及陰，難以屈伸。方見風湿中。

【释义】

本条论述风水表虚，水湿偏盛的证治。风水为风邪犯肺，失其通调，以致津液运行障碍，水湿停聚，泛溢肌表而致。因此，脉浮为病在表；风为阳邪，浮于上故其人头汗出，表无他病；又因水为阴邪，其性下趋，故见腰以下当肿，甚者肿及外阴，下肢肿甚则难以屈伸。总属风水表虚，水湿偏盛。治以防己黄芪汤益气健脾，除湿利水，使水湿不仅从肌腠而散，也能从小便而除。临床可加茯苓以增强疗效。

小结

本篇主要论述了水气病的脉证、病因、病机和辨证论治。水气病的形成与肺失宣化、脾失运化、肾失温化紧密相连，与三焦水道、膀胱气化及其他脏器功能也密切相关。在症状表现上依机理不同而异，但主症为水溢肌肤而致的浮肿。其分类根据水停部位和主症，分为风水、皮水、正水、石水、黄汗；根据水气病的形成与五脏关系，可分为心水、肝水、脾水、肺水、肾水；根据水气病的形成及演变关系，可分为血分、气分、水分等。

对于水气病的治疗原则，张仲景继承了《黄帝内经》的理论，提出了“腰以上肿，当发汗”“腰以下肿，当利小便”“可下之”的治疗方法。在水气病的具体治疗中，风水表虚者，用防己黄芪汤益气固表，健脾除湿；风水夹热者，用越婢汤发越水气，清解郁热；风水脉浮，治宜杏子汤，疏风散水，开肺祛湿；皮水郁热，治以越婢加术汤宣肺健脾，利水清热；皮水郁表无里热者，可用甘草麻黄汤和中补脾，宣肺行水；皮水脾虚者，治宜防己茯苓汤健脾益肺，行水利湿；皮水阳郁者，治用蒲灰散利水渗湿通阳；正水属肾阳不足，水湿不化者，治宜麻黄附子汤温经发汗，祛水平喘。

黄汗属湿热郁滞肌肤，表虚为甚者，治用芪芍桂酒汤益气固表，散水除湿，以泄营热；属水湿郁表，表虚较轻者，治用桂枝加黄芪汤解肌祛湿，调和营卫。

气分属阳虚阴凝者，治用桂枝去芍药加麻黄细辛附子汤温阳散寒，宣散水饮；属脾虚气滞者，治用枳术汤行气散结，补脾行水。

思考题

1. 试述水气病的分类、主症、病机及病位。
2. 水气病的治疗原则是什么？如何理解？
3. 越婢汤与越婢加术汤同治水气病，二证有何不同？
4. 风水、皮水如何鉴别，怎样治疗？
5. 什么是气分病，如何辨证论治？
6. 何谓气分、血分、水分？
7. 何谓黄汗，如何辨证论治？
8. 试述风水、皮水、正水、石水及黄汗的主症、病机与治法。
9. 如何理解“血不利则为水”？
10. 水气病与痰饮病的治疗大法有何异同？
11. 试比较防己黄芪汤、防己茯苓汤、苓桂术甘汤与五苓散等方证的异同。
12. 为何仲景在本篇用大量条文讲水气病的概论？

黄疸病脉证并治第十五

本篇专论黄疸病。黄疸病是以身黄、目黄、小便黄为特征。本篇所论黄疸，范围较广，包括了某些发黄证候的疾病。

本篇将黄疸分为三种类型，即谷疸、酒疸、女劳疸。根据病机不同，又可将黄疸分为湿热发黄、寒湿发黄、火劫发黄、燥结发黄、女劳发黄以及中虚发黄等类型，其中以湿热发黄为重点。

关于黄疸病的治疗方法，本篇提出了解表发汗、清利湿热、润燥逐瘀、调补脾胃、调和肝胃等方法，但以清热利湿法为主要治疗法则。

一、黄疸病机、分类与治则、预后

寸口脉浮而緩，浮則爲風，緩則爲痹。痹非中風。四肢苦煩，脾色必黄，瘀熱以行。（一）

【释义】

本条论述黄疸病的发病机理。脉浮主风，风为阳邪，易于化热，故“风”字可作“热”字理解。脉缓主湿，湿性黏滞，极易伤脾。“痹”有闭之意。“寸口脉浮而缓，浮则为风，缓则为痹”意指黄疸病因为风邪入里化热，与湿相合，湿热郁闭于脾。

湿为阴邪，易伤太阴脾土，脾主四肢肌肉，湿热互结郁闭于脾，脾失转输，肢体失却濡养，则烦热不舒，病苦不堪，故曰“四肢苦烦”。黄属土，为脾脏之本色，湿热郁滞于脾，转输不利，则湿热泛溢于周身而发黄，故曰“脾色必黄，瘀热以行”。

“痹非中风”一句为插笔，仲景恐人误认本条脉浮而缓为太阳中风，以示区别。

【讨论】

（1）关于“瘀热”，有两种说法。一是“瘀”作“郁”字解，如徐忠可认为“此言黄疸之病，概有热郁而外正也”，即热邪郁滞在气分；二是“瘀热”应当作热邪郁滞在血分解，即“瘀”为瘀血，湿热郁滞于脾，久则陷于血分。朱肱《类证活人书·疸病证治》言：“病人寒湿在里不散，热蓄于脾胃，腠理不开，瘀热与宿谷相搏，郁蒸不消化，故发黄。”关幼波认为：“如果湿热稽留在气分，并不一定出现黄疸，只有湿热瘀阻入于血脉才能产生黄疸。”并提出“治黄必治血，血行黄易却”。刘渡舟《肝病证治概要》总结为：“肝病黄疸初伤在气，久必入血，病在气分较少，在血分者尤多。”

（2）“肝胆郁热，胆汁外溢”理论出现于明代，张景岳在《景岳全书·杂证谟》中首提“胆黄”这一病名，认为“胆伤则胆气败，而胆液泄，故为此证”。“胆液泄”

被后世医家发挥，“胆汁外溢，不循常道”已成为现今通行的黄疸发病机理。

趺陽脉緊而數，數則爲熱，熱則消穀，緊則爲寒，食即爲滿。尺脉浮爲傷腎，趺陽脉緊爲傷脾。風寒相搏，食穀即眩，穀氣不消，胃中苦濁[1]，濁氣下流，小便不通，陰被其寒，熱流膀胱，身體盡黄，名曰穀疸。

額上黑，微汗出，手足中熱，薄暮即發，膀胱急，小便自利，名曰女勞疸；腹如水狀不治。

心中懊憹而熱，不能食，時欲吐，名曰酒疸。（二）

【校注】

①胃中苦浊：“苦”作“病”字解。浊指湿热之邪。胃中苦浊即指胃中湿热过甚。

【释义】

本条论述黄疸的分类及各类黄疸的病机和主症。条文分三段论述。

第一段：论谷疸的病机、主症及谷疸与女劳疸的区别。

趺阳脉用以候脾胃，脉数为胃中热盛，热盛则消谷善饥；脉紧主寒湿伤脾，脾伤则运化失职，故食后腹中胀满。“趺阳脉紧而数”，说明谷疸病机为脾胃湿热。

“尺脉浮为伤肾，趺阳脉紧为伤脾”系插笔，是从脉象上指出女劳疸与谷疸的区别。尺脉候肾，浮脉主虚，说明女劳疸病机为肾虚内热；“趺阳脉紧”是“趺阳脉紧而数”的互辞，说明谷疸病机为脾胃湿热。

“风寒相搏”尤言湿热相搏，湿热蕴结脾胃，运化功能低下，故饮食不消，若勉强进食，必增湿助热。热上冲则头眩；湿热中阻则胃中不适；湿热下注，膀胱气化受阻则小便不利。“阴被其寒，热流膀胱”，“阴”指足太阴脾。寒湿困脾，与胃热相合，湿热下注膀胱则小便不利。湿热无从外泄，郁蒸日久乃成黄疸。因其发病与饮食不节有关，故称之为谷疸。

第二段：论女劳疸的主症和预后。

女劳疸因房劳伤肾，阴虚有热所致。《灵枢·五阅五使》云“肾病者，颧与颜黑”，颜指额部，故女劳疸出现“额上黑”为肾虚脏色外露；“微汗出，手足中热，薄暮即发”为阴虚内热之征；“膀胱急”，指少腹部拘急，由肾精不足，少腹失养所致。“小便自利”，说明女劳疸病因非湿邪阻滞。若病至后期，出现腹中胀满，如有腹水的症状，此属脾肾两败，治疗极为困难，故称不治。

第三段：论述酒疸的主症。

酒疸因嗜酒过度所致。酒体湿而性热，嗜酒过度易伤脾胃，故酒疸病机为湿热蕴结脾胃。湿热上熏于心，则心中郁闷不舒，烦热不安；湿热内盛，脾胃升降失常，胃气上逆，则不能食，时而泛恶欲吐；湿热阻滞，日久累及血分，从而形成黄疸。

【讨论】

张仲景根据黄疸病病因的不同，将其分为三种证型，即谷疸、酒疸和女劳疸。其中谷疸由饮食不节所致，酒疸因嗜酒过度而发，女劳疸因房劳过度而成。谷疸、酒疸病位在脾胃，病机均属脾胃湿热；女劳疸病位在肾，病机为肾虚内热。在症状方面，谷疸以食谷即眩为主症，酒疸以心中懊侬为主症，女劳疸以额上黑为主症。此外，谷疸、酒疸因湿热所致，故均有小便不利；女劳疸病因非湿邪为患，故小便自利。

陽明病，脉遲者，食難用飽，飽則發煩頭眩，小便必難，此欲作穀疸。雖下之，腹滿如故，所以然者，脉遲故也。（三）

【释义】

本条论述寒湿谷疸的病机。谷疸多属湿热为患，然本条云“阳明病，脉迟”，即属寒湿谷疸。由于脾胃虚寒，腐熟运化能力低下，故病人不能饱食，过饱则饮食不化，气滞不行而见烦闷不舒；湿浊上逆，阻遏清阳则头目眩晕；湿浊下流，气化失职则小便难。

“虽下之，腹满如故”，说明未下之前即有腹满，乃由脾虚湿停，气机郁滞所致，治宜温化寒湿，而不应苦寒攻下。若误用寒下，势必重伤脾阳，非但寒湿不去，反致增寒助湿，致腹满如故。因此，寒湿谷疸当禁用苦寒攻下。

【讨论】

黄疸有湿热与寒湿之分。湿热黄疸必有黄色鲜明、舌苔黄腻、脉数有力等症，属于后世“阳黄”范畴，治宜清热利湿；寒湿黄疸症见黄色晦暗、精神疲倦、舌淡苔白、脉迟无力等症，属于后世“阴黄”范畴，治宜温化寒湿，可用理中汤、四逆汤等加茵陈治疗。

夫病酒黄疸，必小便不利，其候心中熱，足下熱，是其證也。（四）

酒黄疸者，或無熱，靖言了了①，腹滿欲吐，鼻燥；其脉浮者先吐之，沉弦者先下之。（五）

酒疸，心中熱，欲嘔者，吐之愈。（六）

【校注】

①靖言了了：指语言清晰，神情安静。

【释义】

以上三条进一步论述酒疸的证候和治法。酒疸因嗜酒伤中，湿热内蕴脾胃所致，其证候表现除第二条所说“心中懊侬而热，不能食，时欲吐”外，第四条又补充了“小便不利”和“足下热”等症状。湿热流注于下，故见足下热；膀胱气化受阻，则小便不利。由于小便不利，湿热无由排泄，郁蒸而成酒疸，所以“小便不利”是形成酒疸的关键。若气化正常，小便自利，湿热有外泄之机，则不致发生黄疸。所以《伤寒论》云“若小便自利者，不能发黄”。

酒疸虽因湿热内蕴脾胃所致，但其病势有在上、在中、在下之别，故治法上亦应有所变通。第五条云“酒黄疸者，或无热，靖言了了”，是因邪阻中焦，由于湿热不甚，尚未熏蒸于上，故心中无热，神情安静，语言清晰。若见有欲吐、鼻燥、脉浮等症，说明湿热阻滞，病在上脘，有上逆之势，治当因势利导，先用吐法涌吐邪气；若见腹满、脉沉弦等症，说明湿热下趋，病在下脘，治疗则当先用下法。文中使用两个“先”字，说明吐、下之法均属治标之法，俟吐、下之后标证缓解，再以清热化湿，调治其本。

所述“心中热”“欲呕”为湿热阻滞于胃，有上逆之势；欲呕者吐之，是顺应病势的一种治标方法，通过涌吐病邪，使湿热邪气从上排出，故曰“吐之愈”。

酒疸下之，久久爲黑疸，目青面黑，心中如噉蒜虀狀[1]，大便正黑，皮膚爪之不仁[2]，其脉浮弱，雖黑微黄，故知之。（七）

【校注】

①心中如噉（dàn 但）蒜虀（jī 机）状：噉，即吃的意思。蒜虀，指将蒜捣碎。全句谓胃中有灼热或烧灼的感觉。

②爪之不仁：指肌肤麻木，搔抓时无痛痒感。

【释义】

本条论述酒疸误治变为黑疸的证候。酒疸属湿热为患，虽有可下之证，但必须辨证准确，应用适宜，否则不当下而下，或下之太过，必致正气受损，湿热乘虚内陷血分，湿热与瘀血交蒸，日久则变为黑疸。由于瘀血内阻，肌肤失养，故见面青目黑，皮肤爪之不仁；瘀血阻滞，血不归经，下溢大肠则大便正黑。误下之后，正气不足，湿热犹存，上蒸于心，则心中懊侬如噉蒜虀状。脉浮弱，说明误下后正气受损而虚亏。由于湿热瘀血交蒸为患，故肤色黑中带黄。

【讨论】

巢氏《诸病源候论》云“夫黄疸、酒疸、女劳疸，久久多变为黑疸”，说明不仅酒疸误下可以转变为黑疸，其他黄疸经久不愈或误治，皆有转变为黑疸的可能。

本条所描述的黑疸症状类似于肝硬化并伴有上消化道出血。巢氏将黑疸作为谷疸、酒疸、女劳疸的转归，与现代医学将肝硬化视为众多肝病的终末期具有相似性。

師曰：病黄疸，發熱煩喘，胸滿口燥者，以病發時火劫其汗[1]，兩熱所得。然黄家所得，從濕得之。一身盡發熱而黄，肚熱[2]，熱在裏，當下之。（八）

【校注】

①火劫其汗：指用艾灸、温针或火熏等治法强迫出汗。

②肚热：指腹中热。

【释义】

本条论述误用火劫发黄的证候及治则。黄疸初期多有发热症状，是由湿热熏蒸，营卫不和所致。若医者误认为是表证而用火劫治法强迫出汗，汗后非但在里之热不解，且火攻之热与内郁之湿热相合，而使热势增重。由于邪热熏蒸内外，故“一身尽发热”，尤以腹部发热为重。邪热扰心则烦，邪热熏肺则喘，热壅气滞则胸满，热盛伤津则口燥。热盛于里，故当采用攻下法通腑泻热。

“然黄家所得，从湿得之”一句是插笔，说明黄疸病多与湿邪有关。本条为两热所得，也不离乎湿，故治疗当清化湿热，如单用火劫，则湿邪化热，两热相得，势必变生他证，故宜慎之。

【讨论】

（1）“黄疸”与“黄家”的关联和区别。《黄帝内经太素》曰：“疸音旦，内热病也。”“疸”作热解，“黄疸病”之黄与热邪关系比较密切，仲景在论述谷疸、酒疸、女劳疸时多从热立论。“黄家所得，从湿得之”，指出黄家多与湿邪有关，故治疗时，“诸病黄家，但利其小便”。

（2）本条有证无方，后人主张用栀子大黄汤、大黄硝石汤或凉膈散治疗，可供参考。

脉沉，渴欲飲水，小便不利者，皆發黄。（九）

【释义】

本条论述湿热发黄的证候。“脉沉”，为湿热郁滞于里之象；湿热内郁，耗伤津液，则渴欲饮水；湿热内停，气化受阻，则小便不利。小便不利，湿热无由排泄，郁蒸而成黄疸。

腹滿，舌痿黄①，燥②不得睡，屬黄家。舌痿疑作身痿。**（十）**

【校注】

①舌痿黄：舌，《医宗金鉴》作“身”字。痿黄，即萎黄，指身黄而不润泽。

②燥：医统本作“躁”。

【释义】

本条论述寒湿发黄的证候。腹满为寒湿困脾，脾不运化所致，其特点是按之柔软，与实热腹满拒按截然不同。躁不得睡者，是湿郁中焦，胃不和而卧不安。寒湿郁阻，日久波及血分则成黄疸，其特点是身黄而晦暗，属后世阴黄范畴。

【讨论】

上述两条论述了湿热发黄与寒湿发黄的不同证候。第九条为湿热发黄，除渴欲饮水、小便不利外，当有黄色鲜明，心烦、溲赤、舌红苔黄腻、脉沉数等症，属于后世“阳黄”范畴；第十条为寒湿发黄，除见腹满、躁不得睡、黄色晦暗外，尚有口不渴、手足不温、舌淡苔白腻、脉沉迟等症，属于后世“阴黄”范畴。

黄疸之病，當以十八日爲期，治之十日以上瘥，反極爲難治。（十一）

【释义】

本条论述黄疸病的预后。黄疸的病变脏腑主要在脾胃。脾为湿土，寄旺于四季之末各十八日，故条文曰“黄疸病，当以十八日为期”。假如经过治疗，病情能在十天左右减轻，说明正能胜邪，容易治愈；相反，若治疗十日以上病情反而加重，说明邪盛正虚，治疗就比较困难。

【讨论】

（1）本条主要说明可以根据病程的长短判断黄疸的预后。一般而言，凡病程短者，多病邪浅而正气未衰，故易于治疗；反之，病程长者，多邪盛正虚，故难以治愈。

（2）关于此句，注家约有三种解释。①十八日为土旺之期。因黄疸与脾胃湿热有关，如尤怡言："土无定位，寄王于四季之末各十八日。黄者土气也，内伤于脾，故即以土王之数，为黄病之期。"②以十八日为阴数之期，病易愈。沈明宗《金匮要略编注》言："十八乃三六，阴数之期也，十日二五，阳土之数也，黄疸乃湿热郁蒸，阳邪亢极，脾阴大衰，故治之须候一六、二六、三六，阴气来复，制火之期，而为定期。"③以十八日为一气有余，病易愈。徐忠可《金匮要略论注》云："黄疸之病，过三候而气一变，五日为一候，十五日为一气，若十五日，又加三日，则为十八日，一气有余，未满四候，愈则竟愈，故曰为期。"

疸而渴者，其疸難治，疸而不渴者，其疸可治。發於陰部[①]，其人必嘔；陽部[②]，其人振寒而發熱也。（十二）

【校注】

①阴部：指在里的部位。

②阳部：指在表的部位。

【释义】

本条续论黄疸病的预后。黄疸病多为湿热郁蒸所致，若见口渴，说明湿热化燥，病位较深，病邪较重，治疗比较困难；若口不渴，说明病位较浅，病邪较轻，治疗比较容易。黄疸病发于里者，内关脾胃，由于胃气上逆则呕吐；发于表者，营卫不利，则见振寒发热。

【讨论】

（1）本条以"渴"与"不渴"以及"呕吐"与"振寒发热"代表病位的深浅，旨在说明病位深重者难治，病位轻浅者易疗。

（2）本条与上条均讨论黄疸病的预后。综合以上两条内容来看，黄疸病的预后可以从三方面来判断：①病程的长短；②病位的深浅；③正气损伤的程度。

二、证治

（一）谷疸

穀疸之爲病，寒熱不食，食即頭眩，心胸不安，久久發黄爲穀疸，茵陳蒿湯主之。（十三）

茵陳蒿湯方

茵陳蒿六兩　梔子十四枚　大黄二兩

上三味，以水一斗，先煮茵陳，減六升，内二味，煮取三升，去滓，分温三服。小便當利，尿如皂角汁狀，色正赤，一宿腹減，黄從小便去也。

【释义】

本条论述湿热谷疸的证治。谷疸由湿热内蕴脾胃所致。因脾胃为后天之本，是气血营卫生化之源。湿热交蒸，营卫不和则生寒热；湿热内蕴，脾胃升降失常则不欲饮食，若勉强进食，反而增湿助热，湿热上冲，则见头目眩晕、心胸不安。湿热郁蒸日久累及血分则形成黄疸。治宜清利湿热，方用茵陈蒿汤。方中茵陈蒿清热利湿退黄，为治疗黄疸的要药，栀子清热除烦、利湿退黄，二药合用，使湿热从小便而去。大黄活血化瘀，泻热退黄，通利大便。三味合用，清热利湿，行瘀退黄，使湿热、瘀热从大小便排泄。故方后云："尿如皂角汁状，色正赤，一宿腹减，黄从小便去也。"

【应用】

（1）茵陈蒿汤的临床应用广泛，可以用于肝胆疾病，如急性黄疸性肝炎、肝硬化、肝癌术后、胆囊炎等引起的黄疸，可于原方酌情加入清热解毒活血之品，如金银花、连翘、板蓝根、赤芍、丹参、郁金；用于皮肤科疾病，如湿热型湿疹、痤疮等；其他疾病伴发黄疸者，亦可斟酌应用。

（2）医案举隅

孙某，男，55岁，1992年4月21日初诊。三年前，洗浴之后汗出为多，吃了两个橘子，突感胸腹之中灼热不堪，从此不能吃面食及鸡鸭鱼肉等荤菜，甚则也不能饮热水，如有触犯，则胸腹之中顿发灼热，令人烦扰为苦，必须饮进冷水则得安，虽属数九隆冬，只能饮凉水不能饮热水。去医院检查，各项指标未见异常，多方医治无效，专程由东北来京请刘老会诊。经询问，患者素日口干咽燥，腹胀，小便短黄，大便干，数日一行，视其舌质红绛，苔白腻，切其脉弦而滑。据脉证特点，辨为"瘅热"之病，《金匮》则谓"谷疸"。乃脾胃湿热蕴郁，影响肝胆疏通代谢之能为病。治法：清利湿热，以通六腑，疏利肝胆，以助疏泄。疏方柴胡茵陈蒿汤：柴胡15g，黄芩10g，茵陈15g，栀子10g，大黄4g。服药7剂，自觉胃中舒适，大便所下秽浊为多，腹中胀满减半。口渴欲饮冷水，舌红，苔白腻，脉滑数等症未去，此乃湿热交蒸之邪，仍未驱尽，转用芳香化浊，苦寒清热之法：佩兰12g，黄芩10g，黄连10g，黄柏10g，栀子10g。连服7剂，口渴饮冷已解，舌脉恢复正常，胃开能食，食后不作胸腹灼热和烦闷，瘅病从此而愈。（陈明，刘燕华，李方编著．刘渡舟临证验案精选．北京：学苑出版社，1996：64-65.）

按：患者以胸腹灼热为主症，乃脾胃湿热，郁蒸日久影响肝胆疏泄功能，发为"瘅热"，饮食肉面增助脾胃湿热则症状加重。刘老治用柴胡、黄芩，取小柴胡汤之意，加茵陈蒿汤，调畅气机，清热利湿。

【讨论】

（1）结合方后注"小便当利……一宿腹减"及《伤寒论》260条"伤寒七八日，身黄如橘子色，小便不利，腹微满者，茵陈蒿汤主之"，本证除条文所述症状外，当有身黄如橘子色、腹微满和小便不利等症状，病机为湿热两盛。

（2）实验研究表明，茵陈蒿汤具有退黄、抗炎、降酶作用，能显著降低谷丙转氨酶和谷草转氨酶，促进胆红素代谢，具有抗肝损伤和抗肝纤维化作用。

（二）女劳疸

黄家日晡所發熱，而反惡寒，此爲女勞得之；膀胱急，少腹滿，身盡黄，

額上黑，足下熱，因作黑疸，其腹脹如水狀，大便必黑，時溏，此女勞之病，非水也。腹滿者難治。硝石礬石散主之。（十四）

硝石礬石散方

硝石　礬石（燒）等分

上二味，爲散，以大麥粥汁和服方寸匕，日三服。病隨大小便去，小便正黄，大便正黑，是候也。

【释义】

本条论述女劳疸转变为黑疸兼瘀血湿热的证治。“黄家日晡所发热”与第二条“手足中热，薄暮即发”同义，为女劳疸初期肾虚有热症状。今见日晡所反恶寒，是女劳疸日久，阴损及阳所致。膀胱急、少腹满、身尽黄、额上黑、足下热，与第二条所述之女劳疸症状相同，皆由阴虚内热而致。若兼见大便黑，时溏，说明女劳疸兼夹瘀血而形成黑疸，故曰“因作黑疸”。女劳疸后期，若出现腹大胀满，有如水气病症状者，属脾肾两败，预后不良，所以说“腹满者难治”。

“硝石矾石散主之”一句是倒装笔法，应承接“非水也”之后。该方具有消瘀散结，清热化湿之功。方中硝石即火硝，咸寒除热，消瘀活血；矾石化湿利水。因石类药物易伤胃气，故用大麦粥汁调服以顾护脾胃。

【应用】

（1）硝石矾石散是治疗女劳疸兼夹瘀血转变为黑疸的方剂。若女劳疸肾虚而不兼瘀血者，治疗当以补肾为主。偏于肾阴虚者，可选六味地黄丸、左归丸；偏于肾阳虚者，可用肾气丸、右归丸等方治疗。

（2）医案举隅

李某，男，38岁，于1990年4月就诊于我门诊。自述右胁腹部胀痛2年余，加重半个月，胃脘胀满痞闷，痛连右胁背，每喝酒或高脂餐后复发，舌质紫暗，苔薄黄，脉弦滑数。B超提示肝内胆管结石和胆囊结石。患者呈慢性病容，体质消瘦，面色晦暗，毛发稀疏，血压120/80mmHg，脉搏78次/分，体温36℃，心肺（–），腹软，右胁轻度压痛，莫菲氏征（+），肝脾未触及，化验血常规（–），肝功（–）。诊断：胁痛（胆结石）。治则：清利肝胆，化瘀排石。处方：火硝、皂矾等分为末，每服5g。大枣15枚，金钱草30g，煎汤送服。日3次。嘱咐病人服药后，宜多喝水，多活动。倘大便黑绿色属药物所致，坚持用药2个半月，排石60余块，症状消失，B超复查证实结石已经消除。

按：胆石症多由饮食不节，情志失调，外感病邪等因素，致肝胆郁滞，湿热蕴结，日久则生本病，治宜疏利肝胆、清热利湿、行气化瘀为主。硝石矾石散药仅两味。硝石即火硝，能入血分消淤活血，消化诸石；矾石即皂矾，入气分化湿利水，泻肝胆郁热。二者共奏清肝利胆，化瘀消石之功。

硝石矾石二药皆为石药开破之品，易伤胃耗血，故原方后附有“以麦粥汁和服”之名，以护胃气。我在临床取“十枣汤”之意，运用大枣顾护胃气，未见不怠。皂矾主要成分为$FeSO_4$，故见大便色黑，也正如方后附“病随大小便去，小便正黄，大便正黑是其候也”。只不过当时由于条件所限，未揭示其黑便实质罢了。临床上观察到，块状结石排出较快，疗程较短；而泥沙样结石效果较好；体质好，机体代偿能力强的，排出快，疗程短。排石时，多活动，可促进排石。情志抑郁时，则排石减少，或不排石。[丁庆学，田河水．硝石矾石散治疗胆石症体会．甘肃中医，1994，7（3）：22.]

【讨论】

方中矾石，医家多用皂矾，皂矾不但能化湿，且有补血作用。

（三）酒疸

酒黄疸，心中懊憹或熱痛，梔子大黄湯主之。（十五）

梔子大黄湯方

梔子十四枚　大黄一兩　枳實五枚　豉一升

上四味，以水六升，煮取二升，分温三服。

【释义】

本条论述酒疸的证治。酒疸因嗜酒过度，湿热蕴结中焦所致。湿热上蒸于心胸，则心中懊侬而热；湿热炽盛，气机不畅，不通则痛，故心中热痛。证属湿热内蕴，且热重于湿，病位偏上，治宜清热除烦、利湿退黄，方用栀子大黄汤。方中栀子苦寒，清热利湿，与豆豉相伍，清热除烦之力益彰，大黄、枳实除积泻热。

【应用】

（1）本方加减可用于治疗急性黄疸型肝炎、急性胰腺炎、复发性口腔溃疡属湿热者。治疗急性黄疸型肝炎和急性胰腺炎时，可加入赤芍、丹参等活血祛瘀药；若湿热明显更加茵陈蒿、龙胆草。

（2）医案举隅

吴某，男，45岁，工人。1971年8月5日就诊。病者心中懊侬，发热身黄已二周。自述25年来嗜酒成癖，酒后多少食或不食。上月中旬酒后心中烦扰热闷，小便不爽。次日身热瘙痒，腹满，因西药过敏而求助于中药治疗。现症：巩膜、周身皮肤黄染如橘子色，大便秘结，小便不利，舌红苔黄腻，脉沉弦。体温38.2℃，血压160/110mmHg。血检：白细胞21×10^9/L，肝功能和黄疸指数均有明显改变。据证诊为酒疸。治以清泄湿热，方用栀子大黄汤加味：栀子15g，大黄10g，枳实15g，豆豉10g，黄芩15g，葛花5g。服上方17剂，大便通，小便利，热降黄退，思食神安。继以上方加减服用35剂，诸证悉除，肝功能基本恢复正常。嘱其断酒自养。

按：里热亢盛，脏腑诸火，均宜清热泻火。如酒疸热邪内郁，积于心下胃脘，扰于三焦，以栀子大黄汤清泻实热，除烦退黄。[秦书礼．《金匮》清法临证运用举隅．江苏中医杂志，1987（2）：8-9.]

【讨论】

（1）以方测证，本证除见心中懊侬而热痛外，当有身热、烦躁不眠、大便难、小便不利、身黄如橘子色等症。

（2）栀子大黄汤与茵陈蒿汤均有清热利湿之效，皆可用治湿热黄疸，方中均用大黄、栀子清泄湿热，但二证病机、病位、主症、功用不尽相同。栀子大黄汤证属湿热内蕴，热重于湿，病位偏于心下，主症为黄疸、心中懊侬或热痛，治疗当以清热除烦、利湿退黄为主。茵陈蒿汤证属湿热两盛，微兼腑实，病位偏于腹中，主症为黄疸、食即头眩、心胸不安、腹微满、小便不利，故治宜清热利湿、微通腑实。两者应予区别。

（四）治黄大法与举例

諸病黄家，但利其小便；假令脉浮，當以汗解之，宜桂枝加黄耆湯主之。方见水病中。（十六）

【释义】

本条论述黄疸病的治疗大法及黄疸兼表虚的证治。第八条云“黄家所得，从湿得之”，一般而言，湿热是形成黄疸的主要原因。湿热内蕴，膀胱气化受阻则小便不利，小便不利则湿热无从排泄，郁蒸日久必发黄疸。故使小便通利，恢复气化功能，以除郁滞湿邪，就成为黄疸病的基本治疗大法，亦称黄疸病常法。如何应用，仲景举例而言，假若黄疸初起，症见恶寒发热，脉浮自汗，说明病邪在表，治当发汗解表，方用桂枝加黄芪汤。方中桂枝汤解肌发汗、调和营卫，黄芪固表祛湿、扶正托邪。诸药合用，共奏解肌发汗、祛湿退黄之效，汗出湿去，则黄疸可愈。

【应用】

（1）本方由辛甘温药物组成，适宜于表虚而内热不重者。若表实而内有湿热者，可选用《伤寒论》麻黄连轺赤小豆汤；若内热重者，可用《外台秘要》麻黄五味汤（麻黄、葛根、石膏、茵陈、生姜）。

（2）本方加减可用于治疗糖尿病多汗证、荨麻疹、泛发性神经性皮炎、慢性湿疹、夏季气虚感冒等属营卫不和，兼有湿邪者。

【讨论】

（1）“诸病黄家，但利其小便”意在治湿，恢复气化功能。湿阻气机，气化失常，邪无出路，是形成黄疸的关键。本方指出气虚邪犯于表，湿邪留滞，也是致黄的原因之一，所以临床当审症求因，辨证论治。

（2）桂枝加黄芪汤在水气病篇用治黄汗，在本篇用治黄疸表虚，属异病同治。

諸黄，猪膏髮煎主之。（十七）

猪膏髮煎方

猪膏半斤　亂髮如雞子大三枚

上二味，和膏中煎之，髮消藥成，分再服，病從小便出。

【释义】

本条论述胃肠燥结的萎黄证治。猪膏发煎由猪膏、乱发组成。方中猪膏润燥通便，乱发消瘀通便，共成补虚润燥、化瘀通便之剂，用于治疗黄疸日久，湿热已去，津枯血瘀，胃肠燥结之萎黄证。由于津枯血瘀，外不能润养肌肤，内不能濡润脏腑，故症见肌肤萎黄不华、少腹微满、大便秘结、小便不利等。

【应用】

（1）条文首冠以“诸黄”二字，但猪膏发煎仅适用于治疗津枯血瘀、胃肠燥结之萎黄证，所以临床当需活看。

（2）“病从小便出”说明仲景补虚润燥，化瘀通便，在于恢复气化之功能，也是上条“但利其小便”的具体体现。

（3）医案举隅

疸症多种，黑者属肾，肾气过损者曰女劳黑疸。今肌肤舌质尽黑，手指映日俱暗，强壮之年，肾阳早已不举（指阳痿），体虽丰腴，腰软不耐久坐，脉弱神疲，纳减足冷，显属肾脏伤残太甚。血余四两，猪油一斤，熬至发枯，取油盛贮，一切食物中可以用油者俱用之。煎方：制附子七分，炒枸杞一钱五分，炒黄柏一钱，菟丝子一钱五分，茯苓三钱，牡蛎七钱，茵陈一钱五分，杜仲三钱，熟地六钱。

再诊：前方已服二十余剂，肌肤之黑半化，其势渐转阴黄，形神大振，胃纳加餐，且可耐劳理事矣，再拟补养脾肾。人参一钱，潼蒺藜三钱，山药三钱，杜仲三钱，熟地一两，茯苓三钱，白术一钱五分，茵陈一钱五分，杞子一钱五分，川断三钱，菟丝子二钱，泽泻一钱五分。

按:《金匮》“额上黑，微汗出，手足中热，薄暮即发，膀胱急，小便自利，名曰女劳疸。”症结是肾劳、额黑、小便自利为特点，其腹满者难治,《金匮》用硝石矾石散，而历来医家多以补肾为治，如六味、八味丸类,《圣惠》则用鹿茸散（鹿茸、熟地黄、山茱萸、五味子、黄芪、牡蛎），张氏此治亦补益肾中阴阳，兼与猪膏发煎。按猪膏润泽，血余消瘀，谅必肠燥便结瘀滞者。（柳宝诒编.柳选四家医案·爱庐医案.上海：上海科学技术出版社，1957：345.）

黄疸病，茵陳五苓散主之。一本云茵陳湯及五苓散並主之。**（十八）**

茵陳五苓散方

茵陳蒿末十分　五苓散五分　方見痰飲中

上二物和，先食飲方寸匕，日三服。

【释义】

本条论述湿重于热的黄疸证治。从方药可以看出，本条“黄疸病”当属湿重于热的黄疸。其证候表现，当有全身发黄，黄色不甚鲜明，食少脘痞，身重便溏，小便不利，苔腻淡黄等症。治宜利湿清热，方用茵陈五苓散。方中茵陈清热利湿退黄，五苓散化气利水除湿。

【应用】

（1）本方加减可用于治疗黄疸性肝炎、酒精性肝损伤、肝硬化腹水、小儿急性黄疸型肝炎、新生儿黄疸等属于湿重于热者。治疗黄疸型肝炎，可将本方与柴胡疏肝散合用；治肝硬化腹水可将本方与大黄䗪虫丸合用；便秘加大黄；腹胀加大腹皮、枳实、厚朴。

（2）医案举隅

姜某，男，26岁。久居山洼之地，又值秋雨连绵，雨渍衣湿，劳而汗出，内外交杂，遂成黄疸。前医用清热利湿退黄之剂，经治月余，毫无功效，几欲不支。就诊时，黄疸指数85单位，转氨酶高达500单位。察其全身色黄而暗，面色晦滞如垢。问其二便，大便溏，日行二、三次，小便甚少。全身虚浮似肿，神疲短气，无汗而身凉。视舌质淡，苔白而腻，诊脉沉迟。脉证合参，辨为寒湿阴黄之证。治宜温阳化湿退黄。茵陈30g，茯苓15g，泽泻10g，白术15g，桂枝10g，猪苓10g，附子10g，干姜6g。初服日进2剂，3天后诸症好转。继进日服1剂，3周痊愈。化验检查：各项指标均为正常。

按：黄疸见便溏、虚肿、小便不利、舌淡、苔白、脉来沉迟，一派寒湿之象，故辨为阴黄。刘老用茵陈五苓散治疗，加附子、干姜以温阳去寒湿。临床上，刘老常用本方治疗慢性病毒性肝炎、黄疸型肝炎、肝硬化之属于湿盛于热，或寒湿内阻者，用之即效。（陈明.金匮名医验案精选.北京：学苑出版社，1999：63.）

【讨论】

（1）该方是治疗黄疸病的常用方剂，也是第十六条“诸病黄家，但利其小便”法则的又一具体运用。

（2）湿热黄疸临床最为常见，其关键在于辨明湿与热的孰轻孰重。上述茵陈蒿汤用治湿热两盛的黄疸；栀子大黄汤用于热重于湿的黄疸；茵陈五苓散则用治湿重于热的黄疸；大黄硝石汤用于热盛里实的黄疸。

黄疸腹滿，小便不利而赤，自汗出，此爲表和裏實，當下之，宜大黄硝石湯。（十九）

大黄硝石湯方

大黄　黄蘗　硝石各四兩　梔子十五枚

上四味，以水六升，煮取二升，去滓，内硝，更煮取一升，頓服。

【释义】

本条论述热盛里实的黄疸证治。黄疸病，由于热盛里实，壅滞气机，故见腹满；湿热互郁，膀胱气化失司，则小便不利而赤；自汗出为里热熏蒸，迫津外泄所致。“此为表和里实”一句是对本证病机的概括，说明本证外无表邪，而属里热成实。治疗宜苦寒攻下，通腑泻热，方用大黄硝石汤。方中栀子、黄柏清里泻热，兼以燥湿；大黄、硝石攻下瘀热。四药合用，具有泻热通便、利湿退黄之效。

【应用】

（1）由于本方清泄之力峻猛，因而患者必须是腹部胀满或疼痛拒按，大便秘结，小便短赤，舌红苔黄，脉象滑数有力者，方可使用。

（2）本方在临床上主要用于治疗热盛里实的黄疸重证。若胁痛较甚，加柴胡、郁金、川楝子；恶心呕吐加橘皮、竹茹。

（3）医案举隅

郭某，男，48岁，门诊就诊。患者开始发热、恶寒、头眩恶心，继而但热不寒，惟头汗出，心下烦闷，口干渴欲饮，下腹胀满，两胁胀满拒按，大便4日未解，一身面目尽黄，光亮有泽，小便短少，如栀子汁，脉滑数有力。肝功能：黄疸指数52单位，硫酸锌浊度22单位，谷丙转氨酶480单位，脉证合参，系热瘀于内，湿热熏蒸，热甚于湿之“阳黄”。遂投大黄硝石汤合茵陈蒿汤清泻胆胃湿热，更佐云苓、扁豆淡渗利湿健脾。方用茵陈18g，栀子18g，大黄9g，黄柏9g，芒硝9g，云苓18g，扁豆18g。服5剂后，大便通利，小便转淡黄，腹部微胀，其他证情亦有好转。肝功能化验检查：黄疸指数7单位，硫酸锌浊度15单位，谷丙转氨酶185单位。上方微事增损，去芒硝、大黄，加柴胡6g，胆草5g，以平肝、泻热，勿使乘上，续服8剂。三诊，诸症已愈，以栀子柏皮汤合参苓白术散，清余邪而调脾胃，续服5剂善后，半月后随访已上班工作。

按：此证属阳黄，病机乃脾湿胃热，蕴伏中焦，胶结不化，波及肝胆，遂致胆热液泄而黄作。本例热盛于湿，故用大黄硝石汤合茵陈蒿汤加味，荡实泻热佐以淡渗利湿。治黄当首先分辨湿、热之孰轻孰重，其中对湿邪尤应注意。湿热为邪，性质不同，一旦胶结，热并于湿中，如油入泥，非先去湿不能为功，《金匮》明确指出“诸病黄家，但利其小便”。因此本例中，热实为主，方中加以茯苓、扁豆以淡渗利湿。[李哲夫.黄疸湿热辨.湖北中医杂志，1981（6）：27.]

【讨论】

栀子大黄汤证与大黄硝石汤证均属于热重于湿的黄疸，二者区别在于：栀子大黄汤证病位偏上于胃脘部，症状以心中懊侬或热痛为主，病情较轻；大黄硝石汤证病位偏于大肠，症状以腹满拒按、二便不利、自汗出为主，病情较重。

黄疸病，小便色不變，欲自利，腹滿而喘，不可除熱，熱除必噦。噦者，小半夏湯主之。方見痰飲中。**（二十）**

【释义】

本条论述黄疸误治变证的证治。十九条云黄疸病，“小便不利而赤”，“赤”为里热偏盛，今“小便色不变”，说明里无热邪。无热而腹满欲自利，则属太阴虚寒证，腹满由寒湿内蕴，阻滞气机所致，其特点为时满时减，喜温喜按。喘为中气不足。治疗当用理中、四逆辈温运脾阳，除湿散寒。若误认为“腹满而喘”为实热内结，而用苦寒攻下，必重伤中阳，致胃气上逆而哕。根据“痼疾加以卒病，当先治其卒病，后乃治其痼疾”的原则，先用小半夏汤降逆止哕，哕止后再根据证情辨治黄疸。

諸黃，腹痛而嘔者，宜柴胡湯。必小柴胡湯，方見嘔吐中。**（二十一）**

【释义】

本条论述黄疸兼少阳证的证治。“诸黄”多指湿热所致谷疸、酒疸而言。腹痛、呕吐为少阳邪热乘克脾胃所致。由于少阳枢机不利，本证尚可见往来寒热，胸胁苦满，默默不欲饮食等症。治宜和解少阳，疏肝健胃。方用小柴胡汤。

【应用】

（1）黄疸初期，常见少阳证，用小柴胡汤加茵陈蒿可以增强清热利湿之效，疗效更佳。若里热较盛，大便秘结者，则当用大柴胡汤。

（2）本方应用广泛，可用于治疗慢性肝炎、肝硬化、急慢性胆囊炎、胆结石、急性胰腺炎、胆汁返流性胃炎、慢性浅表性胃炎、中耳炎等有少阳见证者。

（3）医案举隅

唐某，女，13岁。1986年3月9日诊。患者恶寒发热，恶心欲呕，厌油，胃脘及两胁饱胀，食欲不振，大便稀溏，小便黄如茶汁已有3～4天，曾服感冒药无效，因而改看中医。查：精神不振，面色微黄，巩膜发黄，舌苔白厚黄腻，脉弦，胃脘有压痛。验血：GPT 350U，TTT 10U，TFT（++），黄疸指数30U。尿三胆：阳性。西医诊断为急性黄疸性肝炎。证属脾胃虚弱，湿热发黄。治则：清热利湿，疏肝健脾。方选小柴胡汤加味。柴胡12克，黄芩10克，党参9克，生姜3克，大枣5枚，法夏9克，茵陈15克，滑石15克，板蓝根15克，建曲20克，甘草3克。共15剂，2天1剂。共服一个月，服药后复查肝功能全部正常。尿三胆阴性。

按：仲景云“诸黄腹痛而呕者，宜柴胡汤”。笔者临证体验，若黄疸病者伴腹痛而呕，或伴胸胁苦满，或伴寒热往来，小柴胡汤诚为适用之方，用小柴胡汤疏肝胆之郁热，解散肠胃之积滞，辅以清热退黄之品，效果尤显。[钟季玉．小柴胡汤的临床应用．贵阳中医学院学报，1988（3）：34.]

男子黄，小便自利，當與虛勞小建中湯。方見虛勞中。**（二十二）**

【释义】

本条论述虚劳萎黄的证治。凡湿热引起的黄疸多有小便不利症状，今小便自利，说明气化正常，湿有出路。病属脾胃虚弱，气血亏虚，肌肤失养所致的萎黄证。其特点为皮肤发黄而无光泽，伴有气短懒言，身体倦怠，食少便溏，舌淡苔薄等症。治宜温补脾胃，方用小建中汤，使中气建立，气血充盈，肌肤得养，则萎黄自退。

【应用】

小建中汤除用治脾胃气血虚弱引起的萎黄外，黄疸病恢复期出现中焦虚寒者，也可用本方调理。

【讨论】

（1）原文虽曰“男子黄”，但本证并不只见于男子。凡妇女月经病或产后，或大失血之后，气血虚损，血不外荣者，均可形成萎黄证。

（2）本条所论虚劳萎黄与女劳疸均属虚黄范畴。由此可知，张仲景所论黄疸病，并非均由湿热所致，而是包括了诸多发黄的疾病。

（3）仲景于篇末论述小建中汤法是因黄疸形成以脾虚湿阻为关键，治疗以清热利湿为重心，而体质的恢复又以健运脾胃为首务，故健中法可谓治疗黄疸病的善后收功之法。

【附方】

瓜蒂湯：治諸黃。方見暍病中。

【释义】

古书载黄疸之治，多用瓜蒂。古人认为瓜蒂能去湿退黄，但后人较少应用。近来临床实验报道，瓜蒂研末搐鼻，渗出黄水，治黄疸有效。

千金麻黄醇酒湯：治黄疸。

麻黄三两

上一味，以美清酒五升，煮取二升半，顿服盡。冬月用酒，春月用水煮之。

【释义】

外感风寒，湿热在表，郁蒸而发为黄疸，症见发热无汗、身黄脉浮。故治疗用麻黄醇酒汤发汗散邪。方中麻黄走表发汗，开肺散邪以通调水道；美酒辛温助麻黄之开以宣，助经脉之行以散，使汗出黄退。

小结

本篇所论黄疸病范围广泛，包括了诸多原因引起的发黄证候。

仲景根据黄疸病因的不同，将其分为谷疸、酒疸、女劳疸。谷疸由饮食不节所致，以寒热不食、食即头眩、心胸不安为主症。酒疸因嗜酒过度所致，以心中懊侬或热痛为主症。女劳疸因房劳过度所致，以肌肤萎黄、额上黑、微汗出、手足中热、薄暮即发、膀胱急、小便自利为主症。谷疸、酒疸多属脾胃湿热，女劳疸则为阴虚有热。谷疸、酒疸、女劳疸日久不愈，邪入血分，瘀血内阻，皆可转变为黑疸。

就病机而言，本篇所论黄疸可分为湿热发黄、寒湿发黄、火劫发黄、燥结发黄、女劳发黄和虚劳发黄，其中以湿热发黄较为多见。

湿热发黄关键在于辨别湿盛，热盛，或湿热两盛。若湿热两盛者，治用茵陈蒿汤；湿重于热者，治用茵陈五苓散；热重于湿者，治用栀子大黄汤或大黄硝石汤。女劳疸日久兼夹瘀血治用硝石矾石散；脾胃虚弱，气血亏虚之萎黄治用小建中汤；胃肠燥结，津枯血瘀之萎黄治用猪膏发煎；黄疸见表虚者，治用桂枝加黄芪汤；黄疸见少阳者，治用小柴胡汤；若黄疸误治变生呃逆，可先用小半夏汤降逆止呃，待呃逆得止，再辨治黄疸。

思考题

1. 张仲景对黄疸病是如何分类的？其病因、病机、主症各是什么？
2. 试述茵陈蒿汤证、茵陈五苓散证、栀子大黄汤证、大黄硝石汤证的异同。
3. 桂枝加黄芪汤与小柴胡汤所治黄疸病的病机、主症是什么？
4. 仲景对女劳疸是如何论治的？
5. 如何理解“脾色必黄，瘀热以行”？
6. 仲景治疗黄疸运用了哪些大法？
7. 如何理解“诸病黄家，但利其小便”？

惊悸吐衄下血胸满瘀血病脉证治第十六

本篇论述惊、悸、吐、衄、下血和瘀血等病，胸满仅是瘀血的一个伴有症状，并非独立的疾病。由于这些病证均与心和血脉有密切关系，故合为一篇讨论。

惊与悸是两种病证。《资生篇》曰："有所触而动曰惊，无所触而动曰悸；惊之证发于外，悸之证发于内。"惊是突然受到外界刺激而引起的惊恐，精神不定，卧起不安；悸是自觉心中悸动不安。惊多为一时之变，悸则多为慢性疾患。但惊与悸二者互有联系，所以临床上每多并称。

吐血、衄血、下血和瘀血，同属血证范围，因其发病机理和病变部位不同，故证情上有寒热虚实之分，治疗上有温凉补泻之别。

惊 悸

寸口脉動而弱，動即爲驚，弱則爲悸。（一）

【释义】

本条从脉象论述惊和悸的病因病机。脉动是指脉搏跳动如豆粒转动一般，多由大惊卒恐等外界刺激，使心无所倚，神无所归，气血逆乱所致，属于惊证，故曰"动即为惊"；脉弱是指脉细软无力，多由气血不足，心神失养所致，属于悸证，故曰"弱则为悸"。若寸口脉动弱并见，则是心之气血内虚，又为惊恐所触，症见精神惶恐，坐卧不安，心中悸动不宁，是为惊悸证。

【讨论】

本条通过对脉象的描述，旨在说明惊证多由外界惊恐刺激引起，悸证多因气血不足而失养所致，即惊自外来，悸由内生，惊多实证，悸多虚证。但就临床所见，受惊之人必致心悸，而心悸患者又易受惊恐，二者相互联系，互为因果，辨证治疗时，既要看到它们的区别，也要注意它们的联系。

吐衄下血

一、脉证

師曰：夫脉浮，目睛暈黄[①]，衄未止。暈黄去，目睛慧了[②]，知衄今

止。（二）

【校注】

①目睛晕黄：一是望诊可见黑睛周围有黄晕，但与黄疸白珠发黄有别；二是病人自觉视物昏黄不清。

②目睛慧了：谓目睛清明，视物清晰。

【释义】

本条从脉证判断衄血的预后。原文“夫”医统本作“尺”。尺脉候肾，尺脉浮是肾阴亏虚，相火内动之象。肝肾同源，肝开窍于目，肝经郁热上扰于目则目睛昏黄，视物不清。肝肾阴虚，阳亢火动，热邪迫血妄行，损伤阳络则衄血，热邪不去则衄血不止。若经过治疗，晕黄退去，患者由视物不清变为视物清晰，说明阴复火降，热退血宁，衄血将止。

二、预后

又曰：從春至夏衄者太陽，從秋至冬衄[1]者陽明。（三）

【校注】

①衄：《脉经》两“衄”字之上，均有“发”字。《诸病源候论·卷二十九·鼻衄候》作：“衄发，从春至夏，为太阳衄；从秋至冬，为阳明衄。”

【释义】

本条论述衄血与四时气候的关系。春夏季节阳气升发于外，太阳表热居多，热伤阳络每致衄血，所以说春夏季节衄血，多责之于太阳；秋冬季节，阳气潜藏于里，腠理致密，阳明里热居多，里热炽盛，迫血上溢可致衄血，所以说秋冬季节衄血，多责之于阳明。

【讨论】

（1）手足太阳、阳明经脉皆循行鼻部，故鼻衄属太阳、阳明经病变居多。

（2）衄血的发生固然与四时气候变化以及人身阳气升降出入有关，但不能拘泥于“从春至夏衄者太阳，从秋至冬衄者阳明”之说，从临床来看，春夏之衄血也有属阳明者，秋冬之衄血也有属太阳者。

三、治忌

衄家不可汗，汗出必額上陷，脉緊急，直視不能眴[1]，不得眠。（四）

【校注】

①眴：指眼球转动。

【释义】

本条论述衄家禁汗及误汗伤阴的变证。经常衄血之人，阴血亏虚，即使患有表证，亦不可纯用辛温发汗之法。因汗血同源，若误发其汗，必致阴血更虚，脉道失充，故额上血脉凹陷不起；血虚经脉失养，则脉象强急，失去柔和之象；血虚目失所养，则两目直视不能转动；血虚心失所养，则夜不能寐。

【讨论】

本条以衄血为例，说明阴血不足之人禁用汗法，推而广之，吐血、下血之人，由于阴血不足，也当禁用汗法。

病人面無色，無寒熱。脉沉弦者，衄；浮弱，手按之絕者，下血；煩欬者，必吐血。（五）

【释义】

本条论述衄血、下血和吐血的不同脉证。“病人面无色”指面无血色，为脱血征象，即《灵枢·决气》“血脱者色白，夭然不泽”。“无寒热”说明该失血并非外感引起，而是内伤所致。内伤出血者，根据出血部位的不同可分为吐血、衄血和下血。若脉见沉弦，沉主病在肾，弦主病在肝，肝肾阴虚，肝火上炎，伤及阳络则衄血；若脉见浮弱，重按则无，为阴血下脱，虚阳上浮所致，多见于下血之人；若脉浮弱，又见虚烦咳嗽，为阴虚肺热，虚热灼伤肺络，必致吐血。

【讨论】

内伤失血有虚实之分，《金匮要略·血痹虚劳病脉证并治》尝言：“男子面色薄者，主渴及亡血，卒喘悸，脉浮者，里虚也。”以及“男子脉虚沉弦，无寒热，短气里急，小便不利，面色白，时目瞑，兼衄，少腹满，此为劳使之然。”两篇前后互参，可知本条之失血，属虚劳所致者多矣。

夫吐血，欬逆上氣，其脉數而有熱，不得臥者，死。（六）

【释义】

本条论述吐血的预后。吐血与咳逆上气并见，可知血出自于肺，而肺气大伤。失血之人阴血大亏，气随血脱，虚火外浮，故见脉数、身热；虚火灼肺，肺失肃降，则咳逆上气；虚火扰及心神，则心烦不得安卧。如是阴愈虚则火愈旺，火旺则动血，气虚亦失固，以致吐血反复发作，终至血脱气亡，预后险恶。

【讨论】

本条旨在说明热邪是引起出血的重要原因，血证预后的好坏与热邪有着极为密切的关系，热轻者预后较好，热重者预后较差，不但吐血如此，衄血、下血也是如此。但临床需分辨虚实，辨证论治。

夫酒客欬者，必致吐血，此因極飲過度所致也。（七）

【释义】

本条论述酒客咳血和吐血的病因病机。酒体湿而性热，平素嗜酒之人，必致体内湿热偏盛，湿热蕴积于胃，灼伤胃络则吐血；湿热上熏于肺，肺失清肃则咳逆，咳伤肺络则咳血。皆因肺为娇脏，饮酒过度，湿热蕴结，积于胃而熏于肺所致。

【讨论】

应当注意的是，本条“吐血”应包括吐血和咳血，因肺和胃的出血均经口而出，故有时泛称为吐血。吐血的原因很多，本条是因湿热所致，治疗时不能单纯止血，当以清解湿热为主，后世多主张用泻心汤。

寸口脉弦而大，弦則爲減，大則爲芤，減則爲寒，芤則爲虛，寒虛相擊，此名曰革，婦人則半產漏下，男子則亡血。（八）

【释义】

本条论述虚寒亡血的脉象。该条前见于《金匮要略·血痹虚劳病脉证并治》篇第十二条，此处专论血证，故去掉最后“失精”二字，并与第六、七条作为对比，说明亡血不一定都是阴虚，也可出现阳虚失血之证。

亡血不可發其表，汗出即寒慄而振。（九）

【释义】

本条论述亡血误汗伤阳的变证。失血之人，阴血亏虚，虽有表邪，亦不能发汗。若强行发汗，则不仅阴血更伤，且阳气也将随汗外泄而引起亡阳之变。由于阳气亏虚，不能温养肌肤筋脉，故寒慄而振。

【讨论】

第四条和第九条皆论亡血忌汗及误汗引起的变证，结合两条内容来看，亡血误汗会引起两种不同的变证，一是伤阴，一是亡阳。伤阴与亡阳的产生与病人的体质有关。素体阴虚者，误汗易致伤阴；素体阳虚者，误汗易致亡阳。

瘀　血

病人胸滿，脣痿舌青，口燥，但欲漱水不欲嚥，無寒熱，脉微大來遲，腹不滿，其人言我滿，爲有瘀血。（十）

【释义】

本条论述瘀血的脉证。瘀血内阻，血不外荣，故唇痿舌青；瘀血阻滞，津不上承，故口燥；由于病在血分，并非真正津亏，所以患者但欲漱水不欲咽，这是瘀血口燥的特征；瘀阻气滞，故见胸满、腹满，其特点是病人自觉腹满，但外形并无胀满的表现，此即“腹不满，其人言我满”之义；脉微大来迟，是指脉象虽大，但脉势不足，往来涩滞迟缓，即今之涩脉；“无寒热”是强调该瘀血证由内因引起，非外感所致。

【讨论】

瘀血腹满有别于宿食积滞、水饮内停之腹满，其特点是病人自觉腹满，但外形并无胀满的表现，这是因为瘀血阻滞，使经脉气机运行受阻，而非肠中胀气的缘故。

病者如熱狀，煩滿，口乾燥而渴，其脉反無熱，此爲陰伏，是瘀血也，當下之。（十一）

【释义】

本条论述瘀血化热的症状及治法。瘀血阻滞日久可以化热，瘀热内阻则病人自觉发热；瘀热内扰则心烦；瘀阻气滞则胀满，包括胸满和腹满；瘀热伤津则口干而渴。病虽化热，但诊脉时，并不见洪大滑数之象，这说明热不在气分，而是郁伏于血分，故原文云“此为阴伏”。病属瘀血与邪热相合为患，治疗当攻下瘀血，瘀血一去，热邪便随之而解。

【讨论】

（1）瘀血可以引起多种表现，除上述两条详述瘀血脉证外，其他篇章也有论述，如《金匮要略·血痹虚劳病脉证并治》篇第十八条云“肌肤甲错，两目暗黑”，《金匮要略·黄疸病脉证并治》篇第七条云“目青面黑，大便正黑，皮肤爪之不仁”等都是瘀血见症，学习时应前后互参，融会贯通。但在诸多瘀血证候中，舌质的变化是诊断瘀血证尤其重要的依据。

（2）第十条是单纯瘀血证，第十一条是瘀血化热证，比较两条所述证候，有相同之处，也有不同点。相同之处在于两条均论及“满”（包括胸满、腹满）和“口干燥”。不同之处在于第十一条增加了热、烦、渴三症，这些症状说明了瘀血已经化热。换言之，如果在第十条见症的基础上，又见热、烦、渴也就可以诊断为瘀热证。

（3）仲景指出，瘀血化热治疗“当下之”，这是《金匮要略·脏腑经络先后病脉证》篇第十七条所云“夫诸病在脏，欲攻之，当随其所得而攻之”原则的具体运用，方剂可选用大黄䗪虫丸、下瘀血汤、抵当汤、鳖甲煎丸等。

证　治

一、惊悸

（一）火劫致惊

火邪[①]者，桂枝去芍藥加蜀漆牡蠣龍骨救逆湯主之。（十二）

桂枝救逆湯方

桂枝三兩（去皮）　甘草二兩（炙）　生薑三兩　牡蠣五兩（熬）　龍骨四兩　大棗十二枚　蜀漆三兩（洗去腥）

上爲末，以水一斗二升，先煮蜀漆，減二升，內諸藥，煮取三升，去滓，温服一升。

【校注】

①火邪：即火劫，指误用烧针、艾灸、火熏等治法强迫汗出。

【释义】

本条论述火劫致惊的治法。汗为心之液，火劫发汗导致心阳损伤，神气浮越，而见心悸、惊狂、卧起不安等症。治宜温通心阳、镇惊安神，用桂枝去芍药加蜀漆牡蛎龙骨救逆汤治疗。方中用桂枝汤去芍药温助心阳，因芍药为阴柔酸敛之品，恐妨碍心阳的恢复，故去之；龙骨、牡蛎镇惊安神；因阳虚易生痰浊，故用蜀漆涤痰逐邪以止惊狂。由于本证病势急迫，且由火劫所致，故方名“救逆”。

【应用】

（1）蜀漆为常山之苗，功同常山，若无蜀漆可用常山代之。二药皆能涌吐痰涎，临证常借涌吐之势而达祛痰目的。

（2）临床报道，本方能满意地控制心动过速，确有救逆之功。对有些卒发重症心悸不宁，气短，四肢不温，脉来疾数，用中西药一般措施而未能控制者，用本方急煎服之，药液入胃，移时恶心呕吐，吐出痰涎及部分药汁，心动过速即恢复正常，心悸顿失，诸症均减。

（3）医案举隅

彭某，男，58岁。患伤寒证十一日，虽经发汗三次，而发热恶寒不解，身体困倦不支，食欲不思，夜不能寐，口燥舌干，脉象浮软。此系过汗损伤津液，而外不解，阳气已伤。此时应以扶阳育阴之法，辅以宣邪外达之剂，助正以驱邪。医者不知，认为阳虚而邪不透，与以辛温补阳散邪法治之，参附和荆防合用。服药后，心中烦躁，惊狂不安，辗转床头，起卧叫喊。余诊其脉，细数而浮，按之无力，舌质绛而少津，此乃平素阳气不足，病后因汗不如法，经过多发汗，津液先伤，阳气耗损。当津气两败之际，病邪仍胶结不解，既不经误治，已感困顿不堪，而医者，复以辛散温燥之品，竭阴助热，不但外邪不解，而辛温燥热之药，又复内迫以助病势，故现惊狂不安之症状。若不速挽救，则一阵大汗，将变为虚脱之证矣。遂与桂枝去芍药加蜀漆牡蛎龙骨救逆汤。因患者汗出不禁，为防止大汗淋漓，造成虚脱，处方时未去芍药：桂枝5克，生牡蛎15克，生龙骨15克，蜀漆6克，芍药12克，茯神15克，生姜3克，大枣15枚，甘草10克。嘱其连煎二剂，隔四小时服一次。服药后，精神逐渐安静，略能入睡，惊狂之象不再发作。然胃呆仍不能食，遂以此方加养胃育阴之品，连服四剂，症状好转，食欲渐展，连服二十余剂，始恢复正常。（邢锡波．伤寒论临床实验录．天津：天津科学技术出版社，1984：117.）

按：此案中患者三次发汗，又服用参附温散之品，致心阳受损，神气浮越，则见心中烦躁，惊狂不安。治法宜温通心阳，镇惊安神，用桂枝去芍药加蜀漆牡蛎龙骨救逆汤。因患者汗出过多，防止虚脱，故未去芍药而发挥敛阴之功。方中桂枝汤温助心阳；龙骨、牡蛎固摄镇惊；蜀漆涤痰逐邪以止惊狂。全方共奏通阳、镇惊、安神之功。

【讨论】

本条应与《伤寒论》合参。《伤寒论》112条云“伤寒脉浮，医以火迫劫之，亡阳，必惊狂，卧起不安者，桂枝去芍药加蜀漆牡蛎龙骨救逆汤主之”，说明了火劫致惊的机理及症状。临证时，可不必拘泥于火邪致惊，凡由各种原因所致的心阳不足，痰迷心窍而见惊狂、卧起不安等症者，均可用本方。

（二）水饮致悸

心下悸者，半夏麻黄丸主之。（十三）

半夏麻黄丸方

半夏　麻黄等分

上二味，末之，煉蜜和丸小豆大，飲服三丸，日三服。

【释义】

本条论述水饮致悸的证治。半夏麻黄丸由半夏、麻黄二味组成。半夏化饮降逆，麻黄宣通阳气。合而用之，共奏化饮降逆，宣通阳气之效。以此推断，文中所述“心下悸”是由水饮凌心，心阳被遏所致。因麻黄归经属肺，半夏归经属胃，本证除心下悸外，尚应兼有咳唾清稀涎沫，胸脘痞闷，或喘或呕等症。由于凌心之水不易速去，郁遏之阳不能过发，故以丸剂小量，缓缓图之。

【应用】

（1）本方可用于治疗室性心肌炎、风湿性心脏病、胃炎、支气管炎等见水饮内郁致悸者。

（2）医案举隅

余治顾男，五十八岁，入冬以来，自觉“心窝部”跳动，曾作心电图无异常。平时除有老慢支及血压略偏低外，无他病。脉滑苔白。予以姜半夏、生麻黄各30克，研末和匀，装入胶囊。每日三次，每次二丸。服后心下悸即痊愈。[何任.《金匮》摭记.上海中医杂志，1984（12）：21.]

按：患者心下悸且脉滑苔白，辨为水饮致悸，此证因水饮内停，胃阳被遏，故心下悸动。治宜蠲饮通阳，降逆定悸。方用半夏麻黄丸。其中半夏蠲饮降逆，麻黄宣发阳气，心阳得宣，饮邪得降，则悸动自止。因阳气不能过发，水饮不宜速消，故以丸剂缓缓治之。

【讨论】

（1）第一条述及惊多实证，悸多虚证，而第十二条的火劫致惊则属虚证，第十三条的水饮致悸则属实证，这并非前后矛盾。第一条所论是惊悸的一般规律，而第十二、十三条所述是惊悸的特殊情况。一般规律容易掌握，不会引起误诊误治。所以仲景简述一般，强调特殊，示人高度警惕，灵活变通，这也是仲景写作文法的特点之一。

（2）痰饮心悸，仲景多用桂枝、茯苓温阳化饮，如《金匮要略·痰饮咳嗽病脉证并治》苓桂术甘汤。而半夏麻黄丸证，则属饮盛阳郁，除心悸外尚兼喘、呕、胸闷等肺气郁闭，胃失和降的症状，故用麻黄宣肺通阳，半夏化饮降逆。

二、吐衄下血

（一）虚寒吐血

吐血不止者，柏葉湯主之。（十四）

柏葉湯方

柏葉　乾薑各三兩　艾三把

上三味，以水五升，取馬通汁一升，合煮取一升，分温再服。

【释义】

本条论述虚寒吐血的证治。“吐血不止”，说明吐血反复发作，日久不愈，究其出血之因，乃中气虚寒，血不归经所致。方中柏叶性清凉而降，能直折上逆之势而收敛止血；干姜辛热，温中止血；艾叶苦辛性温，温经止血。干姜、艾叶与柏叶配伍，既可制约柏叶的寒性，又可发挥其降逆止血之效。马通汁其性微温，能引血下行以止血。四药合用，共奏温中止血之效。以方测证，除吐血日久不愈外，本证尚见面色萎黄或苍白，血色淡红或暗红，神疲体倦，舌淡苔白，脉虚无力等症。

【应用】

（1）柏叶汤是治疗虚寒性出血的常用方剂，无论吐血、衄血、咳血或下血皆可使用。临床可用于上消化道出血、支气管扩张咯血、血小板减少性紫癜等属中气虚寒失于统摄者。

（2）马通汁即马粪加水过滤取汁，古人常用于止血，若无马通汁，可以童便代替，其效亦佳。

（3）医案举隅

彭某，男，43岁。患支气管扩张，咯血，并有结核病史。一般说来，此类病人多属阴虚血热之体，治宜养阴清肺，但此患者咳痰稀薄，形寒畏冷，舌苔薄白，脉象沉缓。前医用四生丸加白芍、白及、仙鹤草之类，反觉胸闷不适，食纳减少，此肺气虚寒，不能摄血所致。拟温肺摄血，方用柏叶汤：侧柏叶12克，干姜炭5克，艾叶3克，童便1杯兑。服两剂，咯血已止，仍咳稀痰，继用六君子汤加干姜、细辛、五味子。服三剂，咳嗽减轻，食欲好转。（谭日强．金匮要略浅述．北京：人民卫生出版社，1981：308.）

按：患者咯血，咳痰稀薄，形寒畏冷，脉象沉缓，为肺气虚寒，气不摄血导致出血。方用柏叶汤。柏叶清降，折血逆上之势，又能收敛止血；干姜温肺，艾叶温阳，使阳气振奋而能摄血；童便代替马通汁引血下行止血。四味合用共奏温阳止血之效。

（二）虚寒便血

下血，先便後血，此遠血也，黄土湯主之。（十五）

黄土湯方　亦主吐血衄血

甘草　乾地黄　白朮　附子（炮）　阿膠　黄芩各三兩　竈中黄土半斤

上七味，以水八升，煮取三升，分温二服。

【释义】

本条论述虚寒便血的证治。远血是指出血部位距肛门较远，多来自直肠以上部位。其证候特点是大便在先，便后出血。病机为脾气虚寒，统摄无权，阴血下渗。治宜温脾摄血，方用黄土汤。方中灶心黄土（又名伏龙肝）温脾涩肠止血；附子、白术温阳健脾以摄血；地黄、阿胶滋阴养血以止血；黄芩反佐，抑肝扶脾，以防术、附温燥动血之弊；甘草甘缓以和中调药。本方刚柔相济，寒热并用，温阳而不伤阴，滋阴而不损阳，《金匮要略心典》称其为“有制之师”。

【应用】

（1）本方不仅用治远血，凡脾气虚寒，统摄无权所致的吐血、呕血、衄血、崩漏、尿血等皆可用本方治疗，结合临床所见，当有血色紫暗稀薄、腹痛便溏、面色无华、神疲懒言、手足不温、舌淡脉细等症。临床亦有用本方治疗脾虚泄泻获得满意疗效。

（2）医案举隅

章某，男，54岁。患胃痛多年，经X线吞钡透视，诊断为溃疡病。初起自服苏打片、氢氧化铝之类，可以缓解；以后时愈时发，逐渐加重，曾经中医治疗，亦只暂时见效。近来嗳气泛酸，胃痛背胀之症反而减轻，但觉头晕眼花，神疲无力，大便溏黑如柏油，隐血试验阳性，其人面色萎黄，眼睑、舌质淡白，脉弦芤无力。此中气虚寒，不能摄血，治以温脾摄血为法。方用黄土汤：干地黄15克，白术10克，附片10克，黄芩6克，阿胶10克蒸兑，甘草3克，灶心土150克烧红淬水煎药，加白芍10克，侧柏叶10克。服3剂，大便色变黄软，余症如上，后用归脾汤多剂，调理半月而痊。（谭日强．金匮要略浅述．北京：人民卫生出版社，1981：309）

按：先便后血，此谓远血。大便溏黑如柏油，头晕眼花，神疲无力，面色萎黄，辨为中焦脾气虚寒，统摄无权而血渗于下所致。治宜黄土汤温脾摄血。方中灶心黄土（又名伏龙肝）温脾涩肠止血；附子、白术温阳健脾以摄血；地黄、阿胶滋阴养血以止血；黄芩反佐，抑肝扶脾，以防术、附温燥动血之弊；甘草甘缓以和中调药。药味相协，共奏温中止血之功。

【讨论】

（1）远血不独虚寒所致，也有胃热引起者，临证需结合脉证进行辨别。

（2）实验研究表明，黄土汤具有缩短凝血时间，使血液黏稠度增高，促进血小板聚集等作用，所以可用于多种出血症。

（三）湿热便血

下血，先血後便，此近血也，赤小豆當歸散主之。方見狐𧏡中。**（十六）**

【释义】

本条论述湿热便血的证治。近血是指出血部位距肛门较近。其证候特点是便血在先，大便在后。病由湿热蕴结大肠，灼伤血络，迫血下行所致。治宜清热利湿，化瘀止血，方用赤小豆当归散。方中赤小豆清热利湿解毒；当归活血止血；浆水清凉解毒，清热除湿。

【应用】

（1）赤小豆当归散在《金匮要略》中，一是用于治疗狐𧏡酿脓证，一是用治近血，二者均属湿热为患，故可用同一方治疗。使用本方时可酌加金银花、连翘、蒲公英等以增强清热解毒之力。本方亦可治疗渗液性皮肤病、白塞综合征等证属湿热者。

（2）医案举隅

向某，女，21岁。工人。1984年6月3日就诊。患者半年前患便后下血，量不多而来治疗。近20天便血增多，经多方面检查病因未明，服补中益气汤加阿胶、地榆炭4剂，便后鲜血直流，每次约20～30mL，便干不利，肛门热胀，口苦干，舌红、苔黄腻，脉滑数。证属湿热蕴肠，络伤血溢。治宜清热利湿，和营解毒，佐以止血。用赤小豆当归散加味：赤小豆20克，当归、苡仁、金银花、藕节各15克，柏叶炭9克，大黄炭6克。服7剂，便血已止，1年后随访未复发。[彭述宪.赤豆当归散临床运用.湖南中医杂志，1993（3）：8.]

按：本案患者因便血服用补中益气汤加味后鲜血直流，察便干，肛门热胀，口苦干，舌红、苔黄腻，脉滑数为药证不符，当辨为湿热蕴结大肠之证，治以赤小豆当归散加味以清热利湿，活血止血。方中赤小豆清热利湿解毒；当归活血止血；薏苡仁利水渗湿清热；金银花佐赤小豆清热解毒；藕节、柏叶炭、大黄炭止血。

【讨论】

（1）本条叙症简略，结合临床，其症除先血后便外，尚有血色鲜红，或夹脓液，腹痛，大便不畅，舌苔黄腻，脉数等症。

（2）《金匮要略》依据出血部位距肛门的远近，大便与出血的先后顺序，将下血分为远血和近血。远血以先便后血为特征，近血以先血后便为特征。但是，对这一症状也应活看。如胃、十二指肠的出血，出血部位距肛门较远，应属远血，临床上患者多表现为柏油样便，即血、便混杂在一起。再如痔疮出血，出血部位距肛门较近，应属近血，患者也有表现为便后滴血者。所以，先便后血，先血后便并不是确定远血和近血的唯一指征，临床必须结合患者的出血性状、舌象脉象、全身症状等全面考虑。

（3）黄土汤与赤小豆当归散均用治下血，但证情有虚实寒热之分。黄土汤用治脾气虚寒、统摄无权的远血，症见先便后血，血色紫暗稀薄，便溏腹痛，面色无华，神疲懒言，手足不温，舌淡脉细，治宜温脾摄血。赤小豆当归散用治湿热蕴结大肠、灼伤血络的近血，症见先血后便，血色鲜红或兼脓液，大便不畅，苔黄脉数，治宜清热利湿，活血止血。

（四）热盛吐衄

心氣不足①，吐血、衄血，瀉心湯主之。（十七）

瀉心湯方：亦治霍亂

大黄二兩　黄連　黄芩各一兩

上三味，以水三升，煮取一升，頓服之。

【校注】

①心气不足：当从《备急千金要方》改作“心气不定”，即心烦不安之义。

【释义】

本条论述热盛吐衄的证治。心火亢盛，扰乱心神，则心烦不安；热盛迫血妄行，则见吐血、衄血。治宜清热泻火以止血，方用泻心汤。方中黄芩清泻上焦邪热；黄连既清心火，又降胃热；大黄苦寒降泻。三药合用，苦寒直折其热，使火降则血亦自止。

【应用】

（1）本方对热盛迫血妄行所致的吐血、衄血、便血、尿血等多种出血均有良好效果，尤其对上消化道出血效果甚佳。

（2）泻心汤在临床上可用于急性菌痢、上消化道出血、急性脑血管病、精神分裂症、复发性口腔溃疡、生殖器疱疹、肾盂肾炎尿血等病的治疗。

（3）医案举隅

病妇王某，年30岁，妊娠2月余，病呕吐甚剧，先呕出清水，继则吐黄绿色黏液，恶闻食臭，仅偶可进少量稀粥，自觉胃脘部堵闷灼热，大便五日未行，小溲黄赤。自昨日晚间，突然吐血约50毫升。舌质红、苔黄腻，脉弦滑而数。余以为此系妊娠后胎气上逆，湿热阻滞，胃失和降，热灼血络所致。治以清热和胃、降逆止血之法，方用大黄黄连泻心汤加味。处方：大黄粉1克（分冲），黄连4.5克，黄芩6克，苏叶6克（后下），刀豆子12克，半夏9克，郁金9克。2剂，水煎后少量频服。药后吐血即止，呕吐次数减少，可进少量饮食，原方再进2剂，呕吐止，饮食复常，病告痊愈而出院。后足月顺产一子，母子平安。

按：吐衄多由肺胃热盛，迫血妄行所致。仲景大黄黄连泻心汤为治血热吐衄之一大法门，人多用之。然妊娠吐衄者，则一般多以大黄苦寒，清热泻下，活血破瘀，走而不守，惧其堕胎，弃而不用。殊不知《内经》早有明训："有故无殒，亦无殒也。"只要辨证确切，但用不妨。[路志正，高荣林，路京达.临证治验琐谈.中医杂志，1984（08）：26-27.]

【讨论】

（1）《金匮要略浅注》称泻心汤为"吐衄之神方"，其所治吐血、衄血为实热所致，结合临床所见，当有面赤舌红、烦渴便秘、脉数有力等症。

（2）泻心汤由三味苦寒之品组成方剂，方中并无止血药物，而是通过清热泻火的作用达到止血的目的，这正是"审因论治"法则的具体体现。

（3）泻心汤与柏叶汤均治吐血，但一属实热一属虚寒，是治疗血证的两大法门。前者主治心火亢盛，迫血妄行之吐血、衄血，症见血色鲜红，面赤舌红，烦渴便秘，脉数有力，治宜清热泻火而止血。后者主治中气虚寒，血不归经之吐血，症见面色萎黄或苍白无华，血色淡红或暗红，神疲体倦，舌淡苔白，脉虚无力，治宜温中散寒而止血。

小结

本篇论述了惊悸、吐血、衄血、下血的因、机、证、治及瘀血的脉证。

惊与悸是两种不同的病证。惊因突受外界刺激，使气血逆乱所致，多属实证；悸由气血不足，心失所养而致，多属虚证，但也有特殊。本篇所举桂枝去芍药加蜀漆牡蛎龙骨救逆汤即用于治疗误用火劫致心阳不足、神气浮越的惊狂证，该方具有温阳、镇惊、安神之效；半夏麻黄丸，用治水饮凌心、心阳郁遏的心悸证，该方具有通阳、化饮之功。不过，惊与悸有一定联系，惊久可以致悸，心悸常可致惊，故临床多惊悸并称。

血证是本篇论述的重点，内容包括吐血、衄血、下血及瘀血，胸满仅是瘀血的一个症状。血证的产生，既可由外感引起，也可由内伤所致，若阳络受伤，血液上溢则吐血、衄血；若阴络受损，血液下溢则便血；已离经之血，蓄结不散，则成瘀血。关于吐衄下血的治疗，本篇共有方剂四首。由中气虚寒，不能摄血而致吐血不止者，用柏叶汤温中止血；由心火亢盛，迫血妄行而致吐血、衄血者，用泻心汤清热降火止血；由脾气虚寒，统摄无权而致下血者，用黄土汤温脾摄血；由湿热蕴结，灼伤血络而致下血者，用赤小豆当归散清利湿热，活血止血。至于瘀血，本篇论述简略，只论其脉证及治法，未涉及具体方药。瘀血的主要证候特点是：唇萎舌青，口燥，但欲漱水不欲咽，自觉胸满或腹满。若瘀久化热，可有身热、心烦、口渴等症，其中唇萎舌青一症对瘀血的辨证有着重要的指导意义。在治疗方面，仲景提出了"当下之"的治疗原则，但本篇未出方药，可随证选用其他篇章的攻瘀之剂，如大黄䗪虫丸、下瘀血汤、抵当汤、鳖甲煎丸等。此外，本篇更是针对血证，提出了禁汗的治疗禁忌。若误汗伤阴，则会出现直视不能眴的阴虚变证；或者误汗伤阳，则出现寒栗而振的阳虚变证。

思考题

1. 何谓惊悸？其脉象及病机如何？
2. 何谓远血和近血？试述其证治。
3. 泻心汤和柏叶汤均治吐血，二者有何不同？
4. 瘀血有哪些脉证表现？试述其理。
5. 试述黄土汤证与赤小豆当归散证有何不同？
6. 桂枝去芍药加蜀漆牡蛎龙骨救逆汤和半夏麻黄丸主治何种病证？

呕吐哕下利病脉证治第十七

本篇论述了呕吐、哕、下利病的脉因证治。呕吐指因胃失和降，气逆于上，使饮食、痰涎等物自胃中上涌，从口而出的一类病证，包括呕、吐、干呕和胃反，可由寒、热、虚、实等不同原因引起。前人有曰：有物有声谓之呕，有物无声谓之吐，无物有声谓之干呕。但临床呕与吐多同时发生，很难截然划分，故每多并称。本篇讨论的胃反，后世又称之为反胃、翻胃，以食入之后，停留胃中，朝食暮吐，暮食朝吐，所吐皆为未消化之食物为特征。哕即呃逆，指胃气冲逆而上，喉间呃呃作声，不能自制的病证，有寒热虚实之分。下利包括后世的泄泻与痢疾，亦有寒热虚实之别。

本篇在全书中条文最多，寒热虚实辨证治疗的内容十分丰富。根据"实则阳明，虚则太阴""阳病属腑，阴病属脏"理论，凡实证、热证多责之阳明，治从和胃降逆、通腑祛邪，虚证、寒证多责之太阴，治宗温中散寒、补虚健脾。另外篇中还多次论及其他脏腑病变亦可引起呕吐、哕之胃气上逆，提出治病当审证求因，审因论治，强调不可见呕止呕、见哕止哕。

呕吐、哕、下利的病位皆在胃肠，且常相互影响，合而发病，病机多与脾胃运化失职、升降失常有关，辨证方法亦可互相借鉴，治疗上总以恢复升降气机为原则，某些方剂可以相互借用，故合为一篇论述。

呕吐、哕

一、治疗禁忌

夫嘔家有癰膿，不可治嘔，膿盡自愈。（一）

【释义】

本条论述了痈脓致呕的治疗禁忌。呕家，指经常呕吐、反复不愈之人。一般而言，呕吐多为胃失和降所致，治疗应以和胃止呕为原则，但若其呕是由痈脓内蕴所致者，则应以消痈排脓为治，不可止呕，待痈消脓尽，其呕自止。

【讨论】

（1）呕吐痈脓的病证历代中医文献均有记载，说明该病过去是一种常见病，但目前较为罕见。该病相当于后世的急性化脓性胃炎（胃痈）、上腹壁脓肿（胃脘痈）等疾病。对于其治疗方法，张璐《张氏医通》提出："轻则《金匮》排脓汤，重则射干汤

（射干、栀子仁、赤茯苓、升麻、赤芍药、白术、地黄汁），或犀角地黄汤加忍冬、连翘，皆因势利导之法也。”

（2）尤怡《金匮要略心典》“痈脓，胃中有痈，脓从呕出也。是因痈脓而呕，脓尽痈已，则呕自愈，不可概以止吐之药治之也”，意在说明要审因论治，强调不可见呕止呕，否则有闭门留寇之弊。

二、成因与脉证

（一）饮邪致呕

先嘔却渴者，此爲欲解。先渴却嘔者，爲水停心下，此屬飲家。嘔家本渴，今反不渴者，以心下有支飲故也，此屬支飲。（二）

【释义】

本条论述水饮致呕的辨证方法。原文从先呕后渴、先渴后呕和呕而不渴三种情况，说明水饮致呕的辨证要点是辨口渴。若“先呕却渴”，此时呕吐已罢，口渴能饮，饮后不再吐，说明饮邪已去，胃气已降，故为呕吐欲解之兆。而“先渴却呕者”，其人素有水饮内停，气化受阻，津不上承，故口渴。因渴而饮水，水停心下，更增其饮，饮阻气逆，胃失和降，发为呕吐，故云“此属饮家”。停饮呕吐，如饮去阳复则当口渴，今反不渴，乃水饮内盛所致，故云“此属支饮”。此处的支饮因其部位在心下，宜作饮邪支撑之病机理解。

【应用】

（1）本条以渴与呕的先后关系来辨别饮邪致呕，有一定临床价值。饮邪致呕，其呕吐物多为清稀涎沫，或水食混杂。呕后饮邪是否排出，除口渴与否可资鉴别外，恶心、脘痞等症状是否消除亦甚为重要。

（2）呕吐的原因，寒热虚实皆有之。本条是水饮内停所致，故可用化饮降逆之方以治其呕，如用小半夏汤或小半夏加茯苓汤。

【讨论】

（1）“先呕却渴者，此为欲解。”历代注家的观点主要是其呕乃因饮停而致，若经呕吐使饮邪尽去，胃阳初回，津液未布，可出现口渴，是病情好转的预兆。但因饮邪是脏腑功能失调所产生的病邪，呕吐能使既停之饮得以祛除，却并不能使脏腑功能得以完全恢复，故此说不尽妥当，还当视具体病情而定。“先呕却渴者，此为欲解”的判断方法不应仅着眼于口渴出现于呕吐之后这一表现形式，因为这一表现形式不完全主病情欲解。在《金匮要略》中，水饮内停所致呕吐与口渴出现的相继性形式表现较多，除本条口不渴、先渴后呕等特征之外，本篇第十八条“吐而渴欲饮水”，先吐后渴，呕吐与口渴反复交替出现，亦是其一。痰饮病篇第二十八条“呕家本渴，渴者为欲解，今反不渴，心下有支饮故也，小半夏汤主之”，第四十一条“先渴后呕，为水停心下，此属饮家，小半夏茯苓汤主之”，亦应与本条互参。这些条文说明停饮所致呕吐与口渴出现的表现形式不尽相同，故不可拘泥于某一条原文的阐述。

（2）尤怡《金匮要略心典》：“呕家必有停痰宿水，先呕却渴者，痰水已去，而胃阳将复也，故曰此为欲解。先渴却呕者，因热饮水过多，热虽解而饮旋积也，此呕因积饮所致，故曰此属饮家。呕家本渴，水从呕去故也，今反不渴，以宿有支饮在心下，愈动愈出也，故曰此属支饮。”此说可参。

（二）虚寒胃反

問曰：病人脉數，數爲熱，當消穀引食，而反吐者，何也？師曰：以發其汗，令陽微，膈氣虚，脉乃數。數爲客熱[①]，不能消穀，胃中虚冷故也。

脉弦者，虚也。胃氣無餘，朝食暮吐，變爲胃反。寒在於上，醫反下之，今脉反弦，故名曰虚。（三）

【校注】

①客热：此指假热，是相对于真热而言。

【释义】

本条论述虚寒胃反的病机。前段论述由于误汗导致胃阳虚损形成的胃反。病人虽脉数却不消谷引食，可知这种数脉所主不是真热而是假热，即所谓“客热”之证。是因医生误用汗法，损伤了胃阳，使胃气虚寒，虚阳浮越之故，其脉必数而无力。

后段论述由于误下导致胃阳不足形成的胃反。虚阳浮越之脉数，医者误以为里实证而予苦寒攻下，复损胃阳，土虚木乘，故见弦脉，此必弦而无力。胃阳不足，不能腐熟水谷，则成朝食暮吐，暮食朝吐，宿谷不化之胃反。

【应用】

胃反可由误治而得，也可由久伤饮食或七情郁结而生，其病机是胃中火衰，胃寒脾燥，不能腐熟运化水谷而致。其治疗大法，初期宜温养脾胃，降逆止呕；后期症见下秘上吐者，则当补养胃气，兼以滋脾润燥。

【讨论】

（1）“数为客热。”一般来说，阳盛而脉数，阴盛而脉迟。热又分虚实。此条为因误用汗法，胃气受损，胃中虚冷阳浮所致一时性的假热之数脉，即“客热”，其脉必数虚无力，症见不食而呕。此与《金匮要略·消渴小便不利淋病脉证并治》篇第八条之“趺阳脉浮而数，浮即为气，数即消谷”不同，其脉浮数有力，为真热，症见消谷而善饥。

（2）“脉弦者，虚也。”弦脉多主寒、主痛。今言弦脉而为虚，此因医见数脉以为热而误用下法，更伤胃阳，使脉由“数为客热”，又变为“弦脉主虚”。此弦脉乃胃虚生寒之弦，非水饮、阴寒，且弦必迟缓，与《金匮要略·痰饮咳嗽病脉证并治》篇第十二条“脉双弦者，寒也，皆大下后善虚”之理相同，而非弦而有力。

本条主旨在于阐明胃反的病机是胃气虚寒，不能腐熟，误治只是发病的原因之一。同时示人不可单纯凭脉论断，而应脉证合参，审证求因，审因论治，方能无误。临床脉象主病，有常亦有变，应当知常达变，如弦脉不单主寒证，也主虚证，此亦《金匮要略》的脉学特点之一。本条在于说明脾胃素虚的病人，医生误用汗法或下法治疗，致心胃阳气重伤，是导致胃反的原因之一。故治疗本病时，当以温补脾胃阳气为大法，忌用辛温发汗和苦寒攻下法，以免损伤阳气。

寸口脉微而數，微則無氣，無氣則榮虚，榮虚則血不足，血不足則胸中冷。（四）

【释义】

本条论述胃反气血俱虚的病机。此寸口脉包含两手寸关尺三部。脉见微而数，是数而无力。由于胃中虚冷不能消谷，故气血化生之源不足，致气血俱虚，故曰“微则无气”。气者营之主，气虚则营亦虚，营为血之源，营虚则血不足。气血不足则宗气亦虚，故胸中寒冷。由此可知，上焦受气于中焦，“胸中冷”也是胃反病的临床表现之一。

【讨论】

本条叙证不甚明确。对于本条多数注家认为是虚寒胃反所致，由胃气虚寒，不能消谷，气血化生不足，以致营卫气血俱虚，影响胸中宗气，从而出现胸中寒冷；亦有注家认为本条有错简阙文；另，赵锡武认为，第三条的“胃中虚冷”与本条的“胸中冷”互相依赖，心脉不通可致胸痹心痛，为冠心病心胃同治提供了依据。均可作参考。

趺陽脉浮而濇，浮則爲虚，濇則傷脾，脾傷則不磨，朝食暮吐，暮食朝吐，宿穀不化，名曰胃反。脉緊而濇，其病難治。（五）

【释义】

本条论述胃反的脉证。趺阳脉以候脾胃之气，趺阳脉浮，主胃气不降，其不降的原因乃在于“虚”，即胃阳虚浮；趺阳脉涩，主大肠干燥，其干燥的原因在于“脾伤则不磨”，即脾不运化。脾胃两虚，不能腐熟，则出现胃反之病。其病以“朝食暮吐，暮食朝吐，宿谷不化”为特征。若脉转紧涩，紧主寒，说明气虚阳虚；涩主燥，乃津亡阴伤之象。上吐下秘，乃病情进展，此时温阳则伤阴，滋阴则损阳，病势更深重，故曰难治。

【讨论】

（1）胃反作为病名，乃由脾胃虚寒，不能腐熟所致，以“朝食暮吐，暮食朝吐，宿谷不化”为主症。后世幽门水肿、幽门梗阻等病的表现与此有类似之处。

（2）胃反与脾约证不同，两病虽均以趺阳脉浮论之，然本条脉浮虚无力，即“浮则为虚”，乃里虚阳浮所致，脾约证之脉浮，为浮大有力，“浮则胃气强”，是胃热气盛所致。学者自当明辨。

三、治则

病人欲吐者，不可下之。（六）

【释义】

本条论述欲吐的治禁。欲吐若不是由于腑气不通，浊气上冲所致者，皆不可予攻下之法。

【讨论】

（1）临床实践不可拘泥，应根据不同的病机确立相应的治法。若是由病邪内停所致欲吐者，乃正气有驱邪外出之势，则应治以涌吐之法，以助正气驱邪。若是由胃失和降，胃气上逆所致，则应治以和胃降逆。

（2）吐下法当审因而定，因势利导。本条所述“欲吐者，不可下之”治则，应与本篇第七条“哕而腹满，视其前后，知何部不利，利之即愈”，第十七条“食已即吐者，大黄甘草汤主之”的治则结合起来理解。凡腑气不通，浊气上冲所致呕吐者，又当用攻下法治之。

噦而腹滿，視其前後，知何部不利，利之即愈。（七）

【释义】

本条论述哕而腹满的治则。“哕而腹满”，哕由腹满致，腹满由下部不利致。此下部不利或指膀胱之腑水道不利，即在前之小便不利；或指肠腑谷道不利，即在后之大便不通。六腑以通为用，腑气不通，浊气上逆，逆而上冲，则发为哕逆。故治疗需根据其不利部位，予以通利，则满消哕止，若仅以降逆止哕之法则难获疗效。

【应用】

本条所论亦适用于呕吐并见腹满者。单纯的通利之法属祛邪以治标，若久病、重病之后的虚气哕证，当禁用本法，可考虑扶正与通腑并用，或先扶正后祛邪之法。朱肱提出：“前部不利者，猪苓汤；后部不利者，调胃承气汤。”此说可参。

【讨论】

以上两条论述了胃失和降致呕哕的治则与治禁。原文皆表达了治呕（哕）不可见呕（哕）止呕（哕），而当根据病因，或者止呕，或者催吐，或者治疗其他脏腑，即所谓审证求因、审因论治。这种审因论治观同样也适用于其他疾病的论治。

四、证治

（一）肝胃虚寒

嘔而胸滿者，茱萸湯主之。（八）

茱萸湯方

吴茱萸一升　人参三兩　生薑六兩　大棗十二枚

上四味，以水五升，煮取三升，温服七合，日三服。

乾嘔，吐涎沫，頭痛者，茱萸湯主之。方見上。**（九）**

【释义】

以上两条论述肝胃虚寒，寒饮上逆的呕吐证治。第八条以胃阳不足为主，寒饮内停，胃气上逆，胸阳不展，故见呕而胸满。第九条乃胃虚停饮夹肝寒之气上逆，阳虚失布，寒饮上逆则吐涎沫；足厥阴肝经与督脉会于颠顶，肝寒之气循经上犯故头痛。故治以吴茱萸汤温阳散寒，降逆止呕。方中吴茱萸苦辛大热，入肝胃二经，功专温胃暖肝，降逆止呕；配生姜辛散，助吴茱萸温中散寒，和胃降逆；人参、大枣甘温，补虚健脾和中。

【应用】

（1）以上两条所述症状虽有不同，但寒饮妄动犯上，中阳不足的病机则一。方中主药吴茱萸既可温散胃中寒饮，又能泄除厥阴逆气，故两条条文均用吴茱萸汤散寒饮，降逆气，温胃阳。药理研究证实，本方能抑制胃肠运动，解除胃肠痉挛，有明显的镇吐作用，并有镇痛、强心、扩张血管等作用。

（2）本方可用于治疗急慢性胃肠炎、神经性头痛、耳源性眩晕等属肝胃虚寒、其气上逆者。若阳虚恶寒甚者，加附子、肉桂；血虚加当归；呕吐甚者加半夏、丁香；腹胀加白豆蔻；泛酸加瓦楞子、牡蛎；胃寒痛甚加高良姜、制香附；气虚者重用党参、黄芪；头晕头痛较甚者，加钩藤、半夏、川芎。

【讨论】

（1）吴茱萸汤证的辨证要点为呕吐涎沫，胸脘痞满，或干呕，头顶冷痛，喜温喜按，甚则手足厥冷，苔白而腻，脉弦迟或沉缓无力。

（2）柯琴《伤寒来苏集》曰："呕而无物，胃虚可知矣。吐惟涎沫，胃寒可知矣。头痛者，阳气不足，阴寒得以乘之也。吴茱萸汤温中益气，升阳散寒，呕痛尽除矣。干呕、吐涎沫是二证，不是并见。"故本方既可用于干呕，又可用于吐涎沫者。

（二）寒热错杂证

嘔而腸鳴，心下痞者，半夏瀉心湯主之。（十）

半夏瀉心湯方

半夏半升（洗）　黄芩　乾薑　人參各三兩　黄連一兩　大棗十二枚　甘草三兩（炙）

上七味，以水一斗，煮取六升，去滓，再煮取三升，温服一升，日三服。

【释义】

本条论述寒热错杂的呕吐证治。寒指中焦脾气虚寒，热指胃肠湿热。本条病机为寒热互结中焦，脾胃升降失常。中焦气结则心下痞，胃不和降则呕吐，脾失升健则肠鸣泄泻。故治以半夏泻心汤，开结除痞，和胃降逆。方中黄芩、黄连苦寒泻热以降浊；干姜、半夏辛温散寒以开痞；人参、甘草、大枣温养中气以复胃阳。全方共奏寒热互用、苦降辛开、调和胃肠之效，令中焦气机升降复，则痞消呕利止。

【应用】

（1）本方临床运用较广，凡呕而肠鸣，或呕而下利，伴有心下痞满，按之自濡者，用之多效。若无呕利症状，但以心窝部痞满、嘈杂不适者，亦可选用本方。若心下痞，按之痛，舌苔黄腻者，可与小陷胸汤合用。不惟如此，其对后世医家的影响也较大，如叶天士、吴瑭、薛生白、王孟英等医家，皆宗本方化裁出苦辛宣泄、苦降辛开、苦降辛通等法。

（2）本方临床广泛应用于急性胃炎、胃及十二指肠溃疡、乙肝等属于寒热错杂证者。若痛者可加用芍药甘草汤；泛酸可加用左金丸；大便秘结可加用大黄；胃火盛者加蒲公英，重用黄连。

【讨论】

（1）寒热错杂证的辨证要点。本证寒热互结于中焦，故以“心下痞”为辨证关键。患者自觉胃脘部有堵塞感，可兼见恶心呕吐、肠鸣、下利、纳呆、口微渴；以方药测病机，本证尚有中气不足的一面，可见舌淡胖，苔薄白而润，脉缓无力或缓滑。

（2）“但治其中”的治则。尤怡《金匮要略心典》曰“邪气乘虚陷入心下，中气则痞，中气既痞，升降失常，于是阳独上逆而呕，阴独下走而肠鸣，是虽三焦俱病，而中气为上下之枢，故不必治其上下，而但治其中”，提示中气为上下之枢，本证虽三焦俱病，仅从中焦调治即可。

（三）呕利并见

乾嘔而利者，黄芩加半夏生薑湯主之。（十一）

黄芩加半夏生薑湯方

黄芩三兩　甘草二兩（炙）　芍藥二兩　半夏半升　生薑三兩　大棗十二枚

上六味，以水一斗，煮取三升，去滓，温服一升，日再夜一服。

【释义】

本条论述邪热客犯肠胃的下利兼呕吐证治。下利与呕吐并见，从其主方黄芩汤可知，应是以下利为主。热迫于肠则利，热扰于胃则呕。其症当以下利热臭垢积，里急后重，肠鸣腹痛，干呕不适为特点。方中用黄芩汤清热止利，加半夏、生姜以和胃止呕。

【应用】

（1）本方常用于下痢、赤白痢等邪热客犯胃肠者。另春温初起，热在少阳胆经，发热不恶寒、口苦而渴、舌红苔黄、脉弦数者，亦可使用。

（2）用治热利可酌加黄连、白头翁、马齿苋等；治湿热痢可合用芍药汤；用治急性胃肠炎，常与藿朴夏苓汤、平胃散等合用。

【讨论】

（1）本证的辨证要点应抓住热犯于肠，兼及于胃这一病机。从《伤寒论》太阳病篇第172条“太阳与少阳合病，自下利者，与黄芩汤。若呕者，黄芩加半夏生姜汤主之”可知，本方以治下利为主，方中半夏与生姜是专为呕吐而设。除呕利并见外，尚可见发热，口苦，小便短赤，下利灼肛，腹痛，舌苔黄腻，脉弦滑数。

（2）半夏泻心汤与黄芩加半夏生姜汤运用之别。半夏泻心汤主治寒热互结于中焦，脾胃升降失司之证；临床上见呕吐，下见肠鸣，中见心下痞，尤以心下痞为主症；病位在中焦，兼见于肠；故治疗重点在中焦，以半夏泻心汤散结除痞，和胃降逆，主治胃而兼治肠。黄芩加半夏生姜汤主治干呕而利，证属大肠邪热，上迫于胃；故以下利腹痛，利下臭秽为主症，兼见干呕；病变重点在肠，兼见于胃；治疗以黄芩加半夏生姜汤清热止利，和胃降逆，主治肠而兼治胃。

（四）饮停呕吐

諸嘔吐，穀不得下者，小半夏湯主之。方見痰飲中。（十二）

【释义】

本条论述寒饮停胃的呕吐证治。谷不得下，言其呕势较剧，得食则呕，呕吐物以清稀痰涎为特征。小半夏汤由半夏与生姜两味组成，功专散寒蠲饮，降逆止呕。

【应用】

本方可用于治疗急慢性胃炎、幽门不全梗阻等证属寒饮停胃者。实验研究证实，本方有促进胃排空、消除幽门水肿、解除空肠痉挛等作用。

【讨论】

“诸呕吐”的含义。“诸”字应灵活看，并非指任何呕吐。但小半夏汤具有较强的和胃降逆之功，有止呕祖方之誉。故半夏、生姜两味药物适当配伍，可用于多种呕吐。

（五）饮病调治

嘔吐而病在膈上，後思水者，解，急與之。思水者，猪苓散主之。（十三）

猪苓散方

猪苓　茯苓　白术各等分

上三味，杵爲散，飲服方寸匕，日三服。

【释义】

本条论述饮邪内停致呕的调治方法。“病在膈上”指饮停于胃，上逆于膈，“后思水者”指呕吐之后口渴思水欲饮。若思水而饮，饮后不吐者，是饮去阳复，病情好转，此时可改和胃止呕为健脾祛饮，用猪苓散以杜绝病根。方中猪苓、茯苓淡渗利水，白术健脾化湿。配制散剂，取“散者散也”之意，使水饮得散，中阳复运，气化水行，则呕吐自除。

【应用】

本方用于治疗急慢性胃炎、神经性呕吐等属于饮邪停胃者，有较好疗效。

【讨论】

“急与之”的含义有两种说法。一是少少饮水以自救，即《伤寒论》“少少与饮之，令胃气和则愈”之法，以防新饮复生；二是与猪苓散善后。从一个“急”字来看，当以第二种看法为是。

（六）阴盛格阳

嘔而脉弱，小便復利，身有微熱，見厥者，難治，四逆湯主之。（十四）

四逆湯方

附子一枚（生用）　乾薑一兩半　甘草二兩（炙）

上三味，以水三升，煮取一升二合，去滓，分温再服。强人可大附子一

枚，乾薑三兩。

【释义】

本条论述了阴盛格阳，虚寒上逆的呕吐证治。阴盛格阳，虚寒上逆，则呕而脉弱；阳气大虚，肾关不固，则小便失禁；阴盛于内，格阳于外，则身有微热；阴胜阳衰，阳不温煦，则四肢厥冷。病已危急，预后不佳。急以温阳救逆法治之，用四逆汤。方中生用附子，配以干姜，以散寒温中，回阳救逆；甘草和中。

【应用】

四逆汤用于治疗脾肾阳虚等诸多病证，但均应谨守脾肾阳虚，阴寒内盛的基本病机。心肌梗死伴发心源性休克，多合用生脉散；慢性肾炎，多合用五苓散；慢性支气管炎，多合用二陈汤；虚寒性荨麻疹，宜加细辛、防风；呕吐涎沫，或小腹疼痛者，加盐炒吴茱萸、生姜；呕吐不止者，加生姜汁；泻下不止者，加人参、黄芪、白术、茯苓、升麻。

【讨论】

（1）阴盛格阳呕吐证的辨证要点。应见脉微细弱、但欲寐、四肢厥冷、小便色白、自利等阳虚阴盛证；而身热、颧赤、烦躁等症则为假象，乃阴盛格阳于外所致。

（2）尤怡《金匮要略心典》曰："脉弱便利而厥，为内虚且寒之候，则呕非火邪，而是阴气之上逆；热非实邪，而是阳气之外越矣！故以四逆汤救阳驱阴为主。"此说可参。

（七）热郁少阳

嘔而發熱者，小柴胡湯主之。（十五）

小柴胡湯方

柴胡半斤　黄芩三兩　人參三兩　甘草三兩　半夏半斤[1]　生薑三兩　大棗十二枚

上七味，以水一斗二升，煮取六升，去滓，再煎取三升，温服一升，日三服。

【校注】

①半夏半斤：《伤寒论》、医统本均为"半夏半升"。

【释义】

本条论述少阳邪热迫胃呕吐的证治。呕而发热，用小柴胡汤主治，可知其热是少阳之热，其呕是少阳邪热迫胃所致。故热当往来寒热，呕是口苦咽干、心烦喜呕，并可伴有胸胁苦满等少阳见症。治宜疏解清热，和胃降逆。方用小柴胡汤。方中柴胡、黄芩经腑同治，清疏并行；半夏、生姜调理胃气，降逆止呕；人参、甘草、大枣补虚安中。

【应用】

小柴胡汤为和解少阳之祖方。现代应用相当广泛，既用于外感热病，又广泛应用于内伤杂病以及外科、妇科、儿科等病，但均应谨守少阳枢机不利之基本病机。

【讨论】

小柴胡汤证的辨证要点。由于小柴胡汤有和解少阳，疏利三焦，调达气机，宣通内外，运转枢机的功效，应用时当有寒热往来、胸胁苦满、心烦喜呕、默默不欲饮食、口苦、咽干、目眩、脉弦细等症。结合临床实际和仲景告诫的“但见一证便是，不必悉具”，若见“呕而发热”“往来寒热”“胁下痞硬”时，亦可使用本方。

（八）虚寒胃反

胃反嘔吐者，大半夏湯主之。《千金》云：治胃反不受食，食入即吐。《外臺》云：治嘔，心下痞鞕者。**（十六）**

大半夏湯方

半夏二升（洗完用）　人參三兩　白蜜一升

上三味，以水一斗二升，和蜜揚之二百四十遍，煮藥取二升半，温服一升，餘分再服。

【释义】

本条论述虚寒胃反的证治。“胃反呕吐”即指第五条所述“朝食暮吐，暮食朝吐，宿谷不化”的病证，其病机为脾胃虚寒，不能腐熟、运化水谷，反出于胃而为呕吐。由于脾胃健运失职，不能化气生津以滋润肠道，还可见心下痞硬，大便燥结如羊屎。故以大半夏汤温养胃气，降逆润燥。方中重用半夏开结降逆，人参温养胃气，白蜜滋肠润燥。

【应用】

（1）本方临床常用于治疗神经性呕吐、胃及十二指肠溃疡、顽固性贲门失弛缓症等所致的呕吐，证属脾胃虚寒者。

（2）久病血亏，大便干如羊屎者加当归、火麻仁；腹部隐痛，大便色黑而无热，属气虚便血者，加黄芪、白及；畏寒肢冷，面色㿠白者，加姜炭、炒艾叶。

（3）医案举隅

王某，男，65岁。1976年5月27日诊。呕吐不食，食则良久吐出，夹有痰饮，大便十余日未行。口干思饮，形体消瘦，已2月余。某医院做胃肠钡剂造影，诊为不完全性幽门梗阻。诊见精神萎靡，言语无力。舌质淡红而干，脉细弱。病因年高久病，胃气虚弱，脾失健运，痰饮内停，肠中津枯。欲扶其正而虑助其痰，欲去其痰而恐津更枯，欲润其燥而惧呕更著，病极棘手，拟大半夏汤试服。方用姜半夏15克，红参10克，水煎取汁，兑服白蜜60克，少量多次，频频饮服。3剂后，呕吐逐止，大便亦通，胃气复苏，肠燥得润，转危为安。继用原法调理将息，吐止便畅，体弱渐复，终获痊愈。

按：久病呕吐不止，中气亏损，津液内伤，大便燥结者，用本方辛开降逆，补中润燥，俾正气充实，脾胃调和，水湿得化，肠燥得润，胃气下行，则呕吐自平。张老认为本方适宜于某些神经性呕吐，经久不愈，便结难解者，以及年高体虚，便干难下者。幽门梗阻、食道癌、胃癌等在治疗过程中参用该方，亦有裨益。［陈旭辉．张谷才运用《金匮》方举隅．浙江中医杂志，1990（4）：182.］

（九）胃肠实热

食已即吐者，大黄甘草湯主之。《外臺》方：又治吐水。**（十七）**

大黄甘草湯方

大黄四兩　甘草一兩

上二味，以水三升，煮取一升，分温再服。

【释义】

本条论述胃肠实热呕吐的证治。“食已即吐”，是食入于胃，旋即尽吐而出。因胃肠积热，失于通降，食入反助其热，热壅气逆，故食已即吐。治宜通腑泻热和胃，方用大黄甘草汤。方中大黄泻热通腑，荡涤胃肠实热以顺承腑气；甘草既能缓和吐势之急迫，亦可缓和攻下之峻猛。二者相伍，冀实热去，胃气和，则呕吐自止。

【应用】

（1）本方可用于急性胃炎、急性肝炎、急性胆囊炎、肠梗阻等所致的反射性呕吐而属于实热证者；对疔疮发背、泌尿系感染亦有较好疗效。

（2）若呕甚者加竹茹、芦根；呕吐泛酸者，加瓦楞子、左金丸；热盛者加山栀子、黄芩、黄连；小便不利加泽泻、车前子；大便秘结者加芒硝。

【讨论】

（1）“食已即吐”是应用本方的关键。据证分析，临床尚有胃肠实热见证，如胃脘灼热疼痛、口苦口臭、大便干结、小便短赤、舌红苔黄少津、脉滑有力等。

（2）本条可与第六条文义互补。第六条“病人欲吐者，不可下之”是指病邪在上，正气有驱邪外出之势。所谓“其高者因而越之”，治疗应根据因势利导的原则，顺其病势，祛除邪气。若误用下法，逆其病势，会导致邪气内陷，正气受损，引发变证，故曰“欲吐者，不可下之”。本条“食已即吐者，大黄甘草汤主之”是因实热壅阻胃肠，腑气不通，在下则肠失传导而便秘，在上则胃气不降，火性急迫上冲而呕吐，故用大黄甘草汤泻热去实，使实热去，大便通，胃气和，则呕吐自止。因此，临床上对呕吐可否用下法还应灵活掌握，呕吐禁下并非绝对，而应以审证求因，审因论治，因势利导为根本宗旨。

（十）饮停胃反

胃反①，吐而渴欲飲水者，茯苓澤瀉湯主之。（十八）

茯苓澤瀉湯方　《外臺》云：治消渴脉絶，胃反吐食之，有小麥一升。

茯苓半斤　澤瀉四兩　甘草二兩　桂枝二兩　白术三兩　生薑四兩

上六味，以水一斗，煮取三升，内澤瀉，再煮取二升半，温服八合，日三服。

【校注】

①胃反：在本书中有两层含义。一指症状，即本条反复呕吐之谓；二指病证，即指“朝食暮吐，暮食朝吐，宿谷不化”的胃反病证。

【释义】

本条论述胃有停饮、呕渴并见的证治。本条以呕吐与口渴反复交替出现为主症。呕吐物为水饮与食物混杂、不酸不苦不臭为特征。口渴乃由饮阻气化，津不上承所致，因渴而饮水多，脾虚不运，更助饮邪，饮邪停聚，胃失和降，故呕吐频频。如此愈渴愈饮，愈饮愈吐，愈吐愈渴，以致反复发作。其治疗宜温胃化饮，降逆止呕，用茯苓泽泻汤。方中茯苓、泽泻淡渗利饮；配以桂枝、生姜通阳化饮，和胃止呕；白术、甘草健脾和中。诸药合用，使气化水行，则呕渴自止。

【应用】

（1）本方临床多用于治疗慢性胃肠炎、胃神经症、幽门水肿引起的饮停于胃、反复呕吐者；也可用于慢性肾炎小便不利、低血压头晕恶心、梅尼埃综合征等。

（2）若呕吐甚者，加砂仁、半夏以理气降逆止呕；呕吐清水不止，加吴茱萸以温中降逆止呕；脘腹胀满、苔厚者，去白术，加苍术、厚朴以行气除满；脘闷不食者，加白蔻仁、砂仁以化浊开胃。

（3）医案举隅

苟某，男，42岁。1962年8月22日诊。自诉：患呕吐二年零四个月，先朝食暮吐，或暮食朝吐；半年后不定时呕吐，吐的次数不等，吐出物水食物混杂，大便稀溏。巴中县医院诊断为慢性胃炎。刻诊：面色萎黄，形体消瘦，精神不振，面部和下肢浮肿，舌质淡、苔薄白、津润，脉象缓滑。此为脾虚水滞之胃反证。拟用健脾利水之法主治，方用茯苓泽泻汤：茯苓15克，泽泻15克，白术12克，生姜10克，桂枝10克，甘草3克。服1剂后，呕吐停止，精神仍差，胃纳正常，浮肿大减。又进2剂，以资巩固，并嘱严禁生冷食物，加强营养。两个月左右恢复健康，参加农业生产。[王廷富．茯苓泽泻汤治愈胃反二例．四川中医，1986（8）：47.]

按：本案中患者不定时呕吐，且呕吐物水饮与食物混杂，不酸、不苦、不臭，为茯苓泽泻汤证的特点。其机理为脾虚失运，既不能为胃行其津液，又不能运化水谷精微，中焦升降失职，水饮留滞于中，胃气上逆则吐。患者病久，精血大亏，水气不化，因此出现了浮肿；脾阳虚甚，则大便稀溏。用茯苓泽泻汤健脾利水，化气散饮而获效。

【讨论】

（1）本证呕吐，乃饮阻气逆所致，故辨证关键在于饮邪内停，反复呕吐，以呕吐物为痰涎清水与食物混杂、不酸不苦不臭为特征。据方测证，尚有浮肿，大便溏薄或不畅，精神不振，兼见头眩、心下悸，舌质淡红，苔薄而润，脉缓滑等停饮之脉证。

（2）尤怡《金匮要略心典》曰："猪苓散治吐后饮水者，所以崇土气，胜水气也。茯苓泽泻汤治吐未已，而渴欲饮水者，以吐未已，知邪未去，则宜桂枝、甘、姜散邪气，苓、术、泽泻消水气也。"二方证可以此为鉴。

（十一）里热兼表

吐後，渴欲得水而貪飲者，文蛤湯主之。兼主微風，脉緊，頭痛。（十九）

文蛤湯方

文蛤五兩　麻黄　甘草　生薑各三兩　石膏五兩　杏仁五十枚　大棗十二枚

上七味，以水六升，煮取二升，温服一升，汗出即愈。

【释义】

本条论述里有郁热，兼有表寒呕吐的证治。郁热在里，邪热迫胃，则为呕吐；热灼津液，故口渴贪饮。因主治方药兼有透表达邪之效，方后亦云“汗出即愈”，说明其证当表有风寒，即原文所述“兼主微风，脉紧，头痛”。文蛤汤由大青龙汤去桂枝加文蛤组成。方中文蛤咸寒，生津止渴，与麻黄、杏仁、甘草、石膏相配，发散热邪；复加生姜、大枣调和营卫。全方功能清泄郁热，透表达邪。

【讨论】

（1）本条可视为呕吐后所出现的一种变证，此时主症已并非呕吐而是口渴。文蛤汤可视为大青龙汤、麻杏石甘汤或是越婢汤的类方，此三方皆为治疗肺有郁热的主方，故推测其渴乃由肺热所致。临床凡肺热口渴皆可以此方治之，不必拘于呕吐之后。

（2）对本条的解释历来注家看法不一。有认为与《伤寒论》太阳病篇文蛤散互错；有囿于呕吐与口渴出现先后的关系，认为呕吐为水热互结之证，吐后水去热留，热邪消灼津液，故致口渴。二者可互参。

（十二）阳虚饮停

乾嘔，吐逆，吐涎沫，半夏乾薑散主之。（二十）

半夏乾薑散方

半夏　乾薑各等分

上二味，杵爲散，取方寸匕，漿水一升半，煎取七合，頓服之。

【释义】

本条论述中阳不足、寒饮停胃的呕吐证治。由于中焦虚寒，津液变生饮邪，停留于胃，使胃失和降，胃气上逆，则为干呕、吐逆、吐涎沫。治宜半夏干姜散温中助阳，化饮降逆。方中半夏辛燥，化痰开结，善降逆气；干姜辛热，温胃散寒，通阳化饮。浆水甘酸，调中止呕。“顿服之”则药力集中，以取速效。

【应用】

（1）半夏干姜散常用于急慢性胃炎、胃扩张、急慢性胆囊炎，属中阳不足、寒饮内盛而见干呕吐逆者。

（2）医案举隅

亲戚吴某，女，42岁，干部。患高血压病已3年，血压常波动在（140～190）/（100～110）mmHg，遍服中西药均无显效，于1962年夏从南方赴京求治于秦老。观其服用的中药处方，大都是生石决明、灵磁石、生龙牡、杭菊花、双钩藤、生白芍、桑寄生、怀牛膝等平肝降逆辈，秦老说，前医久治不效，更要详细审证求因，重新辨证论治。

患者形体肥胖，自述常头晕胀痛，眩晕甚时如坐舟中，颇欲吐，曾数次呕出大量清涎。纳食欠馨，胸脘部常有胀闷感，心悸，多梦，二便尚可。舌质淡，苔薄白腻，脉象右寸关滑甚……观此患者之形证，乃中阳不足，寒饮上逆所致，且患者数年来所服中药多系寒凉重降之品，更伤中焦，故当温中止呕，以《金匮》半夏干姜散加味治之。处方：法半夏9g，淡干姜9g，云茯苓9g，水煎服。两天后，亲友兴致而来，言几年来服药后从未如此舒服，因此两天即把三剂药痛快服完。嗣后以温中化饮法加减，治疗月余病愈，患者高兴返里。[吴大真.秦伯未经方验案举隅.国医论坛，1986（2）：20.]

按：高血压眩晕，大多从潜肝阳、息肝风论治，然本案患者形体肥胖，呕眩心悸，舌淡苔薄白腻，脉来滑象，乃中阳不足，寒饮上逆之候，故服平肝潜阳之品不效。秦老审察秋毫，径投半夏干姜散加茯苓治之，获佳效，自见秦老辨证精当之一斑。

【讨论】

本证乃中阳不足，寒饮内盛。除见干呕、吐逆、吐涎沫外，尚可见胃脘冷痛，喜温畏寒，不欲饮水，纳少，舌淡苔薄白腻，脉缓弱等症。

（十三）寒饮搏结

病人胸中似喘不喘，似嘔不嘔，似噦不噦，徹心中憒憒然無奈[①]者，生薑半夏湯主之。（二十一）

生薑半夏湯方

半夏半斤　生薑汁一升

上二味，以水三升，煮半夏，取二升，内生薑汁，煮取一升半，小冷，分四服，日三夜一服。止，停後服。

【校注】

①彻心中愦愦然无奈：指胃脘、心胸中烦乱不安，不能忍受。《广韵》曰："愦，心乱也。""愦愦然"，轻则郁闷烦乱，胃中嘈杂；重则昏乱糊涂。"无奈"，即无可奈何之意。

【释义】

本条论述寒饮搏结于胸的证治。胸为气海，乃呼吸往来之所，清气出入升降之道，内居心肺，下邻脾胃。若寒饮搏结于胸中，闭郁胸阳，阻滞气机之升降，则见胸中似喘不喘，似呕不呕，似哕不哕，难以名状，烦闷不堪，痛苦难忍之症。仲景治用生姜半夏汤辛散寒饮，舒展阳气。该方重用生姜汁以辛开散结，配半夏以化饮降逆。方后云"小冷"，即宗《素问·五常政大论》"治寒以热，凉而行之"的反佐之法，防热药格拒，不纳而吐；"分四服"，意在量少频服，以发挥药力的持续作用，并防药量过大而致呕吐。

【应用】

（1）本方常用于治疗胃寒、胃虚、痰饮上犯而作的呕吐。凡急慢性胃炎、胃或贲门痉挛、胆汁返流性胃炎、食道炎等证属寒饮搏结胸胃而见呕吐者，皆可用之。

（2）医案举隅

陈某，男，1.5个月。1995年11月17日初诊。近3日来不欲吮奶，时吐奶，偶尔吐涎沫，昨晚哭闹甚，欲索一方，苔白，指纹淡红，遂予生姜半夏汤。半夏3g，入煎取汁，加生姜汁5mL，酌加红糖适量，分5～6次灌服，连服2日病愈。

按：本例患儿吐奶当为寒饮阻膈所致，应属生姜半夏汤证，考虑到婴儿难以受药，故迳处该方以治之，想不到旋获著效，足见经方之妙。（张笑平．金匮要略临床新解．合肥：安徽科技出版社，2001：253.）

【讨论】

生姜半夏汤证属于胸中膈间寒饮阻滞气机，临床以心中烦乱，欲吐不得，口淡津多，舌质胖淡，舌苔水滑为选方指征。方中生姜用汁，且姜汁用量倍于半夏，以加强其辛开散结的作用，入口即行，其治位高，故可主治“胸中似喘不喘，似呕不呕，似哕不哕，彻心中愦愦然无奈”之症。

（十四）胃寒气逆

乾嘔、噦，若手足厥者，橘皮湯主之。（二十二）

橘皮湯方

橘皮四兩　生薑半斤

上二味，以水七升，煮取三升，温服一升，下咽即愈。

【释义】

本条论述胃寒气逆的干呕、哕证治。干呕、哕在病机上也是胃气失和，其气上逆。本条指出，无论干呕、哕是合并发生，还是单独出现，如兼见手足厥冷者，均属胃寒气逆。因寒邪袭胃，胃气失和而上逆，则为干呕、哕；胃阳被遏，不达四末，则手足厥冷。治以橘皮汤散寒降逆，通阳和胃。方中橘皮理气和胃，生姜散寒止呕。

【应用】

（1）橘皮汤常用于治疗急性胃炎、神经性呕吐、妊娠呕吐等病属胃寒气逆偏于实证者。若兼见纳呆，可加白术、焦三仙；腹胀加砂仁、枳壳；呃逆气冷，或胃脘隐痛，加吴茱萸、干姜、芍药；心下痞闷不舒，加半夏、枳实。

（2）医案举隅

何某，女，18岁，中巴县恩阳镇农民。1958年8月，母女同来求治。近几天降雨，今晨起床时，突感吸冷气一口，于是呃逆频频不止，呃声高，膈间疼痛，面色正常，精神尚可，舌淡苔白腻，脉弦滑。此寒气动膈之呃逆证，拟以解逆散寒法。方用：陈皮12g，姜半夏15g，生姜12g，茯苓12g，甘草3g。嘱服1剂，服药2小时后复诊。当天上午11时许，母女同来，说：女儿服药后约20分钟，呃逆止，胸膈舒适而疼痛亦消失，舌苔同上，脉滑。嘱将上方服完，以巩固。（王廷富．金匮要略指难．成都：四川科学技术出版社，1986：403.）

按：本例患者体质健壮无病，因天阴雨数日，气温下降，未予重视，起床较早，呼吸之间偶触寒气，寒气动膈，膈气横逆，膈间之气机不利而致呃逆，此乃寒气搏结之证，故用上法而获效。

【讨论】

（1）橘皮汤的辨证要点。临床以呃声沉缓有力为主症，或干呕，或嗳气，或呕吐，或恶心，脘腹疼痛，遇寒则剧，得热则减，舌淡，苔白腻，脉弦滑或沉缓有力。其

“手足厥”，仅表现为轻度的寒冷感，与阳微阴盛四逆汤证之厥不同。

（2）吴谦《医宗金鉴》曰：“东垣以干呕为轻，哕为重，识仲景措辞之意也。哕而手足厥，乃胃阳虚，是吴茱萸汤证也。若初病形气俱实，虽手足厥，非阳虚阴盛者比，乃气闭不达于四肢也。故单以橘皮通气，生姜止哕也。”

（十五）胃虚夹热

噦逆者，橘皮竹茹湯主之。（二十三）

橘皮竹茹湯方

橘皮二升　竹茹二升　大棗三十枚　生薑半斤　甘草五兩　人參一兩

上六味，以水一斗，煮取三升，温服一升，日三服。

【释义】

本条论述胃虚夹热、胃气上逆的呃逆证治。一般胃虚有热呃逆证多见于久病体弱，或大吐下后者，其呃声低微而不连续，并可见虚烦不安，少气口干，不欲多饮，手足心热，苔薄黄或苔少，脉虚数等。其病机为胃虚有热，气逆不降。故治以补虚清热，降逆止呃的橘皮竹茹汤。方中橘皮、生姜辛温，理气和胃，降逆止呃；竹茹甘寒，清热安胃以止呕；人参、甘草、大枣补虚益气。

【应用】

本方临床被广泛应用于呃逆的治疗。其致呃的原因涉及混合型食管裂孔疝、碱性返流性胃炎、膈肌痉挛、幽门不全梗阻、神经性呕吐、术后呃逆不止、功能性呃逆、顽固性呃逆、妊娠呕吐等。若舌红苔黄，胃热显著者，可加黄连、芦根，或加山栀子；兼痰热者，加竹沥、栝蒌仁；舌红无苔，或中剥，胃阴匮乏者，可加沙参、石斛、麦冬；胃不虚者，去人参、大枣，减甘草之用量；呃逆不止者，加枳实、柿蒂等。

【讨论】

（1）因竹茹并非大寒之品，从方中诸药的用量比例来看，全方仍偏于温热，故临床若热象突出时，需加清热药于方中。后世严用和在仲景橘皮竹茹汤的基础上，加茯苓、半夏、麦冬、枇杷叶，名为济生橘皮竹茹汤，治疗气阴两虚，胃气上逆之呕吐、呃逆，可供参考。

（2）程林《金匮要略直解》：“《内经》曰：胃为气逆为哕。上证但干呕而未至逆，今哕逆者，即《内经》所谓诸逆上冲，皆属于火。胃虚而热乘之，作哕逆者欤？夫胃气热而专主呕哕，必以竹茹为君，橘皮下逆气为臣，生姜止呕逆为佐，人参、甘草、大枣用以缓逆为使。”可作参考。

下　利

一、病机与证候

夫六府氣絕[①]於外者，手足寒，上氣，脚縮；五藏氣絕於內者，利不禁，下

甚者，手足不仁。（二十四）

【校注】

①气绝：指脏腑之气虚衰。《医宗金鉴》曰："气绝非为脱绝，乃谓虚绝也。"

【释义】

本条总论呕吐、哕、下利的病机及预后。脏腑气衰，外不足以行表，内不能固守封藏。因六腑属阳，阳主卫外，以胃为本。胃阳虚衰，失于和降则为呕、哕；不能通达于四末则为手足寒冷；筋脉失于温煦，故见踡卧脚缩；上焦不能受气于中焦，宗气因之不足，肺失肃降故上气喘促。五脏属阴，阴主内守，以脾为后天之本，以肾为先天之本。脾虚失运，清气下陷，故下利不禁；久病及肾，肾阳虚衰，下焦失固，则下利尤甚；阴液亦随利而失，阳失温煦，阴不濡养，故手足麻木不仁。

【讨论】

（1）本条列于呕吐、哕与下利原文中间，承上启下，旨在阐明呕吐、哕、下利病变的一般规律。从总的病机来说，呕吐、哕、下利是由脾肾虚衰、升降失序所致，然初病在脾胃，终必归肾，是其病变的基本规律。因此，治疗呕吐、哕固然以治胃为主，但在病变后期，或病情属虚的，则要重视脾肾。

（2）本条强调了脾（胃）肾在呕、哕、利三病发展过程中的重要作用。这里"六腑气绝于外"和"五脏气绝于内"不是分割开的两种病证，而是五脏六腑尽皆"气绝"。故此"手足寒，上气，脚缩"不能仅理解成只是胃阳不足，而脾阳健旺；而"利不禁，手足不仁"也不能仅理解为只是肾阳虚，而胃肠甚至脾的功能正常。在临床实践中，五脏六腑是相互联系、互相影响的，所以应从整体上辨证论治。

二、脉证预后与治禁

下利脉沉弦者，下重；脉大者，爲未止；脉微弱數者，爲欲自止，雖發熱不死。（二十五）

【释义】

本条根据脉象判断痢疾的病情和预后。脉沉主里，脉弦主痛，下利而脉见沉弦，是病邪在里，气机不畅，传导失常，故见利下不爽，里急后重。下利而见脉大，大主邪气盛，乃正邪交争之象，故必大而有力，邪气既盛，痢疾尚在发作期，不能及时痊愈，故曰"为未止"。下利而脉见微弱数，微弱者无力之象，虽正气不足，然邪气亦衰，脉数即余邪未尽之象，这时已进入病的恢复期，通过积极的治疗，很快会向愈，故曰"为欲自止，虽发热不死"。

【讨论】

痢疾患者出现利下赤白，滞下不爽，里急后重，腹中疼痛，身热，脉实有力，这时病情虽不能迅速痊愈，却不一定预后不良；而下利脉大无力，除在恢复期见到"欲自止"外，在阳亡于外、阴亡于内的重证、危证中亦可出现，故应注意判别。

下利手足厥冷，無脉者，灸之不温。若脉不還，反微喘者，死。少陰負趺

陽[①]者，爲順也。（二十六）

【校注】

①少阴负趺阳：即少阴脉比趺阳脉弱小之意。

【释义】

本条论述脾肾虚衰下利的预后。利下无度，手足厥冷，脉微欲绝，这是脾肾两衰，阳气将脱之象。这时虽以艾灸温之，但阳气衰微，积重难返，仅以艾灸，急切之间很难使阳气恢复，故而厥冷不去，所以说“灸之不温”。此时转归有二：若阳气不复，脉气不还，更见微喘，是肾阳衰微，肾不纳气，肺肾之气将脱，阴阳欲将离绝的危证，预后不良；若少阴肾脉弱于趺阳胃脉，说明尚有胃气，“有胃气则生，无胃气则死”，这时即便肾阳已衰，但仍有治愈的希望，预后为顺。

【讨论】

“少阴负趺阳”之理，注家大致有如下六种观点：第一种认为是相克，以赵以德为代表；第二种认为是负戴之负，以陈修园为代表；第三种认为是胜负之负，以黄坤载为代表；第四种认为尺脉有根为顺证，以唐容川为代表；第五种认为是肾脉伏胃脉存，以《金匮要略译释》为代表；第六种认为“疑有脱误”，以吴考槃为代表。以上诸家从不同角度而论，可为参考。综上观点，以趺阳脉比少阴脉有力之说为妥。其理在于：趺阳脉主候脾胃，对下利等脾胃病证，在脾肾两衰的情况下，既重视先天之气的作用，更强调后天之气的存亡。趺阳脉不是脉微欲绝的“无脉”，说明胃气尚存，“有胃气则生，无胃气则死”，故曰“为顺也”。

下利有微熱而渴，脉弱者，今自愈。（二十七）

【释义】

本条论述阴寒下利将愈的脉证。虚寒下利，症见微热、口渴，是阳气来复之兆，脉弱表明正虚而邪气亦衰，脉证合参，有正复邪去之机，故知病将自愈。

【讨论】

发热口渴，焉知不是热盛？关键在于一个“微”字。一般而言，下利不宜发热，如初起大热而渴，多属表里俱病，或里热过盛，无热不渴，多属阴证或虚证，皆不能自愈。若久利发热，多属阴竭阳越，乃危险征兆。本证见“微热而渴，脉弱”，非为热盛，而是阳复。其发热程度当轻微，渴必不甚，若大热大渴，脉数大有力，乃为邪热盛也。此乃阴阳和，胃气来复，故预断为邪退阳复，向愈之候。此时下利，亦必轻微。

下利脉數，有微熱，汗出，今自愈；設脉緊，爲未解。（二十八）

【释义】

本条再论阴寒下利向愈与未解的脉证。下利微热汗出与上条下利微热而渴均兆示阳气回复，上条脉弱为邪衰，本条脉数（应数而无力）仍主阳复，故推测当自愈。设若虚寒下利而脉见紧象，则表示阴寒仍盛，阳气未复，故知病为未解。

【讨论】

本证自愈的机理，注家有不同见解。第一种认为是“阳胜而热从外泄”，以徐忠可为代表；第二种认为是“阳升利止”，以魏念庭为代表；第三种认为是“表里俱和”，以程林为代表；第四种认为是“阳复而病势外达”，以尤怡为代表。

下利脉數而渴者，今自愈；設不差，必清[①]膿血，以有熱故也。（二十九）

【校注】

①清脓血：指大便利下脓血。

【释义】

本条论述下利脉数口渴所主的不同预后。虚寒下利出现脉数、口渴，为阳气来复，其病有向愈之势；若不愈，也有见大便下脓血者，其病机“以有热故也”，是邪热甚，损伤阴络所致。

【讨论】

下利见脉数口渴有两种不同的预后。一为阴寒下利，阳气来复。阳气来复，病将自愈。一为湿热下利，里热较盛。因湿热内蕴大肠，肠道脉络受损，势将出现利下脓血。

下利脉反弦，發熱身汗者，自愈。（三十）

【释义】

本条再论阴寒下利向愈的脉证。阴寒下利属于里证，脉本应沉，今脉不沉却见弦象，故曰反弦。弦较沉细脉有力而大，又见发热身汗，这是一种阳气来复，营卫调和的象征。

【讨论】

下利向愈的机理，注家看法不尽相同。一种认为本条下利是由表邪内陷所致，故提出这里的弦当是浮弦。弦主少阳有生发之气，发热是新感表邪，周身汗出，可使热随汗解，下利亦随之而愈。另一种认为脉不沉而弦，为阳气升发之象，与发热身汗共主阳气复、营卫和。此两种观点可参。

下利氣[①]者，當利其小便。（三十一）

【校注】

①下利气：指下利时伴随有频频的矢气。

【释义】

本条论述了气滞湿困下利气的治法。下利气指下利的过程中气随利失，矢气频频。中焦湿困，故大便溏泄；气机阻滞，故腹胀窜痛，矢气则舒；气滞随下利之机外泄，故为下利气。治当用利小便法，以分利肠中水湿，使小便利，湿邪去，肠道气机调和，则下利已，矢气除。

【讨论】

本证尚可兼有肠鸣腹胀，小便不利等。此利小便法当包含健脾利湿、温阳化湿等意。后世提出的“治湿不利小便，非其治也”和治疗泄泻用“急开支河”法，其理论均渊源于此。

下利，寸脉反浮數，尺中自[1]濇者，必清膿血。（三十二）

【校注】

①自：原来的样子。《汉书·李广传》曰：“会暮，吏士无人色，而广意气自如。”颜师古注：“自如，犹云如旧。”

【释义】

本条论述湿热痢疾的脉证。根据下利，脉寸部浮数、尺中自涩，可推断此病属痢疾，当便脓血。因为本篇下利包括泄泻和痢疾，一般泄泻多属里虚寒证，脉当沉或迟。今脉不沉迟反浮数，则知此下利不是虚寒泄泻而是湿热痢疾。下利属脾胃之病，浮数不见于关却见于寸部，说明此下利是由新感时邪，内蕴肠腑所致；尺中自涩，是下利病变在肠，大肠传导失职，通降不利，气血壅滞，热盛肉腐，脉络受损，故利下赤白脓血。

【讨论】

（1）本条下利的特点：利下脓血，赤白夹杂，稠黏气臭，腹胀腹痛，里急后重，肛门灼热；尚兼小便短赤，口干苦黏，或恶寒发热，舌苔黄腻，脉象滑数等。

（2）寸脉浮数，尺脉自涩。注家对此见解不一，诸说虽各执其理，然多抽象生僻，唯《医宗金鉴》所论“热陷血分”者与临床较贴近。尺中自涩是言其大肠之阴络受伤。由于热毒为患，以致气郁血滞，气血不和，热壅在肠，故必清脓血。

下利清穀，不可攻其表，汗出必脹滿。（三十三）

【释义】

本条论述虚寒下利治禁。下利清谷，指大便澄澈清冷，完谷不化。此是因脾（或脾肾）阳虚，阴寒内盛，不能腐熟，小肠受盛与大肠传导失常所致。故治当以健脾补肾，温中化湿为法。在里虚证较急的情况下，即使有表邪未解，亦应急当温里，不可径用汗法攻表。若误攻其表，汗出阳更虚，阴寒更甚，以致发生腹部胀满之变证，即《内经》所谓“脏寒生满病”。

【讨论】

（1）本条与《金匮要略·脏腑经络先后病脉证》篇第十四条“下利清谷不止，身体疼痛者，急当救里”互参，示人以标本缓急的论治原则，也体现以顾护人体阳气为要的学术思想。

（2）虚寒下利若不夹表证，则更不应以汗法治之。《会约医镜》曾总结包括暴泻、久泻在内的治泻十法：一曰淡渗，一曰升提，一曰清凉，一曰疏利，一曰甘缓，一曰酸收，一曰燥脾，一曰平肝，一曰温肾，一曰固涩。其中无一法以汗治之。

下利脉沉而遲，其人面少赤，身有微熱，下利清穀者，必鬱冒[1]，汗出而解。病人必微熱，所以然者，其面戴陽[2]，下虛故也。（三十四）

【校注】

①郁冒：即郁闷昏冒。郁，阻滞闭塞；冒，通“懑”，指烦闷、气郁。郁冒指眩晕闷冒。

②戴阳：此指虚阳上浮致面赤如妆者。

【释义】

本条论述虚寒下利的脉证变化。下利清谷，脉象沉迟，是由脾肾阳虚所致。由于阴寒内盛，格阳于外，故见面红如妆，身有微热；虚阳上浮，亦可见头昏目瞀，郁闷不舒之症。此时应急与通脉四逆之类回阳救逆。若误将“面少赤，身有微热”视为表证，以为可通过“汗出而解”而妄用汗法，则势必更伤阳气，阳虚欲脱，必见四肢厥冷。之所以禁用汗法，乃因“面少赤，身有微热”属虚阳上浮的戴阳证，即所谓“下虚故也”。

【讨论】

“面少赤，身有微热”，注家认识不一。一是认为兼有表邪，只因里虚，所以才郁冒而汗解；一是认为虚阳被格于上、格于外，只是虚尚未甚，藏而能动，所以会郁冒汗出而解。从整体上看，“其面戴阳”是指“面少赤”，阳气不足已经到格阳于外、虚阳上浮的地步，证情远较上条为重，此时即使“身有微热”属外邪在表，也断无“汗出而解”之理；若是外无表证，仅是阳虚，则更不可“汗出而解”。医生若误以为“其人面少赤，身有微热”是外邪在表，冀望能“汗出而解”而治以汗法，使阳更虚，阳气外脱，则“其人必微热”。

下利後脉絕，手足厥冷，晬時①脉還，手足温者生，脉不還者死。（三十五）

【校注】

①晬（zuì 醉）时：即一周时，又称一昼夜。

【释义】

本条论述虚寒下利的预后。虚寒下利，脉伏不见，手足厥冷，为阳气衰竭之候，病情凶险。在治疗的过程中，判断其预后，可依阳气存亡与否而定。若在一定时间里脉气来复，手足转温，是阳气得回，尚有生还之望；若经一昼夜治疗，脉仍不起，手足不温，真阳不回，预后不良。

【讨论】

（1）“晬时脉还”，注家看法不尽相同。赵以德认为“气血暂息”；尤怡认为“经气循环一周”；陈修园认为“阴阳循环五十度”；章虚谷认为“阴阳相生，阳复脉还”。注家将晬时视为一个大致的时间，而不执泥于一周时之说。所谓经气循环一周说、阴阳循环五十度说等可供参考。

（2）其脉绝又还的机理。推测其下利是指急剧暴泻，使津液骤泄，阳气一时脱绝，故在积极治疗下，经过一段时间，阳气尚有来复的可能。

三、证治

（一）表里同病

下利腹脹滿，身體疼痛者，先温其裏，乃攻其表。温裏宜四逆湯，攻表宜桂枝湯。（三十六）

四逆湯方 方見上

桂枝湯方

桂枝三兩（去皮） 芍藥三兩 甘草二兩（炙） 生薑三兩 大棗十二枚

上五味，㕮咀，以水七升，微火煮取三升，去滓，適寒温服一升，服已須臾[①]，啜稀粥一升，以助藥力，温覆令一時許，遍身漐漐微似有汗者，益佳，不可令如水淋漓。若一服汗出病差，停後服。

【校注】

①须臾：有两说。一是《俱舍论》"三十须臾为一昼夜也"，一须臾即48分钟；二是指片刻，《商君书·慎法》"不可以须臾忘于法"。

【释义】

本条论述表里同病，里虚为急的证治。下利腹部胀满，是脾肾阳虚、阴寒内盛所致，可见利下清谷，身体疼痛乃外有表邪，故而形成表里同病之证。表里同病，里虚寒者，当以救里为急，故先以四逆汤温里回阳，待阳回利止，里气充实，表证仍在时，再用桂枝汤调和营卫，解表散寒。

【讨论】

（1）四逆汤乃是阳亡欲脱时，急先救治的回阳救逆方。如《金匮要略·脏腑经络先后病脉证》篇第十四条，本篇第三十六条之用皆属此义。应用本方应见脉微细弱、但欲寐、四肢厥冷、小便色白、自利等阳虚阴盛证，而身热、颧赤、烦躁等症为假象，乃阴盛格阳于外所致。

（2）尤怡《金匮要略心典》曰："下利腹胀满，里有寒也，身体疼痛，表有邪也。然必先温其里，而后攻其表，所以然者，里气不充，则外攻无力，阳气外泄，则里寒转增，自然之势也。而四逆用生附，则寓发散于温补之中，桂枝有甘芍，则兼固里于散邪之内，仲景用法之精如此。"此论述较为精当，可参。

（二）里实热证

下利[①]三部脉皆平，按之心下堅者，急下之，宜大承氣湯。（三十七）

【校注】

①下利：《脉经》作"下利后"。

【释义】

本条论述实热下利的证治。"三部脉皆平"指寸关尺三部脉如正常人一样有力不虚，不同于虚寒下利之微弱沉细，主病非寒证。"按之心下坚"指脘腹部硬满疼痛，按之不减，即《金匮要略·腹满寒疝宿食病脉证治》篇第二条“病者腹满，按之……痛者为实”之谓。故本条下利属实热积滞，内停肠腑，热结于内，旁流于外，邪实而正不衰，正可攻下，治用大承气汤急下实积。积滞一去，则利亦自止，此即“通因通用”之法。若迁延日久，邪实正虚，攻补两难，故需“急下之”。

【应用】

实热下利证的辨证要点为热结旁流，下利不爽，臭秽浊垢，谵语，心腹部坚满痛拒按，舌苔燥黄，脉滑等。

下利，脉遲而滑者，實也，利未欲止，急[①]下之，宜大承氣湯。（三十八）

【校注】

①急:《脉经·卷八》作“当”字。

【释义】

本条续论实热下利的证治。“脉迟而滑”，这里迟主积滞内停，脉气被阻，故迟而有力；滑主食积内结，食积气滞，腑气不和，故下利而脉迟滑并见。此与《金匮要略·腹满寒疝宿食病脉证治》篇第二十二条“脉数而滑者，实也，此有宿食，下之愈，宜大承气汤”义同。故本条下利是由宿食内停，肠腑实热所致，积滞不去，则下利不止，故宜大承气汤乘其正气未虚而急下之。

下利，脉反滑者，當有所去，下乃愈，宜大承氣湯。（三十九）

【释义】

本条续论实热下利的证治。下利多为虚寒之证，脉当虚弱沉迟，今下利而见滑脉，与虚寒之脉不符，故曰“反”。此处之“滑”必滑数有力，是宿食积滞不消，邪气未尽之证，故云“当有所去”。宜用大承气汤急去未尽之邪，邪实一去，利即自愈，故“下乃愈”。

【应用】

（1）食积内停下利的辨证要点为泻下之物臭如败卵，泻后痛减，或泻而不畅，并见腹胀腹痛拒按，胸脘痞闷，嗳气不欲食，舌苔垢浊，脉沉滑等。

（2）医案举隅

陈姓少年，住无锡路矮屋，年十六。幼龄丧父，惟母是依，终岁勤劳，尚难一饱。适值新年，贩卖花爆，冀博微利。饮食失时，饥餐冷饭，更受风寒，遂病腹痛拒按，时时下利，色纯黑，身不热，脉滑大而口渴。家清寒，无力延医。经十余日，始来求诊。察其证状，知为积滞下利，遂疏大承气汤方。怜其贫也，并去厚朴。计大黄四钱，枳实四钱，芒硝三钱。书竟，谓其母曰：倘服后暴下更甚于前，厥疾可瘳。其母异曰：不止其利，反速其利，何也？余曰：服后自知。果一剂后，大下三次，均黑粪，干湿相杂，利止而愈。此《金匮》所谓“宿食下利，当有所去，下之乃愈，宜大承气汤”之例也。（曹颖甫．经方实验录．北京：中国医药科技出版社.2011：62.）

下利已差，至其年月日時復發者，以病不盡故也，當下之，宜大承氣湯。（四十）

大承氣湯方 見痓病中

【释义】

本条续论实热下利的证治。下利已经“痊愈”，过一段时间却又复发，这是因为病的夙根未尽，余邪留滞于胃肠，每遇气候变化、饮食失调、劳倦内伤等因素影响，再次病作。此证多见于休息痢。治疗仍可用大承气汤，攻下未尽之邪，以绝其病根。

【应用】

以上四条，皆论述了阳明实热积滞下利不爽的脉证。下利与“心下坚”“脉迟而滑”“脉滑”同见，说明虽为下利，但仍以实热积滞内停为病机关键。因邪热与燥屎搏结于肠道，并逼津液下趋，形成热结旁流之证。由于里实热积滞，且势急而正气未虚，故用承气汤急下其实。此即“通因通用”之法，适用于实证，即《黄帝内经》所云“实者泻之”之意。又大承气汤毕竟为苦寒攻下之峻剂，故仲景用“宜”字论述，即有斟酌谨慎之意。

【讨论】

（1）痢疾发作之时，以腹痛、里急后重、下痢赤白为主症。若下利已“痊愈”，过一段时间却又复发，乃因病之初，治之不彻底，或兜涩太早，以致余邪未尽，留恋于肠间，每遇季节气候变化或饮食所伤，而再次发作，如时作时止的休息痢。

（2）休息痢的治疗多采用发作时在导滞行积的基础上，再根据湿热或寒湿证的不同，分别用清肠化湿或温中化湿，不发时则以扶正为主的方法。本条即是发作时邪实的治法，用大承气汤行积导滞，并可根据证情，适当加入黄芩、黄连、黄柏或苍术、厚朴等药。

（3）金寿山《金匮诠释》论述较详：“‘至其年月日时复发’一句须活看，只是说到一定的时候又要复发。下利而心下坚，脉迟而滑，都属实证，故当下之。最后一条指出不仅急性泄泻可用下法，慢性泄泻也可用下法，痢疾也同样如此。所以然的道理，原文已经指出‘以病不尽故也’，就是说病没有治断根。”

下利譫語者，有燥屎也，小承氣湯主之。（四十一）

小承氣湯方

大黄四兩　厚朴二兩（炙）　枳實大者三枚（炙）

上三味，以水四升，煮取一升二合，去滓，分温二服。得利則止。

【释义】

本条论述下利谵语实证的治法。“实则谵语，虚则郑声”，故本条下利谵语，属于胃肠实热。其“利”是由燥屎内结，不得下行，而“热结旁流”，其粪便必黏秽不爽。阳明实热或温邪入于营血，热扰神明，出现神志不清、胡言乱语的重症，与郑声不同，多为实证。除下利谵语外，还当有潮热，汗出，腹满痛拒按，溲黄，舌苔黄燥，脉滑数有力等。治用小承气汤通腑攻下。

【应用】

前四条实热下利用大承气汤，本条用小承气汤，临床不必拘泥，但以把握下利是由积滞内停所致为要。痞满燥实具备者，可选大承气汤；若以痞满为主，燥实不甚，见谵语者，则用小承气汤为宜。

（三）里虚寒证

下利便膿血者，桃花湯主之。（四十二）

桃花湯方

赤石脂一斤（一半剉，一半篩末）　乾薑一兩　粳米一升

上三味，以水七升，煮米令熟，去滓，温七合，内赤石脂末方寸匕，日三服；若一服愈，餘勿服。

【释义】

本条论述虚寒下利便脓血的证治。利下脓血，一般多见于实热初利，因热盛伤络，热壅营腐所致。若见于久利不止，则属脏气虚寒，气血不固，滑脱不禁而成，治用桃花汤温中涩肠以固脱。方中赤石脂涩肠固脱，干姜温中暖脾，粳米养胃和中。三药合用共奏温摄固脱之效。

【应用】

桃花汤常用于治疗慢性阿米巴痢疾、慢性菌痢及肠伤寒伴肠出血、肠功能紊乱、小儿疳泻、虚寒泄泻、子宫功能性出血、慢性肾炎蛋白尿、崩漏、带下等属于虚寒证者。

【讨论】

桃花汤证的下利特点为痢久反复不愈，时重时轻，下利清稀，有黏白冻，或紫暗血色，甚则滑泄不禁，无里急后重感，脱肛，伴见腹部隐隐冷痛，喜温喜按，每遇饮食不当或感受寒凉则发作加重，食少，神疲腰酸，四肢不温，面黄无华，舌质淡，苔薄白，脉细弱无力等症，病属脏气虚寒，气血不固，滑脱不禁。

（四）里湿热证

熱利下重者，白頭翁湯主之。（四十三）

白頭翁湯方

白頭翁二兩　黄連　黄蘗　秦皮各三兩

上四味，以水七升，煮取二升，去滓，温服一升；不愈，更服。

【释义】

本条论述大肠湿热、气机阻滞的下利证治。热利下重是其主症。其病由湿热交结于肠，阻滞气机，肠腑传导失司，通降不利，气血壅滞，腐灼肠道，损伤肠道脂膜血络所致。治用白头翁汤清热凉血，燥湿止痢。方中白头翁清热凉血，秦皮、黄连、黄柏清热燥湿解毒。诸药合用，使湿热去，热毒解，气机调，后重除，热利可愈。

【应用】

白头翁汤适用于湿热证型的泄泻、痢疾。本方加减，尚可治疗带状疱疹、湿疹、痔疮、急性结膜炎、胆囊炎、胆石症、急性菌痢、慢性溃疡性结肠炎、肾炎、大叶性肺炎、频发性室性早搏、宫颈炎、产后血淋、泌尿系感染等病。

【讨论】

湿热下利的辨证要点为下利热臭，或利下脓血，色泽鲜明，里急后重，滞下不爽，或赤多白少，或鲜紫相杂，腐臭较著，腹痛剧烈，肛门灼痛、下坠，口渴，壮热，烦躁不安，甚则昏迷痉厥，舌质红，苔黄腻，脉滑数等。

（五）热扰胸膈

下利後更煩，按之心下濡者，爲虚煩也，梔子豉湯主之。（四十四）

梔子豉湯方

梔子十四枚　香豉四合（綿裹）

上二味，以水四升，先煮梔子，得二升半，内豉，煮取一升半，去滓，分二服，温進一服，得吐則止。

【释义】

本条论述下利后热邪内扰、虚烦不安的证治。下利因实热所致，自当有心烦。如下利后，热从下泄，心烦当止，今反更烦，此乃无形邪热内扰心神所致，非有形实邪停滞，故谓之“虚烦”。其特点为按之心下濡软不坚，宛若空虚无物。治以栀子豉汤透邪泻热，解郁除烦。方中栀子清心除烦，豆豉宣泄胸中郁热。二药配伍，余热得除，虚烦可解。

【应用】

栀子豉汤可用治食道炎、咽炎、扁桃体炎、腮腺炎、心肌炎、急性胃炎、胆囊炎、牙龈出血、过敏性紫癜等见本方证者。

【讨论】

（1）本条原文见于下利后，其下利的原因，注家多从实热作解，如上述之三十七、三十八条，由实热积滞，热结旁流而下利，经用承气类攻下后，若积滞已去，而余热未清，则成本条方证。从临床言，则应以热邪内扰为病机要点，不必拘泥于下利之后。

（2）尤怡《金匮要略心典》：“下利后更烦者，热邪不从下减，而复上动也。按之心下濡，则中无阻滞可知，故曰虚烦。”另本方后有“得吐则止”之句，有注家谓本方为涌吐之剂。从临床来看，服用本方后，并非尽皆出现呕吐。

（六）阴盛格阳

下利清穀，裏寒外熱，汗出而厥者，通脉四逆湯主之。（四十五）

通脉四逆湯方

附子大者一枚（生用）　乾薑三兩（强人可四兩）　甘草二兩（炙）

上三味，以水三升，煮取一升二合，去滓，分温再服。

【释义】

本条论述下利阴盛格阳的证治。"里寒"是真寒，里阳大虚，阴寒内盛，不能腐熟，故利下清冷，完谷不化；"外热"是假热，乃阴盛于内，格阳于外所致，其与汗出而四肢厥冷并见，说明其热为阳欲外脱之故。病情危重，故急用通脉四逆汤以回阳救逆。方由四逆汤倍干姜而成，附子用量也较四逆汤为重，用如此辛温大热之品，以加强其温经回阳救逆之功。

【应用】

本方可用于治疗心力衰竭、急慢性肾功能衰竭、风湿性关节炎、急慢性肠炎等证属阴盛格阳者。

【讨论】

（1）"通脉"二字的含义。皇甫谧《针灸甲乙经》云"人常禀气于胃，脉以胃气为本"。尤怡认为"加干姜一倍，所谓进而求阳，以收散亡阳之气也"。成都中医学院《金匮要略讲稿》同意上述观点，并进一步阐述曰："由于卫源于胃，营源于脾，而营行脉中，卫行脉外，方中倍用干姜，大温中阳，中阳振复，即可达到脉通厥回之效，故曰通脉。"

（2）本条下利清谷，四肢厥冷与四逆汤证同，然"外热"则为本证所独具，可知本证是在四逆汤证基础上的进一步发展。常见的临床表现有下利清谷反复发作，病程已久，腹部喜暖，或兼腹痛，身热不恶寒，面红如妆，冷汗连连，手足厥冷，脉微欲绝，平素精神倦怠，腰膝酸软，形寒畏冷。

（七）热毒下利

下利肺痛，紫参湯主之。（四十六）

紫参湯方

紫参半斤　甘草三兩

上二味，以水五升，先煮紫參，取二升，内甘草，煮取一升半，分温三服。疑非仲景方。

【释义】

本条论述大肠湿热、下利腹痛的证治。因原文叙症较简，以药测证，本条病机当属大肠湿热，传导失司。其症可见利下不爽，或便脓血，肛门灼热，里急后重，腹中疼痛，发热口渴，舌红苔黄，脉数等。治用紫参汤清热祛湿，安中止利。

【讨论】

（1）关于"肺痛"，注家分歧较大。一认为肺痛即指肺痛。持此种看法者较多，多从肺与大肠相表里立论。如黄坤载曰："以肺与大肠相为表里，肠陷而利作，则肺逆而痛生。"赵以德曰："大肠病而气塞于肺者痛。"一认为肺痛系腹痛之误。如程林曰："肺痛未详，或云肺痛当是腹痛，《本草》云紫参治心腹积聚，寒热邪气。"亦有存疑不释者。如唐容川云："肺痛二字，不见他处，《内经》亦无此文，其证未明。"从临床应用看，文中"肺痛"宜作腹痛较当。

（2）关于紫参，历来注家论述不同。陆渊雷《金匮要略今释》：“按此方《千金》《外台》诸书俱无考，故林亿等疑非仲景方。紫参为通经药，能破血止血，诸书并载之，然沪上药商不识其物，市医多书丹参为紫丹参，遂有臆断紫参为丹参者。其实紫参属蓼科植物，丹参属唇形科植物，本草中二物分载，不可混也。”有认为泽漆汤中紫参，唐以后都作紫菀。陈修园在注解本方时，忆及紫参即桔梗之说。近代觉铨之“紫参考”一文认为，随着时代变迁，这一古方药名也演变有牡蒙、王孙、草河车、蚤休、重楼等别称，并云在临床上常以重楼为主治疗急慢性痢疾，疗效显著，但此说与《本草图经》所载紫参“茎青而细，叶似槐，根如地黄”等又不太相符。有学者考证提出，《神农本草经》中紫参即蓼科植物拳参。2015年版《中华人民共和国药典》谓蓼科植物拳参有清热解毒、消肿止血之功，主治赤痢热泻、肺热咳嗽、口舌生疮、血热吐衄、痔疮出血、蛇虫咬伤。若紫参果是拳参，则本方可主治大肠湿热下利。故紫参究属何药，尚有待进一步研究。

（八）虚寒气利

氣利[①]，訶梨勒散主之。（四十七）

訶梨勒散方

訶梨勒十枚（煨）

上一味，爲散，粥飲和[②]，頓服。疑非仲景方。

【校注】

①气利：指下利滑脱，大便随矢气而出之证。

②粥饮和：指用米汤调和服之。

【释义】

本条论述虚寒性肠滑气利证治。久病下利，滑脱不禁，大便随矢气而出，此由久病耗伤，中气虚寒，气虚不固所致。故治用诃梨勒散温涩固脱，涩肠止利。方中诃梨勒即诃子，煨用专以敛肺涩肠固脱，并用粥饮和服，能益胃肠而健中气。

【应用】

（1）诃梨勒散尚可用于治疗久咳虚喘、久嗽失音、崩漏、带下、遗精、尿频等虚证者。

（2）医案举隅

杨某，男，38岁。1957年秋，患痢疾已三天。小腹疼痛，里急后重，频欲登厕，每次多排出少量粉冻样肠垢，纯白无血，有时则虚坐努责，便之不出，自觉肛门有物嵌顿重坠，昼夜不已。前医曾予芍药汤加减，一剂后，病情加剧。邀诊：舌苔白滑，脉沉带紧。询之知发病前后未见寒热现象，似属气痢。乃试用《金匮》诃黎勒散：诃子10枚，煨，剥去核研末，用米粥汤一次送服。约隔一小时许，当肛门窘迫难忍之时，经用力努挣，大便迅即直射外出，从此肛部如去重负，顿觉舒适，后服调理脾胃之方而康复。［杨文辉，徐长春.《金匮》诃黎勒散临床一得.浙江中医学院学报，1980（04）：29.］

按：方书治痢多忌用收涩止泻，惟久痢无邪，始偶用止涩于温补方内，所谓“诃子、肉蔻，久痢成方”。应用本方，须严格掌握气痢的特有症状，不能作为痢门通套方用，尤以见表证或里实明显者，绝不能误投。药贵专精，不宜复方配伍，因单用则力强，取“补下治下制以急”之理。药量宜较大，本案用量10枚，顿服能收到涩极反通之效。

【讨论】

（1）诃梨勒散的用药，注家看法不尽一致。有学者指出最好单用，药单则力专，药量宜较大，常用量为10枚，相当于50g左右，1次服；亦有学者认为本方仅诃梨勒一味，力量稍逊，宜与益气升提、温肾固涩之品同用。

（2）关于本条治法多有从敛肺涩肠立论者，如五版统编《金匮要略讲义》、成都中医学院所编全国金匮师资班《金匮要略讲稿》等。从原文本身及临床情况来看，本证不一定必是肺脾同病，推究此处用敛肺法治疗肠疾观点的由来，可能与诃子功能敛肺有关。诃子苦酸温涩，能入肺经以敛肺止喘止嗽。但除此之外，诃子尚入大肠之经，以治久泻久痢、脱肛便血等症，且此时多煨用。故本条是取诃子的第二种用法，不一定从肺而论。本证虽不一定是肺虚有疾，但本方确可治疗久咳虚喘、久嗽失音及属于虚证的崩漏带下、遗精尿频等。

【附方】

千金翼小承氣湯[①]**：治大便不通，噦數**[②]**譫語。**方見上。

【校注】

①千金翼小承气汤：此方载于《千金翼方》，治大便不通，哕数，口谵语，无方名。药味与仲景小承气汤相同，仅分量稍有出入：厚朴二两（炙），大黄四两，枳实五枚（炙）。方后服法有“当通不通，尽服之”七字，无“得利则止”四字。

②哕数：指呃逆较甚，频作不已。

【释义】

本条论述肠腑实热、大便秘结的证治。因阳明实热，腑气不通，故致大便秘结，腹胀腹痛；热扰神明，则谵语潮热；腑气不通，浊气上冲，则呃逆频频。故以小承气汤泻热导滞，攻阳明结热。俟腑气得通，实热下泄，则诸症可除。

【讨论】

（1）该方药味组成与小承气汤同，独方中枳实用量较重，为五枚（小承气汤为三枚），知其方证病机与前大致相同，只是行气导滞之力较强。然其主治为何一为下利，一为便秘？小承气汤证的下利属热结旁流，热结为关键，故“通因通用”，泻热利止。

（2）本方为宋·林亿等人校订本书时所附，成都中医学院《金匮要略讲稿》认为可以此“补本篇哕而腹满，后部不利之未备”。

外臺黄芩湯：治乾嘔下利。

黄芩　人參　乾薑各三兩　桂枝一兩　大棗十二枚　半夏半升

上六味，以水七升，煮取三升，温分三服。

【释义】

本条论述脾胃阳虚、干呕下利的证治。由于脾胃虚寒，运化无权则为利；胃失和降则为呕。其利与呕的特点是大便溏泻，反复发作，病程较长，腹胀肠鸣，或兼腹痛，纳呆，纳后脘痞不适，时有呕恶，呕吐物多清稀无异味，舌质淡，脉虚软等。治用黄芩汤益气温中，降逆止呕。

【讨论】

（1）此方原系仲景《金匮要略》方而阙遗，被《外台秘要》收载于卷六疗呕吐哕门。现有将本方用于脾胃阳虚、湿热内陷之泄痢呕哕者。

（2）外台黄芩汤的病机，有认为是寒热互结中焦，胃中虚寒，肠中湿热。其依据一是黄芩苦寒，功能清热燥湿，泻火解毒；二是《伤寒论》也有黄芩汤，方中黄芩三两，芍药、炙甘草各二两，大枣十二枚，清热止利，和中止痛。本条叙证简短，分析方中所载药物，仅黄芩一味性味寒凉，余皆温中补虚，温胃降逆，从药量比例来看，亦以温热药为重，若云肠中湿热与胃中虚寒并重，则显然不能解释清肠药力不够的问题。从另一角度讲，黄芩有抑肝扶脾之功，防止肝木乘侮脾土，体现了中医整体观的治疗思想。

小结

本篇系统地阐述了呕吐、哕、下利三种病证的病因、病机、证治、治禁及预后等内容。

根据呕吐的病因病机，其证有虚寒、实热、寒热错杂及停饮致吐的不同。虚寒呕吐，证属肝胃虚寒者，以吴茱萸汤温肝散寒，和胃止呕；属脾肾阳虚，阴盛格阳者，以四逆汤回阳救逆，散寒止呕；属虚寒胃反呕吐者，以大半夏汤和胃降逆，补虚润燥；属阳虚饮停呕吐者，以半夏干姜散散寒蠲饮，降逆止呕。实热呕吐，证属热郁少阳者，以小柴胡汤疏解少阳，和胃降逆；属胃肠实热、浊气上冲者，以大黄甘草汤泻热通便；属热客胃肠、呕利并见者，以黄芩加半夏生姜汤清肠止利，和胃降逆；属里热兼表者，以文蛤汤发散祛邪，清热止渴。若寒热互结中焦，脾胃升降失调呕吐者，以半夏泻心汤辛开苦降，寒热并调。寒饮内停呕吐，属胃寒停饮偏实证者，以小半夏汤散寒蠲饮，降逆止呕；属寒饮搏结胸胃者，以生姜半夏汤辛散寒饮，舒展阳气；属饮阻气逆者，以茯苓泽泻汤利水通阳，健脾和胃。停饮呕后调治，以猪苓散健脾利水，以防新饮内停。

在辨证方面，本篇提出根据呕吐和口渴出现的先后关系，判断呕吐的病机性质、病情进退，如“先呕后渴者，此为欲解”“先渴却呕者，为水停心下”“呕……不渴者，以心下有支饮故也”。对于这些论述，应当结合整体辨证，灵活掌握，不可拘泥，如茯苓泽泻汤证亦有饮停于胃，其症却为“吐而渴欲饮水”。此外本篇还提出了“呕家有痈脓，不可治呕”“病人欲吐者，不可下之”的治禁，以示审证求因，治病求本，因势利导的重要性。

本篇论治呃逆内容精要。因寒邪客胃、胃气上逆者，以橘皮汤散寒理气；属胃虚夹热、胃气上逆者，以橘皮竹茹汤清热补虚，降逆止哕。临证时，应谨守病机，审症求因，审因论治，以知何部不利，“利之即愈”。为后世对该病证的辨证论治奠定了坚实基础，而且本篇所创制的诸多方剂一直指导着临床实践。

本篇下利包括泄泻和痢疾，阐述了下利的治则、治禁、预后及证治等内容。下利责之于大肠的传导失职，主要分为实热与虚寒两类，治有温、下、消、清、涩等法。其中属虚寒下利者，以四逆汤温里散寒；属寒厥下利者，以通脉四逆汤回阳救逆；属中气虚寒、肠滑气利者，以诃梨勒散涩肠固脱；属虚寒下利脓血者，以桃花汤温涩固脱；属实热积滞而下利者，以大、小承气汤通因通用，攻下里实；属热利下重者，以白头翁汤凉血解毒；属下利后余热内扰，虚烦不安者，以栀子豉汤清心除烦；属下利肺痛者，以紫参汤清热止痛。

此外，对中焦湿困，气机被阻的下利气提出“当利其小便”的治法，通过利小便以实大便。虚寒下利兼夹表邪，以里虚为急时，禁用发汗之法，以免阳气更损。在预后判断上，可分实热和虚寒两大类。实热下利，如利下后脉软而静，主向愈；若脉大有力，主“未止”；虚寒下利，若脏腑“气绝”者，预后不良；若趺阳脉尚有胃气者，病尚可救；若在此基础上又见身微热、口渴、脉数，说明阳气来复，病将向愈。

思考题

1. 试述呕吐哕的病因病机。
2. 本篇呕吐可分为几种类型?
3. 呕吐哕如何辨证论治?
4. 病人欲吐者不可下之，为何“食已即吐”用大黄甘草汤?
5. 为什么呕家有痈脓不可治呕?
6. 试述实热下利与虚寒下利的主症与病机。
7. 下利为何还用承气汤，临床如何应用?
8. 试述下利气与气利的辨证论治。
9. 桃花汤与白头翁汤在临床应用中有何不同?

疮痈肠痈浸淫病脉证并治第十八

本篇论述了痈肿、肠痈、金疮、浸淫疮四种疾病的辨证治疗和预后。疮，指金疮，即金刃所伤；痈，指痈肿，即发生于体表的外痈；肠痈，指发生于肠腑的内痈；浸淫疮，是一种皮肤病。因所论疾病都属外科病范围，故合为一篇讨论。

本篇对外痈、金疮以及浸淫疮的论述比较简略，对肠痈论述较为详细，其辨证论治的理论与方药至今指导着临床实践，故为本篇重点。

痈　肿

一、痈肿初起脉证

諸浮數脉，應當發熱，而反洒淅惡寒，若有痛處，當發其癰。（一）

【释义】

本条论述痈肿初起的脉证。通常浮数脉提示外感表热，可见发热、恶寒症状，但应以发热为重，或微恶风寒。今脉虽浮数，而见洒淅恶寒，是恶寒突出，脉证不尽相符。此时，应考虑有无痈肿发生的可能。若诊及身体某处有固定痛点，当是发生痈肿的脉症。痈肿局部热毒壅塞，营卫阻滞不通，以至红肿热痛，疼痛固定；邪正交争于里，卫气不能畅行，则洒淅恶寒。

【讨论】

（1）痈之初起与外感病有别。《灵枢·痈疽》谓：“营卫稽留于经脉之中，则血泣而不行，不行则卫气从之而不通，壅遏而不得行，故热。”《素问·生气通天论》云：“荣气不从逆于肉里，乃生痈肿。”临床上凡痈肿初起，患者脉浮数，恶寒、发热，与外感表证十分相似，仲景一言“若有痛处”，即有局部疼痛的特征，是发痈的关键。临证时应谨防误诊为外感病。

原文用一“反”字体现了辨证的核心点，为热毒壅塞，营卫阻滞，而非单纯表证。一个“反”字，在常之中蕴含变，既提示两证之不同，又指出两证孰为常见，对于痈肿的早期诊断具有重要的临床实用价值。

（2）“当发其痈”，注家之论有所不同。尤怡《金匮要略心典》认为是指诊断，即通过脉证分析，认为有浮数并见之脉而反恶寒，局部有痛处者，判断其有发痈肿的可能；徐忠可《金匮要略论注》则认为是论治法，即要发散结气，则痈自开。二者可互参。

二、痈肿辨脓法

師曰：諸癰腫，欲知有膿無膿，以手掩腫上，熱者爲有膿，不熱者爲無膿。（二）

【释义】

本条论述痈肿有脓无脓的辨别方法。凡见痈肿，欲知其有脓无脓，可用手轻掩痈肿上，有热感者，为毒已聚，故为有脓，无热感者，乃毒未聚，故无脓。

【讨论】

（1）脓的诊察方法。本条提出以触诊的发热与否来辨别痈肿之有无脓，这是临床常用的一种诊察方法，有一定意义。较之前条痈之初起，外邪束表，恶寒突出，本条为热毒内聚，病情加重，必振寒而发热。热毒日久，遏郁不通，腐败营血肌肉则成脓。正如《灵枢·痈疽》所云："大热不止，热胜则肉腐，肉腐则为脓。"

（2）后世医家进一步从痈肿的硬与软，起与陷，痛与不痛，颜色变与不变等各方面综合进行诊断，充实了本条内容。如《医宗金鉴·外科心法要诀》云："以手按之，坚硬者，无脓之象；按之不热者，无脓；热者，有脓；按之大软者，内脓已熟知；半软半硬者，脓未全成；按之起即复者，有脓；不复者，无脓……深按之而速起者，内是稀黄水；深按之而缓起者，内是坏污脓；按之实而痛甚者，内必是血；按之虚而不疼者，内必是气。轻按即痛者，其脓浅；重按方痛者，其脓深；薄皮剥起者，其脓必浅；皮色不变，不高阜者，其脓必稠。"若背部有痈肿，因皮肤较厚，不易触到有热无热，还应结合其他方法。如现代临床可用透光法、点压法、B超，结合全身症状发热口渴便干、局部红肿热痛等，查血常规中性粒细胞升高，在必要时用穿刺法（即用针管抽吸），来判断成脓与否。

肠　痈

一、脓成证治

腸癰之爲病，其身甲錯，腹皮急，按之濡，如腫狀，腹無積聚，身無熱，脉數，此爲腸內有癰膿，薏苡附子敗醬散主之。（三）

薏苡附子敗醬散方

薏苡仁十分　附子二分　敗醬五分

上三味，杵爲末，取方寸匕，以水二升，煎減半，頓服。小便當下。

【释义】

本条论述肠痈脓已成的辨证和治法。热毒内聚少腹局部，血肉腐败成脓；营血郁滞于里，肌表皮毛失之濡润，故肌肤甲错；肠痈化脓，则少腹局部腹皮拘急隆起，按之濡软，如肿状；正因热毒已聚结于肠腑局部，脓已形成，邪热不再外散，故体表不发热；

肠痈化脓，阳气已虚，正不胜邪，故脉数而无力。治以薏苡附子败酱散，排脓消痈，振奋阳气。方中薏苡仁甘淡微寒，重用可清热排脓，开壅利肠；附子辛甘大热，可振奋阳气，辛热散结；败酱辛苦微寒，以清热解毒，消痈排脓，祛瘀止痛。

【应用】

（1）薏苡附子败酱散临床辨证常用于治疗慢性阑尾炎脓已成者。若痈脓表现为瘀热证，加牡丹皮、桃仁，或加冬瓜仁、红藤；若患者体虚，阳气不足，可适当加大附子用量，并可加入黄芪、党参之类；腹痛甚者加白芍；发热加金银花、连翘；局部化脓明显者，加公英、地丁、天花粉；脘闷口黏纳差者，加藿香、砂仁、土茯苓；腹胀明显者加木香、厚朴、炒莱菔子等；大便干者加大黄。

（2）医案举隅

张某，男，23岁。1965年10月20日诊治。腹痛1天，发热呕吐，继则腹痛转入右下腹，经西医诊断为急性化脓性阑尾炎。先后用抗生素等药物治疗，疼痛持续不解，且发热呕吐。患者不愿手术而求治于周师。症见面色青黄，神色困惫，右少腹持续疼痛，阵发性加剧，有明显压痛、反跳痛及肌紧张，包块如掌大，畏寒发热，剧痛时四肢冰冷，苔黄有津，脉滑数。体温38.7℃，白血球20×10^9/L。此属寒湿郁结化热，治宜温阳祛湿清热。方用薏米90克，炮附子30克（先煎），败酱草30克。嘱其浓煎频服。4剂后疼痛大减，呕吐止，体温正常，血白细胞总数下降为13×10^9/L。续服上方6剂，血白血球总数10×10^9/L，仅右小腹下包块不消。再服上方20余剂，包块消失而愈。

按：周师尝谓："肠痈是内痈，气血为毒邪壅塞不通所致；若气血畅流，痈无由生。而气血的运行依凭着阳气的鼓动，阳郁湿盛、气血不能畅流是其主要病机。"据临床所见，初以发热、呕吐、腹痛为主，疼痛阵发，脚蜷屈，时呈肢厥，舌多白腻，有津不渴。若转为慢性，则多呈寒湿之象。周师提出了"热可清、寒可温、湿宜燥"的治疗原则。本病实验室检查血象多高。周师谓："疾病的发展过程并非固定不变，今血象虽高而呈寒象，就应温阳祛寒。仲景立温阳之法，热药治之确可收效。"周师用仲景薏苡附子败酱散治疗肠痈辨其证有寒湿者屡见速效。若腹痛者，加白芍30克。本案寒湿郁结化热，热象不甚，否则不宜使用本方。本案药量为大，附子宜先煎半小时，以减缓毒性。[唐祖宣.老中医周连三运用温阳法的经验.上海中医药杂志，1982（5）：5.]

【讨论】

（1）本条所论肠痈，一般病势较缓，病程较长，发热恶寒不明显，甚或不热，辨证多属于阳虚者。此有别于大黄牡丹汤之实热证。然临床应用，亦不可拘于病势缓、病程长，须四诊合参而论治。

（2）痈脓已成而出现身无热、脉数者，亦见于狐蜜病赤小豆当归散证。可知据此脉证当辨是否成脓。

（3）方后云"小便当下"。薏苡附子败酱散能令脓排壅开，结散气行，升降得复，故服用本方后，能使污脓瘀血从大便排出。而方中重用薏苡仁，有利尿、排脓作用，气机得行，小便自然当下。也有人认为"小便当下"是错简。

二、脓未成证治

腸癰者，少腹腫痞，按之即痛如淋，小便自調，時時發熱，自汗出，復惡寒。其脉遲緊者，膿未成，可下之，當有血。脉洪數者，膿已成，不可下也。大黄牡丹湯主之。（四）

大黄牡丹湯方

大黄四兩　牡丹一兩　桃仁五十個　瓜子半升　芒硝三合

上五味，以水六升，煮取一升，去滓，内芒硝，再煎沸，頓服之，有膿當下；如無膿，當下血。

【释义】

本条论述肠痈脓未成的辨证和治法。由于热毒初入肠中，致局部气血瘀滞，经脉不通，不通则痛，故致少腹肿痞、拒按，按之疼痛如淋；因非膀胱病变，故小便自调；正邪相争于里，营卫失调于表，故时时发热、恶寒、自汗出；脉迟紧有力，为肠痈初起，热壅血瘀，气血运行迟滞，也是未成脓的象征。治须及时，迟则生变，一旦热盛肉腐，脓已成，脉见洪数，则不可攻下。

治用大黄牡丹汤清热解毒，排脓消痈。方中大黄、芒硝荡涤实热，开通壅滞，以畅下行之路；牡丹皮、桃仁活血凉血逐瘀；冬瓜仁化浊利湿，排脓散痈。诸药共奏泻热解毒、化瘀消痈之功，能使肠道热毒瘀血从大便而下。

【应用】

（1）本方用于治疗急性阑尾炎，肠痈未成脓、轻度化脓，以及阑尾周围脓肿，以实热瘀滞证疗效尤佳。若腹痛明显加白芍、乳香、没药；脓成未溃加白花蛇舌草、败酱草、薏苡仁；肿块久结不散加穿山甲、皂角刺。

（2）本方还可用于治疗急性胆囊炎、泌尿系统疾病、妇科病等，凡以瘀热毒盛、腑气不通为病机者，均可以本方为主治疗。

（3）医案举隅

某女，11岁。初诊距发病时间已93小时，脉搏98次/分，舌苔干黄，口臭极重，中等度脱水，麦氏压痛点周围有手掌大腹壁挛急及剧烈疼痛，其他腹部有中等度陷凹成舟状，肛门检查盲肠部有剧烈压痛。临床诊断为急性阑尾炎，似有局部腹膜炎，但无泛发性腹膜炎。治疗用大黄牡丹汤：大黄10克，牡丹皮10克，冬瓜仁10克，桃仁6克，芒硝11克。以水250mL先煎大黄、冬瓜子、牡丹皮、桃仁四味，取120mL，去渣，入芒硝使之溶解。第一日上午12时口服40mL，下午3时20mL，下午8时20mL，服药5小时后泻一次，7小时后又泻，腹痛大减，汗出、入睡。（本日注射葡萄糖盐水作辅助治疗）。第二日照方服三次，每次20mL，服药后压痛大减，腹壁弛缓，泻二次。第三日原方去芒硝加入薏苡仁7克，服药后泻一次，自觉症状完全消失。第四、五两日照三日方服，第六日停药。一星期后腹诊麦氏压痛点周围仍有鸽卵大之硬块，重压即有轻痛。两个月后再诊，硬块已大部消失，不易察觉。[邓铁涛.试论中医治疗阑尾炎.中医杂志，1956（11）：563.]

按：本案为西医杨海钟于1947年发表在《中西药月刊》第33期上，邓铁涛引用此案以说明中医治疗阑尾炎的疗效。邓老认为服大黄牡丹汤必须泻下，方能有效，如投药一剂4、5小时后仍未泻下者，可再煎一剂分二三次服下，每隔2小时，如已泻出，则停药。第二日仍用大黄牡丹汤，分量酌减。直至诸症消退之后，仍宜减量再服1～2剂，以收彻底消除之效。若体虚，泻下后可于方中加人参；若痛剧，可加三七末或蒲公英；为防化脓引起腹膜炎，可用三黄散水调外敷压痛处，干即换，更换时宜先弄湿，以免刺激皮肤；服用大黄牡丹汤时或兼注射青霉素，收效更佳。

【讨论】

（1）肠痈的病因。《灵枢·上膈》云："喜怒不适，食饮不节，寒温不时，则寒汁流于肠中……积聚以留，留则痈成。"可见肠痈的发生，可由情志不遂，饮食失调，或感受寒温之邪，而化热化火，聚毒成痈。

（2）丹波元坚《伤寒论述义》云："按痈肿之病，不论内外诸证，其初起也，乘其未溃而夺之；其既成也，扶正气以外托。故葶苈大枣泻肺汤，肺痈逐毒之治也；桔梗汤，肺痈排脓之治也；大黄牡丹汤，肠痈逐毒之治也；薏苡附子败酱散，肠痈排脓之治也。盖莫不自此二端变化，亦即仲景之法则也。"诸方证联系认识，颇具临床指导意义。

（3）大黄牡丹汤和薏苡附子败酱散临床运用各有侧重。前者以里热实证的急性肠痈未成脓者效果最好，攻下以泻热解毒，逐瘀散结；后者治里虚而热不盛，体虚脉弱的慢性肠痈，脓成未溃者最宜，不能妄行攻下，宜振奋阳气，排脓散结。后世临床应用，不必拘于肠痈脓成与否，也有将二方合用者。总之对肠痈当辨证论治，注意四诊合参，辨清其寒热虚实，随症加减，勿拘泥于急、慢性之说。《金匮要略》中的排脓散、排脓汤、赤小豆当归散等方，对内痈的治疗亦有一定的作用。

金 疮

一、脉证

問曰：寸口脉浮微而澁，然當亡血，若汗出。設不汗者云何？答曰：若身有瘡，被刀斧所傷，亡血故也。（五）

【释义】

本条论述金疮出血的脉证。寸口脉浮微乃阳气虚，涩主阴血不足。脉浮微而涩，说明阳气失于固护，阴液不能自守，应有失血或汗出的症状。若不汗出，可能身被刀斧所伤，因金疮失血之故。

【讨论】

血汗气的关系。尤怡《金匮要略心典》云："血与汗阴也。阴亡则血流不行，而气亦无辅，故脉浮微而涩也。经云：夺血者无汗，夺汗者无血。兹不汗出而身有疮，则知其被刀斧所伤而亡其血，与汗出不止者，迹虽异而理则同也。"可见，其治疗当考虑止血、补血或益气。

二、证治

病金瘡，王不留行散主之。（六）

王不留行散方

王不留行十分（八月八日採） 蒴藋細葉十分（七月七日採） 桑東南根白皮十分（三月三日採） 甘草十八分 川椒三分（除目及閉口者，汗） 黃芩二分 乾薑二分 芍藥二分 厚朴二分

上九味，桑根皮以上三味燒灰存性，勿令灰過；各别杵篩，合治之爲散，服方寸匕。小瘡即粉之，大瘡但服之，產後亦可服。如風寒，桑東根勿取之。前三物皆陰乾百日。

【释义】

本条论金疮的治法。金疮是指为刀斧等器械所伤的外科疾患。由于损伤肌肉筋骨，致血不循经脉运行，可见出血及疼痛。故其治当恢复经脉肌肤的断伤，使营卫通行正常，金疮自能向愈。用王不留行散主治。方中王不留行性味苦平，主治金疮，有止血、祛瘀作用；蒴藋细叶性温，味甘而酸，可续筋脉，疗折伤，活血散瘀，《长沙药解》谓“行血通瘀，消瘀化凝”；桑根白皮性味甘寒，《神农本草经》谓：“主伤中，五劳六极羸瘦，崩中，脉绝，补虚益气。”前三味阴干烧灰存性，取其黑能入血止血。黄芩、芍药清瘀热，和阴血；干姜、川椒和阳气，行瘀血；厚朴行滞利气，以助血行；甘草调和诸药，能解百毒，生肌肤。诸药合用，有消瘀、止血、镇痛及续筋脉之效。

【应用】

（1）王不留行散临床用于创伤溃烂，久不收口的伤科、疡科病证，有较好疗效，也可用于治疗肋间神经痛、月经不调、子宫内膜炎、产后恶露不尽等属于血瘀气滞病证。方中蒴藋细叶可治疗各种手术后切口痛、牙痛、腹痛等（取全草粉末装胶囊，每粒装3g，痛时服2粒）；并可治疗骨折（取根茎，洗净烘干研细末，按照4：1掺入面粉，以白酒调成糊状，敷于骨节处）。

（2）医案举隅

钟某，女，53岁，1997年3月17日诊。主诉：半年前因颈椎增生而行手术，有一小伤口至今未愈合，也多次局部用药及内服药，但效果都不理想。刻诊：伤口处有渗出物，时有流黄水，伤口颜色呈暗红，局部时有疼痛，舌苔无变化，脉细。辨证：金疮瘀毒，腐灼血脉。治疗当化瘀敛疮，排脓托毒。处方以王不留行散加味：王不留行30克，蒴藋细叶30克，桑东南根白皮30克，甘草6克，川椒9克，黄芩6克，干姜6克，厚朴6克，芍药6克，当归12克，牡丹皮12克，黄芪18克，皂刺10克。5剂，每日1剂，水煎二次合并分三服。药用10剂后伤口暗红变为嫩红，渗出物消除，局部有轻度发痒。之后又服药16剂伤口愈合。

按：手术后疮口久不愈合，颇似仲景所言“金疮”，但仲景所言并不局限在此。治疗手术后疮口久不愈合症状，目前尚没有理想的治疗方法。中医对此在辨证论治精神指导下，治疗效果还是令人满意的。方中以王不留行散活血化瘀，理气通阳；加当归补血养血活血，使瘀血得去，新血得生；牡丹皮凉血散瘀；黄芪益气补气，使气能固摄以敛疮；皂刺通经散瘀，透达肌肤毛窍，使气血调和。方中诸药相互为用，以愈其疾。（王付，石昕昕．仲景方临床应用指导．北京：人民卫生出版社，2001：707.）

【讨论】

（1）活血止血法的应用。王不留行散可止创伤之出血，消气血之凝滞。本方对各种机械创伤，瘀血兼出血者有效，体现了活血以止血的治疗特色。明代缪仲淳、清代唐宗海将活血止血法奉为治疗血证的主要大法，所谓“宜行血不宜止血”是也。故七厘散、十灰散等著名止血方剂皆于凉血止血中加入活血药。

（2）内外并治法。吴谦《医宗金鉴》指出：“金疮，谓刀斧所伤之疮也。亡血过多，经络血虚，风寒易得干之，故用王不留行散，一以止血出，一以防外邪也。小疮粉之，即外敷也。”通常金疮所致病理变化有三：一者疮口出血，若血不止可致亡血；二者伤口局部出现肿胀瘀血；三者疮口进一步可腐败化脓。故对疮口较大、症状较重者，可内服王不留行散，具有良好的镇痛抗炎作用；疮口较小且症状较轻者，可用王不留行散外敷，适当用双氧水先清洗和消毒疮口，敷药后用纱布包扎。若辨证为寒证，当去桑白皮，以免寒凉凝滞气血。

排膿散方

枳實十六枚　芍藥六分　桔梗二分

上三味，杵爲散，取雞子黄一枚，以藥散與雞黄相等，揉和令相得，飲和服之，日一服。

排膿汤方

甘草二兩　桔梗三兩　生薑一兩　大枣十枚

上四味，以水三升，煮取一升，温服五合，日再服。

【释义】

上两方未列主治证，但因方名为“排脓散、排脓汤”，故当有排脓之功。排脓散方中，重用苦寒之枳实以行气散结，泻痰导滞，《神农本草经》谓其有“长肌肉”之功；桔梗开宣肺气，利气排脓。二者升降相合，开气滞散壅结。芍药养血活血；鸡子黄甘润补虚。诸药合用，以散中有补，祛邪扶正，气行血畅，脓液可消，正气可复。

排脓汤乃《金匮要略》肺痈治吐脓之桔梗汤加生姜、大枣而成。甘草伍桔梗，宣肺解毒，排脓消痈。生姜辛以散结，并化痰饮，降逆和胃。大枣安中顾正。姜枣相伍，尚有调和营卫之功。诸药合用，共奏排脓解毒，降逆和胃，调和营卫之效。

【应用】

（1）此两方可用于一切化脓性病变，如阑尾周围脓肿、急慢性阑尾炎、肺脓疡、肝脓疡或手术后脓液引流不尽、体表化脓性痈、疖等，也有报道称其可治疗胃脓疡、糜烂性胃炎、胃溃疡等。方中加入败酱草、薏苡仁、桃仁、金银花、紫花地丁、赤小豆、牡丹皮等，可增强其排脓、解毒之功。

（2）医案举隅

一人患淋病7年，百治不效。其友有学医者，诊之，与汤药，兼用七宝丸或梅肉散，久服无效，于是请治于先生。先生诊之，小腹挛急，阴头含脓而疼痛，不能行步，乃作排脓汤与之，服汤数日，旧疴全瘳。

按：本方中以含甘草、大枣，于腹证上有右腹直肌挛急。南涯氏称小腹挛急，盖此意也。（汤本求真．皇汉医学．北京：人民卫生出版社，1956：356.）

【讨论】

排脓散与排脓汤的区别及应用。两方中均有桔梗，可知桔梗为排脓要药。但在具体应用时，两方各有侧重。排脓散主治热性痈疡证，以舌红苔黄为要点；排脓汤适用于寒性痈脓证，以舌淡苔白为要点。有医家认为，枳实、芍药偏治胃肠气分血分病变，故排脓散以治肠痈、胃痈为主。排脓汤为桔梗汤加姜枣所成，故以治肺痈为主，或咽喉肿溃化脓者。

浸淫疮

一、预后

浸淫瘡，從口流向四肢者，可治；從四肢流來入口者，不可治。（七）

【释义】

本条论述浸淫疮的预后。浸淫疮是一种皮肤疾病，为较顽固的小粟疮。起病时范围小，先痒后痛，分泌黄色液体浸渍皮肤，逐渐蔓延，遍及全身，故称浸淫疮。若先从口部发生，然后流散于四肢，是疮毒从内向外，离心性发展，为顺证，故可治；若从四肢发生，而后流来入口部者，是疮毒从外向内，向心性发展，故为逆，难治。由此可见，病虽在肌表皮肤，不可轻视，因内外相连，病邪可由表及里，由经脉而入脏腑。

二、证治

浸淫瘡，黃連粉主之。方未見。（八）

【释义】

本条论浸淫疮的治法。浸淫疮多因湿热火毒所致，《素问·至真要大论》云“诸痛痒疮，皆属于心”，故以黄连粉外敷或内服。黄连苦寒，能泻心火，解热毒，令邪祛毒消，疮即可愈。

【应用】

后世临床有单用黄连一味，治疗黄水疮以及疮疖痈肿者。黄连粉外用治疗痈疖、湿疹等炎症病变，效果良好；亦可治疗赤眼、牙疼、舌肿、痢疾等属于湿热火毒者。

【讨论】

（1）黄连粉，多数医家认为是黄连一味为粉，亦有以“粉”为胡粉者，因药物及制法未见，故有待考证。

（2）黄连有泻火、燥湿、解毒、杀虫的功效，历代医家视黄连为阳证通用药，临床应用以偏热毒实火、湿热蕴结者为宜。黄连为粉外敷，亦可内服之。

小结

本篇所论内容均属外科疾病，其中对肠痈的辨证论治和对痈肿的诊断，在理论与临床实践方面有着重要的指导意义。对于肠痈的治疗，张仲景所创制的大黄牡丹汤、薏苡附子败酱散，是历代医家治疗肠痈的主方。这两首方剂用于治疗急、慢性阑尾炎可取得显著疗效。本篇还论述了金疮应用王不留行散止血消瘀镇痛；浸淫疮用黄连粉泻火解毒，对后世有着深远影响。若金疮成脓者，有排脓散和排脓汤予以辨证治疗。

思考题

1. 如何辨别外感发热与发痈？
2. 肠痈如何进行辨证？
3. 大黄牡丹汤证与薏苡附子败酱散证有何异同？
4. 试分析王不留行散的方义。
5. 排脓汤与排脓散在临床如何应用，有何异同？
6. 试述浸淫疮的预后与治法。

趺蹶手指臂肿转筋阴狐疝蛔虫病脉证治第十九

本篇主要论述了趺蹶、手指臂肿、转筋、阴狐疝、蛔虫等五种病证。仲景对蛔虫病的诊断、蛔虫性腹痛发作时强调安蛔的治法颇具特色。本篇所述五种病证性质各异，因不便归类，故在论述内科杂病之后将五种病证合为一篇讨论。

趺蹶，指足背僵直，行动不便的疾病，多由太阳经脉受伤所致，仲景指出当通过针刺腨部（小腿肚）腧穴治疗。

手指臂肿，指手指与手臂肿动之证，乃风痰阻于经络所致，仲景方佚，通过方名可知当为涌吐风痰之剂，使邪去而诸证消。

转筋，指臂、脚强直痉挛，不能屈伸之证，仲景所论乃由湿浊化热伤津所致。但本病亦可因吐泻伤津，或因阴津气血不足，或因寒凝筋脉所致，应辨证治之。

阴狐疝，指一种阴囊偏大偏小，时上时下的病证，乃寒凝肝经所致，当治以辛温通利之剂。本病与小肠从疝口脱出的腹股沟斜疝相似，与睾丸肿大之㿗疝及《金匮要略·腹满寒疝宿食病脉证治》篇中所言之“寒疝”不同。㿗疝虽亦偏大偏小，但不时上时下，而寒疝为由寒气攻腹所致的腹痛。

蛔虫病指病人时发腹脐部剧痛，甚吐蛔虫者。急发时当安蛔止痛，蛔安则当驱蛔杀虫。蛔厥为脏寒而蛔动不安，腹痛剧烈，手足逆冷，寒热错杂之证，当寒温并用，安蛔杀虫。

趺 蹶

師曰：病趺蹶①，其人但能前，不能却，刺腨②入二寸，此太陽經傷也。（一）

【校注】

①趺蹶：趺，同“跗”，即足背。蹶，《说文解字》：“蹶，僵也。”趺蹶是因足太阳经受伤，足背强直，足跟不能着地，前行尚可，不能后退的病证。

②腨（shuàn 涮）：《说文解字》：“腨，腓肠也。”腨即指小腿肚。

【释义】

本条论述趺蹶的病因和证治。“此太阳经伤也”一句是倒装笔法，当在“刺腨入二寸”句之前，意在指明病因。师曰：病人得了趺蹶，能前行而不能向后退却。太阳经行身之后，及腨中，下贯腨内，出外踝之后，止于足小趾外侧。患者今病“趺蹶”，可知乃太阳经脉受伤，牵引不利，故出现能前不能后的病变。治法当用针刺腨部，深二寸。腨部是太阳阳明两经交会之处，刺之可和两经气血，舒缓筋脉。

【应用】

仲景并未指出应刺何穴，但从腨部经络分布走向看，可选择合阳、承筋、承山等穴位；从临床实践看，合阳、承筋、承山等穴常用于治疗腨部疾患。至于针刺深度，可依病体情况而定，不必拘泥于“二寸”。

【讨论】

对“趺蹶”之义有两种观点。一是侧重于从病位、病证作解，即足背僵直之意；一是侧重于病因、病证作解，如徐、沈注本及《医宗金鉴》俱作“跌蹶”，示本病由倾跌而致蹶。但病“蹶”乃因太阳经受伤所致，其因不应拘于外伤，且本病与手指臂肿并列，同属四肢疾患，因此仍以“趺蹶”为是。

手指臂肿

病人常以[1]手指臂腫動，此人身體瞤瞤[2]者，藜蘆甘草湯主之。（二）

藜蘆甘草湯方 未見

【校注】

①常以：以，语气助词。常以，即时常的意思。

②瞤（shùn 顺）瞤：此指肌肉震颤掣动。

【释义】

本条论述手指臂肿的证治。手指臂肿主要表现为手指臂部关节肿胀、震颤、全身肌肉微微抽动。《素问》言“风胜则动”，“湿胜则濡泻，甚则水闭胕肿”，《三因极一病证方论》言：“痰涎留在胸膈上下，变生诸病，手足项背牵引钓痛，走易不定”，与本证类似。痰湿凝滞关节则肿，风邪侵袭经络则动，可知本证乃因风痰阻于经络所致。藜芦甘草汤方未见，但从二药功效推测，本方当为涌吐风痰之剂。藜芦涌吐风痰；甘草和中，解藜芦毒，亦可取吐二药合用，可使风痰消除，气机畅通，诸证则愈。

【应用】

（1）后世治疗此种病证，常用导痰汤（半夏、陈皮、茯苓、胆星、枳实、姜、枣）或指迷茯苓丸（半夏、茯苓、风化硝、枳壳、姜汁）等方，效果亦佳。本条启示，治疗类风湿关节炎等疾患时，配以祛风痰药物可以取得较好疗效。

（2）据文献记载，藜芦临床上主要用于：一是内服善治风痰久积之证，属涌吐法。其炮制及服法，《素问病机气宜保命集》用大藜芦末半钱，温水调下，以吐为度；《肘后备急方》以藜芦着灰中炮制，小变色，捣为末，水服半钱匕，小吐，不过数服。内服呕吐不止之解救，《备急千金要方》《本草纲目》均提出以煮葱汁，温汤服下，即止。二是藜芦研末外用治疮、疥、癣、息肉等。其用法，如《圣济总录》以之与猪脂相合调敷，可供参考。

转　筋

轉筋[①]之爲病，其人臂脚直，脉上下行[②]，微弦。轉筋入腹[③]者，雞屎白散主之。（三）

雞屎白散方

雞屎白

上一味，爲散，取方寸匕，以水六合，和，温服[④]。

【校注】

①转筋：俗称抽筋，指筋脉挛急之证，多发生在四肢。

②脉上下行：即指寸关尺三部脉弦直有力，无柔和之象。

③转筋入腹：指筋脉挛急，从两腿内侧牵引小腹。

④和，温服：《肘后备急方》《外台秘要》均作"煮三沸，顿服之，勿令病者知之"。

【释义】

本条论述转筋的证治。转筋是一种四肢筋脉拘挛，甚至牵引作痛的病证。其主症为"臂脚直"，即上肢臂部、下肢腿部痉挛强直。其脉象上下行而微弦，即出现劲急强直、全无柔和的脉象，与痉病"脉紧而弦，直上下行"相同，但转筋之挛急程度较轻，病位多为局部筋脉，故称微弦。转筋之甚者，其经脉拘挛作痛，常从两腿延至少腹部，称为转筋入腹。仲景治以鸡屎白散祛湿降浊，下气消积。鸡屎白咸寒祛湿下气，通利二便，《名医别录》言其治"转筋，利小便"，《素问》用鸡屎醴治臌胀，通利大小便。可知本条所言转筋，是由湿浊化热伤阴所致。

【应用】

（1）据临床报道鸡屎白散可用于肾病综合征之顽固性四肢挛急症、小儿疳积之足胫挛急症、老年抽筋症等，疗效确切。

（2）医案举隅

李某，女，66岁。2003年12月6日初诊。主诉：阵发性双下肢抽筋3个月，加重1个月。患者于3个月前先开始出现左下肢小腿部抽筋，后渐发展为双下肢小腿部抽筋，呈阵发性，以夜间多发，伴腰脊困疼，夜尿多，余无特殊不适。曾先后到市中心医院、市二院诊治，服用"钙片""AD丸"等补钙制剂，均不见明显效果。近1月来，上述症状加重，遂来我院就诊。症见：阵发性双下肢小腿部抽筋，伴腰脊困痛，夜尿多，舌质淡、苔白厚，脉缓。嘱患者取鸡笼内陈年鸡粪（色白者为佳）适量，置瓦上焙黄，研末，每服1g，每日早、晚各1次，生姜、红糖煲水冲服。3天后再诊，患者双下肢抽筋次数减少，症状减轻。再服上药7天，病愈。随访半年无复发。

按：鸡屎白散出自《金匮要略·趺蹶手指臂肿转筋阴狐疝蛔虫病脉证治》篇第三条："转筋之为病，其人臂脚直，脉上下行，微弦。转筋入腹者，鸡屎白散主之。鸡屎白散方：上一味为散，取方寸匕，以水六合，和，温服。"鸡屎白为雉科动物家鸡粪便上白色部分，味苦咸、性微寒而无毒，具有利水、泻热、祛风、解毒、达木舒筋等功用。可用以治疗臌胀积聚、黄疸、风痹、破伤中风、筋脉挛急等病证。老年抽筋症患者多年事已高，肾亏脾弱，气血化源不足，水寒土湿，肝木不舒而多见筋脉挛急。取鸡屎白意在降浊气，消积滞，脾得升，胃得降，气血生生不息，肝木津津常润，土疏而木达，故能取药到病除之效。另则，鸡屎白属五谷杂物，经脾胃化生，用陈年粉化者，意在取其得土味雄厚之理。令置瓦上焙干，再用生姜、红糖煲水冲服，均取其即能健脾舒肝、达木舒筋之利，又能去其性寒伤阳之弊。[陈军梅，刘世恩.鸡屎白散治疗老年抽筋症86例.四川中医，2007(5)：58.]

【讨论】

（1）本条辨证当以方测证，依《神农本草经》所述，结合后世医家对鸡屎白的认识，如《名医别录》谓之“性微寒，治转筋，利小便”，《本草纲目》云其“下气，通利大小便，治心腹鼓胀，消癥瘕”，可知本方适用于湿浊化热伤阴之转筋。后世王孟英用蚕矢汤（蚕砂、木瓜、黄豆卷、半夏、栀子）治疗热性霍乱转筋，即是受本方启发。本方除治转筋外，还可用以治疗臌胀、积聚、黄疸、风痹等病证属此病机者。

（2）转筋一证病因众多，不仅见于湿热伤阴者，亦常见于霍乱吐泻甚者。热霍乱，体液脱失过多而转筋者，宜用王孟英蚕矢汤；寒性霍乱，吐泻严重，体液脱失严重，阳气亡失，筋脉失于温煦而转筋者，可用四逆汤、通脉四逆汤、白通汤等加减治疗。若肝经受寒，肝血不足，筋脉失于濡养者，可用当归四逆汤、当归四逆加吴茱萸生姜汤治之。

阴狐疝

陰狐疝氣①者，偏有小大②，時時上下，蜘蛛散主之。（四）

蜘蛛散方

蜘蛛十四枚（熬焦）　桂枝半兩

上二味，爲散，取八分一匕，飲和服，日再服。蜜丸亦可。

【校注】

①阴狐疝气：简称狐疝，为疝气病的一种。因本病发生时，疝气时上时下，犹如狐之出没无常，故名。

②偏有小大：指一侧阴囊时大时小。

【释义】

本条论述阴狐疝气的证治。阴狐疝气，是种一侧（或左或右）阴囊或腹股沟部出现发作性包块突起的病证。每发作时，一侧阴囊时大时小，时上时下（今人称之腹股沟疝）。因其出没无定，如狐之出没无常，故名。其疝平卧时缩入腹内，起立或行走时坠入阴囊，轻者仅有坠胀感，重者由于阴囊牵引而致少腹剧痛。肝经循阴股，环阴器，抵少腹，《灵枢·经脉》言“肝足厥阴之脉……是动则病……狐疝”，可知本病病位在肝经。本病常因久立、咳嗽、长途行走、劳作用力而诱发或加重。仲景治以蜘蛛散辛温通利，破郁结、散寒气。方中蜘蛛捷于破结通利，祛风下气，消散肝经之邪；桂枝辛温，以散厥阴肝经寒气。故蜘蛛散为温散风寒、通利血气之方，本证为寒气凝结厥阴肝经所致。蜘蛛性微寒有小毒，熬焦令其毒减寒消，临证之时当慎重。方后注云“蜜丸亦可”，或为“急则用散，缓则用丸”之意。

【应用】

（1）蜘蛛散证由阴寒之气凝结厥阴肝脉。《金匮发微》中曹氏将此方改散为煎，治疗阴狐疝气效佳。后世医家多以疏肝理气、暖肝散结之法治疗阴狐疝，方用《杂病源流犀烛》之导气汤（川楝子、木香、小茴香、吴茱萸）加减化裁，亦可酌加香附、乌药、元胡、荔枝核。

（2）医案举隅

彭某，男，8岁，遂宁县安居区同盟公社一大队。1955年上半年就诊。主诉：患阴狐疝已有6年。阴囊肿大如小鸡蛋，其色不红，肿物时而偏左，时而偏右，患儿夜卧时肿物入于少腹，至白昼活动时肿物坠入阴囊，而且肿物时有疼痛感觉。几年来曾服一般疏肝解郁、利气止痛等治疝之药，但肿物依然出没无定，未见效果。患儿平素健康，饮食、二便如常，余无所苦，舌苔不黄，舌质不红，脉象弦缓。诊断：寒气凝结肝经之阴狐疝。治则：辛温通利，破结止痛。方药：《金匮要略》蜘蛛散原方。大黑蜘蛛6枚（宜选屋檐上牵大蜘蛛网之大黑蜘蛛，每枚约为大拇指头大小，去其头足，若误用花蜘蛛则恐中毒），置瓷瓦上焙黄，干燥为末，桂枝9g。上二味共为散，每天用水酒一小杯，1次冲服3g，连服7天。效果：服药3天后疼痛缓解，7天后阴囊肿大及疼痛消失，阴狐疝痊愈，观察1年未见复发。

按：《金匮要略·趺蹶手指臂肿转筋阴狐疝蛔虫病脉证治》中有云“阴狐疝气者，偏有小大，时时上下，蜘蛛散主之”；《千金翼方》亦有蜘蛛散疗“小儿大腹丁奚”之记载；《幼儿新书》以蜘蛛一个，烧灰作末，饮服治“少小偏癞。”但后世医家畏蜘蛛有毒，恐误服致死，故历代方书少有蜘蛛散原方治阴狐疝验案的记载，曹颖甫氏曾用蜘蛛散治愈阴狐疝二人，乃改原方散剂为煎剂。彭老用蜘蛛散原方治愈阴狐疝虽仅此一例，但却能说明此理。蜘蛛有通利下焦结气、破瘀消肿之功，再佐以辛温的桂枝温散足厥阴肝经寒气，二药配合，治阴狐疝的疗效似胜过一般疏肝理气药。笔者鉴于《金匮要略》教学的需要，又曾闻及民间医生以此方治阴狐疝疗效甚佳，故录之以供医界同道研究参考。［彭履祥，张家理．蜘蛛散治阴狐疝验案一例．成都中医学院学报，1981（2）：18.］

【讨论】

（1）本篇所论之阴狐疝，痛在少腹，与今之腹股沟斜疝相似，乃因小肠从疝口脱出所致，与睾丸本体无关。本病与睾丸肿大之癞疝不同，癞疝虽亦偏有大小，但无时时上下；本病亦与《金匮要略·腹满寒疝宿食病脉证治》中所言“寒疝”不同，寒疝为寒气冲腹之腹痛，疼痛以绕脐为主，痛在腹中，小肠不脱出，睾丸不肿大。

（2）蜘蛛有毒，临床运用本方，应注意蜘蛛种类不同，毒性不一。有认为宜选悬网之大黑蜘蛛者，应禁用花蜘蛛；又有认为用花蜘蛛治疗老年抽筋症疗效可靠，而大黑蜘蛛其效不显。

蛔虫病

一、脉证

問曰：病腹痛有蟲，其脉何以别之？師曰：腹中痛，其脉當沉，若[①]弦，反洪大，故有蚘[②]蟲。（五）

【校注】

①若：连词，相当于“或”。

②蚘：音、义同“蛔”。

【释义】

本条论述蛔虫腹痛的脉诊。腹痛是蛔虫病的主要症状，但腹痛一症，为多种疾病所共有，脉多见沉或弦者，属里寒或气郁者多。若腹痛反见洪大而又无热象，乃是气机逆乱所致，多是虫扰气逆的结果，为临床诊断蛔虫病的根据之一。但临证确诊蛔虫病，还须参合其他症状，如眼白睛有蓝色斑、下唇黏膜有半透明状颗粒、面色萎黄有白斑、吐涎、鼻孔瘙痒、贪食不易消化、嗜食异物、大便不调、睡中龄齿、舌面有红点、苔剥脱等症，现代医学 X 线检查所见肠内蛔虫阴影也可做辅助诊断。蛔虫病诊断的直接证据是在患者粪便、呕吐物中找到蛔虫卵或成虫。

【讨论】

值得注意的是，脉洪大只是蛔虫病的脉象之一，并非蛔虫病皆见洪大脉。如蛔虫病腹痛剧烈时，亦常见脉沉细而伏，故临证当具体分析。

二、证治

蚘蟲之爲病，令人吐涎，心痛[①]，發作有時[②]，毒藥[③]不止，甘草粉蜜湯主之。（六）

甘草粉蜜湯方

甘草二兩　粉一兩　蜜四兩

上三味，以水三升，先煮甘草，取二升，去滓，内粉、蜜，攪令和，煎如薄粥，温服一升，差即止。

【校注】

①心痛：指上腹部疼痛，乃由蛔虫动乱上逆，导致胃脘临心部的疼痛。

②发作有时：蛔动则腹痛，蛔静则痛止，并不是发作有定时。

③毒药：指杀虫药，如雷丸等。

【释义】

本条进一步论述蛔虫病的证治。前条论述蛔虫病脉诊，本条论述症状及治法。吐涎为口吐清水，《灵枢·口问》言：“虫动则胃缓，胃缓则廉泉开，故涎下。”心痛是指上腹部疼痛，蛔虫在胃肠窜扰，故吐涎心痛；蛔动则痛作，蛔静则痛止，故腹部疼痛发作有时，此为蛔虫病心腹痛的特点。毒药不止，即言蛔虫病已用毒药杀虫而未取得效果，所以改用安蛔缓痛之法，待病势稳定后，再用杀虫之剂治疗。仲景治以甘草粉蜜汤，其中甘草、粉、蜜皆是甘平安胃之药，服后可安蛔止痛，即“甘以缓之”之意。

【应用】

（1）该方可治疗蛔虫性腹痛、肠梗阻、胆道蛔虫病、十二指肠溃疡、神经衰弱之不寐等病证见上述证机者，也可治疗绦虫、蛲虫、钩虫等寄生虫病。

（2）医案举隅

余曾仿《金匮要略》甘草粉蜜汤之意治愈1例蛔厥患儿。该患儿3岁，因腹痛，父亲给服“一粒丹”若干，腹痛转剧，呈阵发性，痛时呼号滚打，甚则气绝身冷，并吐出蛔虫10余条。住院后一面输液纠正水电解质平衡，一面中药安蛔。处方：山药30g，甘草60g，共研为极细末，放入白蜜60g中，加水适量稀释之，令频频喂服。初起随服随吐，吐出蛔虫40余条，此后呕吐渐止，并排便数次，所排之物，粪便无几，悉为虫团，前后经吐泻排虫达300余条，病即告愈。

按:《金匮要略》云:“蛔虫之为病，令人吐涎，心痛，发作有时，毒药不止，甘草粉蜜汤主之。”因虫喜甘，故以甘平安胃之品使虫安。方中之“粉”,《金匮要略辑义》认为是“米粉”。今取其意，以和胃健脾之山药代之，本方应验于患者，果获良效。［郭霭春．急重病治验四则．广西中医药，1983，（4）：6.］

【讨论】

（1）关于甘草粉蜜汤中“粉”是何物，仲景并未言明，历代医家一直争论不休，持不同观点者有二：一是认为“粉”当为铅粉以杀虫者，以赵以德、徐忠可等为代表。他们认为甘草缓解铅粉毒性，白蜜和胃，三者同用，即可杀虫不伤正气，又可诱使虫食，甘味既尽，毒性旋发，而可除虫患。且铅粉乃是毒药，需中病即止，不宜多服，故而方后言“差即止”。一是认为“粉”当为米粉以安蛔者，以魏念庭、丹波元简等为代表。他们认为本条明确“毒药不止”，且方后有“煎如薄粥”一句，故“粉”当为米粉，而非铅粉。且蛔虫病剧烈发作时，服用杀虫剂后痛势不减，若再继续使用铅粉杀虫，则痛势更剧，甚至会变生它病。临床应用时需注意，虫动时宜安蛔，不宜杀蛔，用米粉为好；虫静时可杀蛔，用铅粉，但须慎用。

（2）临床用铅粉杀虫时，当注意用药总量、药物的配比及用药时间，用药不当可引起铅中毒。《中药大辞典》指出，铅粉煎汤宜用1.5～3g；煅透研末服，每日少于2mg；用药时间不宜超过2星期。张家礼认为，本方甘草、铅粉、蜜三药物比例当尊仲景意，即2∶1∶4，或铅粉不超过总量的0.75%，可供参考。

蚘厥①者，當吐蚘，令②病者靜而復時煩，此爲藏寒③，蚘上入膈④，故煩，須臾復止，得食而嘔，又煩者，蚘聞食臭⑤出，其人當自吐蚘。（七）

蚘厥者，烏梅丸主之。

烏梅丸方

烏梅三百個　細辛六兩　乾薑十兩　黄連一斤　當歸四兩　附子六兩

（炮）　川椒四兩（去汗）　桂枝六兩　人參六兩　黄蘖六兩

上十味，異擣篩，合治之，以苦酒漬烏梅一宿，去核，蒸之五升米下，飯熟擣成泥，和藥令相得，內臼中，與蜜杵二千下，丸如梧子大。先食飲服十丸，日三服，稍加至二十丸。禁生冷滑臭等食。

【校注】

①蚘厥：蛔厥，指因患蛔虫病腹痛剧烈而致四肢厥冷的病证。

②令：《金匮玉函经》作“今”，结合文义，宜从。

③脏寒：指内脏虚寒，此处指胃肠虚寒，并与脾有关。

④入膈：此处并非指胸膈，是指近胸膈的部位，如上腹部的胆道、十二指肠及胃中。

⑤食臭：指食物的气味。

【释义】

以上两条论述蛔厥的证治。蛔厥是指因蛔虫扰动而剧烈腹痛，甚至因之而四肢厥冷的病证。蛔虫本寄生于肠间，性喜温而恶寒，由于肠道虚寒，蛔动不安，上扰胸膈，蛔虫上逆进入胆道或胃中，故病人烦躁不宁。当蛔虫入于胆道或胃中时，蛔虫得温则安，蛔安痛止烦消，故须臾复止。但当患者进食后，蛔虫闻食臭而复动，故患者呕吐，又复心烦，而呕吐蛔虫。由此可知蛔厥为寒热错杂之候，仲景治以寒热并用、安胃杀虫之乌梅丸。方中苦酒渍乌梅安蛔止痛为主药，蛔得酸则静；黄连、黄柏性苦寒，清热除烦，蛔得苦则安；川椒、细辛、干姜、附子、桂枝温阳散寒，安蛔止痛，蛔得辛则伏，因寒而动，故辛温之药可使脏温蛔安；人参、当归、蜜补气行血，安中扶正。诸药合用则温养脏腑，寒温并用，虚实并调，安蛔止痛。

【应用】

（1）乌梅丸主治蛔虫病和厥阴病，具有燮理阴阳寒热虚实，使之归复于平和之效。该方邪正兼顾，寒热并用，不仅可以用于蛔厥和久痢，尤其对病机属正气不足、寒热错杂的各科疑难杂症，加减应用每能取得较好的疗效。

（2）医案举隅

松馆之女已出嫁有年，忽苦胸痛，回娘家调治，愈治愈剧，甚则厥逆。痛时咬卧处厨门铜环，邀余诊之。诊其脉，乍大乍小，舌红唇红。余曰：此宜乌梅安蛔丸。松馆云，已服过数两，下咽即吐，不效多次，不必再服。彼时有蒋履炳先生在座。余曰：此非蛔厥，诸医书可废矣！履炳与松馆皆不合意。余曰：丸大而蛔小，不能吞下，故不受，且丸久而硬，一时不能化其汁，骤时浸出亦有限，不能给予多虫，故不受而痛反加也。劝其再用安蛔丸 15 克，捣碎研细，加蜜汤调稀与之，取其味甘诱虫。松馆云：姑试之。药入口，有效，服之大半，渐倦卧。少时又继服 15 克，如前法与之，其痛止。不多时，吐出蛔虫二十余条，长而且大。后以此法，得以除根矣。

按：蛔厥之证，因蛔虫内扰而成。患者素有蛔虫史，又因上焦有热，脾胃虚寒，寒热错杂，迫使蛔虫窜动上扰。胃气逆则呕吐，蛔虫上扰则痛剧，甚者厥逆。方用乌梅丸益胃安蛔，寒热并用。古人云：蛔得甘则动，得苦则安，闻酸则静，得辛则止。本方已被临床证实为治蛔厥的有效方剂。乌梅安蛔丸研细末，白蜜调服之法，服用方便，配伍精当，且甘苦辛酸合化，能提高疗效，临床可师其法。（浙江省中医药研究所，浙江省宁波市中医学会．范文甫专辑．北京：人民卫生出版社，1986：61.）

【讨论】

蛔厥之厥，当与《伤寒论》之脏厥相比较。脏厥脉微而厥，肢冷烦躁，无暂安时，为孤阳将绝之候，宜四逆、白通加猪胆汁之类急救之；蛔厥四肢虽厥冷，但冷多不过肘膝，静而时烦，与阳气衰微的四逆汤证程度不同。蛔厥之厥较轻，故宜乌梅丸温胃补虚安蛔即可。

小结

本篇讨论了趺蹶、手指臂肿、转筋、阴狐疝气、蛔虫等病的辨证与治疗。

趺蹶，指足背僵直，行动不便，由太阳经脉受伤所致，可通过针刺腨部（小腿肚）腧穴治疗，以通利经气，舒缓筋脉。

手指臂肿，指手指与手臂肿胀疼痛，并出现振颤、身体肌肉牵动，病机在于风痰阻滞关节经络，仲景治以藜芦甘草汤，方佚，通过方名可知当为涌吐风痰之剂，邪去而诸证消。后世指迷茯苓丸、导痰汤治疗此证，亦取良效。

转筋，指臂、脚强直痉挛，不能屈伸之证，仲景所论乃由湿浊化热伤津所致。但本病亦可因吐泻伤津所致，或因阴津气血不足所致，或因寒凝筋脉所致，应辨证治之。仲景治以鸡屎白散泻湿浊、清热。

阴狐疝，指一种阴囊偏大偏小、时上时下的病证，乃寒凝肝经所致，仲景治以辛温通利、温经散寒之蜘蛛散。

蚘虫，即蛔虫。蛔虫病指病人时发腹脐部剧痛，甚吐蛔虫者。蛔虫病腹痛与一般腹痛不同。一般来说，腹痛属寒者，脉多沉弦；若腹痛脉不沉弦，反洪大，而又无热象者，当为蛔虫病。但仍需结合其他症状，全面诊察。本病急发时当安蛔止痛，蛔安则当驱蛔杀虫。若使用杀虫药而无效，仍口吐清涎，腹痛时作时止，可用甘草粉蜜汤治之；蛔厥为脏寒而蛔动不安，腹痛剧烈，手足逆冷，呕吐吐蛔，寒热错杂之证，治以寒温并用，安蛔杀虫之乌梅丸。现代临床研究显示乌梅丸不仅对蛔厥证有效，对属于虚实并见、寒热错杂病机的各种疑难杂症，亦有着较高的临床价值。

思考题

1. 蛔厥有何症状表现？其病机如何？为什么选用乌梅丸治疗？
2. 阴狐疝与寒疝有何区别？
3. 趺蹶的病因与临床表现是什么？
4. 手指臂肿的临床表现是什么？其病机及治法如何？
5. 转筋的临床表现是什么？其病机及治法如何？
6. 本篇诸病合篇之意义何在？

妇人妊娠病脉证并治第二十

本篇主要讨论妊娠过程中常见疾病的辨证论治，其内容有妊娠的诊断、妊娠与癥病的鉴别、妊娠恶阻、妊娠下血、妊娠腹痛、妊娠小便难、妊娠水气及妊娠养胎等。其中以妊娠腹痛和下血为重点，因为持续腹痛和下血，均能影响胎儿的发育，甚至导致流产，故本篇对此论述较为详细具体。

一、妊娠诊断与恶阻调治

師曰：婦人得平脈①，陰脈②小弱，其人渴，不能食，無寒熱，名妊娠，桂枝湯主之。方見下利中。於法六十日當有此證，設有醫治逆者，却一月加吐下者，則絕之。（一）

【校注】

①平脉：平和无病之脉。

②阴脉小弱：阴脉指尺脉。小，“稍”之意。阴脉小弱，即尺脉稍显弱象。

【释义】

本条论述早期妊娠的诊断与恶阻轻证的调治。文中妊娠的诊断是根据脉象和证候。脉象表现为尺部稍弱，整体脉来和缓，至数分明，一息四到五至；症见呕吐，不能饮食。脉证合参，正可谓《素问·腹中论》所云“身有病而无邪脉”，应考虑有子，即“名妊娠”。这是生育年龄已婚妇女在初孕时的正常现象，又叫妊娠反应、妊娠恶阻。这种情况出现的时间根据条文所述为初孕60天左右，即“于法六十日当有此证”。但在临证中不应拘泥，要根据具体情况进行诊断。产生的机理是初孕之时，血聚养胎，阴血相对不足，阳气上浮，影响胃气不降所致。总为阴阳失衡，胃气上逆。治以桂枝汤调和阴阳，阴阳和，则胃气降，而呕逆除。

妊娠恶阻，一般轻证可自行缓解，逐渐消失，纵有少数较重的，经过用药调治，恶阻也会很快解除。假如经过一段时间治疗，胎气上逆的恶阻不但未愈，并增加了吐、泻的症状，势必损伤胎气，从而导致流产，所以说：“却一月加吐下者，则绝之”。

【应用】

（1）本条之桂枝汤证，治不在表，而在补虚调阴阳。仲景以“无寒热”明示其不是在表之证。《金匮要略心典》云：“桂枝汤外证得之，能解肌去邪气，内证得之能补虚调阴阳。”本方主治妊娠早期反应，除见不能食，渴而饮水不多外，尚可见寒热不调，或低热，神疲乏力，舌淡红苔少，脉缓滑无力等证候。

（2）医案举隅

王某，女，24岁，农村社员。1971年6月初诊。妊娠月余，呕吐频频数天，饮食甚少，2周后，神疲体倦，在当地求治于中医数人，服中药10余剂，乏效。继在某地区医院接受西医治疗，住院3天，静脉点滴葡萄糖、维生素C、林格尔氏液，以及口服维生素E等药，仍呕吐不止。邀余诊，患者主诉“呕恶冲心难忍”。近几天来阵阵腹痛，望其面色不华，精神不安，语声无力，舌苔舌质无明显变化，脉象弦数，小便黄，大便干。细询之，病人言：对冷热食物均无食欲，强食之则食入即吐，不食亦觉“胎气上攻心口”。余索病家所服之中药方数首视之，为小半夏加茯苓汤、黄连温胆汤、丁香柿蒂汤等。余思，前医不效，应归咎于冲气上逆，非降逆平冲，不能止呕。遂书方：桂枝、芍药各10克，竹茹、生姜各9克，大枣3枚，炙甘草3克。暂投1剂，以探消息。5天后，病人来告：服1剂后，自觉心中安定，呕吐有所减轻。自照原方连用3剂，现呕吐已止，腹痛除，胎气安。[裴永清．桂枝汤治疗妊娠恶阻．新中医，1984（4）：12.]

按：裴氏认为，妊娠恶阻的病机，主要是妇人妊娠后阴血下注冲脉，聚以养胎，冲脉之气充沛，上行过亢。冲脉之气隶属于阳明，其经脉之气上行为顺，胃气下行为本，胃与冲脉的升降失和，胃气上逆则不能食而呕恶频作。桂枝汤可降逆气，平冲气，降逆平冲即可使胃和胎安。桂枝汤所治之恶阻病，应既无明显寒象而又无明显热象为宜。裴氏治疗妊娠恶阻，师仲景之法，常以桂枝汤为底方，随症加减用之，疗效较用他方为好。

【讨论】

（1）妊娠初孕脉象。妊娠过程中，根据《素问·阴阳别论》“阴搏阳别，谓之有子”和《素问·平人气象论》“妇人少阴脉动甚者，妊子也”之说，临床典型妊娠脉象当是尺脉滑，但早期妊娠并非都见此脉，如本条即有尺脉不滑而稍弱的情况。初孕之时，血聚养胎，阴血相对不足而出现的阴阳暂时失调之象，一般以脉来滑利为多见，但多在孕后3个月左右，故《备急千金要方》载“妊娠初时，寸微小，呼吸五至，三月而尺数也”。

（2）关于“吐下”有两说：一认为指症状，以徐忠可、黄坤载为代表；二认为指误吐误下的方法，以魏念庭、唐容川为代表。两字之义当结合“则绝之”的具体含义而定。

（3）对“则绝之”三字，历代注家有不同认识：有作停止误治，“绝其医药”，以免加重病情解，魏念庭执此说；有作纠正误治，以“绝其病根”解，徐忠可执此说；亦有作“断其妊娠”，以误治已造成胎儿不健康解，唐容川执此说。若结合“设有医治逆者”所言，似当为前两种情况，若把着眼点放在误治或吐泻可能造成的后果上，则可能为第三种情况。因此理解“则绝之”，当以临床所见做为参考，灵活对待，不可偏执一说。

二、下血及腹痛证治

（一）癥病下血

婦人宿有癥病[1]，經斷未及三月，而得漏下不止，胎動在臍上者，爲癥痼

害。妊娠六月動者，前三月經水利時，胎也。下血者，後斷三月衃[②]也。所以血不止者，其癥不去故也，當下其癥，桂枝茯苓丸主之。（二）

桂枝茯苓丸方

桂枝　茯苓　牡丹（去心）　桃仁（去皮尖，熬）　芍藥各等分

上五味，末之，煉蜜和丸，如兔屎大，每日食前服一丸。不知，加至三丸。

【校注】

①癥病：病名，指腹中有形可征的包块之病。

②衃（pēi 胚）：指色紫而暗的瘀血，又作癥痼的互辞。

【释义】

本条论述癥病和妊娠的鉴别以及癥病的治法。妇人素有癥病，现经停不到三个月，出现漏下不止，同时自觉脐上好像"胎动"，这不是妊娠胎漏的迹象，因妊娠不到三个月不会出现胎动，更不会动在脐上，因此这种"漏下不止"是素有癥病为患，导致血瘀气滞，经水异常，渐至停经；瘀血内阻，血不归经，则漏下不止。所以说"为癥痼害"和"其癥不去故也"。

自"妊娠六月动者"至"后断三月衃也"句为插笔，阐常述变，进一步解释癥病证状。如果停经六个月左右出现胎动，而且在停经前三个月月经正常，此时的胎动当属正常妊娠。假如在停经前三个月就有经期不正常或漏下，而后停经未及三个月，又出现下血，加之上述"胞胎"也不按月份长大，此乃属"衃"，即癥积所致。

既然漏下因癥病所致，见血止血则瘀无去路，病必不除。此时当去其癥积，瘀血去，新血生，方能使漏下止，而能正常妊娠及养胎。故用桂枝茯苓丸祛瘀消癥。方中桂枝、芍药通调血脉；桃仁、牡丹皮活血化瘀消癥；血不利易为水，茯苓利水以和血脉。炼蜜和丸，调和药性，起渐消缓散之功。

【应用】

（1）历代医家善用本方治疗各种妇科疾病。《妇人大全良方》以本方易芍药为赤芍，又名"夺命丸"，治小产胎死腹中，或妊娠后误服草药或毒物而下血者；《济阴纲目》以本方作煎剂，名"催生汤"，治候产母腹痛腰痛；《达生篇》中名"牡丹丸"，专治胞衣不下。

（2）本方不仅治疗妇人之漏下因于癥积者，凡妇人经、胎、产之疾属瘀血阻滞胞宫者，皆可用之，如妇女月经不调、闭经、痛经、子宫内膜炎、附件炎、子宫肌瘤、卵巢囊肿等属瘀血阻滞者。应用本方的要点是妇人小腹包块疼痛拒按，下血色晦暗而有瘀块，舌质紫暗，脉沉涩。另据临床报道，本方除治疗妇科病外，还可治疗内科之术后肠粘连、甲状腺肿大、前列腺肥大、肝脾肿大等属于血瘀湿阻证者，及外科血栓性静脉炎、腰肌劳损等病证。

（3）医案举隅

赵某，女，47岁。1961年4月3日初诊。患者于4年前发现下腹部有一鸡蛋大肿物未予介意。但以后肿物逐渐增大，4年后肿物增大使腹围增至97厘米，较前增加17

厘米，如怀胎状。两天前突发下腹剧痛，冷汗淋漓。经某医院诊为“子宫肌瘤”，并要立即手术治疗，患者未允。乃请岳老诊治。诊见形体瘦弱，面色萎黄，下腹肿物按之坚硬，压痛明显，舌质暗，少苔，脉沉细而涩。经水2至3月一行，量少色暗，夹有血块。证属癥积瘀血，治以疏肝健脾、破瘀消癥。处方：桂枝9克，茯苓9克，川芎9克，牡丹皮9克，桃仁9克，白芍21克，当归9克，泽泻21克，白术12克。服药10剂后，腹痛明显减轻，乃将原方改为散剂，每服9克，日服2次。服用2个月，下腹肿物日渐变小，症状大见好转。服药半年，下腹肿物消失，经水正常，诸症悉除。7年以后，患者复因处境不顺，情志不舒。下腹肿物又起，逐渐增大，症状同前。经岳老诊治，仍继服原方散剂，3个月后，又获痊愈。[王明五，岳沛芬.岳美中验案选录.北京中医，1985（1）：7.]

按：此病系肝郁气滞，血行不畅，气血滞于小腹，久积而成。岳老虑其体虚，不宜攻逐，当治病留人，缓消其癥。故选用当归芍药散合桂枝茯苓丸以疏肝健脾、活血消癥，病虽重却免于手术，药治半年而愈。

【讨论】

对于本条，有注家从癥胎互见释之，即素有癥病又兼受胎，妊娠因癥病而下血不止，故将桂枝茯苓丸活血消癥之治，以《黄帝内经》之“有故无殒亦无殒”作为治则依据。当代临床亦有例证，如上海复旦大学附属妇产科医院许氏报道，抗磷脂抗体（APA）所致流产，西医治疗尚无良策，如单用补肾安胎中药疗效亦不佳，采用活血化瘀药物治疗40余例，保胎成功率达88%。因此许氏认为妊娠时如确有大积大聚之病，就可以违反远寒远热的原则，使用峻烈药物，不会伤害母体，亦不会损伤胎儿。但应注意，用药时当病邪减其大半即停药，过用则会使正气受损，甚至有性命之虞。至于历代医书所载某药为安胎之圣药，某药为堕胎之灵丹，其实只不过是为初学者设置的警示而已。此观点可供参考。

（二）阳虚寒盛

婦人懷娠①六七月，脉弦發熱，其胎愈脹，腹痛惡寒者，少腹如扇②，所以然者，子藏③開故也，當以附子湯温其藏方未見。**（三）**

【校注】

①娠：《说文解字》曰“娠，女妊身动也”，段玉裁注曰“妊而身动曰娠，别词也。浑言之则妊娠不别”。可见，单言娠，指妊娠后有胎动者，即相当于中晚期妊娠。

②少腹如扇（shān 山）：形容少腹发凉怕冷的感觉，有冷如风吹的样子。

③子脏：即子宫。

【释义】

本条论述妊娠阳虚寒盛腹痛的证治。妊娠六七月，妇人阳虚寒盛，寒凝气滞，故腹痛、脉弦而无力；“脏寒生满病”，故自觉胎愈胀大；阳虚不耐邪扰，故恶寒、少腹作冷有如阵阵被风扇动，此恶寒当为畏寒。发热之症，在一派阳虚寒盛之中，则非为外感之真热，乃阴盛格阳于外的假热，故非辨证时的必有之症。“所以然者，子脏开故也”是胞宫虚寒病机的概括。治当温阳散寒、暖宫安胎，宜用附子汤。

【讨论】

（1）关于附子汤的组成。该方有名而无药，后世有人主张用《伤寒论》附子汤，方由炮附子二枚，茯苓、芍药各三两，白术四两，人参二两组成。

（2）附子汤中的主药附子有“堕胎百药之长”之称，若非确属阳虚寒盛者，不可轻用。另外，有人认为，附子大辛大热，有动胎之弊，凡胎元初结者，应当慎用。但据条文所指“妇人怀娠六七月”，此时胎儿脏器、骨骼已成，若阳虚寒甚，子脏开而不固，流产之兆已现，仲景之用附子汤，当是本《素问》“有故无殒”之意。

（三）冲任虚寒

師曰：婦人有漏下者，有半產後因續下血都不絕者，有妊娠下血者，假令妊娠腹中痛，爲胞阻，膠艾湯主之。（四）

芎歸膠艾湯方 一方加乾薑一兩。胡洽治婦人胞動，無乾薑。

芎藭　阿膠　甘草各二兩　艾葉　當歸各三兩　芍藥四兩　乾地黄[①]

上七味，以水五升，清酒三升，合煮取三升，去滓，内膠，令消盡，温服一升，日三服。不差，更作。

【校注】

①干地黄：《金匮玉函经二注》作“干地黄六两”。

【释义】

本条论述妇人三种下血的证治。妇人下血之证，常见以下三种病情：一为经水淋漓不断的漏下；二为半产后的下血不止；三为妊娠胞阻下血（又称胞漏）。“假令”以下，乃承上文所言，解释胞阻乃为妊娠下血而又腹中痛者。以上诸症虽其病证有异，但病机相同，总由冲任虚寒、阴血不能内守所致。故均用胶艾汤，温补冲任，养血止血。胶艾汤主要以四物汤养血和血，阿胶养阴止血，艾叶温经暖宫，甘草调和诸药，清酒以行药力。诸药合用，既暖宫养血，又和血止血。

【应用】

（1）本方常用于治疗多种妇科出血病证，如崩漏、产后恶露不绝、功能性子宫出血、宫外孕、先兆流产，以及血小板减少性紫癜、胃溃疡出血等，属冲任脉虚，气血两亏，血分虚寒者。

（2）医案举隅

于某，女，40岁。1993年11月29日初诊。患者素来月经量多，近月余淋漓不断。某医院诊为“功能性子宫出血”。经色鲜红，质稀，头晕乏力，腰酸腿沉，口渴，口苦，便干。舌体胖大，舌边有齿痕，苔白，脉沉按之无力。此证属于气血两虚兼有虚热。古人云：冲为血海，任主胞胎。今冲任不固，阴血不能内守，而成漏经。治当养血止血，益气养阴调经，方用《金匮》之“胶艾汤”加味。阿胶珠12克，炒艾叶炭10克，川芎10克，当归15克，白芍15克，生地黄20克，麦冬20克，太子参18克，炙甘草10克。服七剂而血量大减，仍口苦，腰酸，大便两日一行，于上方中加火麻仁12克，又服七剂，诸症皆安。（陈明，刘燕华，李方编著．刘渡舟临证验案精选．北京：学苑出版社，1996：164.）

按：综合本案脉证，月经不止、质地稀、头晕、乏力、舌胖、脉沉无力等，究为气血两虚，冲任不固。冲为血海，任主胞胎。冲任调和，则血海、胞脉充盛，月事以时下。若血虚冲任失养，气虚冲任不固，则可使经血频至，甚则淋漓不止。故治疗以益气血，调冲任，止崩漏，处以“胶艾汤”。本方善治“妇人有漏下”属血虚冲任不固者。本案经血质地清稀，而色鲜红，又见口渴，此为血出日久，伤及阴津之象，故加麦冬以养阴生津也。古人云“崩漏血多物胶艾”，此言治疗之常规也，加滋阴之品，或益气摄血之药，则是其加减变化灵通之处也。凡妇人下血属于虚证者，本方辄可用之。

（四）肝脾不和

婦人懷妊，腹中㽲[①]痛，當歸芍藥散主之。（五）

當歸芍藥散方

當歸三兩　芍藥一斤　茯苓四兩　白术四兩　澤瀉半斤　芎藭半斤一作三兩

上六味，杵爲散，取方寸匕，酒和，日三服。

【校注】

①㽲痛：㽲，据《康熙字典》有两种音义。一读“绞”（jiǎo），指腹中急痛；一读“朽”（xiǔ），指绵绵作痛，或作“病”解。

【释义】

本条论述妊娠肝脾不和腹痛的证治。妊娠期间，血聚胞中以养胎，肝血常易不足，肝失条达，气血郁滞，则见腹中绵绵而痛，或拘急而痛。以药测证，当有肝病及脾，脾虚湿停之症，如体倦、浮肿、白带量多、小便不利、泄泻等。病由肝虚气郁则血滞，脾虚气弱则湿停，肝病及脾，肝脾失调。故治以养血疏肝，健脾利湿，用当归芍药散。方中重用芍药养血柔肝，缓急止痛；辅以当归养血活血；川芎行血中之气；茯苓、白术健脾除湿；泽泻用量亦重，意在渗湿于下。该方补肝血与畅肝用并举，健脾与利湿兼顾，使血不虚而肝不郁，脾不虚而湿不停，气机调畅则腹痛可愈。

【应用】

（1）此方为治疗妇女肝脾不和而腹痛的良方，体现了肝脾两调，血水共治的法则。本方可用于：①妇科病证，如妊娠腹痛、月经不调、痛经、经行泄泻、经行水肿、带下、不孕等。②内科疾病，如水肿、慢性肾炎、前列腺肥大、慢性膀胱炎、慢性肝炎、眩晕等。临床应用时应掌握两点：一是面唇少华，眩晕耳鸣，爪甲不荣，肢体麻木，腹痛绵绵或拘急而痛，或月经量少，色淡，甚则闭经，脉象弦细等症；二是有纳呆食少，带下清稀，面浮肢肿，泄泻或小便不利等脾虚湿停证。

（2）医案举隅

朱某，女，34岁。患痛经已年余，每次月经将来之时，腹痛腹泻，经来量少，过两天后，经行始畅，痛泻才止，平日胃纳较差，腰痛，有白带，脉象左弦右缓，此肝脾失调之候，宜调理肝脾为治。前医曾用逍遥散、归芍六君之类，于法颇相近似，惜少利经之药，而服药又在经行之后，所以无效。乃用当归芍药散加减：当归 10g，白芍 10g，川芎 5g，白术 10g，茯苓 10g，泽泻 10g，陈皮 6g，共研为末，嘱于每月经来之前服之，每日 3 次，每次 10g，白酒调下。三个月后，经行正常，白带亦止。（谭日强．金匮要略浅述．北京：人民卫生出版社，1981：374.）

按：本病为脾虚湿困而为肝木所乘之腹痛，故当以调理肝脾为要，但还须注重通经之效，且在经来之前服用，方能起到调经之效。方中芍药当重用，取其平肝止痛之效。

三、胃虚寒饮呕吐

妊娠嘔吐不止，乾薑人参半夏丸主之。（六）

乾薑人参半夏丸方

乾薑　人参各一兩　半夏二兩

上三味，末之，以生薑汁糊爲丸，如梧子大，飲服十丸，日三服。

【释义】

本条论述胃虚寒饮恶阻的证治。恶阻常见于妊娠初期，一般持续时间不长，可自行缓解。若呕吐不止，持续较长时间，妊娠反应较重，则需辨治。本证据方药可知，其呕吐为胃气虚寒、水饮内停所致，其呕吐物多为清水黏液，或口内清涎上泛，或唾液津津，口不渴，喜热饮，可兼见头眩心悸等症，舌淡苔白滑，脉弦或细滑。治当温中散寒，化饮降逆，用干姜人参半夏丸。方中人参、干姜温补中气；半夏、生姜汁散饮降逆止呕。

【应用】

（1）本方临床不但治疗妊娠呕吐，还常用于脾虚腹泻、反胃、腹痛、痰饮眩晕等证。虚寒恶阻呕吐颇剧，可以诸药为末，用舌频频舔服，使其易于受纳，或少量多次给以汤剂。

（2）医案举隅

农民林某，女，26 岁。停经两个月，开始胃纳不佳，饮食无味，倦怠嗜卧，晨起头晕恶心，干呕吐逆，口涎增多，时或吐出痰涎宿食。根据经验自知是妊娠恶阻，认为恶阻乃妊娠常事，未加适当处理。延时将近一个月，渐至水饮不入，食入则吐，所吐皆痰涎清水，稀薄澄澈，动则头晕，眩掉时则呕吐增剧。始延本人诊治。诊其脉虽细，但滑象明显，面色苍白，形容憔悴，羸瘦衰弱，无力以动，闭眼畏光，面里蜷卧，唇舌色淡，苔白而滑，口中和，四末冷，胸脘痞塞不舒，二便如常而量少。脉症合参，一派虚寒之象毕露。遂拟干姜一钱五分、党参三钱、半夏一钱五分，水煎，日一剂，连服三剂，呕吐大减，略能进食稀粥和汤饮。再服三剂，呕吐俱停，但饮食尚少，继以“五味异功散”调理而安。七个月后顺产一男婴。［林善星．应用干姜人参半夏汤的一些经验．中医杂志，1964（9）：31.］

按：妊娠呕吐，属热者固有，而属寒者亦不少见。其辨证当以口之渴与不渴，舌质之红赤与否，呕吐物之黏稠与稀薄等为辨。如吐清水或痰涎稀薄，口不渴或稍渴而不欲饮，舌不赤而苔白滑者，当考虑应用本方治疗。本案患者脉证所参，果为一派虚寒之象，故用本方正为适宜。

【讨论】

半夏有堕胎之说，被列为妊娠禁忌或慎用药，始于梁朝陶弘景之《名医别录》。从南宋陈衍的《宝庆本草折衷》起，正式被列为妊娠禁忌药。张元素《珍珠囊药性赋》中将半夏编入“妊娠服药禁忌歌”。在此后的35首妊娠禁忌药歌诀、14部本草书的妊娠禁忌药中都列有半夏。然《备急千金要方》《妇人良方大全》《济生方》等古籍中，治妊娠呕吐方中不乏用半夏者，朱丹溪、薛立斋等治疗恶阻验案亦常用半夏。半夏适当配伍更不乏于临床，如陈修园在《金匮要略浅注》中评价“半夏得人参，不惟不碍胎，且能固胎”。《中华人民共和国药典》1963年版开始将半夏列为孕妇慎用药，自1977年起已不再将其列为妊娠禁忌药。据当代学者张建荣在《金匮妇人三十六病》中统计，复方中加半夏治疗妊娠恶阻的报道甚多，未见有堕胎之弊。据此，有医家认为半夏堕胎是指单味药，复方中配伍适当则可使用。况且，以半夏治疗妊娠恶阻时，多与生姜、甘草等配伍使用，可解半夏之毒。

四、小便难

妊娠小便難，飲食如故，當歸貝母苦參丸主之。（七）

當歸貝母苦參丸方 男子加滑石半兩

當歸　貝母　苦參各四兩

上三味，末之，煉蜜丸如小豆大，飲服三丸，加至十丸。

【释义】

本条论述妊娠血虚热郁小便难的证治。妊娠妇女，但见小便难而饮食如同常人，可知其病不在中焦。本证系因怀孕以后，血虚生郁，郁而生热，热与湿合，气机不畅，水道不利而小便难。本病一则湿热内蕴而标实，另有津血不足而本虚，故当养血润燥，清利湿热，标本兼治。方用当归贝母苦参丸。方中当归养血解郁，贝母散结开郁，苦参清利湿热，更用润燥之白蜜为丸，可使血得濡养，郁热得除，湿热得清，则气机通调，小便自能畅利。另方后注“男子加滑石半两”，示本方可异病同治，根据体质特点加清利湿热之品。

【应用】

（1）当归贝母苦参丸临床可用于治疗淋病、肾盂肾炎、崩漏、咳嗽、心悸、血痢、前列腺炎、睑腺炎、慢性结肠炎久痢、颈痈等病证。辨证时应抓住小便不利，当有涩痛感，尿黄而少，小腹作胀或会阴部隐痛坠胀，舌苔黄腻，脉象细数或弦等症，此外，可兼见大便秘结，或下痢赤冻，或咳嗽气逆，痰黄黏稠。凡属血虚热郁，下焦湿热蕴结者，均可适当加味用之。

（2）医案举隅

张某，女，28岁，农民。孕8个月，因小便滴沥难下，小腹胀急，于1976年6月15日住院。西医诊断为妊娠尿潴留。经用抗生素、导尿等法治疗10余日，不但无效，反而出现发热等症，患者苦于导尿，故邀余会诊。证见面赤，体温38.5℃。口干苦，气短，少腹及尿道热痛，脉弦细滑数，舌质绛苔黄腻。血常规：白细胞13×10^9/L。尿常规：脓球（++），RBC（++），WBC（++）。诊断为妊娠癃闭。辨证：始由膀胱湿热蕴结，气化失常，分清泌浊失司，小便滞涩难下而为癃，复因反复导尿，尿道感染，终至尿路阻塞，小便点滴不下而为闭。治宜清热解毒，利尿除湿。方选导赤散加味，6剂尽，证无转机。后投以当归贝母苦参丸治之。药用：当归12g，贝母12g，苦参12g。3剂，水煎服。三诊：体温37.5℃，小腹、尿道热痛减轻，脉细滑稍数，口干但不甚，气已不短，舌质红苔黄腻，原方加金银花15g，败酱草30g。3剂。四诊：拔除导尿管一天，小便通，色微黄，便时微感不适，伴体倦、手足心热，脉滑细稍数，舌质红苔微黄，诊为余热未尽，气阴两伤。前方加太子参60g，生山药30g，鸡内金10g。3剂。五诊：体温、血象、尿检均正常，诸证悉除，出院调养。

按：导赤散与当归贝母苦参丸，虽同俱清心养阴、利尿导热之用，但导赤无宣肺降气之功。肺气不降，不能通调水道，下输膀胱，利尿之药再多，于病无济。故首用导赤散不效，中用当归贝母苦参丸见功。所以然者，前者只重视心火而忽略了肺郁，知之浅而偏也；后者心肺并举，下病上取，知之深而全也。继增金银花、败酱草，清热解毒、活血排脓，后加太子参诸药，扶正祛邪而获全胜，皆师圣之指迷也。[薛璞.当归贝母苦参丸临床运用举隅.山西中医，1990（2）：14.]

【讨论】

有注家认为本条“小便难”应作“大便难”，但据原文方后注“男子加滑石半两”，似应宗原文“小便难”为是。当然，方中当归养血润肠，贝母开上焦郁结以通大肠，可见此方亦当兼治大便难。

五、水肿

妊娠有水氣，身重，小便不利，洒淅惡寒，起即頭眩，葵子茯苓散主之。（八）

葵子茯苓散方

葵子一斤　茯苓三兩

上二味，杵爲散，飲服方寸匕，日三服，小便利則愈。

【释义】

本条论述妊娠水气的证治。妊娠水气即后世所称“子肿”，此证一般多因于胎气影响膀胱气化，水湿停聚所致。水盛身肿，故身重；水湿郁遏于表，影响卫阳布达，故洒淅恶寒；水阻清阳不升，故起即头眩。本病关键在于水湿停聚，气化不行，以邪实为主，故当以利水之治，达通阳化气之旨，所以方后注曰“小便利则愈”，方用葵子茯苓散。重用葵子滑利通窍以利水；辅以茯苓健脾渗湿。二药合用，使小便通利，水有去路，则阳气得通，诸症可愈。

【讨论】

本条病证较上条“小便难”为重，水津通利之性以及外散之力均不足，所以水湿停聚较甚，故用药亦重。方中葵子性滑利窍，但能致滑胎，故用量宜慎，本方用散，且以米饮调服，当为此意。对于“子肿”，后世《医宗金鉴》主张用茯苓导水汤，即泽泻、茯苓、桑白皮、木香、木瓜、砂仁、陈皮、白术、苏叶、大腹皮、麦冬、槟榔，外散内利两解，可为参考。

六、胎动不安证治

婦人妊娠，宜常服當歸散主之。（九）

當歸散方

當歸　黄芩　芍藥　芎藭各一斤　白术半斤

上五味，杵爲散，酒飲服方寸匕，日再服。妊娠常服即易產，胎無苦疾，產後百病悉主之。

妊娠養胎，白术散主之。（十）

白术散方　見《外臺》

白术　芎藭　蜀椒三分去汗　牡蠣[1]

上四味，杵爲散，酒服一錢匕，日三服，夜一服。但苦痛，加芍藥；心下毒痛，倍加芎藭；心煩吐痛，不能食飲，加細辛一兩，半夏大者二十枚。服之後，更以醋漿水服之。若嘔，以醋漿水服之；復不解者，小麥汁服之。已後渴者，大麥粥服之，病雖愈，服之勿置。

【校注】

①牡蛎：《外台秘要·卷三十三·胎数伤及不长方三首》引“古今录验疗妊娠养胎，白术散方”为“白术、川芎各四分，蜀椒三分汗，牡蛎二分……忌桃李雀肉等”，并附小注曰“裴伏张仲景方出第十一卷中”。可从。

【释义】

此两条论述血虚湿热及脾虚寒湿两种胎动不安的治法。妇人妊娠贵在肝脾，肝主藏血，血以养胎，脾主健运，乃气血生化之源。第九条即属肝血不足，脾失健运之证。肝血不足易生内热，脾失健运易生湿浊，湿热内阻，影响胎儿而致胎动不安；此外，每见面黄形瘦，神疲气怯，纳少，五心烦热，甚至低热，大便不爽等症。故用当归散，养血健脾、清化湿热。方中当归、芍药补肝养血；合川芎则补而不滞；白术健脾除湿；黄芩清热燥湿，抑肝扶脾。诸药合用，血虚得补，湿热可除，而奏养胎、安胎之效。

若属脾虚寒湿者，除胎动不安外，每见脘腹时痛，呕吐清涎，不思饮食，下白带，舌淡苔白滑等症。故治以白术散健脾温中，散寒除湿以安胎。方中白术健脾燥湿；川芎养血行血；蜀椒温中散寒；牡蛎镇逆固胎。

养胎之法，当以预防疾病为首务，有病早治，防邪伤胎气，以收安胎之效果。若孕妇素体健康，则无需服药养胎，注意起居及饮食调养即可；对于屡为半产、漏下、难产，或已见胎动不安而漏下者，需积极治疗，养胎或安胎。故原文“常服”，方后“妊娠常服即易产，胎无苦疾”，及“妊娠养胎”之文宜活看。

方后注文，值得深入研究，可窥仲景用药之一斑。①但苦痛，加芍药以缓急止痛。②心下毒痛，倍加川芎：为寒凝血滞，倍加川芎，温行血气。③心烦吐痛，不能食饮，加细辛一两，半夏大者二十枚：寒凝气滞，升降失常，加细辛、半夏温散寒湿，行气止痛，降逆止呕。④服之后，更以醋浆水服之，若呕，以醋浆水服之：服前药（上方加辛、夏），再以酸浆水善后，和胃气、止呕。⑤复不解者，小麦汁服之，已后渴者，大麦粥服之：过度呕吐损伤胃气，以小麦粥汁健脾养心除烦；呕止而渴者，津伤未复，以大麦粥和胃生津。⑥病虽愈，服之勿置：指本病愈后仍需大麦粥调养脾胃。

【应用】

（1）当归散、白术散适用于习惯性流产、先兆流产等属血虚湿热或脾虚寒湿的预防和治疗，以及治疗湿热内蕴兼血虚或寒湿的带下、崩漏等妇科病证。

（2）医案举隅

朱某，25岁，护士。1975年4月26日初诊。患者孕7个月，因夜班劳累，于3天前出现阴道少量流血，妇科以“先兆流产”收住院，经西药治疗罔效，特邀中医会诊。刻诊：阴道出血量较前稍增多，血色鲜红，面赤唇红，口渴咽燥，心烦不安，舌红，苔薄黄燥，脉滑稍数。辨证：热扰冲任，胎漏不止。立法：清热养血安胎。处方：全当归10g，白芍20g，川芎10g，黄芩15g，炒白术10g。水煎服。服1剂药后，出血即止，服完2剂，诸证全消。出院休息10天后正常上班，至妊娠足月顺产一女婴。[韩奕.《金匮》妇科方治验举隅.北京中医杂志，1991（5）：50.]

按：本案“胎漏”乃缘患者孕后阴血聚以养胎，加之劳累耗及阴血，使机体阳热偏盛，热扰冲任，胞络受损而致。此时血虚不守为本，热扰漏下为标。投以当归散方。当归、白芍、川芎养血和血；配白术培脾益血之源；再重用一味黄芩苦寒坚阴，专清邪热。如此不止血而出血自止，胎元得宁，故获显效。

【讨论】

（1）以上两方是仲景根据不同体质之人而创立的养胎方剂，正如尤在泾所说：“妊娠伤胎，有因湿热者，有因寒湿者，随人脏气之阴阳而各异也。当归散正治湿热之剂，白术散……则治寒湿之剂也，仲景并列于此，其所以昭示后人者深矣。”程云来亦认为：“瘦而多火者，宜用当归散；肥而多痰者，宜用白术散，不可混施也。”

（2）妊娠期间，无病勿药，有病治病，当归散与白术散均为去病安胎之剂。后世医家从两方中得出白术、黄芩为安胎圣药，有待商榷，如尤在泾指出：“夫芩、术非能安胎者，去其湿热而胎自安耳。”

七、伤胎证治

婦人傷胎，懷身腹滿，不得小便，從腰以下重，如有水氣狀，懷身七月，太陰當養[①]不養，此心氣實[②]，當刺瀉勞宫及關元。小便微利則愈。見《玉函》。**（十一）**

【校注】

①太阴当养：《脉经》《诸病源候论》《备急千金要方》等书均有“妊娠七月，手太阴脉养之”的记载。

②心气实：气有余便是火，此指心火亢盛。

【释义】

本条论述妊娠伤胎的证治。伤胎，是由孕妇脏腑功能失调引起胎失所养的证候。按中医逐月分经养胎之说，妊娠七月，为手太阴肺经养胎之时。若此时心火炽盛，克伐肺金，肺失治节，则精微失于输布，胎失所养；水之上源亦失于通调，水湿泛溢，腹部胀满，小便不通，腰以下沉重，如患水气病。治当泻心火，利水道，宜针刺手厥阴心包经荥穴劳宫，以清心泻火；针刺手太阳小肠经募穴关元，以利小便。心火不盛，水湿得除，肺气得养，胎气自安。

【讨论】

关于针刺劳宫、关元二穴，后世医家有不同看法。程云来认为“此穴（关元）不可妄用，刺之能落胎”；今人王渭川亦执此说，认为二穴均有堕胎危险。但针灸学中，劳宫并非妊娠禁用之穴，唯有孕妇慎用关元穴之训，可见非针刺手法熟练者，切莫轻试，以免引起流产。

小结

妊娠是育龄妇女的正常生理现象。妊娠以后，胎儿的生长发育全赖母体的精血以濡养，亦赖脾肾之气摄之系之。妊娠病不仅影响孕妇的健康，而且易累及胎儿的正常发育。因此，研究妊娠病证治对母子健康有重要意义，故仲景以专篇讨论的形式，将其列为妇人病的首篇。本篇论述妇女早期妊娠诊断、癥胎鉴别以及妊娠期间常见疾病的辨证治疗。

妊娠呕吐，亦称恶阻，为妊娠常见早期反应，多由胎气上逆、胃失和降所致。若因脾胃虚弱，阴阳气血失调，症见不能食者，用桂枝汤，调阴阳和脾胃；若属脾胃虚寒，内有停饮，症见呕吐清涎者，用干姜人参半夏丸，温中补虚，散寒蠲饮，降逆止呕。

妊娠下血及腹痛，多是流产的先兆症状，故是本篇的重点内容。妇人下血，有胎癥之分，因于癥病属瘀属实者，治当化瘀消癥以止血，宜桂枝茯苓丸。腹痛因于阳虚寒盛，症见少腹冷痛如扇者，用附子汤，温阳散寒，暖宫安胎；因于血虚肝脾失调，症见腹中㽲痛者，用当归芍药散，养血调肝，健脾利湿。因于冲任虚寒，下血与腹痛并见者，称胞阻，治当温经暖胞，补血摄血，方用芎归胶艾汤。

妊娠小便难，因血虚气郁，湿热蕴结者，用当归贝母苦参丸，养血润燥，清热除湿。

安胎、养胎是中医诊治妊娠病的一大特色。有病才致胎动不安，去其病则胎儿自能正常发育。因于血虚湿热者，以当归散，养血健脾、清利湿热；因于脾虚寒湿者，以白术散，健脾温中、除湿安胎。总之，安胎亦当辨证论治，或适时调理，逐月养胎，或施以药，或用以针，总以胎安为目的。

思考题

1. 妊娠腹痛应当如何辨治？
2. 试述桂枝茯苓丸的适应证、治疗原则。
3. 当归芍药散可以治疗何病证？试述方剂配伍特点。
4. 当归贝母苦参丸与葵子茯苓散均能治疗小便难或小便不利，两者的区别是什么？
5. 当归散、白术散是养胎药还是治疗胎动不安的方药？

妇人产后病脉证治第二十一

本篇论述了妇人产后常见病的证治。由于产后气血亏虚，腠理不固，易致外邪侵袭，故篇中首先指出新产妇人有痉病、郁冒与大便难三病；继而论述了产后腹痛、产后中风、产后下利、产后烦热呕逆等产后常见病证治。

该篇体现了产后“多虚多瘀”的病机特点。产后耗血伤气，气血两亏，易罹患疾病；产后若恶露不尽，又可见瘀血内阻。本篇明确了产后病虚证、实证及虚实夹杂证特征。产后一般多见虚证，但本章在强调虚证的基础上，更加详细论述了实证与虚实夹杂证，其目的在于告诫后世治疗产后病，不可动辄用补法，需因势制宜，辨证论治。在治法上，强调既要照顾产后亡血伤津、气血不足的特点，又不能拘于产后，重在辨证论治，应根据具体情况具体分析，据证用药，可汗则汗，当下则下，宜消则消。

本篇内容精要，不仅为后世产后病的辨治奠定了基础，也对产后病辨证论治规律的研究具有重要的指导作用。

一、产后三病

（一）成因

問曰：新產婦人有三病，一者病痙，二者病鬱冒①，三者大便難，何謂也？師曰：新產血虛，多汗出，喜中風，故令病痙；亡血復汗，寒多，故令鬱冒；亡津液，胃燥②，故大便難。（一）

【校注】

①郁冒：郁，郁闷不舒；冒，头昏且视物不清，如有物蒙蔽。郁冒意即头昏眼花，郁闷不舒。

②胃燥：“胃”泛指胃与肠。胃燥乃津液亏虚，胃肠失濡而致大便燥结。

【释义】

本条论述产后三病——痉、郁冒、大便难的形成原因及病机。产后三大病证的形成，内因均是产后亡血伤津、气血不足，外因则有中风与感寒之不同。

产后病痉，是由新产失血过多，复加多汗，腠理不固，感受风邪所致。血虚不能濡养筋脉，复感风邪，邪阻筋脉，化燥伤津，筋脉失濡，以致筋脉拘急，发为痉病。

郁冒，多由产后失血多汗，气血亏虚，寒邪乘虚侵袭所致。在里之血津双亏，阴血虚少则虚阳势必上冲，加之寒邪外束，以致阳气不能伸展外达，反逆而上冲，出现头眩目眚，郁闷不舒之症。

大便难，是由产后失血多汗，损耗津液，津枯肠燥，肠胃失润，传导失司而成。

以上三病是新产妇人产后容易发生的病证，虽症状不同，然亡血伤津的病机相同，故在治疗上均须注意养血护津。

【讨论】

（1）产后痉病与《金匮要略·痉湿暍病脉证治》篇所论痉病，均以项背强急，甚至角弓反张、口噤不开等为主症，但二者病因有异。前者为产后亡血伤津，复感风邪，筋脉失养所致，重在津亏血少，外感风邪为次，故当治以养血滋阴为主，少佐祛风散邪，方可选三甲复脉汤加减。后者乃外感误治伤津，以外感风寒为主，津液不足为次，重在邪阻筋脉，故当治以解肌祛邪为主，兼以养阴生津，方选栝蒌桂枝汤、葛根汤治疗。

（2）郁冒与产后血晕不同。产后血晕以突然发作的头昏眼花，不能坐起，甚则昏厥不省人事为特点，若抢救不及时可致死亡。血晕证有虚实之分，虚者因产后失血过多，气随血脱所致，伴见虚脱症状，治以益气补血，回阳固脱；实者因产后恶露不下，血瘀于内，气反上逆而晕厥，伴腹胀等症，治以行气活血逐瘀。

（二）证治

產婦鬱冒，其脉微弱，不能食，大便反堅，但頭汗出，所以然者，血虚而厥，厥而必冒。冒家[①]欲解，必大汗出[②]。以血虚下厥，孤陽上出[③]，故頭汗出。所以產婦喜汗出者，亡陰血虚，陽氣獨盛，故當汗出，陰陽乃復。大便堅，嘔不能食，小柴胡湯主之。方見嘔吐中。**（二）**

【校注】

①冒家：指患郁冒的产妇。

②大汗出：相对“头汗出”的局部症状而言，指周身汗出津津，有阴阳相和之意，并非大汗淋漓。

③孤阳上出：指阳气独盛而上逆。

【释义】

本条论述产妇郁冒与大便坚兼见的病机及证治。“产妇郁冒，其脉微弱，不能食，大便反坚，但头汗出”，描述了产妇郁冒兼见大便坚的临床表现。如上条所言，“亡血复汗，寒多”六字概括了产妇亡血伤津阴虚的病理生理特点。产后亡血伤津，复感邪气，邪气闭阻，阳气上逆，故见头昏目眩、郁闷不舒；津亏血少，则阳气相对偏盛，偏盛之阳上逆，并见但头汗出；邪气内阻，气机郁闭，胃失和降，故呕不能食；津亏肠燥，故大便难；气血不足，故脉微弱。

后文进一步阐明产后郁冒的证候机理与治则，重点论述“但头汗出”的原因，以及“大汗出”后的愈病机理。产后亡血伤津，血虚则阴虚，阴虚则阳气偏盛，偏盛之阳厥而上逆，故发郁冒。若得全身汗出津津，可“损阳就阴”，衰减偏盛之阳，使产妇恢复阴阳相对平衡状态，从而郁冒得解。因而有“故当汗出，阴阳乃复”的归纳总结之语。

“以血虚下厥，孤阳上出……亡阴血虚，阳气独盛”，阐明产妇“头汗出”“喜汗出”均因血虚阴亏，阳气独盛，孤阳上逆，夹阴津外泄所致，既是郁冒未解之象，但也是郁冒病机与治疗的方向所在。

“大便坚，呕不能食，小柴胡汤主之”，论述郁冒兼见大便坚的治疗。郁冒者血虚津亏，肠道失于濡养，津亏肠燥则见大便坚；偏盛之阳上逆，胃气升降失常而呕不能食。治以小柴胡汤上焦得通，津液得下，胃气因和，身濈然汗出，则郁冒与大便坚俱可解除。

【应用】

小柴胡汤除常用于外感热病见少阳证外，也是妇科病的常用方剂，如热入血室、妊娠恶阻、经前期紧张综合征、更年期综合征等，均可以小柴胡汤为基本方随症加减。

【讨论】

（1）小柴胡汤治疗产后郁冒的机理。首先，产后郁冒的病机属亡血伤津，阳独行逆于上，复感邪气，邪气内阻，气机郁闭，以致头昏目眩、心胸郁闷不舒。本证与小柴胡汤证火郁邪结、正虚邪陷的病机基本一致。其次，小柴胡汤辛开苦降，清里透外，扶正达邪可使枢机调和，即《伤寒论》第230条所云“上焦得通，津液得下，胃气因和，身濈然汗出而解”，此亦原文“故当汗出，阴阳乃复”，“冒家欲解，必大汗出”的目的所在。

（2）“汗出”在产后郁冒中的辨治。首先，“但头汗出”反映了郁冒阴血亏虚，阳气偏盛上逆的病机。其次，全身汗出津津既是产妇机体自行协调阴阳的生理现象，也是枢机调和疾病向愈的表现。其三，此处“汗出”非汗法，意在和利枢机，协调阴阳，使郁闭之邪随周身汗出而外泄，与下文“故当汗出，阴阳乃复”相呼应，以小柴胡汤为主方即是明证。小柴胡汤非汗剂，乃扶正达邪、和利枢机之法，使邪气随周身之汗外出，则阴阳调和，诸证自愈。

病解能食，七八日更發熱者，此爲胃實，大承氣湯主之。方見痙病中。（三）

【释义】

本条承上条论述郁冒病解转为胃实的证治。产后郁冒本有呕不能食之症，服用小柴胡汤后胃气已和，转而能食，郁冒病解，进一步调理诸症可愈。但若七八日后，又出现发热，此乃未尽余邪与未消食滞相搏，转为胃实之证。从“更发热”来看，说明上条服小柴胡汤之前即有“发热”，上条之发热与外邪有关，本条发热乃里热实证。仲景所言“胃实”，指腹满痛、大便秘结、脉沉实、苔黄厚之证，故以大承气汤攻泄实热，荡涤实邪。

【应用】

（1）本证应有腹满腹痛拒按，大便秘结，脉象沉滑有力，舌苔黄燥等“胃实”之状，否则不可妄加攻泻。

（2）医案举隅

麦某，女，24岁。产后6日。以便秘8日，发热6日，神志不清半日为主述就诊。

诊时见：发热，心烦，胸闷，颧赤，便秘，神昏谵语，舌苔黄厚而干，脉滑实有力。证属邪热内闭，阳明胃实，用大承气汤泻热攻下。处方：枳实12g，厚朴18g，大黄12g，芒硝12g。药后神渐清，谵语止，排便2次，发热、心烦、胸闷均减轻。连服3剂，各症大减，唯尚有口干，继以甘淡微凉之剂收功。处方：玄参6g，竹叶12g，白芍15g，甘草9g，麦冬12g，花旗参9g。[邓鹤芝．医案数则．广东中医，1962（7）：31.]

按：妇人新产后，出现阳明腑实之候，正是仲景所言“病解能食，七八日更发热者，此为胃实，大承气汤主之”。当以大承气汤急下存阴，攻下胃肠实热。不可囿于产后体虚，而畏于攻下之法，迁延日久，邪热不散，津伤更甚。邪去热散，产后血虚津亏，治以甘淡微凉之法，既可益气养阴以复正气，又可清散伏邪余热。

【讨论】

结合第一条、第三条可见，产后大便难当辨虚实。虚者属血虚津亏，治当用小柴胡汤和畅枢机，也可用增液汤或麻子仁丸增液行舟；实者属热邪与食滞相搏而化燥成实，可用大承气汤攻泄里热，荡涤实邪。

产后本为血虚津亏之体，一般不宜攻下。但此证里热成实，日久则更伤阴津。故当下则下，所谓“无粮之师，贵在速战也”，体现出仲景辨证论治的原则性与灵活性。但需注意毕竟产后津血亏虚，大承气汤为攻下峻剂，应辨机给药，急则治标并谨慎观察，得下后即改为益气生津养阴之治。

二、产后腹痛

（一）血虚里寒

產後腹中㽲痛，當歸生薑羊肉湯主之；并治腹中寒疝，虛勞不足。（四）

當歸生薑羊肉湯方 見寒疝中

【释义】

本条论述产后血虚里寒的腹痛证治。腹中㽲痛，或为绵绵作痛，或为腹中绞痛，前者属虚证，后者多见于实证。仲景治以当归生姜羊肉汤，病机当属血虚夹寒，故㽲痛当具有绵绵疼痛，喜温喜按的特点。“并治腹中寒疝，虚劳不足”，说明本方亦可主治血虚有寒的寒疝及虚劳腹痛，同样提示本方所治“产后腹中㽲痛”是因产后血气亏虚，外寒乘虚入里，血运迟滞所致，证属虚寒。

当归生姜羊肉汤，妙用羊肉，取血肉有情之品，大补气血，温中散寒止痛，正是《黄帝内经》所言“形不足者温之以气，精不足者补之以味”；当归养血补虚，通经止痛；生姜温中散寒。全方共奏补虚养血，散寒止痛之功。

【应用】

当归生姜羊肉汤不仅可治产后血虚里寒的腹痛，也可主治血虚内寒的寒疝、虚劳腹痛、痛经等证属于阳虚有寒的脘腹疼痛。本方作为膳食疗法的祖方之一，日常生活中常用作虚寒之人的食疗方。由于产后多虚多瘀的特点，故在应用本方时必须辨清虚实。若腹部刺痛拒按，形气不衰，脉沉涩属瘀血阻滞之征，则非本方所宜。

【讨论】

本证与妇人妊娠病中当归芍药散证，同以“腹中㽲痛”为主症，但本证病机属血虚内寒，故具有腹中绵绵疼痛、喜温喜按的特点，治以当归生姜羊肉汤养血补虚、温中散寒。后者病机为血虚肝郁，脾虚湿滞，故症见腹中拘急，绵绵作痛，伴带下、面浮等，治用当归芍药散养血疏肝，健脾利湿。

（二）气血郁滞

產後腹痛，煩滿不得臥，枳實芍藥散主之。（五）

枳實芍藥散方

枳實（燒令黑，勿太過）　芍藥等分

上二味，杵爲散，服方寸匕，日三服，并主癰膿，以麥粥下之。

【释义】

本条论述产后气血郁滞腹痛的证治。产后腹痛证有虚实，虚者如上条所述腹痛绵绵，喜温喜按，不烦不满。本条腹痛兼烦满而不得卧，属于里实。以方测证，属产后气血郁滞而成，故满痛俱见，不得安卧，病势较剧。治用行气散结、和血止痛的枳实芍药散治疗。方中枳实理气散结，炒黑入血分，能行血分之滞；芍药和血止痛，可“治气血积聚，宣行脏腑”；大麦粥和胃安中，使破气之品不伤中耗气。三药合用使气血得以宣通，腹痛烦满诸症可除。

【应用】

（1）枳实芍药散为行气和血散结之剂，对气滞血凝，恶露不尽者有良效。临床上除用于产后腹痛外，凡气血郁滞，气机不畅的腹痛均可加减使用。

（2）仲景多以芍药治腹痛，如赵以德《金匮方论衍义》云：“仲景凡治腹痛，多用芍药何也？以其能治气血积聚，宣行腑脏，通则痛止也……芍药所治，皆肝木也，虽曰治之而亦补之，木之味酸，芍药亦酸，故云补也。”

（3）医案举隅

杨某，女，27岁。1981年4月15日诊。产后7天，恶露已尽，小腹隐痛，经大队医生治疗无效。现小腹疼痛剧烈，面色苍白带青，痛苦面容，烦躁满闷，不能睡卧，拒按，舌质淡紫，苔薄白，脉沉弦，此乃气血壅结。治以破气散结，和血止痛。投枳实芍药散：枳实（烧黑）、芍药各12g。水煎服。当晚即安，1剂而愈。

按:《金匮要略》云:“产后腹痛，烦满不得卧，枳实芍药散主之。”方中枳实破气入血，能行血中之气；芍药和血以止痛。为此，气血得以宣通，则腹痛烦满可消。[尹光侯.枳实芍药散治疗产后腹痛.四川中医，1986（11）：38.]

【讨论】

枳实芍药散并主痈脓。本方与《金匮要略·疮痈肠痈浸淫病脉证并治》篇排脓散相近，后者为本方去麦粥加鸡子黄、桔梗，故枳实芍药散也具有消痈排脓的功效，如方后所云“并主痈脓”。因脓乃血所化，气行则血行，血行则痈肿可散，故本方通过行血中之滞，可达消痈排脓之目的。

（三）瘀血内结

師曰：產婦腹痛，法當以枳實芍藥散，假令不愈者，此爲腹中有乾血着臍下，宜下瘀血湯主之；亦主經水不利。（六）

下瘀血湯方

大黄二兩　桃仁二十枚　䗪蟲二十枚（熬，去足）

上三味，末之，煉蜜和爲四丸，以酒一升，煎一丸，取八合頓服之。新血[①]下如豚肝。

【校注】

①新血：新下之瘀血。

【释义】

本条论述产后瘀血内结腹痛的证治。产后腹痛，属气血郁滞者，当用枳实芍药散行气和血。如服枳实芍药散而腹痛仍不愈者，是因产后恶露不尽，瘀血凝着胞宫，干血凝结于脐下，故症见少腹刺痛拒按，痛处固定不移，按之有块，恶露少，舌紫暗，有瘀斑、瘀点等。此证已非枳实芍药散力所能胜，当用下瘀血汤破血逐瘀。

方中大黄荡逐瘀血，桃仁润燥活血化瘀，䗪虫破结逐瘀。三药相合，攻血之力颇猛，故用蜜为丸，调和诸药，且可缓和药性。以酒煎药，引药入血，以行药势，直达病所。顿服之，意在使其一鼓作气，祛邪务尽。以蜜为丸，以酒化丸成汤是本方制剂的突出特点。服药后所下之血，色如豚肝，是药已中病，干血已化，瘀血下行的有效反应。

【应用】

（1）下瘀血汤常用于产后恶露不下、闭经、盆腔炎、宫外孕等病证，以瘀血蓄积，久病入络者为最宜。本方作为活血化瘀的基础方，适当加减还可治疗多种与瘀血有关的病证。如闭经体实者，可酌加泽兰、牛膝、当归等；宫外孕加香附、蜈蚣、川牛膝、甘草等；慢性肝炎、肝硬化，酌加丹参、鸡血藤、姜黄、郁金、柴胡、鳖甲等；盆腔炎有包块，可配合桂枝茯苓丸。

（2）医案举隅

石姓，女，37岁。产后两日，胞衣不下，腹中冷痛，形寒怕冷。脉象弦迟，舌淡苔白。一医认为瘀血内阻，用抵当汤破血泻衣，胞衣不下；一医认为气血亏虚，用八珍汤扶正下衣，少腹胀痛更重。殊不知病因乃客寒外侵，血凝瘀阻，单用破瘀或纯用扶正，都不能下其胞衣。因为寒凝瘀阻，非温阳寒不解，非下瘀胞不下。所以用四逆汤温阳祛寒，下瘀血汤活血化瘀。处方：大黄10g，桃仁10g，䗪虫8g，附子6g，干姜3g，甘草4g，艾叶5g。1日服2剂，胞衣即下，诸证消失。后用生化汤调治。

按：下瘀血汤为产后瘀血腹痛的常用方。病因产后瘀血内停，导致少腹疼痛，拒按，恶露不尽，夹有紫色血块。治宜活血破瘀。方中用大黄、桃仁、䗪虫炼蜜为丸，因其攻血力猛，蜜丸缓其药性，加酒煎服，取酒引入血中。[张谷才.从《金匮》方来谈瘀血的证治（续完）.辽宁中医杂志，1980（08）：13.]

【讨论】

（1）本条与上条均属产后实证腹痛。然上条为气血郁滞之腹痛，胀甚于痛，脉象多弦；本条乃瘀血内结，痛甚于胀，疼痛如刺，按之痛剧，恶露极少或早停，脉多沉涩。本条的辨证关键在于“干血着脐下”，既为本证的病机，又概括了瘀血的具体证候，表明瘀血内结胞宫是病机关键。

（2）在临床证候较为复杂的情况下，试探性治疗不失为安全有效的方法，根据药后反应来进一步辨清证候，调整治法方药。因产后多虚多瘀，下瘀血汤为破血逐瘀之峻剂，产后用之，必须是阳旺体实，否则不可贸然用之，故先服枳实芍药散投石问路。但诊为腹中有瘀血不下，不能仅凭服枳实芍药散不效，还必须具备少腹刺痛拒按，痛处固定不移，按之有块，恶露极少或早停，舌紫暗或有瘀斑瘀点，脉多沉涩等确凿之证。

（四）瘀血内结兼阳明里实

產後七八日，無太陽證，少腹堅痛，此惡露[①]不盡。不大便，煩躁發熱，切脈微實，再倍發熱[②]，日晡時煩躁者，不食，食則讝語，至夜即愈。宜大承氣湯主之。熱在裏，結在膀胱[③]也。方見痙病中。（七）

【校注】

①恶露：指产后阴道排出的瘀血浊液。

②再倍发热：为倒装句，应在“日晡时”之下，指在日晡时发热与烦躁均有加重的现象。

③膀胱：泛指下焦，与上条“脐下”互辞。

【释义】

本条指出产后瘀血内阻兼阳明里实证治。产后七八日，无太阳表证，排除了外感。症见少腹坚痛，当考虑瘀血浊液尚未排尽，内阻胞宫，故少腹疼痛，按之坚硬有块，此为下瘀血汤证，可用破血逐瘀的下瘀血汤治疗。但若兼有不大便，烦躁发热，日晡加剧，不食，食则谵语，脉数实等症，则为实热结于阳明之胃实。阳明胃实，旺于申酉，故发热烦躁以日晡为甚；阳明胃实腑气不通，故不欲食，勉强进食更增胃中邪热，胃络通心，胃热盛则热扰神明发为谵语；至夜阴气来复，阳明气衰，热轻症减，故曰“至夜即愈”。对此产后瘀血内阻兼阳明胃实之证，治当以大承气汤通腑泻热为宜。

“热在里，结在膀胱”，总结了本病病机为热聚于中，血结于下，即实热结于阳明肠胃，瘀血内阻于下焦胞宫，热瘀互结，中下二焦俱病。

【应用】

大承气汤在《金匮要略》中先后见于四篇共11条，可治痉病、腹满痛、宿食、郁冒变证、热结下利、产后瘀血兼阳明结实等。上述病证名虽异，但里热盛实，腑失通降的病机一致，因病邪偏下，当因势利导或釜底抽薪，充分体现出仲景审证求因，异病同治的原则性与灵活性。

【讨论】

（1）产后瘀血内阻兼阳明胃实之证，为何宜大承气汤？首先，本证病情急重而又复杂，“热在里，结在膀胱”总结归纳了本条病机不仅血结于下，且热聚于中，即邪热结于阳明，瘀血内阻下焦胞宫，瘀阻与里热相兼，但又以阳明里实更急、更重。其次，本证病位不仅在气分，更兼见血分，胃实病在气分相对易治，瘀血内结病入血分难以骤除。若但治其血结，则阳明实热不能急除，恐使病情进一步加重。其三，大承气汤中大黄既可荡涤实热，又可攻逐瘀血，与芒硝相配，软坚攻瘀力增，故选用大承气汤泻热通便，既治阳明实热，亦可使瘀血随大便而下，可收一攻两得之效。若服大承气汤后瘀血仍未尽除，可再行破血逐瘀之法，如下瘀血汤。

（2）对产后腹痛的辨证，首辨腹痛虚实性质，次辨恶露常异与否，三审伴随症状。从而分清虚实、轻重、缓急，确定先后治则。对产后虚证腹痛，可用当归生姜羊肉汤养血补虚；实证腹痛，当据气滞、血瘀、热结病机之不同，予以恰当治疗。

三、产后中风

（一）太阳中风

產後風[①]，續之數十日不解，頭微痛，恶寒，時時有熱，心下悶，乾嘔汗出，雖久，陽旦證[②]續在耳，可與陽旦湯。即桂枝湯，方見下利中。**（八）**

【校注】

①产后风：《金匮要略编注》作“产后中风”，指产后感受了风邪。

②阳旦证：指太阳中风表证，即桂枝汤证。成无己云：“阳旦，桂枝之别名也。”

【释义】

本条指出产后中风持续不愈的证治。产后营卫俱虚，易感风邪，可致太阳中风表证。如持续数十天不愈，仍见头痛、恶寒、汗出、时发热等症状，此乃产后正虚，风邪外袭，正气无力驱邪外出，但邪气亦不甚，故病程迁延数十日，但太阳中风表证仍在。干呕、心下闷为表邪将入里之象，但与其他表证相比，仅居次要地位。因此有是证用是药，故仍用桂枝汤解表祛风，调和营卫。

【应用】

桂枝汤证乃外感风邪或营卫自病而致营卫不和的首选方。女子以血为本，产时、乳中最易耗气伤血，致气血相对不足而影响营卫充实。故在产后病的辨治中，要侧重养阴和营，可以桂枝汤随症加减应用。

【讨论】

（1）后世注家对阳旦汤有不同的看法。成无己和丹波元简等认为阳旦汤即桂枝汤；徐忠可、尤怡、沈明宗、吴谦等认为阳旦汤即桂枝汤加黄芩；魏念庭认为阳旦汤是桂枝汤加附子；陈修园认为阳旦汤是桂枝汤增桂加附子。根据本条所述头痛、恶寒、发热、自汗等症状来看，以桂枝汤为宜。

（2）本条的辨证关键是“产后风，续之数十日不解……阳旦证续在耳”，说明病程虽持续数十日不解，但仍见太阳中风表证。其证虽有心下闷，邪有入里之势，但与其表证相比，仅居次要地位，故仍主以桂枝汤。条文“虽久，阳旦证续在耳”，示人治病不能拘于病程日期，应以辨证为主。

（二）阳虚中风

產後中風，發熱，面正赤，喘而頭痛，竹葉湯主之。（九）

竹葉湯方

竹葉一把　葛根三兩　防風　桔梗　桂枝　人參　甘草各一兩　附子一枚（炮）　大棗十五枚　生薑五兩

上十味，以水一斗，煮取二升半，分温三服，温覆使汗出。頸項强，用大附子一枚，破之如豆大，煎藥揚去沫；嘔者加半夏半升洗。

【释义】

本条指出产后中风兼阳虚的证治。产后中风，发热头痛，乃因产后气血多虚，卫外不固，感受风邪所致。面赤、气喘为热邪上浮、充斥头面之象。因此形成产后中风阳虚并见的正虚邪实之证。此时若单纯解表祛邪，易致虚阳外脱；但扶正补虚，又易助邪碍表。故选用扶正祛邪，标本兼顾的竹叶汤。

方中竹叶甘淡而寒，清热以折虚阳上浮之势；葛根辛甘而平，在外疏散风邪，在内清热生津，缓筋脉之急以防颈项强直之痉证；桂枝、防风祛风解表；桔梗上浮开利肺气以平喘；人参、附子温阳益气；甘草、生姜、大枣以调和营卫。诸药合用，疏风清热，益气扶阳，有扶正祛邪，表里兼顾之功。方后注“温覆使汗出”，说明本证外有风邪，服用本方要注意加衣被温覆，使之汗出方能有效。至于颈项强急者，重用附子以扶阳固阴祛风防痉，呕者加半夏以降逆止呕，是根据病情发展，随证治之。

【应用】

竹叶汤配伍严密，邪正兼顾，为后世扶正祛邪代表方，也是产后发热常用方，加益母草效更佳。临证时可用于产后中风、产后外感、妊娠发热、虚人外感等病证。

【讨论】

“面正赤”。高学山《高注金匮要略》认为“胃腑受阳邪而化虚热，面为阳明之应，故正赤”；徐忠可《金匮要略论注》认为“此非小可淡红，所谓面若妆朱，乃真阳上浮也”。此二说解释角度不同，但面赤属虚这点是一致的。

四、产后烦呕

婦人乳中[①]虛，煩亂嘔逆，安中益氣，竹皮大丸主之。（十）

竹皮大丸方

生竹茹二分　石膏二分　桂枝一分　甘草七分　白薇一分

上五味，末之，棗肉和丸彈子大，以飲服一丸，日三夜二服。有熱者，倍白薇；煩喘者，加柏實一分。

【校注】

①乳中：指妇人在产后哺乳期间。产后本已虚于前，又乳汁去多，阴血更虚，故曰“乳中虚”。

【释义】

本条指出产后虚热烦呕的证治。妇人产后耗气伤血，复因哺乳使阴血更亏。呕逆，乃因阴血虚而生内热，热扰于中则胃气失和所致；心烦意乱乃虚热内扰心神所致。用竹皮大丸清热降逆，安中益气。

方中竹茹味甘微寒，清虚热止呕逆；石膏辛甘寒，清热除烦；白薇苦咸寒，善清阴分虚热。此三味共用，胃中、心中、阴中之邪热皆可清除。桂枝虽辛温，似于本证不合，但用量极轻，少佐之以防清热药伤阳，又能与甘味药合用而扶阳建中，更能助竹茹降逆止呕，佐寒凉之品从阴引阳；方中甘草独多，同大枣可安中补益脾胃之气，为丸缓调，使气旺津血自生。若虚热甚，可加重白薇用量以增强其清虚热之力；虚热烦喘加柏子仁宁心润肺。

【应用】

（1）本方除用于产后气阴两虚心烦呕逆外，还可用于妊娠呕吐、神经性呕吐等属阴虚有热者。近年有用本方治疗更年期综合征、癔病、失眠、小儿夏季热、男性不育症、阳痿等病症。

（2）医案举隅

华某，女，31岁。1979年7月10日来诊。产后3个月，哺乳。身热（38.5℃）已7～8天，偶有寒栗状，头昏乏力，心烦恚躁，呕逆不已，但吐不出。察其舌质红、苔薄，脉虚数。治则以益气安胃为主。按《金匮要略》篇有妇人“乳中虚，烦乱，呕逆”，用安中益气之竹皮大丸。方药组成：淡竹茹9g，生石膏9g，川桂枝5g，白薇6g，生甘草12g，制半夏9g，红枣5枚。2剂。药后热除，寒栗解，烦乱平，呕逆止。惟略头昏，复予调治痊愈。

按：本例患者产后3个月，在哺乳期中出现寒热、呕逆烦乱等症，诊断为产后虚火盛，上逆而呕恶，故用竹皮大丸改为煎剂以安中益气。竹皮大丸并非补益之品，乃由除烦平逆，清热化气之药组成，包含了平壮火即不食气之意。原方各药配合比例颇为特殊，即在清热药中加一分桂枝以平冲逆，而甘草重至七分，当是安中益气以甘药缓急之意。本案用药量基本参照原方意而化裁，并酌加制半夏以平呕逆。全方药味不多，用量不重，亦取其味薄则通之义，故进药2剂，寒热解，烦乱平，呕逆止矣。[何任.金匮方临床医案.中医学报，2012，27（05）：559-560.]

【讨论】

竹皮大丸主要功用在于清热除烦，和胃止呕，而仲景提出“安中益气”有其深意。所谓“安中”即甘寒清热，方中竹茹、石膏、白薇是也，胃热去，烦乱除，则中自安。因脾胃乃水谷之海，气血之源，产妇之根本。所谓“益气”即辛甘化气，方中桂枝、甘草、大枣是也。气旺则血生，气旺则乳化。方中甘草用量重达七分，而余药相合仅六分，复以枣肉和丸，意在使脾气复，胃气和，达到益气安中的目的。桂枝辛温，用量极少，仅占全方药量的十三分之一，但既可平冲降逆，又能佐寒凉之品，从阴引阳。

五、产后热利伤阴

產後下利虛極[1]，白頭翁加甘草阿膠湯主之。（十一）

白頭翁加甘草阿膠湯方

白頭翁二兩　秦皮　黃連　蘗皮各三兩　甘草　阿膠各二兩

上六味，以水七升，煮取二升半，内膠令消盡，分温三服。

【校注】

①虚极：产后阴血不足，下利后更伤阴，阴伤两途，两虚相得，故曰“虚极”。

【释义】

本条指出产后热利伤阴的证治。白头翁汤为治疗热利下重的主方。以方测证，本条当有发热腹痛、里急后重、下利脓血等湿热壅滞肠道的症状，故用白头翁汤清热解毒，凉血止利。因病在产后以虚为本，可见身倦、虚烦不眠、唇口干燥、脉数无力等症，故以阿胶养血益阴，甘草补虚和中，并能缓解白头翁之苦寒，使清热不伤阴，养阴不恋邪，是治疗产后热利下重或热利伤阴的特效名方。

【应用】

（1）本方清热利湿，凉血解毒，养血益阴，为清中兼补之方。除可用于产后热利下重外，对于久利伤阴或阴虚血弱而病热利下重者，均可使用。

（2）医案举隅

阎氏妇，年24岁，住宿城。病名：产后伏暑痢。夏月感受暑湿，至秋分娩时，恶露太多，膜原伏暑，又从下泄而变痢。证候：痢下红白，里急后重，日夜四十余次，腹痛甚则发厥，口极苦而喜饮，按其胸腹灼手。诊断：脉息细数，细为阴虚，数则为热。此张仲景所谓“热痢下重者，白头翁汤主之”是也。然此症在产后，本妇又每日厥十余次，症已棘手，严装待毙，偃卧如尸。余遂晓之曰：病势危险极矣，然诊右脉尚有神，或可挽救，姑仿仲景经方以消息之。疗法：亟命脱去重棉，用湿布敷心部，干则易之，方用大剂白头翁汤加味，苦寒坚阴以清热为君，甘咸增液以润燥为臣，佐以酸苦泄肝，使以清芬透暑，力图挽回于万一。处方：白头翁12g，北秦皮6g，炒黄柏6g，金银花18g，川雅连3g（盐炒），生炒杭芍各9g，益元散9g，陈阿胶3g（烊冲），淡条芩6g，鲜荷叶1张。效果：次日复诊，痛厥已除，痢亦减轻，遂以甘凉濡润，如鲜石斛、鲜生地、鲜藕肉、鲜莲子、甘蔗等味，连服5剂，倖收全功。然此症虽幸治愈，同业者谤声纷起，皆谓产后不当用凉药。噫，是何言欤？皆不读《金匮要略》之妇人方，故执俗见以发此非议。甚矣，古医学之不讲久矣。

按：胎前伏暑，产后患阴虚下痢者颇多，此案仿金匮治产后下治虚极，用白头翁加甘草阿胶汤，合伤寒论黄芩汤增损之，以清解热毒，兼滋阴血而痊。足见学有根柢，非精研仲景经方者，不能有此胆识。（雷仲权医案，录自何廉臣编．重印全国名医验案类编．上海：上海科学技术出版社，1982：129-130.）

【附方】

千金三物黄芩湯：治婦人在草蓐，自發露得風，四肢苦煩熱。頭痛者，與小柴胡湯。頭不痛，但煩者，此湯主之。

黄芩一兩　苦參二兩　干地黄四兩

上三味，以水八升，煮取二升，溫服一升，多吐下虫。

千金內補當歸建中湯：治婦人產後虛羸不足，腹中刺痛不止，吸吸少氣，或苦少腹中急，摩痛，引腰背，不能食飲。產後一月，日得服四五劑爲善，令人強壯，宜。

當歸四兩　桂枝三兩　芍藥六兩　生薑三兩　甘草二兩　大棗十二枚

上六味，以水一斗，煮取三升，分溫三服，一日令盡。若大虛，加飴糖六兩，湯成內之於火上暖，令飴消。若去血過多，崩傷內衄不止，加地黄六兩，阿膠二兩，合八味，湯成內阿膠。若無當歸，以芎藭代之；若無生薑，以乾薑代之。

小结

本篇主要论述妇人产后常见疾病的证治。妇人产后病机有三大特点：一为产时耗气伤血，故多见气血不足；二是产后调摄不当，易致恶露排出不畅留滞为瘀，若淋漓不尽，更伤气血；三是产后正气不足，腠理空虚，易感外邪。此即产后多虚、多瘀、易外感。

本篇据产后亡血伤津的病机特点，首先提出产后痉病、郁冒和大便难三大病。三者虽主症不同，病因各异，治法也不尽相同，但滋阴养血，顾护津液总则一致。产后血虚津亏，腠理不固感受风邪，化燥伤津，筋脉失养则生痉病。产后痉病与《金匮要略·痉湿暍病脉证治》篇的外感痉病，虽见证相同，但病因病机不同，彼当发表解肌以止痉，此当养血育阴以止痉。产后郁冒乃因“亡血、复汗、寒多”所致，寒邪郁闭于内，逆而上冲，以致郁闷昏冒，但头汗出，呕而不能食，治以小柴胡汤扶正达邪，和畅枢机，使阴阳相和则郁冒诸证自解。大便难乃因“亡津液、胃燥”所致。津亏便难者，当滋养阴液，润燥通便；若阳明胃实而潮热，腹满痛，大便难者，但以大承气汤荡涤邪实。

产后腹痛是产后常见的疾病，也是本篇的重点。病机有寒热虚实不同，治疗有温凉补泻之异。对于血虚里寒之腹痛，治以当归生姜羊肉汤养血补虚，散寒止痛；气血郁滞之烦满胀痛，用枳实芍药散行气活血止痛；瘀血内结，少腹坚痛，用下瘀血汤活血逐瘀止痛；瘀血内阻兼阳明里实之腹满痛，便秘谵语，则用大承气汤泻热攻瘀以救其急。仲景所论四法中，有三法与瘀血内阻有关，故而后世有“产后多瘀”之论。

产后中风，若感受风邪，迁延数十日不解，太阳中风诸证仍在者，治以阳旦汤；若外感风寒，内有虚阳上越，见发热、面赤、喘而头疼者，治以竹叶汤扶正祛邪，表里兼治。

产后呕逆，若产后阴虚内热，而见呕逆烦乱不止者，治以竹皮大丸清热降逆，安中益气。

产后下利，若产后阴血亏虚，又热利伤阴者，治以白头翁加甘草阿胶汤清热燥湿，滋阴养血。

总之，对于产后病的治疗，一方面须时刻照顾气血两虚的特点，同时也应根据临床证候，以辨证为主，既不拘泥于产后禁忌，又勿忘产后的特点。

思考题

1. 何谓新产三病？其病因病机如何？治疗时应注意什么？

2. 产后腹痛如何分证论治？它和妊娠腹痛在辨治思路上有无不同？

3. 小柴胡汤、桂枝汤、竹叶汤、白头翁加甘草阿胶汤均运用于产后，其适应的病机、证候如何？

4. 阳旦汤与竹叶汤治疗产后中风有何异同？

5. 简述竹皮大丸证治方药。

妇人杂病脉证并治第二十二

本篇较全面地论述了妇人杂病的病因、病机、证候及治疗，涉及热入血室、梅核气、脏躁、腹痛、月经病、带下病、转胞及前阴疾患等妇人常见多发病。在病因病机方面，突出了“虚”“积冷”“结气”；在辨证上，先分上、中、下三焦病位，提出审阴阳、辨寒热、分虚实、行针药的治疗总则。本篇治法和剂型十分丰富，内治法包括了汤、散、丸、酒、膏等内服剂型，外治法有针刺、洗剂、坐药及通利大便的润导剂等。总之，本篇内容涉及广泛，为后世妇科杂病辨证论治奠定了良好基础。

一、热入血室

婦人中風，七八日續來寒熱，發作有時，經水適斷，此爲熱入血室[1]，其血必結，故使如瘧狀，發作有時，小柴胡湯主之。方見嘔吐中。（一）

【校注】

①血室：狭义指胞宫，广义则总括胞宫、肝、冲任脉。

【释义】

本条论述热入血室的证治。妇人中风，当发热恶寒，若七八日后，发热恶寒转化为发作有时的往来寒热，当是表邪已去，太阳转属少阳。若适值经期，经行中断，则为外邪乘行经血室空虚之时内陷，致邪热与经血互结。血室内属肝胆，其热循经上扰，胆气失和，枢机不利，故见发作有时，往来寒热如疟。治当以小柴胡汤和解少阳，疏利枢机，透散热邪，则血室热结可散。

【讨论】

（1）对于本病的病因病机，多数医家认为是表邪乘虚陷于血室，邪热与血相互搏结，以致血结不行。但对于寒热发作有时的机理有不同认识。赵以德、李彣认为是血气与邪热纷争所致；徐忠可从血室与肝胆立论；尤怡从邪留血室，侵淫经络解释；高学山、唐容川、黄树曾从邪气结于血室，卫气行其间受阻，与邪相争立论。

（2）对于本证有血结但却未用化瘀行血之法，而用小柴胡汤治疗的认识，注家也各有论述。有注家认为小柴胡汤可去除血结之因，如尤怡言“热邪解而乍结之血自行耳”；有注家认为是取气行血行之意，如徐忠可言“上焦气和，而骤结之血将自行”；有注家认为小柴胡汤意在和解少阳，如高学山则认为“治宜和解，故主小柴。如热结血甚，可加丹皮、丹参，以泄热行血乎”；黄坤载亦指出小柴胡汤意在发散少阳经之邪热，“小柴胡汤发少阳之经邪，热去则血可自下。不下，然后用抵当攻之”。

婦人傷寒發熱，經水適來，晝日明了，暮則譫[1]語，如見鬼狀者，此爲熱入血室，治之無犯胃氣及上二焦[2]，必自愈。（二）

【校注】

①譫（zhān 詹）：同谵。多说话，特指病中说胡话。《集韵》言："譫，疾而寐语也。"

②上二焦：指上焦与中焦。

【释义】

本条论述了热入血室发为谵语的证治。妇人外感发热，适值经期，经水适来，邪热乘虚侵入血室。血属阴，夜暮亦为阴，气属阳，昼日亦属阳。血热互结于血室，热扰血分，故见昼日明了，暮则谵语，如见鬼状之症。此症不同于阳明腑实证之谵语，又非邪犯心包、热扰心神之谵语，更非表邪不解，故治疗上不可用汗、吐、下之法攻伐胃气及上焦肺气。"必自愈"，并非不药而待其自愈，而是因热虽入血室，而尚未与血相结，经水不断，血仍下行，则邪热可随经血而外泄，邪有出路，故有向愈之机。

【应用】

医案举隅

许学士治一妇病伤寒，发寒热，遇夜则如见鬼状，经六七日忽然昏塞，涎响如引锯，牙关紧急，瞑目不知人，病势危困。许视之曰：得病之初，曾值月经来否？其家云：经水方来，病作而经遂止，得一二日发寒热，昼虽静，夜则有鬼祟，从昨日不省人事。许曰：此乃热入血室证。仲景云：妇人中风，发热恶寒，经水适来，昼则明了，暮则谵语，如见鬼状，发作有时，此名热入血室。医者不晓，以刚剂与之，逐致胸膈不利，涎潮上脘，喘急息高，昏冒不知人。当先化其痰，后除其热。乃急以一呷散（一呷散，即天南星一味）投之，两时顷，涎下得睡，省人事；次授以小柴胡汤加生地黄，三服而热除，不汗而自解矣。（江瓘.名医类案.北京：人民卫生出版社，1957：313.）

按：此为典型热入血室证。仲景在《金匮要略·妇人杂病脉证并治》篇论述颇详。经期感邪，邪入血室。血室有三：胞宫、冲脉、肝。热入血室证之临床表现因体质不同和邪犯部位不同而有在肝、在经、在精胞之异。此案以"遇夜则如见鬼状"为主，故病位以在肝为主。因肝藏血，开窍于目。妇人经期胞门开，外邪化热入血，血热扰魂阻窍，目之神识功能失常而令其如见鬼状。血热互结成瘀，瘀属阴病代邪，遇夜阴得阴助，邪气盛实，故遇夜则发。正治法以小柴胡汤外解表邪，内清里热，疏利和解，加生地黄凉血清热。刚剂者，汗剂验案也，辛温走表而徒伤正，肺失宣降，津液失布，遂致胸膈不利，涎潮上脘，喘急息高，昏冒不知人，故病不愈而反增剧。治变证先化痰清热，以一呷散后复归于正治。

【讨论】

（1）谵语是热入血室的证候之一，当分辨阳明谵语、热扰心神谵语的区别。热入血室之谵语以昼日明了，暮则谵语为特点，其热多往来寒热；阳明谵语，热在阳明气分，其证发热谵语而不恶寒，日晡剧，至夜轻；热扰心神谵语每见于高热重病危证中，常伴昏迷，甚至有循衣摸床，撮空理线，直视喘促等动风、精竭、气脱之象，临证时当注意辨析。

（2）对于“无犯胃气及上二焦”，注家亦有不同见解。赵以德、李彣认为是禁用小柴胡汤发汗以避免犯上焦，禁刺期门以免犯中焦；尤怡认为是禁用攻下与汗法；曹颖甫认为是禁用承气汤攻下及发太阳之汗；程林、吴谦、朱光被等认为是禁用汗、吐、下三法。

婦人中風，發熱惡寒，經水適來，得七八日，熱除脉遲，身凉和，胸脇滿，如結胸狀，譫語者，此爲熱入血室也。當刺期門①，隨其實而取之。（三）

【校注】

①期门：穴位名。足厥阴肝经之募穴，位于乳中线上，乳头下二肋，当第六肋间隙取之。

【释义】

本条论述热入血室，表热已除，瘀热扰肝经的证治。妇人患太阳中风，在发热恶寒的同时，适逢行经，经过七八日，由发热转至热除身凉，脉由浮数转至迟缓涩滞，脉症相参，当属表热已罢，邪衰病愈之象。然又出现胸胁满如结胸状及谵语诸症，可知非热除邪衰病愈，而是表热乘经水下行血室空虚之际而内陷，从而形成热入血室证。血室为肝所主，肝脉络胁布胸，瘀热循经上干胸胁，经脉不利，故胸胁满如结胸状；热扰血分，神明不安故谵语。治疗上当取肝之募穴期门，以泄肝经之实邪，清血室之瘀热，则病可获愈。

【应用】

医案举隅

一妇人患热入血室证，医者不识，用补血益气药治之，数日遂成血结胸。或勸用前药，许公曰：小柴胡已迟，不可行也。无已，刺期门穴斯可矣。予不能针，请善针者治之。如言而愈。或问：热入血室，何为而成结胸也？许曰：邪气传入经络，与正气相搏，上下流行，遇经水适来适断，邪气乘虚入于血室，血为邪所迫，上入肝经，肝受邪则谵语而见鬼，复入膻中，则血结于胸中矣。何以言之？妇人平居，水养木，血养肝。方未受孕，则下行之为月水，既孕则中蓄之以养胎，及已产则上壅之以为乳，皆血也。今邪逐血，并归于肝经，聚于膻中，结于乳下，故手触之则痛，非药可及，故当刺期门也。（江瓘．名医类案．北京：人民卫生出版社，1957：318.）

按：妇人患热入血室，误治而成结胸，正是仲景所言“当刺期门，随其实而取之”。本案进一步解释了热入血室出现结胸证的原因，在于邪气与血相搏结，入于肝经，停聚于膻中，结于乳下，而发为结胸之证。同时强调此时服用小柴胡汤，药力无法到达病位，当针刺肝之募穴期门穴，以泻邪实，以畅血气，以和经脉。

【讨论】

本条的病机，注家见解大致相同，但对“脉迟”的理解略有分歧。多数医家都将“脉迟”“热除”“身凉和”解释为表证已罢，邪入于里。梁运通《金匮释按》云：

“言脉迟是脉静而不浮者。”但南京中医学院伤寒教研室主编的《伤寒论译释》说：“本条脉迟，为来去郁滞之意。”李克光《金匮要略译释》认为：“瘀热阻滞，脉行不利则脉迟。”

陽明病，下血讝語者，此爲熱入血室，但頭汗出，當刺期門，隨其實而瀉之。濈然汗出[①]者愈。（四）

【校注】

①濈然汗出：形容汗出迅速。

【释义】

本条论述阳明病热入血室的证治。妇女患阳明病时，虽不逢经期，却出现下血，谵语，但头汗出等症。这是因为阳明里热太盛，邪热可循经入侵血室，迫血下行，致下血；胞宫之热，循经上扰，血分热盛，神不内守，故见谵语。热不外透，郁蒸于上，迫津外泄，故见但头汗出。从病理机转而言，热邪虽从阳明而来，但已转入血室，当以血室为重。气分之热传为血分之热，治疗上仍刺肝之募穴期门以泻其热，刺后经络疏通，正胜邪却，血中实热随周身汗出而外泄，则汗出病愈。

【应用】

对于热入血室的治疗应以泻热为主，针刺期门或用小柴胡汤均是泻热的具体应用，同时还应根据热入血室的不同证候、症情轻重，分别而治。血未结者兼以清热凉血，加用生地黄、栀子、牡丹皮；血已结者予以清热行瘀，加用丹参、赤芍、桃仁等药。

【讨论】

以上4条文，皆论热入血室之证，或经水适断，或经水适来，或表证已罢、邪热内陷，或阳明热盛迫血下行。虽其病情各不相同，但邪热内陷血室的病机则一，故在治疗上不论针刺或用药，都必须以泻热为主。但要注意的是，不论热迫血行，或邪热瘀阻胞宫，都不能妄用破血之品或单纯清热凉血之药。因破血之品，虽能入血活血逐瘀，但可伤正；单纯清热凉血亦不能达到透邪外出。故对于热入血室的治疗，不论针刺或用药，都必须以和利枢机，扶正达邪，清透兼施为主，针刺期门或用小柴胡汤加减均可应用。

二、梅核气

婦人咽中如有炙臠[①]，半夏厚朴湯主之。（五）

半夏厚朴湯方 《千金》作胸滿，心下堅，咽中帖帖，如有炙肉，吐之不出，吞之不下。

半夏一升　厚朴三兩　茯苓四兩　生薑五兩　乾蘇葉二兩

上五味，以水七升，煮取四升，分温四服，日三夜一服。

【校注】

①炙脔（luán 孪）：脔，指肉块，肉切成块名脔。炙脔，即烤肉块。

【释义】

本条论述气郁痰阻于咽的证治。本证以患者自觉咽中阻塞不适，如有异物感，吞之不下，咯之不出，但无碍饮食，亦无疼痛为特点，后世俗称“梅核气”。本病多与七情失调有关，由于情志不舒，气机郁结，津液不行，聚而成痰，阻于咽喉所致。治以半夏厚朴汤开结化痰，顺气降逆。

方中半夏、厚朴、生姜辛以散结，苦以降逆，佐茯苓渗利下气化痰；苏叶芳香入肺，以宣肃解郁。合而用之，使气顺痰消，则咽中炙脔感可除。

【应用】

梅核气多见于妇女，男子亦可见，临床上患者常伴有精神抑郁、胸闷叹息等肝郁气滞症状，多以半夏厚朴汤合逍遥散加减，或酌加疏肝理气之香附、陈皮、郁金，以提高疗效。本方药性偏温，对痰气互结而无热者较为适宜。若气郁化火，兼见咽喉肿痛，咳痰不利者，可去生姜，加清热利咽、咸寒化痰之品，如栝蒌仁、杏仁、海浮石、连翘、桔梗等；若阴伤津少者，可酌情选用麦门冬汤或百合固金汤加减化裁。本方还可用以治疗因痰凝气滞而致的精神病、神经症、慢性咽炎、食道炎、更年期综合征等。

【讨论】

对于本证的形成机理，后世认为多与情志不遂，气机不畅有关。气郁则肺不布津，聚而为痰；或因情志抑郁不舒，偶感寒邪，依痰凝聚上逆咽喉，气与痰搏结而成。所以治疗在开结化痰、顺气降逆的同时，应注意心理治疗，二者兼顾方可获得满意疗效。

三、脏躁

婦人藏躁，喜悲傷欲哭，象如神靈所作，數欠伸，甘麥大棗湯主之。（六）

甘麥大棗湯方

甘草三兩　小麥一升　大棗十枚

上三味，以水六升，煮取三升，温分三服。亦補脾氣。

【释义】

本条论述脏躁的证治。脏躁主要表现为精神失常，症如条文所述“喜悲伤欲哭”，即无故悲伤欲哭，不能自制，频作伸欠，神疲乏力等症。由于发作无常，且无故而作，故曰“象如神灵所作”。以方测证，当是脏阴不足，虚热躁扰所致。治以甘麦大枣汤补益心脾、宁心安神。

方中小麦养心健脾安神，甘草、大枣甘润补中。三味均性平而味甘，甘平以补气，甘润以滋精，心脾精气充沛，则能灌注四旁，滋养五脏之阴精，阴精裕则虚火息，脏不躁而心神得主，诸症自平。

【应用】

（1）脏躁病多见于妇女，亦可见于男子。以甘麦大枣汤原方或适当加味治疗脏躁，疗效显著，不可因平淡之剂而忽视之。本方被广泛用于神经、精神疾患治疗，如神经衰弱、癔病、精神分裂症、更年期综合征、癫痫等病；还可治疗小儿盗汗、夜啼、厌食等多种儿科疾病。临床上本方以临证为依据，或用大剂，或用小剂，多为水煎。本方常与小柴胡汤、百合地黄汤、六味地黄汤、半夏厚朴汤、温胆汤、酸枣仁汤等方合用，或酌加养血、安神、解郁之药，以增强疗效。

（2）医案举隅

1936年于山东菏泽县医院，诊一男子，年约30余，中等身材，黄白面色，因患精神病，曾两次去济南精神病院治疗无效而来求诊。查其具有典型的悲伤欲哭，喜笑无常，不时欠伸，状似“巫婆拟神灵”的脏躁证。遂投以甘麦大枣汤。甘草9克，整小麦9克，大枣6枚，药尽7剂而愈，追踪3年未发。

1940年于滦县，诊治一女性徐某，19岁，欠伸不安，哭笑无常，得脏躁证，亦投以上方，其父曰：“方中之药，系经常之食品。”归后，取仓中之小麦约500克左右，大枣约500克左右，购甘草一大把，用锅煎熬之，令其女恣饱饮之，药后患者感头晕颇重，继之昏睡一昼夜始醒，翌日其父来述服药经过，嘱按原方服之。进数剂，经久未发。

按：甘麦大枣汤治妇人脏躁，是方是病，医籍屡载，唯男子患此，且以本方治愈，则罕见。是知医学典籍不可不读，不读则无所比较遵循；亦不可死读，死读则刻舟求剑，守株待兔。更因本病系情志内伤所致，机理复杂，临症须详加辨析，务求药症相合，不可专恃一方。本症悲伤欲哭，时出妄言，与癫狂相近。然癫狂证的妄言特点为前后相失，出口即忘；本症则近似情理，移时犹记。表现不同，机理有异，方药亦殊。（岳美中原著，陈可冀等合编．岳美中医学文集．北京：中国中医药出版社，2000：356.）

【讨论】

（1）脏躁的辨证要点。本证属情志疾病，以无故悲伤哭泣的精神失常为主症，常伴有心烦失眠，神疲乏力，数欠伸等症，多由于情志抑郁，思虑过多，五志化火所致。一方面热扰心神，心神无主，故见哭笑无常、喜怒无制，语言不能自持等一系列精神病变；另一方面，伤阴耗气，心脾两虚，故见频作伸欠，神疲乏力等症。

（2）脏躁，原文并未指明是何脏，注家解说不一。《医宗金鉴》认为脏即心脏；李彣、曹颖甫认为脏为肺脏；沈明宗、尤怡、唐容川等认为脏是子脏（子宫）；赵以德认为是肝肺；高学山认为是心肺；徐忠可、黄树曾认为指“五脏”；陈修园则认为五脏属阴，不必拘于何脏。五志化火，五脏阴精皆有耗损，虽偏耗之脏人有不同，但病机总为虚火妄炽，消耗阴精，心神失养所致。

（3）本证应注意与梅核气、百合病鉴别。三者均可表现为精神抑郁等情志症状。脏躁以情志病变为主，兼心脾两虚证候，治以补益心脾为主，方选甘麦大枣汤加减；梅核气以咽中如有物梗为主，兼痰湿阻滞诸症，治宜解郁化痰、顺气降逆，方用半夏厚朴汤加减；百合病以心神不安及饮食行为失调为主症，兼阴虚内热所致的口苦、小便赤、脉微数等症，治宜养心润肺、滋阴清热，方选百合地黄汤加味。临床实际中也可根据患者所需将三方合方应用。

四、误下后的先后治疗

婦人吐涎沫，醫反下之，心下即痞，當先治其吐涎沫，小青龍湯主之。涎

沫止，乃治痞，瀉心湯主之。（七）

小青龍湯方 見痰飲中[1]

瀉心湯方 見驚悸中

【校注】

①见痰饮中：邓珍本小青龙汤方原注“见肺痈中”，误，今改为“见痰饮中”。

【释义】

本条论述妇人上焦寒饮误下成痞的先后治疗。吐涎沫者，乃上焦有寒饮所致，结合《金匮要略·水气病脉证并治》篇第二条“上焦有寒，其口多涎”，治当温阳化饮，以散寒邪。而医生不知，误用下法，以致损伤中阳，运化失职，而成心下痞证。此与《伤寒论》下早成痞系同一机理。虽经误下，若仍吐涎沫，或兼见咳喘、恶寒、舌苔薄白而润、脉滑等症者，说明上焦寒饮仍在，故仍可用温散寒饮之小青龙汤主之。待寒饮得解，或咳喘、吐涎沫得止后，再根据病情，选用泻心汤以治其心下痞满证，这与《伤寒论》表解乃可攻痞为同一旨意。

【讨论】

注家对于本条的分歧主要在于泻心汤是何方？徐忠可、曹颖甫认为是大黄黄连泻心汤；黄坤载、吴谦、高学山等认为是半夏泻心汤；丹波元简依据《备急千金要方》认为是甘草泻心汤；魏念庭则认为《伤寒论》中有泻心汤数方，当参合其痞证诸条，酌情选用。

五、成因、证候与治则

婦人之病，因虚、積冷、結氣，爲諸經水斷絶，至有歷年，血寒積結，胞門[1]寒傷，經絡凝堅。

在上嘔吐涎唾，久成肺癰，形體損分[2]。在中盤結，繞臍寒疝；或兩脇疼痛，與藏相連；或結熱中，痛在關元，脉數無瘡，肌若魚鱗，時着男子，非止女身。在下未多，經候不勻，令陰掣痛，少腹惡寒；或引腰脊，下根氣街，氣衝急痛，膝脛疼煩。奄忽眩冒[3]，狀如厥癲[4]；或有憂慘，悲傷多嗔[5]，此皆帶下，非有鬼神。

久則羸瘦，脉虚多寒。三十六病，千變萬端；審脉陰陽，虚實緊弦；行其鍼藥，治危得安；其雖同病，脉各異源；子當辨記，勿謂不然。（八）

【校注】

①胞门：胞，胞宫也。门，出入的门户也。

②形体损分：指久病之后，形体消瘦，与未病前判若两人。

③奄（yǎn 演）忽眩冒：奄忽，倏忽、突然之意。奄忽眩冒，指突然发生晕厥。

④厥癫：指昏厥、癫狂一类疾病。

⑤多嗔（chēn 琛）：指时常发怒。

【释义】

本条概论了妇人杂病的总纲，对妇人杂病的病因病机、证候及其变化、论治原则都作了纲领性的论述。

条文第一自然段“妇人之病，因虚、积冷、结气”，首先指出妇女杂病的原因虽多，但概括起来不外虚、积冷、结气三个方面。“虚”指正气本虚，妇人特有的经、带、孕、产的生理特点，易于出现气虚血少，外则御邪之力不足，易于感邪，内则不能生血摄血，营养冲任，这是导致妇人杂病发生的基本原因；“积冷”指寒冷久积，或因阳气虚衰，温煦功能减弱，或因感受寒邪，凝结不散，此为妇人杂病发病的特点之二；“结气”指气机郁结，多由情志刺激所致，提示了妇人杂病发病的特点之三。“为诸经水断绝”，表明妇人杂病以经水不调，甚或经水断绝为主要临床表现。在生理条件下，妇人气血充盈，气机通畅，血脉温通，则月事应时而下。妇人经血调畅则少病，经血不调则百病杂生。“至有历年，血寒积结，胞门寒伤，经络凝坚”，说明妇人杂病的基本病机是寒冷积久，气血凝滞，胞宫受伤，经络瘀滞不通，临床表现以病发多端，积久为患，病证复杂为特点。

第二自然段从上、中、下三焦分述妇人杂病的临床表现，指出虚、积冷、结气往往涉及上、中、下三焦，引起多种疾病，且三焦病证不是恒定不变的，可相互影响。“在上呕吐涎唾，久成肺痈，形体损分”，病在上焦多影响肺，咳吐涎沫，损伤肺络，实者形成肺痈，日久不愈损伤正气，则形体消瘦，转为虚证肺痿。“在中盘结，绕脐寒疝……时着男子，非止女身”，病在中焦则肝脾受病，因体质不同有寒化和热化不同。病从寒化，寒邪盘踞于中，症见两胁疼痛和绕脐疝痛；病从热化，可见脐下关元穴处疼痛，虽无疮痈，却见脉数，此为热灼血瘀，不通则痛所致。内有瘀血，新血不生，则肌肤失养，故见肌肤状如鳞甲、干燥等证候。以上的病变男女均可出现，故有“时着男子，非止女身”之说。“在下未多，经候不匀……气冲急痛，膝胫疼烦”，病在下焦，则妇女多见经带等杂病，如月经失调，前阴掣痛，或少腹恶寒，甚至牵及腰背，或下连气街，冲气急痛，同时伴有两腿膝胫疼烦等症。“奄忽眩冒……非有鬼神”，突出妇人易因情志不遂，气机失调而致病，多见眩冒、昏厥、癫狂、忧伤、恼怒等症。以上诸疾，均属妇人杂病范畴，由“虚、冷、结气”所致，并非鬼神作祟。

最后一段说明妇人杂病的论治方法和原则。“久则羸瘦……勿谓不然”，妇人杂病，如果延久失治，必见身体羸瘦，沉寒凝结。其证虽然变化多端，错综复杂，然在辨证时，应详细审察脉之阴阳、虚实、弦紧，以辨证候之寒热虚实，予以针对性治疗。或施针灸或用汤药，或针药并用，切中病机，达到转危为安的目的。同时，对病同脉异之证，更应详加审察，辨明发病的根源和病机，以免误治。故原文最后指出“子当辨记，勿谓不然”，强调治疗杂病要掌握辨证论治的原则，凭脉辨证，脉证合参。

【讨论】

（1）《医宗金鉴》认为本条为“妇人诸病纲领”，对于妇人杂病的理解具有重要指导性意义，当置于篇首讨论。但总览全篇，第一、二、三、四条开篇首论妇人外感病的热入血室；第五、六条继论与情志相关的妇人杂病；第七条以寒饮先后治法，举隅妇人内科杂病的辨治原则等同于一般杂病；第八条归纳总论妇人杂病的病因、病机、证候及治疗原则；其后各条分论妇人杂病常见病症的证治。如此，原条文排列顺序亦有深意，故仍依原排序为宜。

（2）本条为妇人杂病论治纲领，强调月经病为女子特有，女子以经调为顺。妇人杂病虽变化多端，但成因不外乎“虚、积冷、结气”，三者病一即可影响月经。其病位涉及上、中、下三焦，病证表现与体质相关：或凝坚在上，邪入于肺，寒凝饮停则吐涎沫，寒邪化热则生肺痈；或在中盘结，病在肝脾，邪从寒化则绕脐疝痛、两胁疼痛，邪从热化则痛在关元、肌若鱼鳞；或在下未多，则病在冲任带脉，经候失调，妇人独有。但又指明诸多临床见症，又非妇人所独有，故亦有认为第八条见于诸篇之末，是对整个杂病病因病机、证候与治则的总结与概括。治疗时当审脉之阴阳紧弦，辨证之寒热虚实，治法当针药结合、内外并行，对于病同脉异者，应更谨慎辨证，详究病之根本。

六、月经病

問曰：婦人年五十所，病下利[①]數十日不止，暮即發熱，少腹裏急，腹滿，手掌煩熱，脣口乾燥，何也？師曰：此病屬帶下。何以故？曾經半產，瘀血在少腹不去。何以知之？其證脣口乾燥，故知之，當以温經湯主之。（九）

温經湯方

吴茱萸三兩　當歸二兩　芎藭二兩　芍藥二兩　人參二兩　桂枝二兩　阿膠二兩　生薑二兩　牡丹皮二兩（去心）　甘草二兩　半夏半升　麥門冬一升（去心）

上十二味，以水一斗，煮取三升，分温三服。亦主婦人少腹寒，久不受胎；兼取崩中去血，或月水來過多，及至期不來。

【校注】

①下利：程林《金匮要略直解》与吴谦《医宗金鉴》认为“下利”当是“下血”，于理更甚，当从。

【释义】

本条论述妇人冲任虚寒夹有瘀血而致崩漏的证治。妇人年五十所，七七之期任脉虚，太冲脉衰，经水当止。今下血数十日不止，乃属崩漏之疾。据条文“曾经半产，瘀血在少腹不去”结合年龄可知，证属冲任虚寒瘀血内阻。由于冲任虚损，气血运行不畅，瘀血阻滞，胞宫失养，故致崩漏下血，而见少腹里急，腹满，或伴有刺痛、拒按等症。下血数十日不止，耗损阴血，阴血不足，虚热内生，则见暮即发热、手掌烦热等症。瘀血不去则新血不生，津液失于上润，故见唇口干燥。证属下元已亏，冲任虚寒，瘀血内停，故当用温经汤温养血脉，使虚寒得补，瘀血得行。

方中吴茱萸、桂枝温经散寒，通利血脉；当归、白芍、川芎养血调经，兼化瘀血。牡丹皮清瘀热，阿胶、麦冬滋阴润燥，皆为瘀血之变局而设。党参、甘草益气生血，以补冲任之虚。妙在半夏、生姜二味，直通阳明，调和胃气，因冲任二脉皆与胃经相通，胃气一调，则冲任二脉瘀开结散。诸药合用，具有温补冲任、养血行瘀、扶正祛邪的作用，使经脉得温，虚寒得散，气血得补，瘀血得行，则新血自生。本方虽寒热消补并用，但以温养冲任为主，临床常用于冲任虚寒而又瘀血内停之证，如月经不调、痛经、崩漏等，其效理想，亦可主治冲任虚寒夹瘀所致的妇人少腹寒，久不受孕，或月经不调。

【应用】

（1）温经汤是妇科调经的名方祖方，集温、润药于一炉，阴阳兼顾，既能温经散寒，又能滋养阴血，使寒者温而燥者润，瘀血行而下血止，经少能增，经多能减，达到经血和调的目的，子宫虚寒者能受孕。故临床上温经汤常用于月经不调、痛经、赤白带下、崩漏、胎动不安、不孕等病证属瘀血内阻、冲任气血不足者；也可用于男子精室虚寒、精少、精子活动率差所致的不育症，以及睾丸冷痛、疝气等，可适当加用益气养血、滋补肝肾之品以增强疗效。

（2）医案举隅

周某，女，51岁，河北省滦县人，1960年5月7日初诊。患者已停经三年，于半年前偶见漏下，未予治疗，一个月后病情加重，经水淋漓不断，经色浅，夹有血块，时见少腹疼痛。经唐山市某医院诊为"功能性子宫出血"，经注射止血针，服用止血药。虽止血数日，但少腹胀满时痛，且停药后复漏下不止。又服中药数十剂，亦罔效。身体日渐消瘦。遂来京诊治。诊见面色皖白，五心烦热，午后潮热，口干咽燥，大便秘结。七年前曾小产一次，舌质淡红，苔薄白，脉细涩。证属冲任虚损，瘀血内停。治以温补冲任，养血祛瘀，投以温经汤：吴茱萸9g，当归9g，川芎6g，白芍12g，党参9g，桂枝6g，阿胶9g（烊化），牡丹皮6g，半夏6g，生姜6g，炙甘草6g，麦冬9g。服药7剂，漏下及午后潮热减轻，继服上方，随症稍有加减。服药20剂后，漏下忽见加重，夹有黑紫血块，血色深浅不一，腹满时轻时重。病家甚感忧虑。岳老诊其脉象转为沉缓，五心烦热、口干咽燥等症大为减轻，即告病家，脉症均有好转，下血忽见增多，乃为佳兆，系服药之后，体质增强，正气渐充而带血行之故。此瘀血不去，则新血不生，病亦难愈。并嘱继服原方6剂，隔日1剂。药后连续下血块五日，之后下血渐少，血块已无。腹胀痛基本消失。又服原方5剂，隔日服。药后下血停止，唯尚有便秘，但亦较前好转，以麻仁润肠丸调理两周而愈。追访十年，未见复发。

按：妇人年届五十左右，冲任虚损，天癸将竭。该患者经断三年复漏血不止，是因曾经小产，内有瘀血，冲任虚损所致。长期下血不止则耗伤津液，津失濡养，故见口干咽燥，大便秘结等症。阴血耗损，不能藏阳，故见午后潮热等症。此气血虚弱，内有瘀血，非破瘀消癥药物所宜；若用固涩止血之药，则使瘀血内停，亦为不可。而当缓消其癥，以温药治之，是以血得温则行也。服温经汤数剂之后，下血加剧，但是岳老洞察全貌，明辨病情，指出此乃正气驱邪外出之佳兆，消除病家疑惧心理，守方继服，经治二月余，终获痊愈。[王明五，岳沛芬.岳美中验案选录.北京中医，1985（01）：7.]

【讨论】

（1）温经汤证以少腹里急，腹满或疼痛拒按，崩漏不止或月经后期、量少甚或闭经，经期腹痛等，并兼有气血不足的症状为辨证要点，证属冲任虚寒瘀血内停。面对"崩中去血或月水来过多"者，欲使用温经汤，必须辨证准确，确非气虚不摄或冲任伏火者，方可使用。

（2）本证既有瘀血内停，为何不用破血逐瘀方治疗，而用温经汤？因破血逐瘀方，用于瘀血不去的实证。温经汤证是以冲任虚寒为本，瘀血内停为标之虚中夹实证，若单用破血逐瘀方治疗，更伤阴血，则病不愈。故用温经汤温养气血，兼以消瘀，使温经散寒而不留瘀、活血化瘀而不伤正，血得温则行，瘀去则崩漏自止。

（3）对于本条主症“下利”，注家有两种不同的观点。一是作“下利”解，如赵以德、徐忠可、尤怡、朱光被、曹颖甫等；一是将“下利”作“下血”解，如程林、李彣、吴谦等。

帶下經水不利①，少腹滿痛，經一月再見②者，土瓜根散主之。（十）

土瓜根散方 陰㿉腫③亦主之

土瓜根　芍藥　桂枝　䗪蟲各三分

上四味，杵爲散，酒服方寸匕，日三服。

【校注】

①经水不利：一指月经不能按期而至；一指月经行而不畅。

②经一月再见（xiàn 现）：见，出现。经一月再见，指月经一月两潮。

③阴㿉（tuí 颓）肿：指外阴部有较硬的卵状肿块。

【释义】

本条论述因瘀血而致经水不利的证治。妇人经行不畅，少腹满痛，月经一月两潮者，治以土瓜根散。妇人月经行而不畅者，证有虚实，若腹部既满且痛，多见于气滞血瘀。月经一月两至，或因气虚，或因血热，或因血瘀。因瘀血所致者，多伴有少腹按之有硬块，月经量少，色紫有块，舌紫暗，脉涩等。治当用土瓜根散行气通瘀。方中土瓜根，又名王瓜根，性苦寒，清热行瘀；芍药和阴止痛；桂枝温经行血；䗪虫破血通瘀，加酒以行药势，瘀去则经水自调。阴㿉肿多属瘀积为患，故土瓜根散亦可治疗。

【应用】

（1）本方以月经行而不畅或一月两潮，月经量少，色紫有块，少腹满痛拒按或按之有硬块，舌质紫暗，脉涩为辨证要点。适用于瘀血内阻的月经不调，使经少不畅能通，经一月两潮可调，瘀去则月经可恢复正常。

（2）方中土瓜根即葫芦科植物王瓜的块根，目前临床很少用，常用丹参、桃仁或用桂枝茯苓丸加䗪虫等代之。临床上常以本方治疗中枢性痛经、闭经、月经不调、输卵管不全梗塞、附件炎、盆腔炎等病证而见瘀血所致者。

【讨论】

（1）本证与温经汤证均可见经行量少不畅、少腹满痛拒按等症。但本证瘀血内阻，属实；温经汤证为冲任虚寒，瘀血内停，属虚实夹杂，故尚见崩漏不止，兼气血不足的症状。本证还当与胶姜汤证相鉴别，二者均见下血色紫暗而腹痛。然本证为经行不畅量少有血块，少腹满痛拒按或按之有硬块之实证；胶姜汤证以月经淋漓漏下不止，色紫暗，腹痛喜温喜按为主，属冲任虚寒之虚证。故土瓜根散治以活血祛瘀以调经祛邪；温经汤治以温经散寒，养血行瘀，虚实兼顾；胶姜汤治以温经养血，调补冲任，乃补虚为主。

（2）对于本条的病机，诸多注家一直认为是血瘀为患，但对于“经水不利”的含义，注家多有不同解释。有注家从月经不能按期而至解释，如徐忠可、黄坤载等；有注家认为其义为月经行而不畅，如尤怡、高学山等；有注家认为其义为经水既不能准时到来，且又不爽利，如黄树曾等。

（3）对于“阴癞肿”究竟为何病，诸多医家认识不一致。一种注解为“阴器颓肿”，即在男子为疝，在女子为子宫脱垂，如杨百茀主编的《金匮集释》；一种解释为“男子阴器与少腹相连急痛之证”，如何任主编的《金匮要略校注》；一种解释为“男妇前阴部位有如卵状的包块”，如杜雨茂等编著的《金匮要略阐释》。

寸口脉弦而大，弦則爲減，大則爲芤，減則爲寒，芤則爲虛，寒虛相搏，此名曰革，婦人則半產漏下，旋覆花湯主之。（十一）

旋覆花湯方 見五藏風寒積聚篇

【释义】

本条论述半产漏下的脉象和治法。本条原文已见于《金匮要略·血痹虚劳病脉证并治》篇，相比之下，句首多“寸口”，句末多“旋覆花汤主之”，少“男子亡血失精”句，可见本条复列于此，是专为妇人病而设。由于本条之脉理，已详见于前，旋覆花汤功效作用请参见《金匮要略·五脏风寒积聚病脉证并治》篇。

【讨论】

革脉主半产漏下的机理在于精血亏损，阳虚内寒，而旋覆花汤乃疏肝散结、理血通络之剂，用于本证历代注家看法不一。如曹颖甫《金匮发微》、吴谦《医宗金鉴》认为本条为“错简”；尤怡《金匮要略心典》认为“是以虚不可补，解其郁聚，即所以补；寒不可温，行其血气，即所以温”；徐忠可《金匮要略论注》认为本方可达“结开而漏止，其血自生”的功效。这些见解均有一定的参考价值。

婦人陷經①，漏下黑不解，膠薑湯主之。臣億等校諸本无膠薑湯方，想是前妊娠中膠艾湯。**（十二）**

【校注】

①陷经：意指经气下陷，下血不止。

【释义】

本条论述妇人陷经的证治。妇女经血下陷，阴血漏下淋漓不止，下血暗黑，乃由冲任虚寒，气不摄血，经血下陷所致。治以胶姜汤温经散寒，养血止漏。胶姜汤有名无方，原方散佚，林亿认为是胶艾汤。

【应用】

胶姜汤临床常用治月经不调、崩漏等病。若症见神疲乏力，中气不足者，可加人参、黄芪、白术补气摄血；若伴少腹冷而隐痛者，可加艾叶、鹿角霜等。

【讨论】

（1）胶姜汤证与温经汤证在病机、证候上均有相似之处，当注意鉴别。前者经水淋漓不断，色紫暗，并兼有相应的虚寒证候，证属冲任虚寒，以虚为主，治以温经养血、调补冲任；后者崩漏不止，或月经后期、量少甚或闭经，经期腹痛，少腹里急，腹满或疼痛拒按，并见唇口干燥，暮即发热等瘀血症，证属冲任虚寒，瘀血内停，虚实夹杂，治宜温经散寒，养血行瘀。

（2）对于本病的病机，注家略有分歧。一种观点认为本病夹有瘀滞，如徐忠可、尤怡言寒而有瘀，李彣认为虚而夹瘀；一种观点认为无瘀滞，如高学山、黄树曾责之于气血虚，黄坤载偏责肾寒。

（3）胶姜汤原方散佚，历代医家对其药物组成有以下见解。林亿、徐忠可、高学山等认为胶姜汤当为胶艾汤；陆渊雷、曹颖甫等认为是胶艾汤加干姜；陈修园、黄树曾等认为胶姜汤由阿胶、生姜组成；魏念庭、尤怡、黄坤载等认为胶姜汤由阿胶、干姜组成；李彣认为胶姜汤由阿胶、炮姜组成。

婦人少腹滿如敦①狀，小便微難而不渴，生後②者，此爲水與血并結在血室也，大黄甘遂湯主之。（十三）

大黄甘遂湯方

大黄四兩　甘遂二兩　阿膠二兩

上三味，以水三升，煮取一升，頓服之，其血當下。

【校注】

①敦（duì 对）：是古代盛食物的器具，上下稍锐，中部肥大。

②生后：即产后。

【释义】

本条论述妇人水血并结血室的证治。妇人少腹胀满疼痛，隆起如敦状，小便微难而口不渴，而且发生在产后，可知证属水血并结于血室。“妇人少腹满如敦状”多见于有形实邪凝结于下焦，兼小便微难而口不渴，当分蓄水与蓄血。若少腹满而小便自利，为蓄血；满而小便不利，口渴，为蓄水。本证属水血并结于血室，治当水血兼攻，故用大黄甘遂汤破血逐水。

方中大黄攻瘀，甘遂逐水，因病见于产后，故有阿胶滋阴养血以扶正，使邪去而正不伤。诸药合用，水泻瘀除，则少腹满如敦状可解。但由于本方之大黄、甘遂药性峻猛，虽有阿胶养血扶正，但仍不可过用，故方后云“顿服之”。

【应用】

（1）本方可用于产后恶露不下、肝硬化腹水、月经不调、癃闭、臌胀、附睾瘀积等病证，病机属水血互结者。

（2）医案举隅

河南永发店，予先人旧日所做生理也。癸未六月，患者某，产难，二日始生，血下甚少，腹大如鼓，小便甚难，大渴。医以生化汤投之，腹满甚，且四肢头面肿。延予诊视。不呕不利，饮食如常，舌红苔黄，脉滑有力，断为水与血结在血室。投以大黄甘遂汤，先下黄水，次下血块而愈。主家初亦疑此方过峻。予曰："小便难，知其停水，生产血少，知其蓄瘀，不呕不利，饮食如常，脉有力，知其正气未虚，故可攻之。若泥胎前责实，产后责虚之说，延迟观望，正气既伤，虽欲攻之不能矣。"主家坚信之，故获效。（张存悌，聂晨旭，吴红丽主编. 近代名医医话精华. 沈阳：辽宁科学技术出版社，2013：2.）

按：本案主症为腹大如鼓，以"小便甚难"，知为蓄水，以产后"血下甚少"，知为瘀血，据其脉、舌，又属实证热证，故用《金匮》大黄甘遂汤祛瘀逐水、清热攻下，而使水、血俱下而安。

【讨论】

（1）妇人少腹胀满，应注意鉴别蓄水、蓄血以及水与血俱结于血室的不同。若腹满而小便自利，其人如狂，口不渴，说明膀胱气化正常，多为蓄血所致，属血热互结下焦；若腹满而小便不利，口渴者，是水与热结，膀胱气化不行，为蓄水证；若少腹胀满，小便微难，口不渴，且见于产后多虚多瘀之体，或见于经闭不行者，多属水血俱结于血室。

（2）注家对于"生后者"有不同解释。尤怡、黄坤载、高学山等解作"生产之后"；吴谦解作"生育之后"；徐忠可解作"生病之后"；赵以德认为"生"字"恐是经字"；朱光被认为是衍文。

婦人經水不利下，抵當湯主之。亦治男子膀胱滿急有瘀血者。**（十四）**

抵當湯方

水蛭三十個（熬）　蝱蟲三十枚（熬，去翅足）　桃仁二十個（去皮尖）　大黄三兩（酒浸）

上四味，爲末，以水五升，煮取三升，去滓，温服一升。

【释义】

本条论述经水不利属瘀结实证的治法。妇人"经水不利下"，即由经水不利进而经水不下，经闭不行，是因瘀血内结成实所致。原文叙述简略，以方测证，应有少腹硬满结痛拒按，或腹不满，病人自诉腹满，大便色黑易解，小便自利，舌有瘀斑、瘀点，脉象沉涩等症。故用抵当汤破血攻瘀，方中水蛭、虻虫破血攻瘀通经，大黄、桃仁活血祛瘀，瘀血去而新血生，则月经可应时而潮。

【应用】

（1）本方适用于瘀血内结、形气俱实的闭经；还可用于治疗子宫肌瘤、急性盆腔炎、急性附件炎、胎盘滞留、急性尿潴留、前列腺肥大、偏头痛、静脉血栓形成、顽固性痛经、精神分裂症等属瘀血内结较重者。本方为破血逐瘀峻剂，应用时当依据具体情况而定，如中病即止，或"不下，更服"，对于年老、体弱、孕妇有瘀血者应用宜慎。

（2）医案举隅

常熟鹿苑钱钦伯之妻，经停9月，腹中有块攻痛，自知非孕。医予三棱、莪术多剂，未应。当延陈葆厚先生诊。先生曰：三棱、莪术仅能治血结之初起者，及其已结，则力不胜矣。吾有药能治之。顾药有反响，受者幸勿骂我也。主人诺。当予抵当丸三钱，开水送下。入夜，病者在床上反复爬行，腹痛不堪，果大骂医者不已。天将旦，随大便，下污物甚多。其色黄白红夹杂不一，痛乃大除。次日复诊，陈先生诘曰：昨夜骂我否？主人不能隐，具以情告。乃予加味四物汤，调理而瘥。

按：（曹颖甫曰）痰饮证之有十枣汤，蓄血证之有抵当汤丸，皆能斩关夺隘，起死回生。近时岐黄家往往畏其猛峻，而不敢用，即偶有用之者，亦必力为阻止，不知其是何居心也。（曹颖甫．经方实验录．福州：福建科学技术出版社，2004：186.）

【讨论】

（1）抵当汤证当与土瓜根散证相鉴别。二者病机属瘀血内结，均有少腹满痛拒按或按之有硬块，以及瘀血舌脉。然土瓜根散证经行不畅利或月经一月两潮，为瘀血内结之初；本证经水闭阻不通，为瘀血内结之重。故前者以土瓜根散活血行瘀调经，后者以抵当汤攻瘀破血通经。抵当汤为汤剂，力峻效速，性偏寒凉，适宜于瘀热经闭实证者。土瓜根散为散剂，药力稍缓，性偏温，适宜于血瘀兼寒者。

（2）大黄甘遂汤与抵当汤皆治瘀血实证，但两者病机同中有异。抵当汤治疗血热瘀结下焦，症见经闭不行，少腹硬满但小便自利，治以抵当汤攻瘀破血通经，为攻逐瘀血之峻剂。大黄甘遂汤主治血水并结血室，症见少腹满如敦状而小便不利，经闭不行或产后恶露量少，治宜大黄甘遂汤破血逐水，标本兼顾。

（3）闭经证有虚实之分。虚者多由气血不足，冲任虚损所致，经量多为逐渐减少，色淡至闭经，治当益气养血。实者多见气滞血瘀，月经量少色暗并伴有气滞血瘀诸症，以理气和血行瘀之品可治。今用抵当汤逐瘀峻剂，说明瘀结较重。学习本条可参考《伤寒论》太阳病篇有关蓄血条文。

婦人經水閉不利，藏堅癖不止[①]，中有乾血，下白物[②]，礬石丸主之。（十五）

礬石丸方

礬石三分（燒）　杏仁一分

上二味，末之，煉蜜和丸，棗核大，內藏中[③]，劇者再內之。

【校注】

①脏坚癖不止：指胞宫内有干血坚结不散。

②白物：指白带。

③内脏中：脏指阴道。内脏中指将药物置入阴道中。

【释义】

本条论述瘀血内阻，经闭不利，湿热带下的外治法。妇女经闭或经行不畅，子宫内有坚硬积块不去，干血内着，淋下白带者，用矾石丸治之。引起妇人带下的原因很多，如湿热、寒湿、肾虚、脾虚等。本条是由于瘀血内阻，郁为湿热，湿热下注，热腐肉败，而成白带。带下病始自瘀血，但标急于本，关键在于湿热，湿热得除，经脉方能畅通，故用矾石丸为坐药，纳入阴中，取其除湿热以止带下。

方中矾石燥湿清热、收敛生肌，经煅烧后为煅白矾，又称枯矾，燥湿之功更增；杏仁苦润宣利；白蜜滋补润燥。诸药合用，涩润相伍，则带下止而津常润。以蜜和丸如枣核大，有助于将药物顺利纳入阴道中。但由于本证属瘀血内阻，本方仅为带下的外治法，乃治标之剂，不能去其干血，故应用时还需配以消瘀通经之剂内服，以治其本，使得经行带止。

【应用】

（1）矾石丸用作湿热带下的外治方，应用时应先将药物以砂布包好，经高温消毒后，方可纳入阴中。如有阴道或宫颈糜烂者，则先宜治其糜烂，本方不宜使用。

（2）矾石丸外用主要治疗生殖系统炎症。如宫颈炎，霉菌性、滴虫性阴道炎，凡带下病属于瘀积兼湿热内蕴者，皆可应用。但矾石有毒，内服尤当慎重，剂量大刺激性亦强，可引起口腔、喉头烧伤，呕吐，腹泻等毒副反应，甚至虚脱、死亡。中毒后可用牛奶洗胃，并用镁盐作为抗酸剂。外用枯矾的稀薄液，能收到消炎、收敛、防腐的作用。

七、腹痛

婦人六十二種風，及腹中血氣刺痛，紅藍花酒主之。（十六）

紅藍花酒方 疑非仲景方

紅藍花一兩

上一味，以酒一大升，煎減半，頓服一半，未止，再服。

【释义】

本条论述风血相搏血凝气滞的腹痛治法。妇人六十二种风，泛指一切风邪。风为六淫之首，百病之长，有善行数变、无处不到的特性。妇女在经期或产后若将养不慎，风邪最易乘其气血之虚而入侵，与血气相搏，瘀滞不行，经脉不畅，故见腹中刺痛，治用红蓝花酒活血行瘀，利气止痛。方中红蓝花辛温活血止痛，酒能行血，血行风自灭。本方虽然药物简单，但属瘀血腹痛者，皆可运用。

【应用】

（1）本条重点在于“腹中刺痛”，此乃瘀血疼痛特点之一。本证虽以风邪为因，但症以瘀血为主，故本方用血药而不用风药，取“治风先治血，血行风自灭”之意。红蓝花酒临床上可用于瘀血内阻伴有寒象的痛经，也可治疗瘀血内停的产后腹痛以及恶露不尽，但阴虚有热者不宜用。

（2）本方证专为妇女腹中血气刺痛而设，但临证不拘于此，亦可用于男性气血相搏，血滞不通，以致腹中刺痛者。本方还可用于痛经、胞衣不下、死胎等疾患。后世用红花泡酒服，或用红花酒浸后再煎，皆从本方的酒制用药发展而来。

【讨论】

对于本条中“六十二种风”为何，诸多医家见解不一。徐忠可、尤怡、吴谦等认为无可考证；赵以德、林亿等怀疑本条非仲景之法与方；李彣、魏念庭、黄坤载等将“六十二种风”看做病因。

婦人腹中諸疾痛，當歸芍藥散主之。（十七）

當歸芍藥散方 **見前妊娠中**

【释义】

本条论述妇人肝脾不调腹中诸痛的治疗。妇人腹痛诸证，治以当归芍药散。当归芍药散见于妊娠病篇，在此说明妇人腹痛的原因虽多，但以肝脾失调，气滞血凝为多见。若肝脾不调，气机失畅，气血不和，则可致诸种腹痛。仲景并未详细描述本证病机，以方测症，尚有小便不利，腹微胀满，四肢头面微肿，带下清稀等症，用当归芍药散，调肝养血，健脾利湿，使肝脾和，水湿去，气血调，则痛自止。

【应用】

当归芍药散既治妊娠腹痛，又治妇人杂病腹痛，因均属肝脾失调，血水阻滞，故均可以之调肝养血，健脾利湿，体现了仲景异病同治的原则。临床上治妇人腹痛多按此方随症化裁，效果较佳，但并非本方可主治一切腹痛。

婦人腹中痛，小建中湯主之。（十八）

小建中湯方 **見前虛勞中**

【释义】

本条论述妇人中焦虚寒腹痛的证治。妇人腹中痛，仲景治以甘温建中的小建中汤，说明本证腹痛属中焦脾胃阳虚，气血不足者。以方测症，本证腹痛当喜温喜按，伴有面色无华，虚烦心悸，神疲食少，大便溏薄，肢痛烦热，口干咽燥，舌淡脉细等症。小建中汤酸甘化阴，补虚养血，辛甘化阳，补益脾气，意在建中培土，补气生血，调和阴阳，使脾胃健运，气血流畅，则腹痛自已。

【讨论】

（1）小建中汤在本书凡三见。首见于《金匮要略·血痹虚劳病脉证并治》篇第十三条“虚劳里急，悸、衄、腹中痛，梦失精，四肢酸痛，手足烦热，咽干口燥，小建中汤主之”，治疗中焦阴阳两虚之虚劳腹痛；次见于《金匮要略·黄疸病脉证并治》篇第二十二条“男子黄，小便自利，当与虚劳小建中汤”，其证为脾虚萎黄，故用小建中汤以建中气，补后天生化之本；后见于本篇此条，属妇人中虚腹痛证。三见病虽不同，然阴阳失调，中焦虚损之病机则一，故均可用小建中汤甘温建中，化气以调阴阳。

（2）妇人腹痛，多与气血失和有关，但证有寒热虚实之不同，故治法各异。如红蓝花酒活血行气，治气滞血凝之腹中刺痛；当归芍药散养血柔肝，健脾除湿治疗肝脾失调，血滞湿阻之腹中诸疾痛；小建中汤培补脾胃，缓急止痛，以治疗阴阳失调，中焦虚损之腹痛。

八、转胞

問曰：婦人病飲食如故，煩熱不得臥，而反倚息者，何也？師曰：此名轉胞①不得溺也，以胞系了戾②，故致此病，但利小便則愈，宜腎氣丸主之。（十九）

腎氣丸方

乾地黄八兩　薯蕷四兩　山茱萸四兩　澤瀉三兩　茯苓三兩　牡丹皮三兩　桂枝一兩　附子一兩（炮）

上八味，末之，煉蜜和丸梧子大，酒下十五丸，加至二十五丸，日再服。

【校注】

①转胞：胞同“脬”，即膀胱。转胞为病证名，症见小便不通，脐下急痛。

②胞系了戾：了通“缭”，指缭绕不顺；了戾，即纠缠扭曲。胞系了戾，指膀胱之系缭绕不顺。

【释义】

本条论述妇人转胞的证治。妇人饮食如故，烦热不得卧，反而倚息者，是因为膀胱之系扭转不顺，小便不通，小腹急胀，而发为此病。因此通利小便，其病则愈，治以肾气丸。妇人转胞，以小便不通，脐下急痛为主症。饮食如故，说明病在下焦膀胱，中焦无病。烦热不得卧而反倚息，乃因病在膀胱，小便不通，少腹胀满，水气不行，浊阴上逆，虚阳上扰所致。仲景主张“宜肾气丸主之”，说明本证是因肾气虚弱，膀胱气化不行所致。方用肾气丸温补肾气。该方补阴之虚可以生气，助阳之弱可以化水，阴阳并调，则肾气自充，膀胱气化得行，小便不利诸症可愈。

【应用】

肾气丸作为治肾虚之祖方，通过调补肾阴肾阳达到化生肾气之效。故罗天益《卫生宝鉴》曰：“八味丸，补肾气不足。”在临床上，肾气丸经过适当加减，或增量附子，改桂枝为肉桂等，用于治疗肾阳虚诸证，疗效显著。

【讨论】

（1）转胞证男女皆可罹患，但以妇女多见，尤多见于妊娠妇女。其病因病机较为复杂，而肾气虚弱、膀胱气化不行仅是其中一种。此外还可见于脾虚中气下陷、肺虚通调失职、妊娠胎气上迫、下焦湿热阻滞、忍尿入房等，以上原因均能导致胞系了戾而小便不通，故应审证求因，审因论治。朱丹溪《丹溪心法》用补中益气汤，程钟龄《医学心悟》用茯苓升麻汤（赤、白茯苓，升麻，当归，川芎，苎麻根，急流水煎，或调琥珀末更佳）皆为其例，可补本条不足。

（2）肾气丸在《金匮要略》五见。首见于《金匮要略·中风历节病脉证并治》篇“治脚气上入、少腹不仁”；次见于《金匮要略·血痹虚劳病脉证并治》篇“虚劳腰痛，少腹拘急，小便不利”；三见于《金匮要略·消渴小便不利淋病脉证并治》篇“男子消渴，小便反多，以饮一斗，小便一斗”；四见于《金匮要略·痰饮咳嗽病脉证并治》篇“夫短气有微饮”；五见于本篇之转胞。以上五病，虽症状不同，但病机皆属于肾虚失职，气化功能减退，故均可用肾气丸治疗，体现了异病同治的原则。

九、阴冷带下

蛇床子散方，温陰中坐藥[①]**。（二十）**

蛇床子仁

上一味，末之，以白粉[②]少許，和令相得，如棗大，綿裹内之，自然温。

【校注】

①坐药：指纳药阴道或肛门中，即现今栓剂。此处指纳药阴道中。

②白粉：一说为铅粉，燥湿除秽而杀虫；一说为米粉，作为外用药的赋形剂。

【释义】

本条论述阴冷寒湿带下的外治法。原文虽较为简略，但从原文“温阴中”及方后云“绵裹内之，自然温”，蛇床子性味苦温，有暖宫除湿，止痒杀虫的作用，可知病人自觉阴中寒冷甚至连及后阴。从方药看，此由阴寒湿浊之邪凝着下焦所致，当有带下清稀，腰酸困重，少腹寒冷，阴痒、阴冷等症状。用蛇床子散温散寒湿，杀虫止痒。

【应用】

（1）蛇床子散可用于治疗宫颈糜烂，滴虫性、霉菌性阴道炎，湿疹，外阴瘙痒，包皮、龟头念珠菌病等属下焦寒湿证者。但因铅粉有毒，即使为寒湿带下的外治方，用量宜小，时间宜短，若连续使用，容易中毒，如需久用，须去铅粉，而用艾叶暖宫散寒，较安全可靠。本方对于滴虫性阴道炎阴中冷而兼痒者，疗效较佳。研究认为，本方还具有性激素作用，可促进内生殖器官的发育，常与温肾壮阳之品配伍，治疗阳痿或宫寒不孕等病。

（2）医案举隅

昔年予治一妇人历节风，愈后，自言阴中痒不可忍，自用明矾泡水洗之，洗时稍定，少顷痒如故，予以此方（即蛇床子散）授之，二日而瘥。盖蛇床子之燥烈和铅粉之杀虫，湿去虫死，其痒乃止，但予实变法用之，使之煎汤坐盆洗之，然后扑以铅粉，此可知仲师立方之旨在燥湿杀虫，不在祛寒矣。（曹颖甫．金匮发微．福州：福建科学技术出版社，2007：266.）

按：患者阴痒难忍，实为寒湿下注阴中，久久化热，生虫窜动所致，先用蛇床子煎汤洗涤，然后扑以铅粉，使湿去虫死，其痒自止，实善用经方者也。

【讨论】

（1）蛇床子散与矾石丸同治带下，均有杀虫止痒作用，皆为外用方，如何区别使用？前者苦温燥湿，主治下焦寒湿证；后者清热燥湿，主治下焦湿热证。由此可知，带下因湿而生，其证当分寒热。这对带下病内服、外用等方剂的创制及辨证论治都具有重要的临床指导意义。

（2）对于方中白粉为何物，注家见解不一。一种认为是“米粉”，如赵以德、程林、李彣等，其中黄树曾指出当为“炒米粉”；一种认为是“铅粉”，如曹颖甫。

十、阴疮

少陰脉滑而數者，陰中即生瘡，陰中蝕瘡爛者，狼牙湯洗之。（二十一）

狼牙湯方

狼牙三兩

上一味，以水四升，煮取半升，以綿纏筯如繭，浸湯瀝陰中，日四遍。

【释义】

本条论述妇人下焦湿热，前阴蚀疮的证治。少阴脉滑而数者，阴中即生疮，阴中痒痛糜烂者，治以狼牙汤煎水外洗。少阴脉以候肾，肾主前后二阴，少阴脉滑主湿，脉数主热，因此“少阴脉滑而数者”乃湿热下注，蕴结不散，聚于前阴，热盛血腐故令阴中生疮。若湿热蕴结过盛，日久可致热毒腐蚀而糜烂，此即“阴中蚀疮烂者”，出现前阴痒痛，浊带淋漓。治疗上用狼牙汤洗涤阴部，目的在于清热燥湿，杀虫止痒。狼牙草味苦辛性寒，有毒，取其苦能清热燥湿，辛能散结，以毒攻毒而杀虫。煎汤外用，以绵缠筷如茧，蘸药液沥阴中，通过外洗之法，直取病处。

【应用】

狼牙汤中狼牙草市售多缺，后世医家多以狼毒或龙牙草带幼苗的根芽代之。临床也可以蛇床子、苦参、龙胆草、黄柏、地肤子、明矾等煎汤外洗治疗阴道炎。

【讨论】

方中狼牙究竟为何物，诸多医家看法不一。有医家认为“狼牙即野蜀葵，或木蓝”，如《汉药神效方》。有医家认为，狼牙草即是“龙牙草”，即“仙鹤草”，如当代医家叶橘泉。《中药大辞典》记载仙鹤草确有一异名为“狼牙草”（辽宁）。有医家提出可用狼毒代替，如《医宗金鉴》《金匮要略浅注》等。

十一、阴吹

胃氣下泄，陰吹[①]而正喧[②]，此穀氣之實也，膏髮煎導之。（二十二）

膏髮煎方 見黄疸中

【校注】

①阴吹：指前阴出气，犹如后阴矢气一样。

②正喧：意指前阴出气频繁，以致声响连续不断。

【释义】

本条论述阴吹的成因和证治。胃肠浊气下泄，从前阴不断排出，声响不断，乃由胃肠燥结，腑气壅遏所致，治以膏发煎。在正常情况下，胃肠中浊气当从后阴排出，而本条之浊气却从前阴排泄连续不断，故曰“阴吹而正喧”。究其原因，乃“谷气实也”，即胃肠燥结，腑气不畅所致。从方药看，本证除阴吹频繁外，当有大便燥结，小便不利之症，证属胃肠燥结兼瘀，非热盛所致，故治用猪膏发煎化瘀润肠通便。方中猪膏利血脉、解风热、润燥结、补虚劳，乱发活血化瘀通淋。诸药合用，燥润腑畅，瘀结得消，浊气下归肠道而泄，其病可愈。

【应用】

（1）本方除用于治疗阴吹证外，还可治疗胃肠燥结的萎黄证、老年性便秘、慢性附件炎等而见肠燥便秘，面色萎黄，小便不利等症者。

（2）医案举隅

刘天鉴医案：陈妇，42岁。得一隐疾，不敢告人，在家亦不敢外出，偶有客至，则间避于房中，半年不愈，不得已而就诊于予。问其每天有十余次发作，每发则连续不断吹气四五十次，持续一二分钟，响声很大。按其脉沉细带数，饮食动作皆如常，余无所苦，唯大便干结，三五日方解一次。《金匮要略》谓："此谷气之实也，膏发煎导之"。遂照方服用，进服1剂，大便连泻数次，斯证顿愈，信古方之不谬也。[湖南省中医药研究所编著．湖南省老中医医案选（第1辑）．长沙：湖南科学技术出版社，1980：42-43.]

按：患者阴吹日久，发作频繁，严重影响生活。患者除大便干结外，并无他证。结合其脉沉细数，可知为阴液亏虚，津枯肠燥之证。阴吹频频，大便干结，谷气别走前窍也。故以猪膏发煎润肠通便，使瘀滞之浊气从大便而解，则阴吹得止。

【讨论】

临床上阴吹病证以生育后的妇女较为多见，主要由体质虚弱，气血不足所致。张璐玉谓之"乃妇人恒有之疾"，轻者多隐忍不言，重者阴吹连续不已，其病因不一，临床上当注意辨证论治。对于胃肠燥结而兼瘀之阴吹，用猪膏发煎化瘀润肠通便，使浊气下泄归于肠道，则阴吹可愈；若属气虚下陷者，多用补中益气汤加减；若因痰饮所致，《温病条辨》指出"饮家阴吹，脉弦而迟……橘半桂苓枳姜汤主之"。

十二、疳虫蚀齿

小兒疳蟲蝕齒方 疑非仲景方（二十三）

雄黄　葶藶

上二味，末之，取臘日猪脂鎔，以槐枝綿裹頭四五枚，點藥烙之。

【释义】

本条论述小儿疳虫蚀齿的外治法。小儿疳热生虫，牙龈糜烂，或牙齿蛀蚀之口齿疾患可用本方治疗。方中雄黄杀虫解毒，葶苈泻肺排毒，猪脂凉血润燥解毒，槐枝凉血散邪、通络止痛。诸药相伍，行气活血，消肿杀虫。用油脂初溶，以槐枝绵裹头浸之，乘热烙其局部，有杀虫去腐之功。

【讨论】

本条林亿等疑非仲景方，但《金匮玉函要略辑义》曰"玉函经第八卷末亦载小儿药三方，盖另有幼科书而亡佚者，此类岂其遗方耶"，程林也认为此方可能是仲景《口齿论》错简于此，二说均有参考价值。

小结

本篇概论了妇人杂病的病因证治，同时论述了妇人常见的月经病、带下病、梅核气、脏躁、热入血室、转胞、腹痛、阴疮及阴吹等证治。篇中提出妇人之病"因虚、积冷、结气"为妇科杂病的病因，并指出上、中、下三焦的不同证治，归纳了脉证合参，既病早治，针药结合的论治原则。

本篇对妇女经带诸疾做了较为详尽及重点的讨论。

对于月经病的治疗，如属冲任虚寒兼瘀之崩漏不止者，用温经汤；因虚寒陷经，漏下色黑不解者，用胶姜汤；冲任虚寒瘀阻，以致半产漏下者，用旋覆花汤。因血瘀偏寒致经水不利者，或一月两潮者，用土瓜根散；因瘀热成实而经闭不行者，宜抵当汤。水血互结血室而闭经者，宜大黄甘遂汤。

对于带下病及前阴疾患的治疗，本篇主要介绍了外治法，而略于内治法。有纳药阴中者，有坐药者，有药汤沥阴中者，开创了妇科外治法先河。如湿热带下与寒湿带下，分别用矾石丸治瘀结继发湿热带下和蛇床子散疗阳虚寒湿阴冷，纳药阴中作为坐药；若因湿热下注带下兼有阴中生疮溃烂者，用狼牙汤外洗。唯血虚津亏、胃肠燥结的阴吹，则用膏发煎内服治疗。

热入血室的治疗，均以清泻瘀热为主，小柴胡汤或针刺期门可随证应用。其他如梅核气、脏躁等与情志有关疾病，治疗上本篇也有论述。气滞痰凝，以致咽中如有炙脔用半夏厚朴汤治疗；脏阴不足，心神失养以致喜悲欲哭，如神灵所作，数欠伸用甘麦大枣汤治疗。

妇人腹痛为妇人常见病证，多涉及肝脾。风血相搏，气滞血凝，腹中刺痛者，治以红蓝花酒；肝脾不调，血滞湿阻以致妇人腹中诸痛者，治以当归芍药散；中焦脾胃虚损气血不足以致腹中痛者，治以小建中汤。

转胞亦属妇人杂病范畴，本篇只列举了肾阳不足以致小便不通，烦热不得卧，反倚息的肾气丸证。小儿疳虫蚀齿显然非妇人杂病，属口齿类疾患。

本篇在治疗方法上丰富多样，内治法中有汤剂、丸剂、散剂和酒剂，外治法中有洗剂、纳人阴中的坐药等，均给后人很大的启发。

总之，本篇虽然论述胎产以外的疾患，但杂病不愈又能影响胎产，且胎产诸疾也能导致妇人多种杂病。因此，我们在学习本篇时应与妊娠病、产后病篇以及《伤寒论》的有关条文相互参应，并结合后世的有关论述全面理解和掌握，做到融会贯通。《金匮要略》妇人妊娠病、产后病、杂病三篇，为中医妇产科学的发展奠定了基础，无论是病因病机的论述，还是所立方药，迄今仍具有重要的指导意义。

思考题

1. 妇人杂病的致病因素有哪些？如何理解？
2. 何谓热入血室，应该如何治疗？
3.《金匮要略》月经病如何分证论治？
4. 试分析温经汤的证治机理。
5. 妇人杂病腹痛如何辨治？其重点何在？
6. 何谓脏躁？何谓梅核气？其病因、主症、治法及主方是什么？
7. 妇人杂病的外治法有哪些？如何应用？
8. 何谓转胞？其病机如何？肾气丸主治什么证候的转胞？
9. 带下病如何辨治？

附　录

杂疗方第二十三

退五臟虛熱，［四時加減柴胡飲子方］

冬三月加柴胡八分　白术八分　大腹檳榔四枚，並皮子用　陳皮五分　生薑五分　桔梗七分

春三月加枳實　減白术共六味

夏三月加生薑三分　枳實五分　甘草三分共八味

秋三月加陳皮三分，共六味

上各㕮咀，分爲三貼，一貼以水三升，煮取二升，分温三服。如人行四五里進一服。如四體壅，添甘草少許，每貼分作三小貼，每小貼以水一升，煮取七合，温服，再合滓爲一服，重煮，都成四服。疑非仲景方。

［長服訶梨勒丸方］疑非仲景方。

訶梨勒煨　陳皮　厚朴各三兩

上三味，末之，煉蜜丸如梧子大，酒飲服二十丸，加至三十丸。

［三物備急丸方］見《千金》司空裴秀爲散用亦可。先和成汁，乃傾口中，令從齒間得入，至良驗。

大黄一兩　乾薑一兩　巴豆一兩，去皮、心，熬，外研如脂。

上藥各須精新，先擣大黄、乾薑爲末，研巴豆内中，合治一千杵，用爲散，蜜和丸亦佳，密器中貯之，莫令歇。主心腹諸卒暴百病。若中惡客忤，心腹脹滿，卒痛如錐刺，氣急口噤，停尸卒死者，以暖水若酒，服大豆許三四丸，或不下，捧頭起，灌令下咽，須臾當差，如未差，更與三丸，當腹中鳴，即吐下，便差。若口噤，亦須折齒灌之。

治傷寒，令愈，不復，［紫石寒食散］方。見《千金翼》。

紫石英　白石英　赤石脂　鐘乳（碓煉）　栝蔞根　防風　桔梗　文蛤　鬼臼各十分　太一餘粮十分，燒　乾薑　附子炮去皮　桂枝去皮，各四分

上十三味，杵爲散，酒服方寸匕。

［救卒死方］

薤擣汁，灌鼻中。

又方：

雄雞冠割取血，管吹內鼻中。

猪脂如雞子大，苦酒一升，煮沸，灌喉中。

雞肝及血塗面上，以灰圍四旁，立起。

大豆二七粒，以雞子白并酒和，盡以吞之。

［救卒死而壯熱者方］

礬石半斤，以水一斗半，煮消，以漬脚，令沒踝。

［救卒死而目閉者方］

騎牛臨面，搗薤汁灌耳中，吹皂莢末鼻中，立效。

［救卒死而張口反折者方］

灸手足兩爪後十四壯了，飲以五毒諸膏散。有巴豆者。

［救卒死而四肢不收失便者方］

馬屎一升，水三斗，煮取二斗以洗之；又取牛洞 稀糞也 一升，温酒灌口中，灸心下一寸，臍上三寸，臍下四寸，各一百壯，差。

［救小兒卒死而吐利，不知是何病方］

狗屎一丸，絞取汁以灌之。無濕者，水煮乾者取汁。

［治尸蹶方］

尸蹶脉動而無氣，氣閉不通，故靜而死也，治方 脉證見上卷

菖蒲屑，內鼻兩孔中吹之，令人以桂屑着舌下。

又方：

剔取左角髮方寸，燒末，酒和，灌令入喉，立起。

［救卒死，客忤死，還魂湯主之方］

《千金方》云：主卒忤鬼擊飛尸，諸奄忽氣絕無復覺，或已無脉，口噤拗不開，去齒下湯。湯下口不下者，分病人髮左右，捉搶肩引之。藥下，復增取一升，須臾立甦。

麻黄三兩，去節。一方四兩　杏仁去皮尖，七十個　甘草一兩，炙《千金》用桂心二兩

上三味，以水八升，煮取三升，去滓，分令咽之。通治諸感忤。

又方：

韭根一把　烏梅二七個　吴茱萸半升，炒

上三味，以水一斗煮之，以病人櫛內中，三沸，櫛浮者生，沉者死。煮取三升，去滓，分飲之。

［救自縊死方］

救自縊死，旦至暮，雖已冷，必可治；暮至旦，小難也。恐此當言陰氣盛故也。然夏時夜短於晝，又熱，猶應可治。又云：心下若微温者，一日以上，猶可治之方。

徐徐抱解，不得截繩，上下安被臥之。一人以脚踏其兩肩，手少挽其髮，常弦弦勿縱之。一人以手按據胸上，數動之；一人摩捋臂脛，屈伸之。若已僵，但漸漸強屈之，并按其腹。如此一炊頃，氣從口出，呼吸眼開而猶引按莫

置，亦勿苦勞之，須臾，可少桂湯及粥清含與之，令濡喉，漸漸能嚥，及稍止。若向令兩人以管吹其兩耳，冞好。此法最善，無不活者。

［療中暍方］

凡中暍死，不可使得冷，得冷便死，療之方

屈草帶，繞暍人臍，使三兩人溺其中，令温。亦可用熱泥和屈草，亦可扣瓦椀底按及車缸以着暍人，取令溺，須得流去。此謂道路窮卒無湯，當令溺其中，欲使多人溺，取令温。若有湯便可與之，不可泥及車缸，恐此物冷。暍既在夏月，得熱泥土，暖車缸，亦可用也。

［救溺死方］

取竈中灰兩石餘，以埋人，從頭至足，水出七孔，即活。

上療自縊、溺、暍之法，並出自張仲景爲之。其意殊絕，殆非常情所及，本草所能關，實救人之大術矣。傷寒家數有暍病，非此遇熱之暍。見《外臺》《肘後》目。

［治馬墜及一切筋骨損方］ 見《肘後方》

大黄一兩，切，浸，湯成下　緋帛如手大，燒灰　亂髮如雞子大，燒灰用　久用炊單布一尺，燒灰　敗蒲一握，三寸　桃仁四十九個，去皮尖，熬　甘草如中指節，炙，剉

上七味，以童子小便量多少煎湯成，内酒一大盞，次下大黄，去滓，分温三服。先剉敗蒲席半領，煎湯浴，衣被蓋覆，斯須通利數行，痛楚立差，利及浴水赤，勿怪，即瘀血也。

禽兽鱼虫禁忌并治第二十四

凡飲食滋味，以養於生，食之有妨，反能爲害。自非服藥煉液，焉能不飲食乎。切見時人，不閑調攝，疾疢競起，若不因食而生，苟全其生，須知切忌者矣。所食之味，有與病相宜，有與身爲害，若得宜則益體，害則成疾，以此致危，例皆難療。凡煮藥飲汁以解毒者，雖云救急，不可熱飲，諸毒病得熱更甚，宜冷飲之。

肝病禁辛，心病禁鹹，脾病禁酸，肺病禁苦，腎病禁甘。春不食肝，夏不食心，秋不食肺，冬不食腎，四季不食脾。辨曰：春不食肝者，爲肝氣王，脾氣敗，若食肝，則又補肝，脾氣敗尤甚，不可救。又肝王之時，不可以死氣入肝，恐傷魂也。若非王時，即虚，以補肝之佳，餘臟準此。

凡肝臟，自不可輕噉，自死者彌甚。

凡心皆爲神識所舍，勿食之，使人來生復其報對矣。

凡肉及肝，落地不著塵土者，不可食之。猪肉落水浮者，不可食。

諸肉及魚，若狗不食，鳥不啄者，不可食。

諸肉不乾，火炙不動，見水自動者，不可食之。

肉中有如米點者，不可食之。六畜肉，熱血不斷者，不可食之。
父母及身本命肉，食之令人神魂不安。
食肥肉及熱羹，不得飲冷水。
諸五藏及魚，投地塵土不汚者，不可食之。
穢飯餧肉臭魚，食之皆傷人。
自死肉，口閉者，不可食之。
六畜自死，皆疫死，則有毒，不可食之。
獸自死，北首及伏地者，食之殺人。
食生肉，飽飲乳，變成白蟲一作血蠱。
疫死牛肉，食之令病洞下，亦致堅積，宜利藥下之。
脯藏米甕中，有毒，及經夏食之，發腎病。
［治自死六畜肉中毒方］
黄蘗屑，擣服方寸匕。
［治食鬱肉漏脯中毒方］鬱肉，密器蓋之隔宿者是也。漏脯，茅屋漏下沾着者是也。
燒犬屎，酒服方寸匕，每服人乳汁亦良。飲生韭汁三升，亦得。
［治黍米中藏乾脯食之中毒方］
大豆濃煮汁，飲數升即解。亦治狸肉漏脯等毒。
［治食生肉中毒方］
掘地深三尺，取其下土三升，以水五升，煮數沸，澄清汁，飲一升，即愈。
［治六畜鳥獸肝中毒方］
水浸豆豉，絞取汁，服數升愈。
馬脚無夜眼者，不可食之。
食酸馬肉，不飲酒，則殺人。
馬肉不可熱食，傷人心。
馬鞍下肉，食之殺人。
白馬黑頭者，不可食之。
白馬青蹄者，不可食之。
馬肉㹠肉共食，飽醉臥，大忌。
驢馬肉合猪肉食之，成霍亂。
馬肝及毛，不可妄食，中毒害人。
［治馬肝毒中人未死方］
雄鼠屎二七粒，末之，水和服，日再服。屎尖者是。
又方：
人垢，取方寸匕，服之佳。
［治食馬肉中毒欲死方］
香豉二兩　杏仁三兩
上二味，蒸一食頃熟，杵之服，日再服。

又方：
煮蘆根汁，飲之良。
疫死牛，或目赤，或黄，食之大忌。
牛肉共猪肉食之，必作寸白蟲。
青牛腸，不可合犬肉食之。
牛肺，從三月至五月，其中有蟲如馬尾，割去勿食，食則損人。
牛羊猪肉，皆不得以楮木桑木蒸炙，食之，令人腹内生蟲。
噉蛇牛肉殺人，何以知之？噉蛇者，毛髮向後順者，是也。
［治噉蛇牛肉食之欲死方］
飲人乳汁一升，立愈。
又方：
以泔洗頭，飲一升，愈。
牛肚細切，以水一斗，煮取一升，暖飲之，大汗出者愈。
［治食牛肉中毒方］
甘草煮汁飲之，即解。
羊肉，其有宿熱者，不可食之。
羊肉不可共生魚、酪食之，害人。
羊蹄甲中有珠子白者，名羊懸筋，食之令人癲。
白羊黑頭，食其腦，作腸癰。
羊肝共生椒食之，破人五藏。
猪肉共羊肝和食之，令人心悶。
猪肉以生胡荽同食，爛人臍。
猪脂不可合梅子食之。
猪肉和葵食之，少氣。
鹿肉不可和蒲白作羹，食之發惡瘡。
麋脂及梅李子，若妊婦食之，令子青盲，男子傷精。
麞肉不可合蝦及生菜、梅李果食之，皆病人。
痼疾人不可食熊肉，令終身不愈。
白犬自死，不出舌者，食之害人。
食狗鼠餘，令人發瘻瘡。
［治食犬肉不消成病方］
治食犬肉不消，心下堅或腹脹，口乾大渴，心急發熱，妄語如狂，或洞下方
杏仁一升，合皮，熟，研用
以沸湯三升和，取汁分三服，利下肉片，大驗。
婦人妊娠，不可食兔肉、山羊肉及鱉、雞、鴨，令子無聲音。
兔肉不可合白雞肉食之，令人面發黄。
兔肉着乾薑食之，成霍亂。

凡鳥自死，口不閉，翅不合者，不可食之。
諸禽肉，肝青者，食之殺人。
雞有六翮四距者，不可食之。
烏雞白首者，不可食之。
雞不可共葫蒜食之，滯氣。一云雞子。
山雞不可合鳥獸肉食之。
雉肉久食之，令人瘦。
鴨卵不可合鱉肉食之。
婦人妊娠，食雀肉，令子淫亂無恥。
雀肉不可合李子食之。
燕肉勿食，入水爲蛟龍所噉。
［治食鳥獸中箭肉毒方］
鳥獸有中毒箭死者，其肉有毒，解之方
大豆煮汁及鹽汁，服之，解。
魚頭正白如連珠至脊上，食之殺人。
魚頭中無腮者，不可食之，殺人。
魚無腸膽者，不可食之，三年陰不起，女子絕生。
魚頭似有角者，不可食之。
魚目合者，不可食之。
六甲日，勿食鱗甲之物。
魚不可合雞肉食之。
魚不得合鸕鷀肉食之。
鯉魚鮓不可合小豆藿食之，其子不可合猪肝食之，害人。
鯉魚不可合犬肉食之。
鯽魚不可合猴雉肉食之。一云不可合猪肝食。
鯷魚合鹿肉生食，令人筋甲縮。
青魚鮓，不可合生葫荽及生葵並麥中食之。
鰌、鱔不可合白犬血食之。
龜肉不可合酒、果子食之。
鱉目凹陷者及厭下有王字形者，不可食之。
其肉不得合雞鴨子食之。
龜、鱉肉不可合莧菜食之。
鰕無須及腹下通黑，煮之反白者，不可食之。
食膾，飲乳酪，令人腹中生蟲，爲瘕。
［治食鱠不化成癥病方］
鱠食之，在心胸間不化，吐復不出，速下除之，久成癥病，治之方
橘皮一兩　大黄二兩　朴硝二兩

上三味，以水一大升，煮至小升，頓服即消。
［食鲙多不消，結爲癥病，治之方］
馬鞭草
上一味，搗汁飲之。或以薑葉汁，飲之一升，亦消。又可服吐藥吐之。
［食魚後中毒，面腫煩亂，治之方］
橘皮
濃煎汁，服之即解。
［食鯸鮧魚中毒方］
蘆根
煮汁，服之即解。
蟹目相向，足斑赤者，不可食之。
［食蟹中毒，治之方］
紫蘇
煮汁，飲之三升。紫蘇子搗汁飲之，亦良。
又方：
冬瓜汁，飲二升。食冬瓜亦可。
凡蟹未遇霜，多毒，其熟者，乃可食之。
蜘蛛落食中，有毒，勿食之。
凡蜂、蠅、蟲、蟻等多集食上，食之致瘻。

果实菜谷禁忌并治第二十五

果子生食，生瘡。
果子落地經宿，蟲蟻食之者，人大忌食之。
生米停留多日，有損處，食之傷人。
桃子多食，令人熱，仍不得入水浴，令人病淋瀝寒熱病。
杏酪不熟傷人。
梅多食，壞人齒。
李不可多食，令人臚脹。
林檎不可多食，令人百脉弱。
橘柚多食，令人口爽，不知五味。
梨不可多食，令人寒中，金瘡、產婦亦不宜食。
櫻桃、杏多食，傷筋骨。
安石榴不可多食，損人肺。
胡桃不可多食，令人動痰飲。
生棗多食，令人熱渴氣脹，寒熱羸瘦者，彌不可食，傷人。
［食諸果中毒治之方］

猪骨　燒過

上一味，末之，水服方寸匕。亦治馬肝漏脯等毒。

木耳赤色及仰生者，勿食。

菌仰卷及赤色者，不可食。

［食諸菌中毒，悶亂欲死，治之方］

人糞汁，飲一升，土漿飲一二升，大豆濃煮汁，飲之。服諸吐利藥，並解。

食楓柱菌而哭不止，治之以前方。

誤食野芋，煩毒欲死，治之以前方。其野芋根，山東人名魁芋。人種芋，三年不收，亦成野芋，並殺人。

［蜀椒閉口者，有毒，誤食之，戟人咽喉，氣病欲絕，或吐下白沫，身體痹冷，急治之方］

肉桂煎汁飲之。多飲冷水一二升，或食蒜，或飲地漿，或濃煮豉汁飲之，並解。

正月勿食生葱，令人面生遊風。

二月勿食蓼，傷人腎。

三月勿食小蒜，傷人志性。

四月八月勿食胡荽，傷人神。

五月勿食韭，令人乏氣力。

五月五日勿食一切生菜，發百病。

六月七月勿食茱萸，傷神氣。

八月九月勿食薑，傷人神。

十月勿食椒，損人心，傷心脉。

十一月、十二月勿食薤，令人多涕唾。

四季勿食生葵，令人飲食不化，發百病，非但食中，藥中皆不可用，深宜慎之。

時病差未健，食生菜，手足必腫。

夜食生菜，不利人。

十月勿食被霜生菜，令人面無光，目澁，心痛，腰疼，或發心瘧，瘧發時，手足十指爪皆青，困委。

葱、韭初生芽者，食之傷人心氣。

飲白酒食生韭，令人病增。

生葱不可共蜜食之，殺人。獨顆蒜彌忌。

棗合生葱食之，令人病。

生葱和雄雞、雉、白犬肉食之，令人七竅經年流血。

食糖、蜜後四日內，食生葱、韭，令人心痛。

夜食諸薑、蒜、葱等，傷人心。

蕪菁根多食，令人氣脹。

薤不可共牛肉作羹食之，成瘕病。韭亦然。

蓴多食，動痔疾。

野苣不可同蜜食之，作內痔。

白苣不可共酪同食，作䘌虫。

黃瓜食之，發熱病。

葵心不可食，傷人，葉尤冷，黃背赤莖者，勿食之。

胡荽久食之，令人多忘。

病人不可食胡荽及黃花菜。

芋不可多食，動病。

妊婦食薑，令子餘指。

蓼多食，發心痛。

蓼和生魚食之，令人奪氣，陰欬疼痛。

芥菜不可共兔肉食之，成惡邪病。

小蒜多食，傷人心力。

［食蒜或躁方］

豉

濃煮汁飲之

［誤食鉤吻殺人解之方］

鉤吻與芹菜相似，誤食之，殺人，解之方。《肘後》云：與茱萸食芹相似。

薺苨八兩

上一味，水六升，煮取二升，分溫二服。鉤吻生地傍無它草，其莖有毛，以此別之。

［治誤食水莨菪中毒方］

菜中有水莨菪，葉圓而光，有毒。誤食之，令人狂亂，狀如中風，或吐血，治之方

甘草

煮汁，服之即解。

［治食芹菜中龍精毒方］

春秋二時，龍帶精入芹菜中，人偶食之爲病。發時手青腹滿，痛不可忍，名蛟龍病，治之方

硬糖二三升

上一味，日兩度服之，吐出如蜥蜴三五枚，差。

［食苦瓠中毒治之方］

黎穰煮汁，數服之解。

扁豆，寒熱者不可食之。

久食小豆，令人枯燥。

食大豆屑，忌噉猪肉。

大麥久食，令人作疥。
白黍米不可同飴、蜜食，亦不可合葵食之。
莜麥麵多食之，令人髮落。
鹽多食，傷人肺。
食冷物，冰人齒。
食熱物，勿飲冷水。
飲酒食生蒼耳，令人心痛。
夏月大醉汗流，不得冷水洗着身，及使扇，即成病。
飲酒，大忌灸腹背，令人腸結。
醉後勿飽食，發寒熱。
飲酒食猪肉，臥秫稻穰中，則發黃。
食飴，多飲酒大忌。
凡水及酒，照見人影動者，不可飲之。
醋合酪食之，令人血瘕。
食白米粥，勿食生蒼耳，成走疰。
食甜粥已，食鹽即吐。
犀角筯攪飲食，沫出及澆地墳起者，食之殺人。
［飲食中毒，煩滿，治之方］
苦參三兩　苦酒一升半
上二味，煮三沸，三上三下，服之，吐食出即差。或以水煮亦得。
又方：
犀角湯亦佳。
［貪食，食多不消，心腹堅滿痛，治之方］
鹽一升　水三升
上二味，煮令鹽消，分三服，當吐出食，便差。
礬石，生入腹，破人心肝。亦禁水。
商陸，以水服，殺人。
葶藶子傅頭瘡，藥成入腦，殺人。
水銀入人耳，及六畜等，皆死。以金銀着耳邊，水銀則吐。
苦楝無子者，殺人。
凡諸毒，多是假毒以投，不知時，宜煮甘草薺苨汁飲之，通除諸毒藥。

方剂索引